AF309339

Octave DOIN et Fils, Éditeurs, 8, place de l'Odéon, Paris-6e.

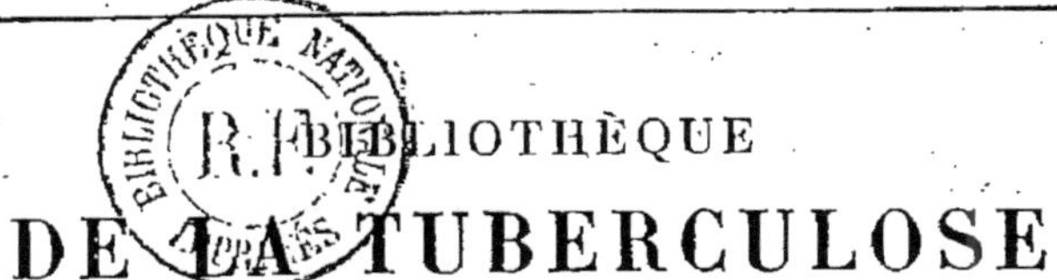

BIBLIOTHÈQUE
DE LA TUBERCULOSE

PUBLIÉE SOUS LA DIRECTION DES PROFESSEURS

A. CHANTEMESSE

Membre de l'Académie de Médecine, Professeur d'Hygiène à la Faculté de Médecine de Paris.

A. PONCET

Professeur de Clinique chirurgicale à la Faculté de Médecine de Lyon, Correspondant de l'Académie de Médecine.

F.-J. COLLET

Professeur de Pathologie générale à la Faculté de Médecine de Lyon, Médecin des hôpitaux.

Secrétaire général : **Dr M. PIÉRY**

Collection de 25 volumes in-18 jésus, reliés en peau pleine, de 300 à 600 pages, avec figures dans le texte, qui se vendront tous séparément. Les prix varieront suivant l'importance des volumes.

TABLE DES VOLUMES

Volumes à paraître :

La tuberculose inflammatoire, par le professeur A. Poncet et le Dr René Leriche, chef de clinique chirurgicale à l'Université de Lyon.

La tuberculose génitale chez l'homme et chez la femme, par les Drs X. Delore, chirurgien des hôpitaux de Lyon, et A. Chalier, prosecteur à la Faculté de médecine de Lyon.

La tuberculose du tube digestif, par les Drs R. Leriche et A. Mandoul, médecin aide-major de 1re classe.

La tuberculose du larynx et des voies respiratoires supérieures, par le professeur F.-J. Collet.

La tuberculose de l'appareil circulatoire, par le Dr A. Pic, professeur à la Faculté de médecine, médecin de l'Hôtel-Dieu de Lyon.

Les tuberculoses de la peau, par les Drs Cordier, ex-chirurgien en chef de l'Antiquaille, et J. Nicolas, professeur de clinique des maladies cutanées et syphilitiques à la Faculté de médecine de Lyon.

Volumes parus :

La tuberculose pulmonaire, par le Dr M. Piéry, ancien chef de clinique médicale à la Faculté de médecine de Lyon. 1 vol. de 800 pages, avec 56 figures dans le texte et 3 planches en couleurs hors texte . . . . 9 fr.

Volumes sous presse :

Les pleurésies tuberculeuses, par le Pr Chantemesse et le Dr Courcoux.

La tuberculose des articulations, des bourses séreuses et des gaines synoviales, par le Dr L. Thévenot, ancien chef de clinique chirurgicale à la Faculté de médecine de Lyon.

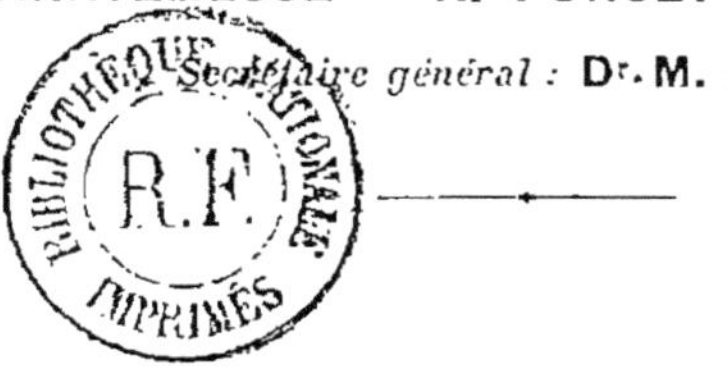

LA

TUBERCULOSE PULMONAIRE

LA
TUBERCULOSE
PULMONAIRE

SÉMÉIOLOGIE — FORMES CLINIQUES
DIAGNOSTIC ET PRONOSTIC

PAR

M. PIÉRY

ANCIEN CHEF DE CLINIQUE A LA FACULTÉ DE MÉDECINE DE LYON

Avec 56 figures dans le texte et 3 planches
en couleurs hors texte.

PARIS

OCTAVE DOIN ET FILS, ÉDITEURS

8, PLACE DE L'ODÉON, 8

1910

Tous droits réservés.

PRÉFACE

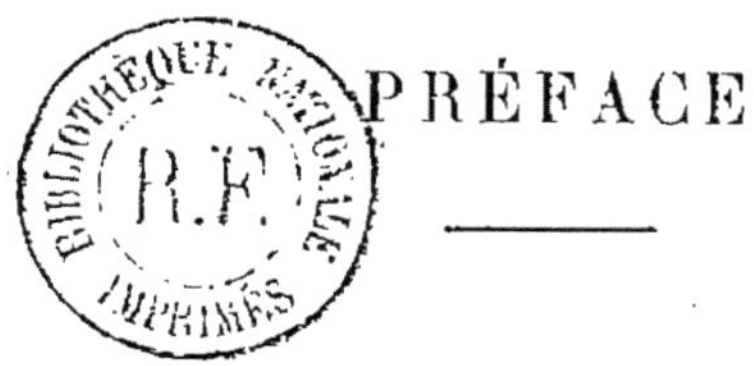

On nous pardonnera un nouveau livre sur la tuberculose pulmonaire, — et nous serions inexcusable, en effet, si nous essayions simplement de répéter ici, en les résumant, les belles monographies classiques consacrées à l'étude de cette maladie, — on nous pardonnera, disons-nous, lorsqu'on saura notre but et notre désir. L'un et l'autre ont été de rendre classiques, en les exposant d'une façon aussi claire que possible malgré leur complexité, nombre de notions cliniques qui n'ont pas trouvé place encore dans l'exposé resté toujours un peu schématique des phtisiologues qui ont écrit depuis Laënnec.

Déjà Peter, avec son merveilleux sens clinique, ne s'écriait-il pas : « Ainsi encore Laënnec a fait, et combien merveilleusement ! l'histoire naturelle de *la tuberculisation* en soi, comme aussi de *la tuberculisation* dans les poumons ; mais qu'il s'en faut qu'il ait fait l'histoire vraie de la phtisie pulmonaire ! qu'il s'en faut surtout qu'il nous ait donné l'histoire *des tuberculeux* et surtout *des phtisiques !* Cette tâche est à remplir. »

Si des progrès sérieux ont été faits, dans cette étude *des phtisiques,* en ces trente dernières années, il n'en est pas moins que nombre de pathologistes, aussi bien allemands que français, en sont restés à l'œuvre anatomo-clinique, d'ailleurs admirable, de Laënnec, s'efforçant d'enfermer la description symptomatique de la phtisie dans le lit de Procuste des trois degrés anatomiques de cet auteur.

Les recherches de Laënnec, étayées par celles de Villemin, ont, sans aucun doute, marqué la première étape de nos connaissances dans le domaine de la phtisie pulmonaire : c'est une œuvre synthétique qui a pleinement individualisé la phtisie. Mais une seconde étape est commencée avec les travaux de Bard, avec ceux d'Antonin Poncet, de Landouzy. Ces auteurs, en effet, ont, d'une part, étendu les limites du domaine de la tuberculose et, d'autre part, et surtout pour la part qui nous occupe, poussant plus avant l'analyse clinique, ils ont individualisé les *multiples formes cliniques* de la tuberculose.

C'est précisément la riche moisson clinique levée à la lumière de ces données fécondes que nous avons voulu apporter ici ; et nous avons été heureux de pouvoir consacrer tous les développements de cet ouvrage précisément à cette étude clinique exclusive de la tuberculose pulmonaire[1], ou plutôt, si notre prétention n'est pas trop grande, d'essayer de réaliser la délicate et lourde tâche dont parlait Peter, d'écrire l'histoire clinique des *tuberculeux pulmonaires*.

Dans cette intention nous avons présenté d'abord une *étude séméiologique* d'ensemble de la tuberculose pulmonaire, dans laquelle nous nous sommes précisément efforcé de dégager la valeur séméiologique des principaux symptômes, tant fonctionnels et généraux

[1] L'étiologie et la prophylaxie, l'anatomie pathologique, les complications et le traitement de la tuberculose pulmonaire doivent, en effet, faire l'objet de monographies spéciales qui paraîtront dans la « Bibliothèque de la tuberculose ».

que physiques : cette étude occupe toute la *première partie* de l'ouvrage. A d'aucuns elle paraîtra peut-être un peu longue et minutieuse, distante aussi assez souvent des données classiques. Mais nous avons tenu, d'une part, à pousser l'analyse clinique aussi loin que possible et, d'autre part, nous avons essayé, — tâche dangereuse, — d'apporter et de dire le plus possible notre appréciation raisonnée sur chacun des signes dont nous faisions l'exposé.

La *seconde partie* de l'ouvrage est consacrée à l'étude des multiples *formes cliniques* de la tuberculose pulmonaire. Leur classification est celle même que Bard a puissamment fondée sur des données à la fois anatomiques et cliniques : avec quelques variantes toutefois, motivées par l'apparition de quelques formes nouvelles (dont l'une d'entre elles personnelle). Par les développements donnés à la description clinique de chacune de ces formes, par une courte description de leurs lésions anatomiques propres, nous nous sommes efforcé de faire de chacune d'elles, non pas des entités pathologiques abstraites, mais des types cliniques individualisés, vivants, et que le médecin pourra, nous en sommes convaincu, retrouver ensuite dans sa pratique journalière. Enfin, dans cette étude clinique, nous n'avons cessé d'avoir présent à l'esprit cette notion, oubliée parfois encore, que la tuberculose pulmonaire n'est que la localisation d'une maladie plus générale, la tuberculose, aux déterminations multiples et polymorphes. C'est pourquoi nous nous sommes constamment efforcé de ne pas trop détacher notre description de la phtisie, de la mettre en quelque sorte dans son cadre, parmi les accidents multiples qui non seulement accidentent la vie d'un tuberculeux, mais le poursuivent souvent encore dans sa lignée.

L'étude du *diagnostic* et celle du *pronostic* complètent l'ouvrage. A propos du diagnostic précoce, on verra que notre description diffère essentiellement de celle des classiques, qui ont eu, selon nous, le tort de confondre tuberculose au début avec tuberculose bénigne. Nous avons enfin donné tous nos soins au *pronostic*, proclamé par d'aucuns impossible en matière de tuberculose pulmonaire, plus facile au contraire, selon nous, à l'heure actuelle, que celui, par exemple, du diabète ou de la syphilis.

Telles sont les lignes directrices qui ont présidé à la rédaction d'un ouvrage fruit d'une étude clinique persévérante poursuivie depuis tantôt quinze ans, et que nous oserions proclamer un livre de *pratique phtisiologique*, si la bonne foi suffisait à la tâche.

M. PIÉRY.

Lyon, le 6 décembre 1909.

LA
TUBERCULOSE PULMONAIRE

PREMIÈRE PARTIE

SÉMÉIOLOGIE

L'étude clinique si complexe de la tuberculose pulmonaire, avant que d'aborder la description de ses formes cliniques, doit débuter logiquement par l'exposé des divers *procédés de diagnostic* applicables à cette maladie, et des principales *notions séméiotiques* qu'ils permettent de recueillir.

C'est ainsi que dans la première partie de cet ouvrage, partie consacrée à la *séméiologie générale* de la tuberculose pulmonaire, nous étudierons successivement dans l'ordre rationnel suivant :

1° La *séméiologie fonctionnelle*, consacrée à l'étude de la valeur séméiologique à la fois des *troubles fonctionnels* respiratoires et des *troubles généraux* de la tuberculose pulmonaire;

2° La *séméiologie physique*, c'est-à-dire l'exposé des principales méthodes d'exploration physique avec leur utilisation pour le diagnostic et le pronostic de la maladie.

L'examen méthodique d'un tuberculeux pulmonaire doit commencer, en effet, par *l'interrogatoire*, se continuer par l'étude des *troubles fonctionnels*, puis *généraux*, pour n'aborder qu'en dernier lieu la recherche des *signes physiques*. C'est là d'ailleurs la méthode la plus fructueuse pour toutes les maladies de l'appareil respiratoire. Le diagnostic de la plupart des maladies de la poitrine, y compris la phtisie, ne se faisait-il pas déjà d'ailleurs avant Laënnec et l'Auscultation. c'est-à-dire avec l'utilisation des seuls troubles fonctionnels et généraux.

« Les maladies les plus communes sont sans doute celles qu'il nous importe le plus de connaître à fond, » disait Bayle. À ce titre, il n'est pas de détail d'observation, si minutieux soit-il, pourvu qu'il apporte plus de précision au diagnostic, qui ne puisse avoir son utilité dans l'étude de la tuberculose pulmonaire. Ce sera là l'explication et aussi l'excuse des développements séméiologiques qui vont suivre.

Importance des symptômes fonctionnels et généraux dans la séméiologie de la tuberculose pulmonaire. — Les troubles fonctionnels de la tuberculose pulmonaire « étaient, dit Plique, jadis, analysés jusqu'à la minutie par les vieux cliniciens. Pendant des siècles, ils constituent, en effet. le seul moyen de diagnostic. Leur étude est aujourd'hui beaucoup trop délaissée. » Nous ne pouvons que souscrire à ces judicieuses paroles ; et c'est à réparer le dédain ou l'oubli injustes des classiques que nous nous attacherons, dans cet exposé des signes fonctionnels et généraux de la phtisie.

Leur degré de certitude, leur précocité, leur commodité pratique, mais, par-dessus tout, leur indication spéciale et pathognomonique de la modalité évolutive de la maladie, en font des signes de haute valeur séméiologique. Leur absence possible même, qui, aux yeux de certains auteurs, en diminuerait l'importance, présente encore une signification séméiologique capitale, quand elle s'applique à des tuberculoses stationnaires ou guéries.

Commençant par l'exposé des *troubles fonctionnels*, avant d'aborder celui des *troubles généraux*, nous étudierons successivement :

1° La *toux*;
2° L'*expectoration*;
3° Le *bacille de Koch*;
4° L'*hémoptysie*;
5° La *dyspnée*;
6° Le *point de côté*.

Mais nous devons, au préalable, faire l'exposé des importantes données séméiologiques fournies par l'*interrogatoire* du tuberculeux pulmonaire.

LIVRE I

LES TROUBLES FONCTIONNELS DE LA TUBERCULOSE PULMONAIRE

CHAPITRE I

VALEUR SÉMÉIOLOGIQUE DES COMMÉMORATIFS ET DE LA TOUX

SOMMAIRE

I. *Interrogatoire.* — Conditions d'existence, profession, âge, périodes menstruelles, antécédents héréditaires, collatéraux et personnels. Début. Évolution. Durée. État actuel.

II. *Toux.* — Sa constance. Ses divers types cliniques : toux atténuée, quinteuse, émétisante, coqueluchoïde ; toux de compression, catarrhale ; toux des cavitaires, des phtisiques fibreux, des formes aiguës ; toux provoquée et « signe du tapotage » ; inconvénients et complications de la toux ; valeur séméiologique et causes occasionnelles de la toux.

§ 1. — *L'interrogatoire.*

L'interrogatoire est, dès l'abord, capital pour le diagnostic de la tuberculose pulmonaire, l'examen fonctionnel et physique ne faisant que confirmer et préciser, souvent, les renseignements obtenus par lui.

Cet interrogatoire doit être *méthodique,* et conduit, ici comme ailleurs, avec un constant esprit critique.

Auparavant, toutefois, on fera bien de laisser parler le malade, et raconter lui-même les troubles qu'il a ressentis, ainsi que son opinion propre sur sa maladie. De cette façon, aux exagérations manifestes de son récit, aux détails multiples, parfois notés sur un papier, énumérés par le malade, aux craintes exprimées d'une contagion antérieure possible, on saura rapidement que l'on se trouve en présence d'un névropathe, hystérique ou neurasthénique. D'autres fois, au contraire, c'est un sujet qui se sent atteint de la poitrine, mais cherche un diagnostic qui le rassure, et qui volontairement nie la toux, dissimule une hémoptysie ou un amaigrissement évident.

Le récit du malade terminé, on procédera à un interrogatoire méthodique, de façon à ne laisser aucune question dans l'ombre.

Conditions d'existence. — Il est d'abord indispensable de connaître les *conditions d'existence* du malade. Le malade s'est-il exposé à un surmenage physique ou moral, cause, sinon créatrice, du moins si fréquemment révélatrice de la tuberculose pulmonaire ; cause déterminante aussi, soit de poussée aiguë nouvelle, soit d'hémoptysie, soit d'accès fébrile.

Profession. — La *profession* du malade fixera sur la sédentarité, la vie dans un air confiné, qui sont des conditions favorisantes de la tuberculose pulmonaire ; un mineur, un porcelainier qui a des bronchites répétées a toutes les chances d'être un phtisique fibreux. Un voyageur de commerce, un marchand de vins sont bien souvent des alcooliques.

Age. — La notion d'âge a son importance pronostique : l'enfance, l'adolescence ont des tuberculoses pulmonaires généralement plus graves. La quarantaine appelle les phtisies fibreuses avec artério-sclérose et parfois aussi néphrite interstitielle. La vieillesse provoque une cachexie prédominante hors de rapport avec les signes fonctionnels et physiques.

Période menstruelle. — Les détails de la vie menstruelle de la femme seront précisés : c'est souvent à la puberté qu'apparaît l'hémoptysie initiale ; les troubles menstruels sont fréquents chez les phtisiques, et l'influence de la période menstruelle est souvent déterminante, à chaque mois, sur la production des hémoptysies.

La ménopause est souvent aussi une condition d'aggravation d'une tuberculose restée jusque-là relativement bénigne.

Antécédents héréditaires et collatéraux. — La recherche des *antécédents héréditaires* et *collatéraux* sera faite ensuite, minutieuse. Quoi qu'ait pu faire l'avènement et le règne de la bactériologie, pour le clinicien, l'influence de l'hérédité reste capitale, non pas que tout fils de phtisique soit condamné lui même à la phtisie, mais il y est prédisposé sérieusement, qu'il s'agisse d'une forme évolutive, abortive ou latente D'après Peter, la goutte, la scrofule, le rhumatisme, le diabète des ascendants créeraient des prédispositions plus sérieuses encore que la phtisie elle-même à la tuberculisation des enfants.

Quant aux antécédents *collatéraux*, ils ne sont pas moins importants à connaître : les frères ou sœurs morts de convulsions dans le jeune âge, de méningite, ou bien frappés de toute autre tuberculose locale ou générale, feront sérieusement redouter une tuberculose chez un malade soupçonnable de par ses symptômes.

Antécédents personnels. — La recherche des *antécédents personnels* vient ensuite. La présence, dans ces antécédents, d'adénite, de lupus, de pleurésie, de tumeur blanche constitue une signature de tuberculose.

Des bronchites hivernales, des attaques de rhumatisme répétées ou d'asthme, les végétations adénoïdes, constitueront des présomptions en faveur de la tuberculose; mais généralement, ainsi que la plupart des tuberculoses locales précédentes, d'une tuberculose pulmonaire *atténuée*. D'autres maladies enfin, variole (Landouzy), rougeole, coqueluche prolongée surtout, favorisent simplement l'infection tuberculeuse. On recherchera toujours aussi la *syphilis* et on pensera également à la *morphinomanie* qui n'est pas rare chez les tuberculeux.

Début. — Le bilan précédent établi, on abordera la question du *début* de la tuberculose pulmonaire. Il n'est guère facile à dépister que dans les formes aiguës ou évolutives. Mais dans les formes bénignes, tuberculose abortive, tuberculose fibreuse, il sera toujours difficile de savoir si la première grippe, ou bronchite, si le premier rhume de poitrine signalé par le malade a été le début de l'infection pulmonaire. L'alitement est loin d'être ici, comme pour la pneumonie par exemple, un critérium habituel et sûr. La question se complique d'ailleurs de la *tuberculose latente*, qui précède assez fréquemment, on l'admet de plus en plus, la détermination pulmonaire.

En règle générale, toutefois, on pourra reporter le début d'une tuberculose pulmonaire à l'époque où se sont manifestés *simultanément* de la toux persistante, de l'amaigrissement, avec diminution de l'appétit, anémie et faiblesse. A noter que, par début « de la tuberculose pulmonaire », nous avons ici en vue un début *évolutif* vrai, et non pas la notion imprécise et impropre des classiques.

La modalité de ce début est d'ailleurs variable, suivant le symptôme alors prédominant : bronchite, pleurésie, chloro-anémie, diarrhée. Mais on s'enquerra surtout de la présence et de l'intensité de la fièvre et des sueurs nocturnes concomitantes à ce moment : renseignement qu'on ne pourra d'ailleurs que très difficilement obtenir, à part la mention des sueurs faciles. La notion de la fièvre est ici capitale, en ce sens qu'elle éclaire sur l'acuité ou la chronicité du début de la maladie, et fournit de ce chef une présomption importante sur le mode évolutif propre à la maladie.

Une hémoptysie, par contre, est toujours signalée par le malade : de haute signification diagnostique, cette modalité de l'expectoration a, par contre, une signification séméiologique des plus variables, ainsi que nous le montrerons (V. p. 58).

Évolution. — La connaissance de l'*évolution* de la tuberculose pulmonaire n'est pas moins importante à préciser. La maladie a-t-elle évolué tout d'une traite, ou, au contraire, avec des phases de rémission ; et ici il faudra avoir présent à l'esprit la physionomie uniforme que revêt toute *poussée évolutive aiguë ou subaiguë* de tuberculose pulmonaire : la toux redouble, la fièvre apparaît avec ou sans sueurs, l'anorexie s'établit avec un amaigrissement apprécié bien vite par le malade lui-même ou par son entourage.

Durée. — La *durée* de la maladie est un élément à la fois de diagnostic de la forme clinique et de pronostic de l'évolution ultérieure. Une tuberculose, vieille de nombreuses années, ne peut être qu'une tuberculose fibreuse, ou à prédominance fibreuse, en tout cas faiblement évolutive. Une tuberculose pulmonaire, dont le début est récent, par contre, n'offre au pronostic que des incertitudes et la possibilité d'erreurs dans lesquelles on évitera de s'engager, en attendant toujours, pour se prononcer, une étude du malade, thermomètre en main, poursuivie pendant une dizaine de jours au moins.

État actuel. — La détermination de l'*état actuel* enfin exige, à elle seule, des questions nombreuses. On procédera plus rapidement en s'enquérant successivement des troubles fonctionnels, puis des symptômes généraux, avant de passer à l'examen du malade.

Quels sont les caractères de la *toux* signalée par le malade? Est-elle émétisante : en ce cas le diagnostic s'impose non seulement de tuberculose pulmonaire, mais de phtisie évolutive. Y a-t-il de la *dyspnée*? et sous quelle modalité? L'*expectoration* existe-t-elle, abondante ou non, colorée en rouge ou en noir? Sur ce point on évitera de s'en rapporter aux dires du malade; on lui demandera de recueillir son expectoration, dont on fera un examen non seulement macroscopique mais microscopique et bactériologique, alors même que la certitude du diagnostic présenterait toutes les garanties.

Les symptômes généraux ne sont pas moins importants à étudier : la *fièvre* au premier rang. On exigera que le malade prenne sa température au moins trois fois par jour et en note les résultats : *en dehors du secours d'une courbe thermique, il est impossible de se faire une opinion sur une tuberculose pulmonaire quelle qu'elle soit.*

L'état digestif du tuberculeux importe à connaître au premier chef : anorexie, dilatation gastrique, diarrhée seront précisées.

Le pouls, sa fréquence et sa tension seront recherchés à chaque examen.

Un examen du sang, l'analyse des urines, pratiqués à des intervalles pas trop éloignés, lorsque cela sera possible, fourniront des renseignements précieux.

Au surplus, nous allons maintenant revenir en détail sur l'étude de ces principaux troubles fonctionnels et généraux, et mettre mieux en évidence les renseignements multiples qu'ils fournissent dans

l'étude clinique de la tuberculose pulmonaire.
Nous indiquerons ensuite les règles de l'examen
méthodique du tuberculeux, qui doit compléter, en
les précisant, les données précédentes.

§ 2. — *La toux.*

Sa constance. — Parmi ces troubles fonctionnels, il n'en est pas de plus constant que la
toux. « La toux, écrivait Pidoux, est le premier
et le dernier symptôme de la phtisie pulmonaire.
Quand elle manque, la signification négative de
son absence est presque absolue. » Plus brièvement,
Laségue a dit, à son tour : « Un malade qui ne
tousse pas n'est pas un phtisique. »
Symptôme précoce, elle précède presque toujours
les signes stéthoscopiques. Très variable au cours
de l'évolution des diverses formes cliniques de la
tuberculose pulmonaire, tantôt elle se manifeste
sans caractère net qui l'individualise, tantôt, et c'est
le cas le plus fréquent, elle y revêt une série de
modalités bien spéciales, *types cliniques* à signification séméiologique assez précise
Dès l'abord, une distinction est à faire, — négligée par les auteurs, — entre la toux de la tuberculose pulmonaire *abortive* et celle de la tuberculose pulmonaire *fibro-caséeuse commune au début.*
Cette confusion symptomatique, nous allons la
retrouver, d'ailleurs, sans cesse tout au long de
l'étude séméiologique que nous poursuivons. La
première est une toux *atténuée*, la seconde une
toux *quinteuse*.

I. La toux atténuée. — Les tuberculeux abortifs, aux sommets simplement indurés, présentent, en effet, une petite toux habituelle atténuée et presque insignifiante, qui tantôt se montre sous la forme d'un simple « hem ! » avec expectoration, le matin, de trois ou quatre crachats perlés, de ceux que Laënnec rapportait au catarrhe sec, et qui sont le produit de sécrétion d'une pharyngite glanduleuse (Peter) ; tantôt apparaît avec les allures ordinaires d'une toux catarrhale ordinaire ; elle est grasse et s'accompagne du rejet de quelques crachats muqueux ou muco purulents ; elle est due à la poussée discrète de bronchite si fréquente chez ces « petits » tuberculeux. Ce sont ces malades atteints de « rhume négligé » qui ne deviennent pas tuberculeux, disaient déjà d'eux Laënnec et G. Sée, parce qu'ils le sont déjà.

II. La toux quinteuse. — La toux du phtisique évolutif est, dès le début de sa maladie, bien différente. Cette toux est sèche, saccadée, quinteuse et convulsive. Elle est persistante, et c'est avec peine que le malade arrive à « arracher » et à expulser de temps à autre un petit fragment de pus ou de muco-pus. C'est la toux vraiment tuberculeuse. Cette toux augmente d'intensité vers le soir, mais elle est surtout fréquente pendant le premier sommeil et le matin au réveil, vers la cinquième heure (quinte).

III. La toux émétisante. — Plus caractéristique encore est la *toux émétisante* de Morton qui apparaît à la suite de l'ingestion des aliments. Le plus souvent, c'est après le repas du soir, et fréquemment dès que le malade se couche que cette toux éclate.

C'est d'abord une petite toux superficielle, qui rapidement devient quinteuse et extrêmement pénible; le malade est assis sur son lit; son visage est fortement coloré, ses yeux injectés et larmoyants; son thorax est secoué par des quintes qui se rapprochent et augmentent d'intensité; le malade a dans la poitrine une sensation d'ébranlement et de déchirement horriblement douloureux. Puis, après un temps variable, tantôt les phénomènes se calment pour cesser tout à fait, tantôt et plus souvent le vomissement survient : les aliments ingérés sont rejetés à peu près intacts; et dès ce moment le malade est soulagé, jusqu'à ce que la même série de phénomènes se présente à l'occasion d'une nouvelle ingestion alimentaire (Revol).

A un degré moindre, le vomissement a lieu très facilement quelquefois même avant la fin du repas. D'autres fois enfin, il s'agit d'une simple *toux gastrique* qui éclate à l'occasion de l'ingestion des aliments, accompagnée ou non de nausées. Dans tous ces cas le malade tousse parce qu'il mange, et il vomit parce qu'il tousse.

Relativement à la valeur séméiologique, sinon de la toux gastrique du moins de la toux émétisante, nous n'adoptons pas l'opinion classique qui en fait un symptôme en quelque sorte banal de toute tuberculose pulmonaire, pour peu qu'elle frappe un névropathe. Nous partageons plutôt sur ce point l'avis de Pidoux qui, sur la fin de sa carrière, après avoir soigné des milliers de phtisiques, disait : « C'est un symptôme très grave à tous les points de vue, il peut éclairer le diagnostic et doit presque toujours imprimer au pronostic un caractère sérieux. » C'est que, en effet, il s'agit d'un symptôme que nous n'avons guère rencontré qu'au cours des phtisies plus ou moins rapidement évolutives, et qui nous paraît être plutôt l'apanage des phtisies subaiguës ou, en tout cas, des phtisies chroniques dont la durée moyenne n'excède pas un ou deux ans.

Rappelons, toutefois, ici, que, si la toux émétisante a une haute valeur à la fois diagnostique et pronostique, il n'en est pas moins vrai que tous les sujets qui vomissent en toussant ne sont pas des tuberculeux pulmonaires : le coquelucheux surtout, l'alcoolique aussi qui a sa pituite matutinale et tousse en vomissant ses mucosités, et certains malades, enfin, atteints de rhinite postérieure à sécrétions abondantes ont, eux aussi, parfois, au réveil, une fausse toux émétisante (Paviot).

IV. La toux coqueluchoïde et la toux de compression.

— Au cours de la tuberculose pulmonaire subaiguë et chronique, particulièrement chez les enfants, on peut voir survenir deux types particuliers de toux : la *toux coqueluchoïde* et la *toux de compression.*

La *toux coqueluchoïde* de N. Guéneau de Mussy se rapproche à la fois de la coqueluche, dont elle diffère par l'absence de la reprise sifflante et le groupement des secousses de toux en séries moins tranchés, et de la toux émétisante qui, parfois, lorsqu'elle est intense, prend le caractère coqueluchoïde.

C'est la toux de toute compression du pneumo-gastrique ou du récurrent.

Souvent associée à elle ou isolée, on observe la *toux de compression* de Garel, qui s'observe au cas de compression de la trachée ou d'une grosse bronche. Il s'agit d'une toux creuse, retentissante, aboyante, caverneuse. Elle est bruyante et forte, s'entend de loin à travers les cloisons. C'est la « toux de chien » de certains auteurs. Lorsqu'elle s'associe à la toux coqueluchoïde, alors la première secousse de la quinte est profonde et retentissante, les autres sont faibles et convulsives et vont en s'éteignant.

Toux coqueluchoïde et toux de compression sont les signes pathognomoniques d'une *adénopathie médiastinale*, comprimant le pneumogastrique ou le récurrent dans le premier cas, la trachée et les grosses bronches dans le second. Chez l'adulte tout au moins, d'après nos observations, d'après celles de Peter, la toux coqueluchoïde apparaît de préférence au cours des tuberculoses chroniques fibro-caséeuses communes. Nous ne possédons pas d'observation de toux de compression au cours de la tuberculose pulmonaire.

V. La toux catarrhale. — Chez certains tuberculeux, ceux qui présentent de la *bronchite chronique superficielle*, symptomatique ou non d'une phtisie fibreuse, la toux s'accompagne toujours d'une expectoration assez prononcée, muqueuse, blanchâtre, avec quelques rares îlots purulents. La toux est alors beaucoup moins pénible que dans les formes précédentes.

Les toux précédentes, rencontrées au cours de la tuberculose pulmonaire, sont caractéristiques par elles-mêmes. Il en est quelques autres sans caractères précis. mais dont quelques particularités sont à noter toutefois.

VI. La toux des cavitaires. — A la *période terminale de la phtisie chronique commune,* la toux diminue souvent de fréquence. Elle est grasse, accompagnée d'une expectoration abondante, purulente, nummulaire. Elle a son maximum d'intensité au réveil. Le tuberculeux vide ses cavernes où se sont accumulés pendant la nuit pus et produits de sécrétion. Souvent à cette période, la toux est provoquée par un changement de position. Peter regarde comme un bon signe de l'existence d'une caverne chez un tuberculeux, l'existence de cette toux avec expectoration par suite d'un changement de position : qu'il s'agisse du passage de la position couchée à la position assise, ou bien du décubitus sur le côté sain.

Une vomique, la dilatation des bronches peuvent toutefois présenter le même phénomène. La pleurésie avec épanchement moyen provoquerait aussi la toux par changement de position, mais il s'agit essentiellement alors d'une toux *sèche.* De plus. dans les tuberculoses pulmonaires fibreuses avec catarrhe purulent, le réveil ou tout au moins le lever provoquent souvent une toux grasse et expulsive.

VII. Toux des phtisiques fibreux. — Chez le *tuberculeux fibreux avec emphysème,* on peut encore observer une toux quinteuse, spasmodique, née à l'occasion du moindre courant d'air, d'un brusque changement de température. Composée d'une série de secousses d'abord bruyantes, puis étouffées, la quinte, qui se prolonge jusqu'à épuisement complet de l'air intra-alvéolaire, détermine la cyanose du visage avec dilatation des veines du cou, et tout cet effort aboutit à l'élimination d'un peu de mucus filant et transparent.

VIII. Toux des formes aiguës. — Dans les *formes aiguës* de la tuberculose pulmonaire, les caractères de la toux tuberculeuse sont moins intéressants à étudier. Les symptômes généraux revêtent d'ordinaire une telle intensité, que la toux passe au second plan. Elle y apparaît généralement quinteuse, sèche, ou accompagnée d'une expectoration peu abondante, salivaire. Toutefois, malgré cette banalité de caractère, elle n'en constitue pas moins un signe précieux pour distinguer la granulie à forme de fièvre typhoïde de la dothiénentérie elle-même. Dans cette maladie, la poitrine des malades est bien souvent encombrée de râles sibilants et ronflants, alors que la toux est à peu près nulle; dans la granulie, au contraire, avec des râles le plus souvent discrets, la toux est sèche, quinteuse, accompagnée toujours aussi, il ne faut pas l'oublier, d'un peu de dyspnée.

IX. Toux provoquée et « signe du tapotage ». — Nous devons signaler ici le *signe du tapotage* décrit par Erni, caractéristique pour cet auteur de l'existence d'une caverne, et qui répond à une *toux provoquée*.

On percute légèrement la paroi thoracique au niveau du sommet du poumon, en se servant simplement d'un couteau ou d'un coupe-papier flexible que l'on saisit par l'extrémité de la lame et dont on laisse retomber le manche sur le thorax du malade. On constate alors qu'à chaque choc de percussion le malade est pris d'une quinte de toux, et il expectore aussitôt. Nous avons retrouvé ce signe du tapotage chez des phtisiques cavitaires, mais d'une façon inconstante. De plus, Molle, récemment, dit l'avoir rencontré chez des sujets qui non seulement ne sont pas porteurs de cavernes, mais qui encore ne présentent que des lésions tuberculeuses relativement minimes. Ce symptôme paraît en revanche, à cet auteur, pouvoir être constamment superposé aux troubles d'hémiparésie neuro-musculaire, tels que Weill puis Jacquet les ont décrits chez les tuberculeux : ce signe ferait donc partie intégrante du *syndrome de Weill* sur lequel nous aurons à revenir (V. p. 226).

X. Inconvénients et complications de la toux. — La toux du phtisique, quel qu'en soit le type clinique, pour peu qu'elle soit fréquente ou s'accompagne de l'expulsion d'une quantité minime de crachats, peut constituer en elle-même une véritable complication. Elle devient, en effet, alors un facteur de fatigue et de dénutrition capable d'aggraver, dans une certaine mesure, le pronostic chez un phtisique débile.

Une toux quinteuse, prolongée, détermine et entretient également un état constant d'irritation du larynx, des bronches et du parenchyme pul-

monaire. Un pneumothorax, au niveau d'un poumon préalablement lésé, peut naître aussi sous
l'influence d'une quinte trop forte. Une toux
émétisante prolongée amène une dénutrition
rapide. Signalons enfin que la toux, nuisible au
tuberculeux lui-même, est également redoutable
pour l'entourage. Les particules de poussière
liquide émises par le phtisique qui tousse semblent
bien en effet, à l'heure actuelle, jouer le rôle
essentiel dans la contagion de la tuberculose, ainsi
que l'ont établi les recherches de Flugge. La
transmission de la phtisie par les crachats
desséchés, puis mobilisés ensuite, paraît illusoire
(Cadéac).

XI. Valeur séméiologique de la toux. —
On le voit, en résumé, la valeur séméiologique de
la toux, au cours de la tuberculose pulmonaire, est
de premier ordre. L'existence de ce symptôme
attire d'une façon précise l'attention sur les voies
respiratoires : tenace, persistante, surtout lorsqu'elle
se prolonge l'été, ainsi que le remarquaient
Bœrhaave et Stoll, c'est un symptôme toujours
sérieux qui doit faire soupçonner la tuberculose.
« Malheur, écrivait Laënnec, à l'homme qui s'enrhume pour la première fois après l'âge de vingt ans
et avant celui de soixante ans. » Louis, de son côté,
attachait une signification spéciale, pour le diagnostic de la toux phymique, à une particularité
négative : l'absence du coryza et des éternuements
au début du rhume. Ceux-ci, en effet, ne font
guère défaut ni dans la bronchite ordinaire, ni
dans la grippe (Plicque).

L'appréciation des diverses modalités cliniques de la toux contribue aussi au diagnostic de la *forme clinique* de la tuberculose pulmonaire, considérée dans la mesure où nous l'avons indiquée, et, de ce fait, en précise le pronostic. Rappelons que la petite toux habituelle, le « hem! » est l'apanage de la tuberculose abortive ; la toux sèche, saccadée, quinteuse et convulsive, nocturne et matutinale, celle de la phtisie commune ; quant à la toux émétisante, elle indique le plus souvent une phtisie subaiguë ou tout au moins nettement évolutive.

Au cours de l'évolution d'une phtisie commune, l'intensité de la toux plaidera donc, toutes choses égales d'ailleurs, en faveur d'une forme plus sérieuse. La diminution de sa fréquence est un bon signe d'amélioration de la maladie. Dans les mêmes circonstances, le retour ou la recrudescence d'une toux quinteuse et un peu sèche sera le premier signe d'une rechute, ou plus exactement de l'apparition d'une nouvelle poussée évolutive. Un catarrhe bronchique intercurrent, surtout fréquent chez les phtisiques fibreux, se traduira par une toux plus bruyante, moins quinteuse et rapidement catarrhale, plus grasse. A noter que toute ascension thermique soutenue s'accompagne d'une toux plus fréquente chez les phtisiques.

Signalons, enfin, d'après Plicque, la signification clinique précise de l'*absence complète de toux.* Cette dernière se voit, en effet, lorsqu'en même temps que la lésion pulmonaire existent de grosses lésions tuberculeuses d'un autre organe, surtout du péritoine ou du cerveau. La cessation brusque, subite de la toux est un des symptômes d'invasion les plus fréquents de la méningite tuberculeuse secondaire. Laënnec, Guéneau de Mussy rapportent dans leurs Cliniques deux observations de phtisiques morts sans avoir toussé. Le premier malade avait une méningite tuberculeuse, le second un volumineux tubercule cérébral. L'influence de certaines péritonites n'est pas moins nette. « La tuberculose frappe alors deux centres, disait Pidoux : le péritoine et le poumon ; mais la phtisie n'a guère, dans ce cas, qu'un foyer : le péritoine. »

XII. Causes occasionnelles de la toux du phtisique.

— Le clinicien, enfin, ne devra pas ignorer toute une série de *causes occasionnelles* provocatrices de la toux chez le phtisique, qu'a indiquées Lathan (d'Edimbourg), cité par Plicque. Cet auteur place en première ligne les réflexes cutanés. L'impression du froid ou du chaud, un vent frais, un courant d'air, le fait de se coucher dans un lit froid, ou, inversement, en rentrant du grand air, de pénétrer dans une chambre trop chaude, sont des causes fréquentes de quintes.

L'alcool augmente, lui aussi, toujours la toux. Les réflexes d'ordre gastro-intestinal dus à la dyspepsie, à la constipation, plus rarement aux entozoaires, les réflexes dus aux moindres irritations du pharynx et du larynx jouent aussi un rôle important.

En résumé et comme conclusion, nous dirons que la toux, ce symptôme si souvent banal, ne devra jamais être dédaigné par le praticien, qui se souviendra de la phrase sévère de Monneret : « Les exemples de ce mode d'invasion de la maladie sont innombrables, et cependant tous les jours des médecins, prévenus du danger que courent les sujets, traitent avec une indifférence et une légèreté coupables ces prétendus rhumes, qui doivent plus tard entraîner la mort. »

TABLEAU SYNOPTIQUE DES PRINCIPAUX TYPES CLINIQUES DE LA TOUX DANS LA TUBERCULOSE PULMONAIRE

Toux atténuée. — Tuberculose pulmonaire abortive.

Toux catarrhale. — Bronchite tuberculeuse.

Toux quinteuse. — Début vrai, évolutif, de la phtisie commune.

Toux émétisante. — Début d'une phtisie évolutive.

Toux coqueluchoïde. — Compression du pneumo-gastrique. $\Big\}$ Adénopathie médiastinale tuberculeuse.

Toux de compression. — Compression de la trachée et des bronches.

Toux avec pseudo-vomique. — Phtisie fibro-caséeuse avec caverne.

Toux spasmodique et cyanosante. — Phtisie fibreuse avec emphysème.

Toux banale. — Tuberculoses pulmonaires aiguës.

CHAPITRE II

VALEUR SÉMÉIOLOGIQUE DE L'EXPECTORATION

SOMMAIRE

I. *Examen des crachats à l'œil nu.* — Divers' types cliniques : crachats nummulaires, puriformes, porcelainiques, noirs, salivaires. Expectoration du début de la phtisie commune, d'une poussée pneumonique intercurrente, de la pneumonie caséeuse.

II. *Étude histo-chimique et cytologique des crachats.* — Éléments cellulaires, mucus, exsudat séro-albumineux, fibres élastiques, cristaux. Principaux types de crachats suivant les formes cliniques.

III. *Analyse chimique des crachats.* — Albumino-réaction.

L'expectoration existe dans l'immense majorité des cas de tuberculose pulmonaire. Lorsqu'elle fait défaut ou est à peine appréciable, cette absence a une signification clinique nette. Présente, la variété de son aspect physique, en rapport soit avec les formes cliniques, soit avec l'évolution de la maladie ou diverses autres circonstances, fournit alors les renseignements les plus utiles au diagnostic de la phtisie.

L'importance attachée autrefois aux caractères extérieurs du crachat a été considérablement amoindrie dans l'esprit des auteurs par la découverte du bacille de Koch. Nous espérons montrer qu'il n'en est rien, et que, maintes fois, au lit du tuberculeux, le clinicien pourra, dans une certaine mesure, lire au fond du crachoir l'état du poumon de son malade.

Les crachats tuberculeux doivent être examinés d'abord à *l'œil nu*, puis au *microscope*, et soumis ensuite, s'il y a lieu, à l'analyse *chimique* et *bactériologique*.

§ 1. — *Examen des crachats à l'œil nu.*

Il convient tout d'abord de les étudier au point de vue de leurs diverses qualités physiques, principalement, en l'espèce, de leur couleur et de leur aspect, et aussi de leur abondance. Ces crachats devront être recueillis et examinés dans le fond d'un crachoir ne contenant aucun liquide.

Parmi les expectorations, très diverses à ces points de vue, des phtisiques, il en est qui ont un aspect assez particulier, pathognomonique en quelque sorte d'un type particulier de lésion pulmonaire tuberculeuse. Souvent aussi, il faut le dire, l'expectoration est banale et demande à être rapprochée de l'ensemble de tous les autres signes présentés par le malade pour qu'on puisse en dégager une signification diagnostique un peu précise.

Au nombre des expectorations caractéristiques par elles-mêmes, nous signalerons les *crachats nummulaires*, les *crachats puriformes*, les *crachats porcelainiques*, les *crachats noirs*.

Tuberc. pulm.   1*

I. Crachats nummulaires. — Les crachats, composés de masses muco-purulentes homogènes, de forme arrondie, gardant leur individualité sous la forme de pièces de monnaie de cinquante centimes ou de un franc, nageant dans un liquide séreux d'apparence salivaire, sont dits *crachats nummulaires*. Des variantes de ce type sont constituées par les *crachats pelotonnés* ou encore *déchiquetés*. Ces crachats sont un bon signe de phtisie, mais ils ne sont pas pathognomoniques; on les rencontre encore dans la dilatation bronchique, et aussi dans la rougeole et la grippe. Mais l'objection tirée de leur production, dès qu'on fait expectorer dans un vase rempli d'eau les malades crachant du muco-pus, n'est guère valable, ainsi que le fait remarquer Peter. « Cette expérience, dit-il, détermine seulement les conditions de production des crachats nummulaires et ne prouve rien contre leur valeur diagnostique, puisque le tuberculeux fait spontanément dans son crachoir vide ce que l'on obtient en faisant cracher un bronchitique dans un vase plein d'eau. »

De plus, au cours d'une phtisie avérée, les crachats nummulaires sont l'indication certaine de la fonte récente d'un foyer caséeux; ils appartiennent aux cavernes *de formation récente*. Plus ils sont riches en pus, plus aussi cette formation se sera effectuée rapidement.

II. Crachats puriformes. — Les *crachats puriformes*, de signification diagnostique très voisine, indiquent des cavernes nettement constituées, assez *vastes*, et à *formation rapide*.

Ces crachats forment au fond du crachoir une sorte de purée verdâtre, homogène, entourée souvent d'un liseré rose dû à la présence d'une petite quantité de sang. Parfois même ils prennent une teinte saumon. Ces crachats ont une odeur fade *sui generis*, mais rarement ils présentent la fétidité de l'expectoration gangréneuse. Les malades leur trouvent parfois une odeur âcre et sucrée. C'est surtout le matin que l'expectoration est abondante. Après le demi-sommeil des nuits, les malades vident leurs cavernes ; ils peuvent alors remplir leur crachoir par une sorte de vomique, ainsi que nous l'avons déjà signalé. Ce dernier phénomène s'observe principalement avec de *vastes* cavernes.

III. Crachats porcelainiques. — Tout aussi caractéristiques, bien que non classiques, sont les crachats que nous dénommons, avec Bard, *crachats porcelainiques*. Ces crachats, caractéristiques de la tuberculose fibreuse, sont constitués, en effet, par des grumeaux muco-purulents épais, adhérents, sans fluidité, vert clair, surtout brillants et réfléchissant la lumière, à la manière de petits fragments de porcelaine. A une analyse plus minutieuse, ils présentent des stries jaunâtres plus ou moins abondantes dans un bloc de mucus plus clair et translucide. Ce n'est pas à dire que tous les phtisiques fibreux présentent constamment pareille expectoration ; ils peuvent, en effet, offrir une expectoration variée, au gré des accidents bronchitiques ou congestifs qui accidentent si fréquemment leur évolution ; mais, en période de catarrhe moyen, notamment à la période d'état des poussées de bronchites qui les amènent auprès du médecin, c'est l'expectoration porcelainique que l'on peut alors noter au fond du crachoir.

IV. Crachats noirs. — Le crachat *noir*, surtout complètement noir, est pathognomonique de la *tuberculose pulmonaire anthracosique*. Il s'agit d'une tuberculose pulmonaire du type fibreux, que l'on observe chez les mineurs, les ouvriers travaillant à la lampe fumeuse (cordonniers, ouvriers en soie), les mouleurs de cuivre. L'inhalation des poussières est dans ce cas, ainsi que l'a démontré Tripier, cause adjuvante mais non efficiente de tuberculose.

Il est une autre série de modalités de l'expectoration de la phtisie qui, sans présenter de caractères propres, n'en peuvent pas moins fournir d'intéressantes données diagnostiques.

V. Crachats salivaires. — C'est ainsi que les *crachats salivaires*, muqueux, aérés et rares, chez un malade présentant quelques signes d'induration des sommets, amaigrissement et anorexie, le tout évoluant avec peu ou pas de fièvre, permettront le diagnostic de *tuberculose pulmonaire abortive*, à l'exclusion de celui de *phtisie commune au début*.

Le diagnostic est encore plus certain si toute expectoration fait défaut. Même absence caractéristique d'expectoration dans la *pleurite tuberculeuse à répétition*.

VI. Crachats du début de la phtisie commune. — Dans la *phtisie commune au début*, les premiers temps surtout, les malades peuvent bien présenter une expectoration aussi péu abondante et de caractères en apparence semblables; mais, à un examen minutieux, toujours alors, dans la totalité de la masse expectorée en vingt-quatre heures, on trouvera une petite parcelle purulente, siège d'élection, au surplus, des bacilles. Bientôt d'ailleurs on note une expectoration visqueuse, jaunâtre, adhérant au fond du vase, toujours striée de pus.

Au cours de l'évolution de la tuberculose pulmonaire, il est aussi quelques détails intéressants à noter en ce qui concerne l'expectoration. On sait que la phtisie commune évolue par poussées successives, traduisant des foyers nouveaux d'infiltration qui sont la répétition anatomique et symptomatique de la poussée initiale. Mais parfois ces poussées nouvelles revêtent le caractère de *poussées pneumoniques*, ainsi que l'a montré Tripier sur le terrain anatomique et Sabourin sur le terrain clinique. Ces pneumonies tuberculeuses peuvent d'ailleurs aboutir soit à la résolution, soit à la sclérose, soit parfois aussi à la fonte caséeuse. Eh bien, ces deux modalités anatomiques différentes (bien que reliées entre elles par tous les intermédiaires [1]) que revêtent les poussées tuberculeuses intercurrentes de la phtisie commune, se traduisent par des expectorations assez voisines à leur début et à leur période d'état, dissemblables seulement à leur période terminale.

Lorsque l'accident nouveau se produit, — poussée d'infiltration caséeuse ou pneumonique, — l'expec-

---

[1] Tout processus inflammatoire au cours de la tuberculose pulmonaire revêt, en effet, pour Tripier, un caractère pneumonique.

toration reste souvent, les premiers temps, ce qu'elle était les jours précédents ; la toux est seulement plus intense et plus quinteuse. Sabourin signale cependant qu'assez souvent on observe, au cours de la *pneumonie tuberculeuse nécrosante*, comme il l'appelle, l'augmentation du nombre des crachats, la dilution du pus par une sérosité qui peut rendre l'expectoration un peu *mousseuse*. A la période d'état des deux processus, on voit, dans les deux cas, se succéder d'abord les crachats formés de petits blocs de pus *déchiquetés*, puis les crachats *nummulaires*, plus abondants toutefois, d'après notre observation personnelle, dans le cas du foyer caséeux qui a une tendance toujours plus nette et plus active vers la fonte.

C'est cette différence même dans l'évolution anatomique des deux foyers qui explique les caractères différents de l'expectoration à la période terminale de l'un et l'autre épisode. Dans le cas de foyer caséeux, les crachats nummulaires muco-purulents deviennent de plus en plus exclusivement purulents, puis vraiment puriformes ; leur quantité augmente progressivement aussi, cependant que les signes physiques cavitaires se précisent et s'accroissent parallèlement. Il n'en est pas de même dans la pneumonie tuberculeuse, où le rapport qui s'établit entre la quantité des crachats et les phénomènes d'auscultation n'est plus le même. On note d'une part, en effet, des bruits d'auscultation caverneux (qui ne répondent d'ailleurs pas à la réalité anatomique, et sont plutôt des bruits pseudo-cavitaires, engendrés par la condensation congestive du parenchyme pulmonaire), et, d'autre part, l'expectoration ne consiste plus qu'en quelques débris purulents insignifiants. En d'autres termes, l'expectoration ne répond presque jamais par sa quantité au taux que semble comporter le caractère caverneux de la lésion (Sabourin).

VII. Expectoration, souvent banale de la pneumonie caséeuse.

— Terminons enfin cette étude séméiologique de l'expectoration dans la tuberculose pulmonaire en signalant les caractères en quelque sorte *négatifs*, dirons nous, de l'expectoration de la *pneumonie caséeuse*, qui n'est au fond, gravité à part, qu'un processus semblable à celui décrit par Tripier et Sabourin. Au début, les crachats sont peu abondants, adhérents, formés de salive et de mucus mousseux. Puis, au fur et à mesure que la maladie évolue, que la lésion se ramollit, apparaissent des crachats purulents. épais, visqueux, très voisins de ceux de la phtisie chronique commune à la période cavitaire. Rarement ils offrent, dans toute sa pureté, la teinte rouillée des vrais crachats pneumoniques.

VIII. Valeur séméiologique de l'expectoration.

— En résumé, la *valeur séméiologique* de l'expectoration tuberculeuse étudiée à l'œil nu est de premier ordre. Au point de vue *diagnostique*, elle peut être révélatrice de tuberculose pulmonaire (crachats nummulaires); elle contribue aussi et surtout au diagnostic de la forme clinique de la tuberculose envisagée (crachats *nummulaires* et *puriformes* de la phtisie *chronique commune*, crachats *muqueux* et *salivaires* de la tuberculose *abortive*, crachats *porcelainiques* de la phtisie *fibreuse*, crachats *noirs* de la phtisie *anthracosique*). Au point de vue *pronostique* enfin, les renseignements qu'elle fournit ne sont pas à dédaigner : au cours d'une phtisie chronique commune avec cavernes, il n'est pas indifférent, en effet, de savoir si l'on a affaire à une caverne sèche ou humide; dans le premier cas, en effet, on peut penser à des cavernes guéries ou en voie de guérison; en présence au contraire, nous l'avons vu, de crachats nummulaires très purulents, de crachats puriformes abondants, on diagnostiquera une *évolution caséeuse* généralement rapide.

La *quantité* de l'expectoration, appréciée par la pesée quotidienne de la quantité totale émise en vingt-quatre heures, fournit également d'utiles renseignements sur l'évolution d'une phtisie fibrocaséeuse commune. Marmorek insiste sur ce moyen pour apprécier l'amélioration d'une phtisie traitée par son sérum, amélioration attestée par la diminution progressive de l'expectoration.

L'expectoration peut même disparaître avant la cicatrisation des lésions pulmonaires. Cette disparition doit entrer en ligne de compte dans le diagnostic de guérison, bien que dans certains cas et dans certaines formes (bronchite catarrhale superposée) sa persistance ne soit pas un indice certain de non-guérison (Guetchell).

§ 2. *Étude histo-chimique et cytologique des crachats tuberculeux.*

Cette étude fournit, grâce aux intéressantes et récentes recherches de F. Bezançon et Israël de Jong, d'utiles notions séméiologiques.

I. — Aspects microscopiques des différents éléments du crachat.

— Examiné au microscope après coloration convenable[1], le crachat du phtisique présente des *éléments cellulaires*, un *exsudat séroalbumineux*, du *mucus*, des *cristaux*, des *fibres élastiques* et des *microbes*.

Les *éléments cellulaires* sont les mêmes que ceux des bronchites : cellules épithéliales bronchiques et alvéolaires, hématies et leucocytes.

Les *cellules bronchiques*, comme dans les bronchites, n'apparaissent guère que sous forme de cellules dégénérées dont il ne reste que le noyau, squelette réticulé ayant les réactions colorantes du mucus.

Les *cellules de l'épithélium alvéolaire* (fig. 1), particulièrement la variété répondant à la petite cellule alvéolaire, ressemblent à un leucocyte mononucléaire. Elles existent en grand nombre dans les crachats des tuberculeux au moment où se forme le foyer de ramollissement. Liées au processus pneumonique en général, elles ne sont nullement caractéristiques de la phtisie, ainsi que l'ont prétendu certains auteurs, notamment G. Sée, car Israël de Jong les a toujours retrouvées au cours des divers processus intéressant l'alvéole, tels que les congestions pulmonaires aiguës et chroniques, la pneumonie, la broncho-pneumonie,

---

1 F. Bezançon et I. de Jong conseillent la technique suivante : étalement du crachat par dissociation minutieuse avec le fil de platine ; fixation à l'acide chromique à 1 % dans lequel on immerge la préparation ; puis coloration des préparations les unes au *bleu polychrome de Unna*, les autres à l'*hématéine-éosine*.

au moment où à la bronchite du début succèdent les foyers de condensation.

Les *globules rouges* se présentent en grand nombre au cours des hémoptysies. Il serait intéressant d'en faire la recherche dans les crachats

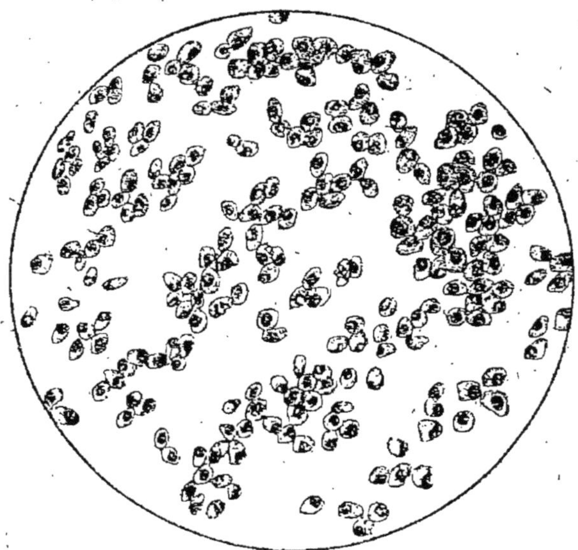

Fig. 1. — Cellules de l'épithélium pulmonaire dans la phtisie.

non sanglants, qui pourraient ainsi constituer des crachats *histologiquement* hémorragiques.

Les *leucocytes éosinophiles* seraient particulièrement fréquents dans la tuberculose pulmonaire, au même degré que dans l'asthme d'ailleurs, d'après des recherches de Teichmüller. Sur 167 crachats tuberculeux, cet auteur les a trouvés 123 fois.

Mais F. Bezançon et I. de Jong, contrairement à Teichmüller, à Carrière, n'ont jamais trouvé de leucocytes éosinophiles en quantité appréciable dans les crachats des tuberculeux, en dehors de l'asthme et des états asthmatiformes des emphysémateux.

Les *leucocytes polynucléaires neutrophiles* sont rarement intacts dans la tuberculose pulmonaire, sauf au moment des hémoptysies.

Le *mucus*, substance fondamentale de tout crachat, est facilement mis en évidence par sa coloration rougeâtre sous l'influence du bleu de Unna.

La *substance séro albumineuse* remplace souvent le mucus comme substance fondamentale, sous forme le plus souvent de gouttelettes colorées en bleu-violet par le bleu de Unna. On l'observe principalement dans la pneumonie caséeuse et dans les crachats hémoptoïques, liés, si souvent, eux aussi, à un processus pneumonique, ainsi que nous le verrons (V. p. 60).

Les *fibres du tissu élastique* (fig. 2), indice, d'une façon générale, de la destruction du parenchyme pulmonaire, sont mises en liberté dès que les tubercules se ramollissent, et on les rencontre spécialement dans les crachats nummulaires. Après avoir dissous les crachats à l'aide de la soude caustique, on trouve ces fibres au fond du verre conique où les crachats ont été traités; on les colore au picro-carmin, qui teinte en rose les diverses cellules et en jaune les fibres élastiques. Celles-ci sont morcelées, à double contour vivement marqué, sinueuses à extrémités en « boucles de cheveux frisés » et frangées. On ne les rencontre pas dans l'expectoration de la dilatation des bronches. Mais tout cela n'a rien d'absolu, et l'expectoration de certaines grandes cavernes ne donne qu'une nappe de globules purulents (Paviot).

Signalons, d'après Hunter Mackenzie, que le tissu élastique se rencontrerait aussi dans la bronchite

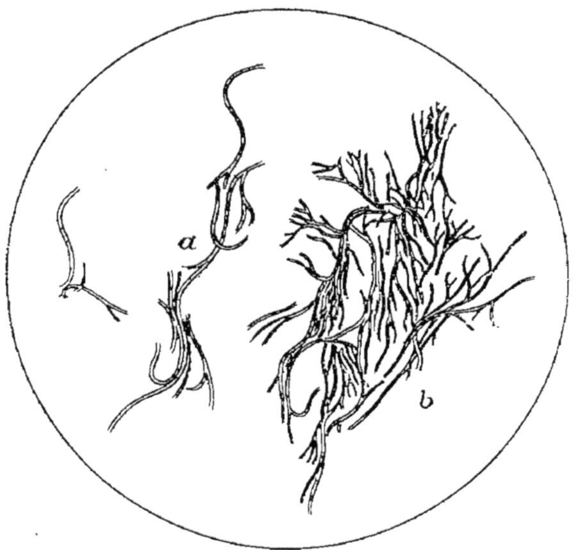

Fig. 2. — Tissu élastique dans les crachats de la phtisie.

chronique, la pneumonie chronique, les abcès du poumon, les laryngites ulcéreuses, et même dans la dilatation des bronches. Enfin cet auteur dit n'avoir pas eu l'occasion d'observer un fait dans lequel les fibres élastiques aient précédé dans les crachats l'apparition des bacilles.

La conclusion pratique, c'est que l'importance de la présence du tissu élastique dans l'expectoration est relativement faible. On ne peut même lui attribuer d'autre valeur que la suivante : elle indique une ulcération pulmonaire ou laryngée qui peut dépendre de causes différentes et n'est pas fatalement incurable (Hunter Mackenzie).

II. — Principaux types histochimiques et cytologiques de crachats suivant les formes cliniques de la tuberculose pulmonaire. — Ces différents éléments se combinent d'une façon très variable dans l'expectoration des tuberculeux. Mais F. Bezançon et I. de Jong ont, en effet, constaté que cette très grande variabilité était liée essentiellement à la *forme clinique* et à l'*évolution des lésions;* d'où la valeur séméiologique de cet examen histochimique et cytologique.

Dans la *pneumonie caséeuse,* l'expectoration correspond d'une façon générale à celle de la pneumonie franche (exsudat séro-albumineux, mucus hyalin, cellules endothéliales). Au bout de quelques jours apparaissent les polynucléaires et les dégénérescences leucocytaires et cellulaires agglomérées en réseau. Tous ces éléments présentent un certain degré de dégénérescence caractérisée par la pycnose des polynucléaires, l'effritement et le peu d'affinité tinctoriale de leurs granulations, etc.

Dans la *forme fibro-caséeuse chronique commune,* les cellules endothéliales pulmonaires sont abondantes et souvent macrophagiques. A la période cavitaire, les aspects dégénératifs déjà cités prédominent.

Dans la *phtisie galopante,* l'aspect microscopique varie suivant les périodes, ayant tantôt les caractères du crachat de pneumonie caséeuse, tantôt ceux du crachat de ramollissement tuberculeux banal. On note de plus, dans la plupart des cas, la présence des *fibres élastiques*.

Chez les *tuberculeux fibreux discrets avec emphysème*, malades qui ne sont tuberculeux que d'étiologie, les crachats ont l'aspect microscopique du crachat de bronchite aiguë : polynucléaires neutrophiles bien conservés, encerclés par des réseaux muqueux bien colorés, élégants et plus ou moins continus.

Chez les *tuberculeux fibreux denses avec emphysème*, tout au moins chez ceux qui présentent une tuberculose en évolution avec foyer de ramollissement plus ou moins discret, les crachats sont microscopiquement très différents des précédents, de par l'altération des cellules (pycnoses, effritement des granulations leucocytaires) et des réseaux.

Au cours des *hémoptysies* survenues chez les uns et les autres de ces malades, F. Bezançon et I. de Jong ont été frappés de constater, à côté des globules rouges, de la gouttelette d'exsudat séro-albumineux due au sérum et des débris de fibrine, l'importance prise par la réaction de polynucléose dans ces crachats. C'est là, nous semble-t-il, en nous appuyant sur les recherches de ces mêmes auteurs dans la pneumonie franche, une constatation qui plaide, soit dit en passant, en faveur de l'origine pneumonique de la plupart des hémoptysies tuberculeuses.

Tels sont les principaux aspects du crachat tuberculeux. Si ces données ne nous révèlent pas une signature microscopique caractéristique de l'affection tuberculeuse, elles permettent d'être renseigné sur le *degré* et la *nature* des lésions tuberculeuses d'où ce crachat provient; elles contribuent au *pronostic*, puisqu'elles donnent des résultats différents suivant les formes évolutives que revêt la tuberculose pulmonaire.

III. — Cristaux. — Nous ajouterons quelques

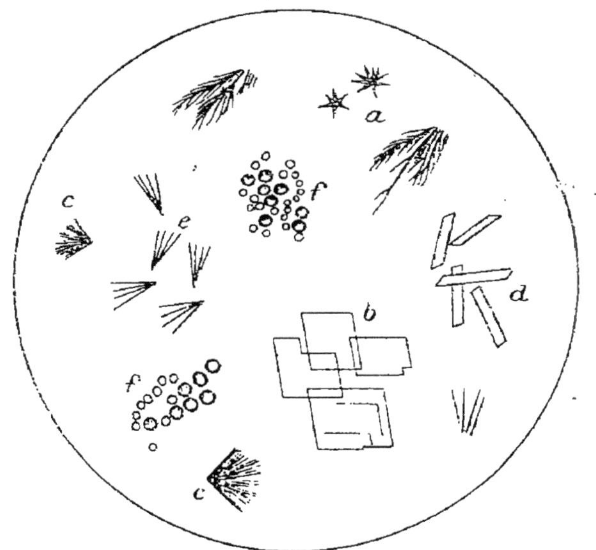

Fig. 3. — Cristaux d'acides gras dans les crachats de la phtisie.

mots touchant les *cristaux* trouvés dans l'expectoration des tuberculeux.

Les *cristaux d'acides gras* (fig. 3), enfin, indiquent une période avancée de la maladie : cristaux d'acide palmitique, d'acide stéarique et quelquefois de tyrosine. Ce sont de fines aiguilles disposées en houppes soyeuses, qu'il est impossible de confondre avec les fibres de tissu élastique ou les bacilles. Ils sont solubles dans une solution alcoolique de potasse (Hunter Mackenzie).

Les *cristaux de phosphates et de chorures* sont fréquents dans les crachats tuberculeux ; on les retrouve en même temps dans l'urine. Les cristaux de *cholestérine* et d'*hématine* se rencontrent surtout dans les variétés hémorragiques. Il est essentiel d'être familiarisé avec leurs formes et de savoir qu'on peut les trouver quelquefois ; mais *les cristaux ont peu d'importance au point de vue du diagnostic et du pronostic de la maladie* (Hunter Mackenzie).

§ 3. — *Analyse chimique des crachats.*

Cette analyse n'est guère à la portée du clinicien, et elle ne fournit, non plus, que peu de données utiles au diagnostic.

L'analyse chimique a montré à Caventou qu'ils renferment pour 1000 :

Eau	850 gr.
NaCl	10 gr.
Soude	3 gr.
Matières animales et phosphates.	137 gr.

Les matières organiques sont composées de glycogène, sucre (Pouchet) et de matières albuminoïdes, telles que paraglobuline, lécithine, peptones.

L'expectoration est donc, pour le phtisique qui élimine parfois jusqu'à 500 grammes et plus de crachats, une source active de déperdition de matières albuminoïdes, de chlorures et de phosphates.

Roger et Valensi, par l'examen chimique[1], ont toujours trouvé *l'albumino-réaction* des crachats chez les tuberculeux pulmonaires, même avec lésions fort légères; si bien que, pour ces auteurs, une *albumino-réaction négative permettrait d'éliminer la tuberculose.*

Quand, au contraire, il y a de l'albumine, il y a des chances pour qu'on ait affaire à la bacillose; mais il faudra aussi songer aux autres affections, telles que l'œdème du poumon, la bronchite albuminorique, la congestion pulmonaire aiguë, la pneumonie et la broncho-pneumonie, dans lesquelles l'albumino-diagnostic est positif[2].

Toutefois Bezançon et I. de Jong, à l'aide de la technique histo-chimique avec coloration par le bleu de Unna (que nous avons exposée), n'ont, dans la tuberculose, jamais trouvé d'exsudats albumineux que dans les formes pneumoniques ou dans les bacilloses à marche rapide.

Malgré l'intérêt des données microscopiques et chimiques précédentes touchant la séméiologie de la tuberculose pulmonaire, elles le cèdent en importance à celles qui résultent de l'étude du bacille de Koch et de ses variations morphologiques et numériques dans l'expectoration des phtisiques.

---

[1] Les crachats sont délayés dans un peu d'eau; on ajoute quelques gouttes d'acide acétique pour coaguler le mucus; on jette sur un filtre. Le liquide qui passe est parfaitement clair. On le chauffe ou bien on y verse quelques gouttes d'une solution concentrée de ferrocyanure de potassium. S'il se produit un trouble ou un précipité, on peut admettre la présence d'une albumine (Roger).

[2] Sur une quinzaine de malades, pulmonaires divers, nous avons obtenu confirmation des données de Roger et Valensi.

CHAPITRE III

LE BACILLE DE KOCH ET LA SÉMÉIOLOGIE
DE LA TUBERCULOSE PULMONAIRE
VARIATIONS MORPHOLOGIQUES ET NUMÉRIQUES

SOMMAIRE

I. *Technique.*

II. *Polymorphisme du bacille de Koch dans l'expectoration.* — Six types morphologiques distincts.

III. *Variations morphologiques et numériques du bacille de Koch et séméiologie de la tuberculose pulmonaire.* — Signification clinique des diverses formes du bacille de Koch. Bacille et symptômes cliniques : début, fièvre, hémoptysie. Bacille et formes cliniques. Bacille et séméiologie : valeur diagnostique de sa présence, de la formule bactériologique ; valeur pronostique.

Les renseignements que peut fournir l'étude du bacille de Koch dans l'expectoration des tuberculeux sont de tout premier ordre, à condition de ne pas limiter ses recherches à la présence ou à l'absence de cet agent pathogène.

Avec Mandoul, nous nous sommes, en effet, attachés à montrer que l'étude des *variations morphologiques* et *numériques* du bacille de Koch était riche en renseignements cliniques. Nos résultats, établis sur l'étude laborieuse de l'expectoration non seulement d'un grand nombre de tuberculeux, mais surtout, nous y insistons, sur de très nombreux examens pratiqués à de fréquentes reprises et en séries, et cela pendant de longs mois, chez le *même malade*, ont été confirmés à peu près intégralement par Chauvain, et dans ses parties essentielles par Deguy et Guillaumin et par Land.

§ 1. — *Technique.*

Nous conseillons la *technique de coloration* du bacille de Koch dans les crachats, la plus simple. On emploiera le procédé de Ziehl-Hauser, qui peut donner des résultats même entre des mains inexpérimentées, à l'aide du *tour de main du papier filtré :* on recouvre la lame sur laquelle l'étalement a été fait avec une feuille de papier filtre sur laquelle on verse la fuchsine phéniquée, et on chauffe alors jusqu'à production de la coloration mordorée à la surface du papier.

On complétera la technique précédente par le procédé pratique du *chiffrage des préparations.* Ce procédé consiste à traduire par une formule la morphologie et la numération approximative des bacilles de la préparation. C'est ainsi que nous représentons, par des chiffres allant de 1 à 4, les quatre formes principales de bacilles que nous avons distinguées dans les crachats frais d'un phtisique. Nous appelons[1] :

1. Les homogènes courts et les diplobacilles ;

[1] Pour simplifier, nous unissons les diplobacilles aux homogènes et les paramoniliformes aux moniliformes longs.

2. Les homogènes longs;

3. Les moniliformes courts;

4. Les moniliformes longs et les paramoniliformes.

Pour chiffrer une préparation, on prend les chiffres de toutes les formes de bacilles qui y sont contenues et on les dispose suivant le plus ou moins d'abondance des types de chaque variété, en mettant en première ligne le chiffre représentant la forme la plus nombreuse, chiffre qui peut être redoublé si la disproportion avec les autres formes est grande. Supposons, par exemple, que, dans une préparation, il y ait beaucoup d'homogènes courts et quelques moniliformes longs : on écrira 14.

La formule doit aussi rendre compte du nombre approximatif des bacilles dans la préparation. Au lieu de procéder à une numération exacte, qui ne pourrait se faire que par homogénéisation et sédimentation, au détriment de la morphologie, on traduit le nombre par les expressions suivantes : *très rares, rares, peu nombreux, nombreux*, et l'on met les initiales de ces mots en exposant du nombre, représentant le chiffrage morphologique.

Il ne suffira pas d'ailleurs d'avoir obtenu une formule rendant compte de la forme et du nombre des bacilles d'une préparation, il faut encore comparer entre elles les préparations *aux différentes périodes de la maladie*.

Pour faire cette comparaison si indispensable des différentes préparations d'un même malade, nous avons traduit notre chiffrage sur un graphique comme celui dont on se sert pour la température,

Planche I

Fig. 1. — Bacilles de Koch homogènes courts et longs (bacilles du type 1 et 2).

Fig. 2. — Bacilles de Koch moniliformes courts et longs (bacilles du type 3 et 4).

Fig. 3. — Bacilles de Koch en diplo-bacilles.

Fig. 4. — Bacilles de Koch paramoniliformes.

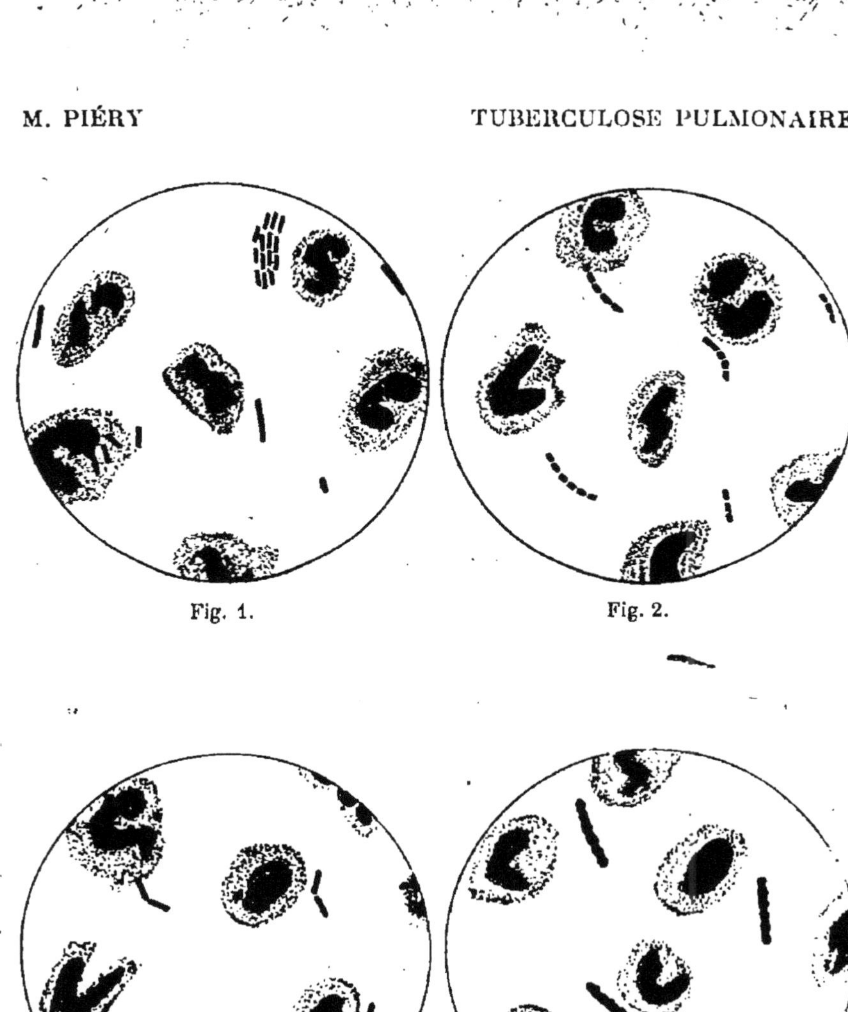

Fig. 1.   Fig. 2.

Fig. 3.   Fig. 4.

PLANCHE 1

en adoptant les conventions suivantes : la *courbe morphologique* sera en rouge avec les indications sur la gauche, la courbe du nombre sera en noir avec les indications sur la droite.

§ 2. — *Polymorphisme du bacille de Koch dans l'expectoration des phtisiques.*

Nous avons pu établir, à l'aide de la méthode précédente, qu'il existait dans l'expectoration des phtisiques *divers types de bacilles de Koch*. Ces types, facilement reconnaissables et suffisamment individualisés, sont au nombre de six. Quatre formes sont principales et deux accessoires. Les formes principales se rattachent à deux types déjà signalés par les auteurs : le premier représenté par les bacilles à bords parallèles uniformément colorés : c'est le *type homogène* (fig. 1. Pl. I); le second caractérisé par des bacilles granuleux, constitués par une série de grains disposés comme en chapelet et lui donnant l'apparence d'un streptocoque : c'est le *type moniliforme* (fig. 2. Pl. I). Chacun de ces types peut présenter à son tour des « éléments longs » et des « éléments courts ». De plus, on peut voir des bacilles homogènes unis par deux en *diplobacilles* (fig. 3. Pl. I) ou encore des bacilles entièrement colorés, mais avec des points plus foncés disposés en chapelet à leur intérieur : nous les avons dénommés *paramoniliformes* (fig. 4. Pl. I).

En pratique, en raison de leur signification semblable, on peut unir les « diplobacilles » aux « homogènes courts » et les « paramoniliformes » aux « homogènes longs ». Finalement il faut retenir que, dans une préparation de crachat frais, on peut rencontrer quatre formes principales du bacille de Koch :

Les « homogènes courts » (type 1) ;
Les « homogènes longs » (type 2) ;
Les « moniliformes courts (type 3) ;
Les « monoliformes longs » (type 4).

§ 3. — *Les variations morphologiques et numériques du bacille de Koch et la séméiologie de la tuberculose pulmonaire.*

Les différents types précédents du bacille de Kock, quelle que soit d'ailleurs leur filiation respective, sont, en tout cas, généralement associés dans les produits de l'expectoration du phtisique. La proportion respective de chacun d'entre eux semble liée à *l'état des lésions* ainsi qu'à la *modalité évolutive* de chacun des cas de phtisie considérés. Il en résulte que la prédominance de l'une ou l'autre de ces formes prend une signification séméiologique que nous allons maintenant examiner.

Ces variations, tant morphologiques que numériques, du bacille de Koch peuvent être étudiées successivement :

1. Dans la signification clinique spéciale propre à chacune des formes du bacille ;

2. Dans leurs rapports avec les symptômes cliniques ;

3. Dans leurs relations avec les diverses formes cliniques de la tuberculose pulmonaire ;

4. Dans leur valeur séméiologique, tant diagnos-ique que pronostique.

I. Signification clinique des diverses formes du bacille de Koch.

— D'après nos observations, nous avons été conduits, avec Mandoul, à attribuer à chacune des quatre grandes formes du bacille de Koch la signification propre suivante :

La présence, dans l'expectoration des phtisiques, de *bacilles homogènes courts* a une double signification, très différente suivant qu'ils y sont *très nombreux* ou *rares*.

Très nombreux, ou en tous cas *prédominants* (formule 1 TN) (fig. 5. Pl. II), ils sont en rapport soit avec le début d'une poussée caséeuse intercurrente, à la période cavitaire d'une phtisie commune, soit avec l'évolution d'une phtisie galópante.

S'ils sont *très rares* ou *rares* (formule 1 TR) (fig. 11. Pl. III), au contraire, les bacilles homogènes courts ont une signification toute différente : ils sont en rapport, en effet, avec les périodes de rémission ou d'apyrexie si fréquentes au cours de la phtisie commune. C'est pour n'avoir pas distingué, au cours de la tuberculose pulmonaire, les périodes *évolutives* des périodes de *rémission*, que les auteurs ont été entraînés, croyons-nous, à la conception simpliste des bacilles homogènes, signe de tuberculose grave et à marche aiguë.

Les *bacilles moniliformes longs* ont, d'une façon générale, la signification univoque de répondre à la fonte d'un foyer caséeux. Et si l'on pousse l'analyse bactériologique et clinique un peu plus loin, on constate notamment les trois séries de combinaisons numériques et morphologiques suivantes : 1° les bacilles moniliformes longs sont en petit nombre et accompagnés de *nombreux bacilles homogènes prédominants* (formule 114 TN) (fig. 6. Pl. II), dans toutes les périodes fébriles de la phtisie commune ou galopante; 2° Les moniliformes longs, toujours associés aux homogènes, deviennent à leur tour *prédominants* (formule 41 N) (fig. 7. Pl. II), à la fin de cette même période fébrile (phase métafébrile); 3° enfin l'apparition, *pour la première fois* (formule 43 N) (fig. 2. Pl. I), de ces mêmes bacilles moniliformes longs et courts dans l'expectoration d'un phtisique, alors qu'il n'y a pas *d'autre forme associée*, annonce le début d'une phtisie commune ou d'une broncho-pneumonie tuberculeuse.

Enfin, une même signification clinique peut être accordée aux trois formes de bacilles, que nous pouvons réunir ici dans un même groupe : les *bacilles homogènes longs* (2), les *moniliformes courts* (3) et les *paramoniliformes* (4) (fig. 4. Pl. I). Ces bacilles ne se rencontrent dans l'expectoration qu'aux *périodes de transition* qui marquent la fin de la fièvre et le début de l'apyrexie dans la phtisie commune.

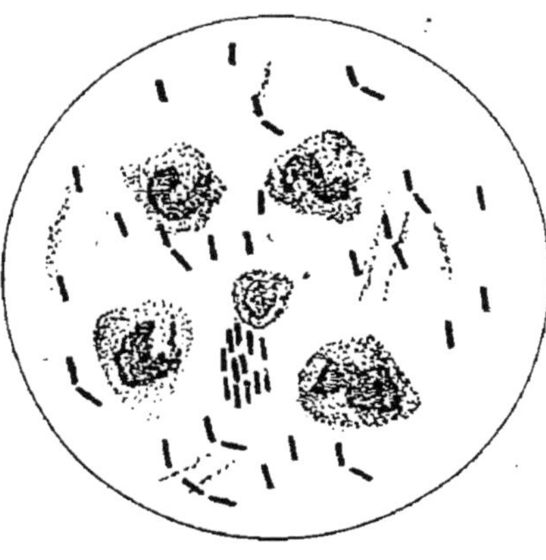

Fig. 5.

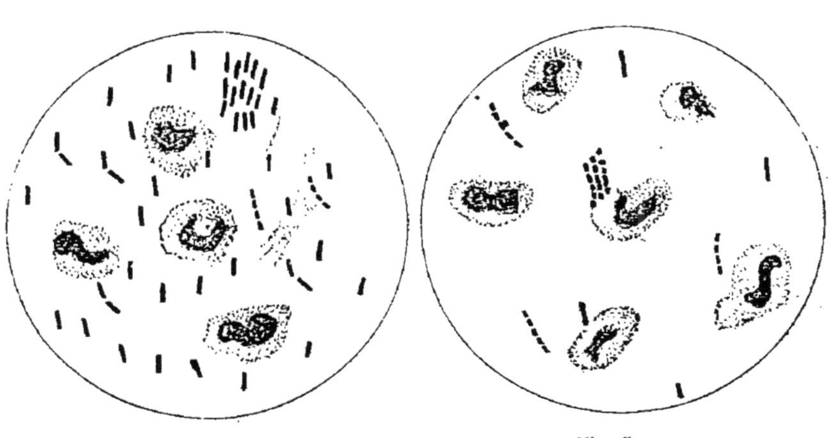

Fig. 6.

Fig. 7.

Planche II

TABLEAU SCHÉMATIQUE DE LA SIGNIFICATION CLINIQUE DES DIVERSES FORMES DU BACILLE DE KOCH

Homogènes courts.	Très nombreux.	Début d'une poussée caséeuse intercurrente à la période cavitaire d'une phtisie commune. Phtisie galopante.	
	Rares.	Phase d'apyrexie ou de rémission de la phtisie commune.	
Moniliformes longs.	Fonte d'un foyer caséeux.	Seuls.	Début d'une phtisie commune. Broncho-pneumonie tuberculeuse.
		Associés aux homogènes. Prédominance des moniliformes.	Phtisie commune à la fin de la poussée caséeuse ou fébrile.
		Prédominance des homogènes.	Périodes fébriles de la phtisie commune et de la phtisie galopante.
Homogènes longs; moniliformes courts; paramoniliformes.	Terminaison des accès fébriles, de la phtisie commune et de la phtisie galopante.		

II. Bacilles et symptômes cliniques. —

Nous étudierons successivement les rapports morphologiques et numériques du bacille de Koch avec le *début* de la tuberculose, avec la *fièvre* et avec l'*hémoptysie*.

A. BACILLE ET TUBERCULOSE AU DÉBUT. — Il importe de bien définir ce que nous entendons par ce terme de « début de la tuberculose », dont on a tant abusé jusqu'ici en clinique, croyons-nous. Nous pensons, en effet, que la triade de Grancher s'applique à peu près exclusivement aux *formes abortives* de la tuberculose pulmonaire déjà constituée (induration, ou pleurite des sommets). Le début de la tuberculose devant évoluer est caractérisé par la triade symptomatique : fièvre, amaigrissement, troubles gastriques à répétition ; à ce moment les signes de Grancher font généralement défaut. Les signes physiques sont toujours en retard sur les signes fonctionnels et généraux : le plus souvent il s'agit, en l'espèce, de craquements secs ou humides.

La présence du bacille de Koch dans le début *ainsi précisé* de la tuberculose pulmonaire est toujours un signe tardif (tout au moins recherché par la méthode de Ziehl). Il n'apparaît, en effet, qu'avec les premiers signes de ramollissement, qui se traduisent par des « craquements humides ». La présence est constante dès que les crachats sont devenus mucopurulents ou purulents.

Mais un fait intéressant à signaler, c'est qu'à cette période, où l'examen optique est négatif, les crachats inoculés au cobaye déterminent la tuberculisation de cet animal : la date d'apparition du *pouvoir tuberculigène* des crachats précède donc celle de la constatation du bacille par la coloration au Ziehl.

L'examen montre qu'il s'agit toujours, en l'espèce, de *rares moniliformes longs* (fig. 2. Pl. I).

En résumé, donc, la présence du bacille de Koch est un signe tardif et manque dans les débuts, alors que le pouvoir tuberculigène est souvent tout initial.

B. BACILLE ET FIÈVRE. — La plupart des formes cliniques de la tuberculose pulmonaire présentent, à un moment quelconque de leur évolution, une élévation plus ou moins marquée de la température.

Les variations morphologiques et numériques du bacille de Koch nous ont paru toujours être en rapport direct avec les variations mêmes de la courbe thermique. Mais, pour aboutir à une loi générale, il faut faire abstraction des tuberculoses dites fermées (débuts de toutes les formes : formes abortives, granulies, formes fibreuses d'emblée) et des formes pneumoniques et bronche-pneumoniques parmi les tuberculoses ouvertes. Restent donc les formes fibro-caséeuses et la phtisie galopante, qui répondent aux règles suivantes :

Il y a *toujours parallélisme entre le nombre des bacilles et la température rectale.* De plus, dans la fièvre, principalement à ses débuts, il y a prédominance des bacilles homogènes, qui peuvent être seuls ou combinés à des moniliformes (fig. 5 et 6. Pl. II) : en d'autres termes, l'examen du graphique, établi ainsi que nous l'avons indiqué, témoigne que la fièvre a pour caractéristique la dissociation de la courbe morphologique, qui est basse, et de la courbe du nombre, qui est élevée.

En résumé, il faut retenir qu'au cours des phtisies fibro-caséeuses et de la phtisie galopante, il y a corrélation entre la fièvre et le nombre des *homogènes* courts.

C. BACILLE ET HÉMOPTYSIE. — Nous avons enfin

étudié, avec Mandoul et Ortal, les variations du bacille de Koch dans *l'expectoration hémoptoïque* des tuberculeux pulmonaires.

On ne trouve aucune allusion, sur ce point d'étude, dans les travaux des auteurs. La seule notion classique est que l'hémoptysie présente plus souvent que tout autre type d'expectoration le bacille de Koch, et que c'est toujours là qu'il faut faire la recherche bactériologique, avec les chances les plus grandes d'un résultat positif. La vérité est précisément l'*inverse*.

La formule bactériologique (morphologie et nombre) des diverses formes cliniques de la tuberculose pulmonaire subit en effet, dans l'expectoration hémoptoïque, des modifications qui portent presque uniquement sur le nombre des bacilles, *qui est toujours diminué*, comme par suite d'une véritable dilution résultant de la présence du sang.

Ce nombre est toujours alors en raison inverse de l'abondance de l'hémorragie, à moins qu'il n'y ait au milieu du sang quelques îlots purulents, qui présentent alors la formule bactériologique ordinaire propre à chaque forme ou évolution clinique.

Ces données concordent parfaitement, signalons-le dès maintenant, avec la conception de la *pneumonie hémorragipare* (foyer fermé, non caséeux), cause de la plupart des hémoptysies tuberculeuses (en dehors des hémoptysies cavitaires, bien entendu).

III. Bacille de Koch et formes cliniques.
— Les variations du bacille de Koch sont particulièrement intéressantes à étudier dans leurs rap-

ports avec chacune des multiples formes cliniques de la tuberculose pulmonaire.

Les données pratiques auxquelles ont abouti nos recherches avec Mandoul seront exposées en détail à propos de l'étude de chacune de ces formes cliniques (V. deuxième partie, p. 418). Nous nous bornerons, pour l'instant, à l'exposé résumé suivant :

Les *phtisies fibro-caséeuses communes*, à la période cavitaire, présentent une succession de poussées évolutives (caséeuses) caractérisées successivement par la prédominance de très nombreux *homogènes* dans une première phase (fig. 5. Pl. II), par celle des *moniliformes* dans une seconde (fig. 7. Pl. II), puis retour, s'il y a guérison de la poussée, aux *homogènes* courts, mais très rares (fig. 11. Pl. III).

Dans les *formes cavitaires stationnaires* on trouve des bacilles homogènes très rares (fig. 11. Pl. III).

Les bacilles sont inconstants et tardifs dans la *pneumonie caséeuse*, exceptionnels dans la *granulie généralisée*.

La *phtisie galopante* est caractérisée par la présence de très nombreux homogènes et quelques moniliformes longs (114 TN), formule persistant longtemps sans modification (fig. 6. Pl. II).

Dans la *broncho-pneumonie tuberculeuse*, les bacilles apparaissent avec le type de *rares moniliformes* longs (fig. 2. Pl. II). Plus tard, l'évolution bactériologique se fait comme dans les formes fibro-caséeuses ordinaires.

Il n'y a jamais de bacilles dans l'expectoration des tuberculoses pulmonaires *abortives*, les *tuberculoses fibreuses discrètes avec emphysème* et les *tuberculoses fibreuses post-pleurétiques*.

Les *poussées de bronchite*, au cours de la phtisie, n'influent en rien sur la formule bactériologique, qui est toujours en rapport avec la lésion parenchymateuse.

TABLEAU SYNOPTIQUE DE LA FORMULE BACTÉRIOLOGIQUE
DES DIVERSES FORMES CLINIQUES
DE LA TUBERCULOSE PULMONAIRE

Phtisie fibro-caséeuse commune, à la période cavitaire.	Phase d'infiltration.	Prédominance des homogènes courts.
	Phase de ramollissement.	Prédominance des moniliformes.
	Phase de rémission.	Bacilles homogènes courts rares ou très rares.
Tuberculose cavitaire stationnaire.	Pas de bacilles. Ou homogènes courts très rares.	
Pneumonie caséuse. Granulies.	Bacilles inconstants.	
Broncho-pneumonie tuberculeuse.	Bacilles moniliformes seuls.	
Phtisie galopante.	Très nombreux bacilles homogènes courts et quelques moniliformes longs.	
Tuberculose abortive, pleurite tuberculeuse récidivante, phtisie fibreuse discrète avec emphysème, tuberculose fibreuse méta-pleurétique.	Pas de bacilles de Koch.	

IV. Bacille de Koch et séméiologie de la tuberculose pulmonaire. — A. Valeur diagnostique de la présence du bacille de Koch. —

Nos observations sont, sur ce point, conformes à

celles des auteurs. La présence du bacille de Koch (si l'on tient compte de la cause d'erreur due à la présence, d'ailleurs exceptionnelle, des bacilles acido-résistants[1]), permet d'affirmer la tuberculose. Mais son absence ne permet pas de rejeter ce diagnostic, puisque le bacille fait fréquemment défaut dans des formes nombreuses telles que la *forme abortive*, la *granulie*, la *pneumonie tuberculeuse*, les *formes fibreuses secondaires*, la *forme fibreuse post-pleurétique* et la *forme commune* jusqu'à l'apparition des signes humides.

B. VALEUR DIAGNOSTIQUE DE LA FORMULE BACTÉRIOLOGIQUE. — D'autre part, nous avons vu que l'étude de la formule bactériologique (morphologie et nombre) conduit à quelques notions intéressantes touchant le diagnostic de la *forme clinique* de la tuberculose pulmonaire. Mais ici les données bactériologiques sont trop complexes pour conduire à des formules ayant chacune une signification absolue; la connaissance des faits cliniques doit toujours en étayer l'interprétation. C'est ainsi, pour ne citer qu'un exemple, que la présence des bacilles moniliformes seuls se constate à la fois dans la broncho-pneumonie tuberculeuse et au début de la forme commune : les signes cliniques décideront alors du diagnostic.

Mais, l'évolution clinique connue, le diagnostic de la forme clinique établi, la formule bactériologique *précisera l'étape du processus* tuberculeux.

---

[1] On soupçonnera ces *faux bacilles tuberculeux* à leur aspect court et trapu, à leur disposition en palissade (Auclair); mais seul le résultat négatif de l'inoculation au cobaye aura une valeur positive.

C'est ainsi que, dans la phtisie commune, l'examen des préparations permettra, ainsi que nous l'avons constaté fréquemment, de fixer le stade d'évolution de ces *poussées évolutives caséeuses*, qui sont la modalité évolutive, on le sait, de cette forme de la tuberculose pulmonaire. Il nous est arrivé notamment chez ces malades, par le seul examen bactériologique, soit de préciser l'apparition d'un nouveau foyer caséeux, soit encore de prédire la cessation à brève échéance d'une même poussée évolutive, chez des phtisiques encore en pleine évolution fébrile.

C. Valeur pronostique du bacille de Koch. — Les variations morphologiques et numériques n'ont pas la signification pronostique simpliste qu'ont voulu leur attribuer les auteurs qui nous ont précédés ; mais elle conduisent néanmoins à des notions précises et pratiques touchant l'évolution et de la forme clinique. C'est qu'en effet les données bactériologiques ne varient pas seulement avec chaque forme clinique, mais avec les phases multiples de la maladie : il suffit d'avoir suivi, durant quelques mois, les *courbes morphologiques et numériques* du bacille de Koch dans l'expectoration d'un tuberculeux pour se rendre bien compte qu'elles présentent des variations pour le moins aussi accentuées que celles de la courbe thermique, et souvent d'ailleurs parallèles à cette dernière. C'est ainsi que, si l'on suit une poussée aiguë chez un tuberculeux de la forme commune, on observe, nous l'avons vu, qu'à la prédominance des homogènes succède celle des moniliformes. De sorte que si, dans ce cas, l'on appliquait la formule pronostique admise à l'heure actuelle par la majorité des auteurs qui nous ont précédés (homogènes = pronostic grave ; moniliformes = pronostic bénin), la signification fâcheuse de la présence des homogènes ne pourrait être exacte que pour les tuberculeux qui meurent fébricitants ; par contre, pour ceux qui meurent à la phase métafébrile, le pronostic bactériologique, après avoir été très grave au début, deviendrait, de par la constatation des moniliformes, favorable au moment même de la mort.

En résumé, l'étude de la formule bactériologique chez les tuberculeux peut, dans de très nombreuses circonstances, appuyé sur l'étude clinique du malade, fournir de sérieux éléments au pronostic : il permet en effet, nous l'avons vu, soit de *suivre* de très près une poussée évolutive aiguë, soit de confirmer le diagnostic de la forme clinique à laquelle ressortit le malade. Or, en matière de tuberculose pulmonaire, n'est-il pas permis de dire que presque toujours le pronostic est la conclusion d'un bon diagnostic ?

CHAPITRE IV

VALEUR SÉMÉIOLOGIQUE DE L'HÉMOPTYSIE

SOMMAIRE

L'hémoptysie n'est pas un symptôme banal au
cours de la tuberculose pulmonaire. C'est ainsi
que, pour Williams, 70 %, et pour Grancher et Barbier, les deux tiers seulement des phtisiques ont
des hémoptysies.

Mais ces statistiques globales sont peu intéressantes. C'est qu'en réalité, en effet, tandis que certaines formes cliniques de la tuberculose pulmonaire présentent de véritables hémoptysies à répé-

tition, d'autres voient s'effectuer toute leur évolution sans l'apparition de la moindre trace de sang dans l'expectoration. L'intérêt est donc, croyons-nous, d'abord d'essayer d'établir les *causes anatomiques* de l'hémoptysie, ensuite de préciser quelles sont les formes cliniques spéciales, véritables *formes hémoploïques,* qui comptent l'hémoptysie au nombre de leurs symptômes les plus constants. C'est la seule façon d'arriver à fixer avec précision la signification séméiologique d'un tel symptôme.

§ 1. — *Données classiques insuffisantes.*

Les auteurs ont continué de classer et de décrire les hémoptysies suivant la *période de la maladie* à laquelle elles se produisent, C'est ainsi qu'on distingue classiquement : les hémoptysies du début, de la maladie confirmée, de la fin. La première est bénigne, la dernière grave; celle de la période d'état, la moins fréquente, est bénigne, elle aussi, en elle-même. Les causes anatomiques de l'hémoptysie tuberculeuse sont au nombre de trois : la *fluxion locale, l'ulcération vasculaire* et *l'anévrysme de Rasmüssen.*

La division clinique précédente, nous espérons le montrer, est tout à fait insuffisante. Ici, comme dans presque tous les points de l'étude de la tuberculose pulmonaire, l'analyse clinique classique, hypnotisée par les trois degrés de Laënnec, n'a pas été suffisamment poussée; trop générale, elle ne s'adapte plus à l'étude particulière des tuberculeux, si variés, et elle laisse dans l'ombre nombre de faits cliniques du plus haut intérêt. Les causes anatomiques elles-mêmes de l'hémoptysie ont été établies beaucoup plus sur des conceptions théoriques que sur des vérifications anatomiques.

Dans ces toutes dernières années, toutefois, des auteurs, dont nous allons utiliser les recherches, ont apporté à l'étude de l'hémoptysie une analyse clinique plus minutieuse, tandis que d'autres s'attachaient à la revision des processus anatomiques générateurs.

§ 2. — *Facteurs anatomiques, causes occasionnelles et causes prédisposantes de l'hémoptysie.*

L'établissement de ces processus anatomiques et leur juxtaposition exacte aux diverses modalités cliniques de l'hémoptysie serait évidemment la solution définitive du problème. D'après les recherches anatomiques de Tripier et de Bard, on peut établir déjà les faits suivants, qui précisent singulièrement les données classiques.

Trois processus anatomiques sont à la base de l'hémoptysie tuberculeuse :

I. Pneumonie hémorragique. — Un *processus pneumonique,* pour Tripier, serait la cause non seulement de l'hémoptysie du début, mais aussi de celle de la période confirmée de la tuberculose pulmonaire commune. Ce processus pneumonique, qualifié par les classiques de congestion péri-tuberculeuse, a été peu étudié, si ce n'est récemment, sur le terrain clinique, par Sabourin sous le nom de « pneumonie nécrosante », ou encore sous celui tout à fait hypothétique d' « embolie bronchique tuberculeuse ». Nous aurons à revenir ultérieurement sur ces pneumonies, qui sont loin d'ailleurs d'être toujours hémorragipares[1].

Ces poussées de pneumonie hémorragique s'observent non seulement dans la phtisie fibro-caséeuse commune, mais aussi dans la tuberculose abortive et dans la phtisie fibreuse. Notons aussi, avec Dumarest, les caséeux discrets à poussées successives et à forme congestive (phtisie fibro-caséeuse congestive de Bard) et les formes post-pleurétiques superficielles étendues.

C'est aussi ce même processus pneumonique hémorragique qui est à la base des hémoptysies *menstruelles* ou *supplémentaires*. Et ce sont ces tuberculeux hémoptoïques qui sont particulièrement sensibles à l'action de toute une série de *causes occasionnelles provocatrices* d'hémoptysie, bien étudiées dans ces dernières années par des médecins de sanatoriums et de stations climatériques.

Le séjour au bord de la mer et surtout à la grande montagne (Dumarest), les variations brusques du baromètre, le grand vent, l'insolation (Dumarest), les rapports sexuels (Moncorgé), l'application de pointes de feu et de teinture d'iode, l'usage de l'iodure de potassium et de l'arsenic, la suralimentation (Mouisset, Lyonnet, Avril et Sabourin), sont parmi les causes provocatrices d'hémoptysie les plus fréquemment observées.

---

[1] Signalons à ce propos l'opinion de Niemeyer, qui, dans ses *Leçons cliniques sur la phtisie pulmonaire*, considère cette maladie comme due, le plus souvent, à des « processus pneumoniques », conception soutenue récemment à nouveau par Tripier.

Tuberc. pulm.   2*

Comment agissent donc ces diverses causes occasionnelles sur le processus pneumonique? En provoquent-elles l'apparition, ou en conditionnent-elles le caractère hémorragipare? Il est difficile de le dire. Quelques-unes d'entre elles, en tout cas, pourraient bien, d'après Barbary, agir par l'intermédiaire de l'élévation de la pression sanguine[1] ; citons, d'après cet auteur, la menstruation, la ménopause, la suralimentation, l'administration des cacodylates.

Notons enfin, comme cause prédisposante à l'hémoptysie d'origine pneumonique, le terrain nerveux, excitable du malade. Dumarest dit avoir spécialement observé ces hémoptysies fluxionnaires chez « des sujets à sensibilité vaso-motrice accusée et à lésions tuberculeuses discrètes ou fibreuses : les neuro-arthritiques tuberculeux en sont le type, et leurs manifestations rhumatismales, si parfaitement décrites par le professeur Poncet, sont, au fond, des accidents de même ordre que leurs hémoptysies ». Ce sont les arthritiques congestifs des anciens auteurs, du temps où l'on admettait encore l'antagonisme entre la tuberculose et certains états constitutionnels.

II. Ulcération vasculaire. — *L'ulcération vasculaire* est le second processus anatomique capable d'entraîner une hémoptysie. Toujours, en ce cas, il s'agit d'une hémorragie ulcéreuse, brutale, apyrétique. Il n'est pas encore possible de se prononcer sur l'importance de son rôle,

---

[1] Nombre d'hémoptysies sont précédées, en effet, d'une élévation de la tension artérielle (Marfau, P. Teissier, Barbary) (voir p. 208).

comparativement à celui du processus pneumonique. Alors que, pour Tripier, son rôle est des
plus restreints, sinon nul, pour Bard, l'hémoptysie
de la tuberculose abortive serait précisément liée
à la rupture d'un petit vaisseau ectasié, à une sorte
d'anévrysme capillaire. Pour Dumarest il serait,
au contraire, l'apanage des formes caséeuses extensives, et cela dès leur origine. Chez toute cette
catégorie de tuberculeux hémoptoïques par ulcération vasculaire, on comprend l'inanité ou le peu
d'action des causes secondes, si fréquemment en
cause dans les hémoptysies pneumoniques. À la
période cavitaire de la phtisie fibro-caséeuse, Tripier
admet encore l'hémoptysie par « l'ouverture des
capillaires du tissu de granulation qui constitue la
paroi des cavernes ».

III. Anévrysme de Rasmüssen. — On
trouve enfin l'origine de l'hémorragie dans la
lésion des cavernes décrite sous le nom d'*anévrysme de Rasmüssen*, sur le trajet d'une artère
perméable au sang. Cette lésion a été attribuée par
Eppinger à la périartérite des tuniques externes et
moyennes. Pour P. Meyer et Ménétrier, il y aurait
en outre endartérite, perforation de l'endartère et
formation d'un caillot leucocytique qui se trans
formerait en une néomembrane se substituant à
l'endartère détruite. Mais Tripier a montré qu'il
n'y avait pas en réalité, dans ces cas, dilatation
anévrysmale de la membrane formée au point
ulcéré de l'artère, et que l'hémoptysie ne résultait
pas de la rupture de cette petite poche considérée
comme un anévrysme. Se basant sur l'observation

des faits anatomiques précis, cet auteur affirme que ces hémoptysies proviennent d'abord de l'ouverture du vaisseau altéré, et que la dilatation ampullaire d'une néomembrane à ce niveau est de formation secondaire. Le vaisseau ulcéré, le sang s'écoule au dehors, et, si la caverne est petite, le sang qui s'y accumule s'écoulant difficilement, il se formera d'abord des caillots cruoriques qui, en ralentissant l'écoulement du sang, favoriseront la formation de caillots leucocytiques, bientôt transformés en une véritable membrane obturatrice qu'une moindre augmentation de pression ultérieure pourra secondairement faire céder. Il s'agit donc là, à proprement parler, d'*anévrysme faux* (R. Tripier).

Tels sont les trois processus anatomiques capables de produire l'hémoptysie au cours de la tuberculose pulmonaire. Il nous faut maintenant étudier les diverses modalités cliniques revêtues par cet important symptôme. Elles ne se superposent malheureusement pas exactement à ces trois grandes divisions, c'est-à-dire que certaines formes cliniques de la phtisie pourront présenter parfois des hémoptysies de causes anatomiques différentes.

Signalons enfin, pour compléter cet aperçu étiologique, que *chez les enfants* l'hémoptysie est pour ainsi dire inconnue avant sept ans; et elle est encore très rare avant quinze ans; elle est d'ailleurs terminale et non pas initiale.

Chez les *hommes* tuberculeux, l'hémoptysie est moins fréquente que chez les *femmes;* et chez celles-ci moins fréquente avant qu'après la ménopause, suivant les dires de Louis.

§ 3. — *Modalités cliniques de l'hémoptysie tuberculeuse.*

Quoi qu'il en soit du processus anatomique causal pour chaque cas, une série d'autres conditions interviennent encore qui constituent aux hémoptysies de véritables modalités cliniques.

Comme pour la toux, comme pour l'expectoration, ici encore c'est la *forme évolutive*, beaucoup plus que la période de la maladie, qui conditionne les véritables types d'hémoptysies qu'il nous reste maintenant à décrire au cours des diverses formes cliniques de la tuberculose pulmonaire.

I. Hémoptysies de la tuberculose pulmonaire abortive. — La *tuberculose abortive* réalise à elle seule trois modalités cliniques assez diverses de l'hémoptysie bien étudiées récemment par F. Bezançon et Israël de Jong. Le crachement de sang y apparaît souvent comme le premier symptôme apparent de la tuberculose ; aussi ce premier groupe de types d'hémoptysie que nous allons décrire ressort-il en partie aux *hémoptysies dites de début* des anciens auteurs. Aujourd'hui, où nous connaissons mieux la tuberculose pulmonaire latente, — dont la tuberculose pulmonaire abortive, jusqu'à l'apparition de l'hémoptysie, n'est bien souvent qu'une modalité, — et où nous nous expliquons mieux la signification de ces hémoptysies, nous admettons, ainsi que le disent si justement F. Bezançon et Israël de Jong, qu'elles sont en réalité la première manifestation à grand fracas d'une tuberculose jusque-là *latente* et devenue manifeste, suivant l'expression de Maragliano.

1° Dans un premier groupe de faits, il s'agit d'une *hémoptysie, unique manifestation d'une tuberculose jusque-là latente et qui redevient cliniquement latente*. Ces hémoptysies, qu'on pourrait appeler les *hémoptysies d'alarme*, apparaissent réellement au cours d'une santé parfaite jusque-là. Tel individu est pris, au milieu d'un excellent état général, sans aucun prodrome, d'une hémoptysie, généralement abondante dans les faits par nous observés. La brusquerie du début est un des caractères importants de cette hémoptysie, qui ne s'accompagne pas de fièvre, au cours de laquelle l'appétit reste normal, et qui ne révèle son origine par aucun signe d'auscultation (F. Bezançon et Israël de Jong). Avec Mandoul et Ortal, nous n'avons pas trouvé de bacilles dans ces crachats hémoptoïques ; nous avons établi que l'examen bactériologique est toujours négatif au cours de toutes les tuberculoses abortives.

Une telle hémoptysie peut être l'unique manifestation de la tuberculose pulmonaire chez nombre d'individus. Quelques-uns toutefois, au bout d'un certain nombre d'années, voient se renouveler leurs crachements de sang sous l'une des deux autres formes d'hémoptysie de la tuberculose abortive.

Quoi qu'il en soit, ces hémoptysies, symptôme isolé d'une tuberculose pulmonaire qui n'a manifesté son existence que par ce court éveil épisodique, comportent en général un *pronostic bénin*.

Nous croyons, au point de vue de son origine, que ce type d'hémoptysie relève de l'ulcération d'une petite artériole, invoqué par Bard pour toute hémoptysie abortive. A' défaut d'autopsie, l'absence de tout signe sthétoscopique (récemment, durant une dizaine de jours, nous avons interrogé avec le soin le plus minutieux et sans aucun résultat la poitrine d'un de ces malades), l'absence de fièvre et de tout symptôme fonctionnel, en dehors d'une hypertension passagère, l'absence de tous ces symptômes, dis-je, d'une part, et, d'autre part, l'abondance très grande de l'hémorragie dans ces cas (plus d'un litre dans un cas personnel) sont des arguments sérieux, croyons nous, en faveur de l'origine *ulcéreuse* de l'hémorragie.

2° Dans un second groupe de faits, plus fréquents peut-être, se rapportant toujours à une tuberculose pulmonaire du type abortif, il s'agit d'une hémoptysie encore d'alarme, mais qui, cette fois, est *accompagnée d'une symptomatologie pulmonaire*. Pour Besançon et Israël de Jong il s'agirait, en l'espèce, d'une poussée évolutive de tuberculose pulmonaire de gravité variable. Nous croyons pouvoir préciser la nature de cette poussée en indiquant qu'il s'agit là, généralement, d'un *processus de pneumonie hémorragique*, ainsi qu'il ressort d'ailleurs de la symptomatologie qu'il nous a été donné d'observer en pareil cas.

Il s'agit de malades qui semblent encore en pleine santé, qui travaillent, et qui sont pris brusquement d'une hémoptysie plus ou moins abondante. Le médecin est appelé, et, quand il les interroge, il trouve qu'en réalité ils se plaignent déjà depuis quelque temps de fatigue inusitée, d'anorexie ; leur entourage les trouvait amaigris.

Tous ces petits signes ne sont rappelés, d'ailleurs, qu'après l'accident hémoptoïque, et ne les avaient pas amenés à consulter le médecin (F. Bezançon et I. de Jong).

L'hémoptysie elle-même est constituée par des crachats d'un rouge rutilant, bien spumeux, qui durent deux à huit jours. Mais leur abondance est ici bien inférieure à celle de l'hémoptysie précédente : là le malade crachait le sang à pleine gorge, ici il expectore un à un des crachats sanglants. Puis, peu à peu, le sang, qui était pur au début, est ensuite mélangé avec un exsudat mucoïde, analogue à celui que l'on a dans la pneumonie lobulaire ou lobaire non tuberculeuse (R. Tripier). Dans plusieurs cas, où nous avons avec Ortal pratiqué l'examen de pareils crachats hémoptoïques, nous n'avons, non plus ici, jamais rencontré de bacilles de Koch. Toutefois, F. Bezançon et I. de Jong rapportent un cas où cette recherche fut positive, ce qui est certainement l'exception.

Il existe généralement une légère élévation fébrile, qui peut ne pas dépasser 38°.

Les signes physiques sont assez spéciaux, et d'abord ce sont des *signes en foyer* occupant soit le sommet, soit le territoire des scissures. Cette localisation scissurale, indiquée par Sabourin et que nous avons notée nous-même depuis fort longtemps, est importante à connaître, car c'est délibérément, intentionnellement qu'il faut, en ces cas, promener son oreille le long du trajet connu des deux interlobes droit et gauche, pour ne pas laisser passer le petit foyer pneumonique causal. Parfois cependant un point de côté, plus ou moins intense, permet au malade d'indiquer le siège même du mal. On entend alors à son niveau un petit souffle doux, voilé, lointain, très localisé, parfois difficile à percevoir. Simultanément on perçoit souvent un petit foyer de râles secs, les frottements-râles de Damoiseau. Les jours suivants les râles deviennent un peu plus gros et un peu plus nombreux. Puis, généralement, la résolution se fait ; rarement le foyer s'ulcère et se creuse sous l'influence d'une évolution caséeuse.

Ce sont ces hémoptysies qui ont été prises à tort pour des hémorragies supplémentaires cataméniales chez les jeunes filles. Récemment il nous a été donné d'en observer un cas fort net chez une jeune fille de dix-sept ans, surmenée en donnant des soins à sa mère et à sa sœur malades. A deux reprises, lors de deux périodes menstruelles successives, cette jeune fille fut prise d'hémoptysie d'abondance moyenne ; et une auscultation minutieuse et orientée ainsi que nous venons de l'indiquer, nous faisait découvrir un fort petit foyer de pneumonie dissimulé dans la région sous-mammaire droite, c'est-à-dire à l'extrémité antérieure de la scissure.

Cette variété d'hémoptysie, nous n'hésitons pas à l'affirmer, est *bénigne,* pour peu que le malade évite à l'avenir tout surmenage, la cause la plus évidente de ces poussées pneumoniques.

3° Bénigne aussi, bien qu'à *répétition,* l'hémoptysie qui accidente souvent la tuberculose abortive de certains sujets. F. Bezançon et I. de Jong et leur élève Billard réunissent même, sous le nom de *tuberculose pulmonaire hémoptoïque à étapes éloignées,* ces cas de tuberculose abortive où l'hémoptysie est assez fréquente ou assez isolée et prédominante comme symptôme pour caractériser un type morbide. Des cliniciens tels que Andral, Peter (*tuberculisation à forme hémoptysique*), Germain Sée (*phtisie hémoptoïque à longue échéance*) ont décrit des faits semblables. Bard, et plus récemment F. Bezançon et I. de Jong ont insisté à nouveau sur cette intéressante modalité clinique de l'hémoptysie.

Il s'agit d'individus qui ont, à plusieurs reprises, parfois à plusieurs années de distance, des hémoptysies, sans que, dans l'intervalle, ils aient présenté le moindre signe de tuberculose en évolution : amaigrissement, sueurs, diarrhée, toux, fièvre, etc.

Cette hémoptysie est d'abondance très variable, mais plutôt limitée. Elle est loin d'avoir l'abondance du premier type d'hémoptysie que nous avons décrit dans la tuberculose abortive ; elle se rapproche beaucoup, au contraire, du second, de celui que nous venons, en dernier lieu, de décrire. Elle peut être évaluée à un demi-verre, quelquefois moins ; parfois elle se réduit à quelques stries de sang dans des crachats plutôt muqueux. Comme les hémoptysies précédentes, elle est caractérisée sinon par l'absence, du moins par la faible élévation de la fièvre. De même, également, les bacilles recherchés par les moyens ordinaires, sans homogénéisation, manquent toujours dans cette expectoration hémoptoïque. Cinq malades, dont l'expectoration fut spécialement examinée à de fréquentes reprises par Mandoul, Ortal et nous-même, nous donnèrent toujours des résultats négatifs.

Mais ce qui caractérise essentiellement cette modalité clinique d'hémoptysie, au cours de la tuberculose abortive, c'est sa *répétition à de fréquentes mais distantes reprises*. Et, d'autre part, comme il s'agit de tuberculose abortive, on *ne note pas d'évolution intercurrente appréciable des lésions pulmonaires*.

Un exemple de cette variété d'hémoptysie des plus topiques nous a été offert par une jeune fille observée à la clinique du professeur Bondet, à quatre ans d'intervalle. Entrée pour une hémoptysie abondante, on notait, à son premier séjour, de la submatité et de la rudesse au sommet droit. Quatre ans plus tard nous retrouvons la malade, qui nous raconte l'histoire suivante : à deux reprises elle a fait un séjour au sanatorium de Hauteville, où elle a présenté alors des hémoptysies d'une abondance et d'une fréquence telles que, sur les conseils mêmes du docteur Dumarest, elle a quitté le sanatorium pour aller séjourner à Alger, où les hémoptysies ont cessé, mais où est apparu une poussée de rhumatisme tuberculeux. C'est cette poussée persistante qui la ramène à l'Hôtel-Dieu. Eh bien ! malgré ces avatars successifs, ce sont exactement les mêmes signes sthétoscopiques que nous notons à l'auscultation des poumons : les légers signes d'induration observés il y a quatre ans sont restés les mêmes, sans que ces hémoptysies à répétition, dont quelques-unes même furent légèrement fébriles, aient pu y ajouter quelque chose.

C'est que, en effet, lorsqu'on ausculte ces malades au moment même de l'hémoptysie, ce sont des signes de congestion légère et localisée que l'on observe (souffle léger et foyer de râles sous-crépitants secs) ; dans l'intervalle, quelques signes discrets d'induration : de l'obscurité, de la rudesse, de la submatité. Parfois même on doit avoir recours, ainsi que nous avons dû le faire pour quelques-uns de nos malades, à l'examen radioscopique.

Quelle est la pathogénie de cette troisième modalité clinique de l'hémoptysie au cours de la tuberculose abortive ? Nous n'hésitons pas à dire, vu le résultat de l'auscultation de nos malades dans ces cas, qu'il s'agit, comme dans la dernière forme d'hémoptysie étudiée, d'un processus de *pneumonie hémorragique*.

Le *pronostic* est ici *très bénin*, il ne faut cesser de le répéter. Ces malades vivent avec leurs tubercules et ne semblent pas près d'en mourir. Peut-être même n'y succomberont-ils pas et mourront-ils d'autre cause, comme il arriva à ce vieillard dont parle Andral dans ses annotations à Laënnec, qui, « après avoir eu, depuis l'âge de vingt ans jusqu'à celui de quatre-vingts (pendant soixante ans !), des hémoptysies qui se répétaient sans cesse, succomba, peu de temps après avoir atteint ce dernier âge, à une maladie étrangère à l'appareil respiratoire » (Peter).

II. Hémoptysies des phtisies fibreuses.

— Se rapprochant des types précédents par sa bénignité et aussi sa reproduction à de longues mais fréquentes échéances, nous devons signaler l'*hémoptysie* des *phtisies fibreuses*, qu'il s'agisse de la *tuberculose fibreuse discrète avec emphysème* ou plus fréquemment de *tuberculose fibreuse dense*; on l'observe aussi dans la *forme cavitaire stationnaire*, véritable *forme fibreuse secondaire*.

1° L'hémoptysie est très fréquente dans les premières périodes des *phtisies fibreuses chroniques* (*phtisie fibreuse arthritique des classiques*); très souvent elle précède de loin l'établissement de la maladie (Bard).

Ce qui est remarquable dans cette forme de la phtisie, c'est la marche, qui procède par *poussées congestives* avec hémoptysies, flux hémorroïdaires, pouls vibrant et fort (Marfan). L'hémoptysie en elle-même est assez abondante, périodique, accompagnée souvent d'un peu de fièvre.

2° Les hémoptysies sont également fréquentes, mais peu abondantes au cours des *tuberculoses fibreuses secondaire ou forme cavitaire stationnaire* de Bard. Nous désignons ainsi tout processus tuberculeux, à tendance fibreuse et plus ou moins cicatricielle, se manifestant après une première fonte caséeuse du parenchyme pulmonaire. Il s'agit de tuberculeux avec cavernes dans les antécédents desquels on retrouve l'histoire d'une évolution caséeuse éteinte. Ces cavernes se sont séchées peu à peu et elles n'ont plus aucune tendance à l'extension. Ces malades ne présentent pas de fièvre, l'état général est très bon ; on n'entend même plus de gargouillement, mais un double souffle, de la pectoriloquie aphone, l'exagération des vibrations vocales. Souvent, à l'occasion d'un refroidissement, la malade fait une poussée de bronchite autour de ses cavernes, ou bien une poussée *pneumonique* avec hémoptysie. Dans ces crachats hémoptoïques,

Tuberc. pulm.   3

les bacilles sont très rares et sont toujours du type homogène court.

III. Hémoptysies de la phtisie fibro-caséeuse commune.

— Les hémoptysies de la *phtisie fibro-caséeuse commune*, bien que moins individualisées que les précédentes, méritent cependant quelque mention.

1° Au *début*[1], l'hémoptysie apparaît le plus souvent au milieu d'un syndrome clinique qui, contrairement à la description des auteurs (qui confondent tuberculose abortive et tuberculose *incipiens*), est constitué par des signes fonctionnels et généraux : fièvre, anorexie et troubles dyspeptiques, amaigrissement ; triade symptomatique généralement alors observée, alors que les signes stéthoscopiques pulmonaires sont nuls ou insignifiants.

L'hémoptysie peut être également, chez un sujet sain en apparence jusque-là, la première manifestation d'une phtisie évolutive. Mais alors on ne tarde pas à voir se développer les signes dits de début que nous venons de signaler.

Pendant toute la durée des hémoptysies qui se produisent au début de la phtisie commune, on ne rencontre pas de bacilles de Koch, ainsi que nous avons eu l'occasion de nous en assurer avec Mandoul et Ortal. L'apparition de ces derniers ne se fait presque toujours que lorsque le sang a disparu, et alors ce sont toujours des bacilles du type *moniliforme* que l'on constate.

2° Durant la *période d'état* de la phtisie fibro-

---

[1] Début au sens de début *évolutif*.

caséeuse commune, on voit également survenir des hémoptysies, au gré des poussées de granulations tuberculeuses, accompagnées ou non d'un processus pneumonique. Ici encore, il nous a bien semblé que la pneumonie hémorragique conditionnait le crachement de sang chez ces malades. Toutefois, le tableau symptomatique concomitant est plus accentué que pour la petite poussée de pneumonie discrète de la tuberculose abortive : il est caractérisé par de la toux sèche pendant un ou deux jours avant l'apparition de l'hémoptysie, par de la tendance aux frissons, aux sueurs, de la fièvre; puis, tout à coup, dans cet état de malaise, la toux devient de plus en plus fréquente et le sang arrive à flots abondants. A l'auscultation, on perçoit des râles sous-crépitants nombreux, indice du foyer pneumonique. Cette hémoptysie pourra durer une semaine et plus, en s'accompagnant presque toujours d'un mouvement fébrile assez accentué: température dépassant rarement 39° et persistant pendant toute la durée de l'état congestif du poumon (Lemoine).

Au point de vue bactériologique, répétons que l'abondance du sang, contrairement à la notion courante, agit toujours en diluant l'expectoration, et par conséquent diminue le nombre des bacilles pour chaque préparation examinée. Quant à la forme des bacilles, on la retrouve semblable à celle que l'on observe en dehors de l'hémoptysie, avec ses variations morphologiques si caractéristiques des diverses phases évolutives de la phtisie commune (Piéry, Mandoul et Ortal).

3° Enfin, à la *période cavitaire* de la phtisie commune, on voit se produire des hémoptysies liées à plusieurs mécanismes pathogéniques. Dans un premier cas, il s'agit de l'*ulcération d'un gros vaisseau dans une caverne*. Ce sont des hémorragies considérables, qui peuvent, en un temps relativement court, faire perdre au malade plusieurs litres de sang, surtout quand le foyer de rupture est largement ouvert. La mort survient rapidement ici, chez ces malades saignés à blanc.

Dans un second groupe de faits, l'hémoptysie est liée à la *rupture des faux anévrysmes de Rasmüssen*, dont nous avons déjà indiqué le mécanisme de production d'après Tripier.

L'hémoptysie est aussi grave ici, tuant rapidement également, par son abondance même. Mais cette hémoptysie terminale est toujours précédée par des hémoptysies légères et pas inquiétantes, absolument d'ailleurs comme à la période prémonitoire de la rupture de l'anévrysme de l'aorte.

Enfin, dans une tuberculose caverneuse, des hémoptysies d'autre origine encore peuvent être observées : il peut s'agir, en effet, soit de *poussées pneumoniques nouvelles*, soit de l'*ouverture des capillaires* du tissu de granulation qui constitue la paroi des cavernes (Tripier). Mais ces hémoptysies ne présentent aucun intérêt séméiologique.

III. Hémoptysies de la phtisie fibrocaséeuse congestive. — Il est tout un groupe de cas de *phtisie fibro-caséeuse* qui emprunte sa caractéristique à la fréquence des hémoptysies, fréquence influencée par la série des causes occasionnelles extérieures, que nous avons énumérées à propos des hémoptysies de la tuberculose abortive. C'est qu'elles aussi relèvent très vraisemblablement d'un processus pneumonique hémorragique, ainsi que leur symptomatologie le démontre. Cette forme clinique a été nettement individualisée par Bard sous le nom de *forme fibro-caséeuse congestive*. Toutefois elle n'avait pas échappé à un clinicien tel que Peter, qui la décrit sous le nom de *phlegmasie paraphymique avec infiltration caséeuse partielle*. Les malades qui la présentent répondent aux *caséeux discrets à poussées successives et à forme congestive* de Dumarest. Parmi ceux-ci, ce dernier auteur distingue plus spécialement encore les *formes post-pleurétiques superficielles étendues*. Ce sont enfin les *formes éréthiques de la tuberculose fibro-caséeuse* de Bezançon et I. de Jong.

Ces phtisiques présentent les signes habituels d'infiltration et de ramollissement de la phtisie commune. Mais, au moment de la « poussée hémoptoïque », apparaissent de nouveaux signes d'auscultation : ce sont ceux d'une poussée pneumonique, souffle plus ou moins accusé, râles humides nombreux; puis l'orage s'apaise, les signes d'auscultation s'atténuent. Ces hémoptysies sont fréquentes; ces malades ont facilement le « sang à la bouche », particulièrement sensibles, comme ils le sont, à toutes les influences *externes* (fluctuations barométriques, vent et insolation, climat de montagne) ou *internes* (menstruation, surmenage).

La marche et l'évolution de cette forme clinique de la phtisie est elle-même assez variable, précisément influencée, comme la production de l'hémoptysie elle-même, par les mêmes causes occasionnelles dont des précautions convenables peuvent défendre le malade. Toutefois il semble bien que l'évolution soit ici, d'une façon générale, plus lente que celle de la phtisie fibro-caséeuse commune. Il y a tendance à la localisation, mais aussi à la récidive sur place du processus (Bard). Toutefois s'il n'est pas rare de voir cette forme s'apaiser et aboutir à un état cicatriciel favorable, l'aggravation peut aussi survenir : alors le caractère des accidents se modifie, les poussées changent de région et la forme rentre dans la phtisie fibrocaséeuse commune par le fait de cette extension progressive.

V. Hémoptysies de la phtisie galopante.

— L'allure évolutive, l'extension rapide et continue du processus, peut s'accentuer encore et la maladie prendre l'allure de la phtisie galopante, réalisant ainsi la *phtisie hémoptoïque galopante* de G. Sée, la *phtisie aiguë hémoptysique* de Peter. Il s'agit là toutefois plutôt, selon nous, d'une variété de la phtisie galopante que d'une forme clinique de la phtisie. Les hémoptysies sont ici d'une fréquence, mais surtout d'une *abondance extrême*, au point d'entraîner la mort, comme dans l'observation XIV de la thèse d'Ortal. C'est qu'il y a ici, non pas processus pneumonique, comme dans le cas de la phtisie fibro-caséeuse congestive, mais véritable ulcération des parois des vaisseaux, ainsi qu'on put le constater nettement à l'autopsie du malade précédent.

L'examen bactériologique, pratiqué non pas sur le sang dilué, mais sur les petits îlots purulents recherchés avec soin, permettra de retrouver de très nombreux bacilles à la fois du type *homogène* et du type *moniliforme*, répondant à la formule bactériologique classique de la phtisie galopante.

§ 3. — *Valeur séméiologique de l'hémoptysie.*

I. Valeur diagnostique — De cette assez longue et complexe étude de l'hémoptysie tuberculeuse, on peut déjà induire sa haute *valeur diagnostique*. Néanmoins des cliniciens, comme Laënnec, Andral, Trousseau, la regardaient comme un symptôme douteux. C'est qu'avec leurs idées sur l'évolution fatale et nécessaire du tubercule, leur méconnaissance des formes latentes et abortives de la tuberculose, ces auteurs ne pouvaient admettre la nature tuberculeuse de ces crachements de sang si rapidement guéris.

Hémorragies supplémentaires, congestions arthritiques, hémoptysies hystériques, hémoptysies traumatiques ne sont, le plus souvent, que des objections ingénieuses opposées au diagnostic d'hémoptysie tuberculeuse. Il n'est pas jusqu'à l'hémoptysie du rétrécissement mitral qui ne soit, presque toujours, une hémoptysie tuberculeuse. « Admettez, si vous voulez, dit fort bien Plicque, qu'il y ait des hémoptysies non tuberculeuses. Mais quand un malade a craché du sang... soignez-le pendant plusieurs mois comme un tuberculeux. » Néanmoins nous rappellerons pour mémoire les autres causes possibles des crachats hémoptoïques : le *cancer du poumon*, la *gangrène pulmonaire*, le *kyste hydatique*, l'*anévrysme de la crosse de l'aorte.*

Nous n'insisterons pas sur le diagnostique différentiel classique de l'hémoptysie avec les crachats
hémoptoïques de l'*apoplexie pulmonaire*, avec le
sang provenant de la *gorge et du nez*, avec l'*hématémèse*. Nous rappellerons seulement la confusion
à éviter avec l'*hémosialémèse*, qui est une variété
d'hématémèse hystérique. Cet accident, décrit par
Josserand et Gélibert, consiste dans l'expectoration
quotidienne, pendant de longues périodes, d'un
liquide hématique, homogène, sirupeux, incoagulable, composé d'une certaine quantité de sang
dissous dans de la salive. L'hémosialémèse s'observe
surtout chez des femmes névropathes, et le plus
souvent dysménorrhéiques. L'hémoptysie tuberculeuse s'en distinguera donc aisément, par sa répétition moins fréquente et surtout moins régulière,
par la couleur du sang rouge vermeil, couvert de
mousse et se prenant le plus souvent en masse
quelque temps après son expulsion. L'apparition
des signes physiques trancherait enfin le diagnostic
(Gélibert).

De plus, l'hémoptysie peut servir, dans une certaine mesure, à *individualiser la forme clinique* de
tuberculose pulmonaire en présence de laquelle on
se trouve, ainsi que nous avons constamment essayé de le montrer durant l'exposé précédent. Pour
cela, elle doit être constamment rapprochée des
autres symptômes : c'est alors cet ensemble même
qui identifie ladite forme clinique.

II. Valeur pronostique de l'hémoptysie.
— C'est à ce titre surtout que sa *valeur pronostique*
est grande. Et c'est, en effet, seulement lorsqu'on

aura remonté à la forme clinique à laquelle est liée l'hémoptysie. qu'un pronostic plus ou moin bénin, plus ou moins grave s'en suivra. Ni l'abondance, ni la fréquence de l'hémoptysie en elles-mêmes ne sont suffisantes pour assombrir le pronostic d'une tuberculose pulmonaire, et le « spectre rouge » de Pidoux doit cesser de hanter l'esprit des patients comme celui des médecins. L'examen bactériologique, ainsi que nous l'avons démontré avec Mandoul et Ortal, serait plus important ; il contribue pour une large part, d'ailleurs, à préciser la forme clinique de la tuberculose pulmonaire considérée.

Peut-on attacher, au point de vue du pronostic, une grande importance à la coexistence ou à l'absence de *fièvre ?* C'est là une notion demeurée classique depuis Galien. « Quand, dit l'auteur du *Methodus medendi,* après la rupture des vaisseaux pulmonaires, une phlegmasie survient qui allume de la fièvre, on doit perdre tout espoir de guérison radicale... Au contraire, on peut espérer guérir s'il n'y a pas de fièvre et qu'il n'y ait pas trace de phlegmasie. » Cette gravité de la fièvre dans l'hémoptysie a été confirmée par des cliniciens tels que Jaccond et Peter. Mais nous croyons la question plus complexe, ainsi que cela ressort de notre exposé clinique. La note juste sur ce point nous paraît avoir été formulée par F. Bezançon et I. de Jong. « Il y a, disent ces auteurs, dans cette opinion une part de vérité, si on considère que la coexistence de la fièvre signifie que l'hémoptysie est survenue au cours d'une poussée évolutive. Mais il ne faut pas oublier, et certaines de nos observations le démontrent surabondamment, que cette poussée évolutive peut être extrêmement bénigne, abortive, et, par conséquent, n'aggraver en rien le pronostic général. Tel de nos malades que nous avons cités parmi les cas appartenant à la forme hémoptoïque à étapes éloignées, malades dont l'évolution a pu être suivie pendant vingt-cinq ans, avaient eu cependant des hémoptysies fébriles. C'est donc bien l'étude minutieuse de toutes les circonstances où l'hémoptysie se produit qui aidera à asseoir le pronostic, suivant qu'elle appartiendra à l'un ou l'autre des groupements symptomatiques que nous avons essayé de décrire. »

Il est un élément de pronostic plus précis encore de l'hémoptysie tuberculeuse, non toujours appréciable, malheureusement, par le clinicien. Cet élément, qui conditionne si souvent la mort elle même, ce sont les *lésions antérieures nombreuses du poumon* et les *adhérences pleurales*, ainsi que l'a montré Tripier. En ces cas, on peut voir l'issue fatale être produite sous l'influence d'une petite hémorragie. La moindre quantité de sang répandue alors brusquement dans les bronches, et aspirée dans les parties saines qui se trouvent ainsi en partie obstruées, suffit pour déterminer l'asphyxie et la mort rapide des malades.

Brehmer invoque une autre cause à ces cas, d'ailleurs exceptionnels, de mort, en dehors des hémorragies chez les cavitaires : l'occlusion du larynx par des caillots sanguins trop abondants. Dans trois cas avec *mort apparente*, il put extraire ces caillots laryngés avec le doigt et ranimer ensuite le malade (Plicque).

Signalons enfin, en terminant, pour compléter ces quelques données pronostiques, une notion intéressante au point de vue de l'énergie du traitement à diriger contre l'hémoptysie. Chauffard a indiqué, en effet, les signes qui permettent de reconnaître cliniquement qu'une hémoptysie va s'arrêter ou continuer. Ce seront, tout d'abord, les signes de l'expectoration fournis par l'examen du crachoir : suivant qu'on trouve du sang frais, rutilant, abondant, ou, au contraire, du sang noirâtre et peu abondant, on présumera que l'hémorragie est en pleine activité ou, au contraire, est en voie de décroissance. Mais il y a deux signes qu'il considère comme d'excellents éléments de pronostic de l'évolution d'une hémoptysie : c'est la fièvre et surtout le pouls. Si le malade a de la *fièvre*, son hémoptysie n'est pas arrêtée. Il en est de même s'il reste *tachycardique*, avec un pouls à 100, 110 à 120, très petit, très dépressible sous le doigt, bref, un état d'éréthisme cardiaque. Ce sont là deux signes décisifs de la continuation d'une hémoptysie (Plicque).

TABLEAU SYNOPTIQUE DES DIVERSES MODALITÉS DE L'HÉMOPTYSIE AU COURS DES FORMES CLINIQUES DE LA TUBERCULOSE PULMONAIRE

1° Hémoptysies de la tuberculose pulmonaire abortive.	*a.* Hémoptysie d'alarme, manifestation d'une tuberculose jusque-là latente et qui redevient cliniquement latente. *b.* Hémoptysie d'alarme accompagnant une poussée pneumonique hémorragique scissurale. *c.* Hémoptysies à *répétition*, sans évolution intercurrente appréciable de lésions pulmonaires (tuberculose pulmonaire hémoptoïque à étapes éloignées de F. Bezançon et de I. de Jong).
2° Hémoptysies des phtisies fibreuses.	*a.* Hémoptysies à répétition de la phtisie fibreuse dense (phtisie fibreuse arthrique des classiques). *b.* Hémoptysies à répétition des phtisies fibreuses secondaires.
3° Hémoptysies de la phtisie fibro-caséeuse commune.	*a.* Hémoptysies du début. *b.* Hémoptysies de la période d'état. *c.* Hémoptysies des cavitaires, les unes banales, les autres mortelles, par ulcération artérielle et rupture d'un faux anévrysme de Rasmüssen.
4° Hémoptysies de la phtisie fibro-caséeuse congestive.	Hémoptysies à répétition accompagnant les poussées pneumoniques fébriles.
5° Hémoptysies de la phtisie galopante.	Hémoptysies abondantes et subintrantes (phtisie hémoptoïque galopante de G. Sée).

CHAPITRE V

VALEUR SÉMÉIOLOGIQUE DE LA DYSPNÉE
ET DU POINT DE CÔTÉ

SOMMAIRE

I. *Dyspnée.* — Ses causes principales. Distinction essentielle entre la dyspnée, symptôme permanent des tuberculoses pulmonaires aiguës, et la dyspnée épisodique des phtisies chroniques. — Dyspnée avec cyanose, et tachycardie des granulies; continue et progressive des phtisies aiguës. — Dyspnée insidieuse des poussées évolutives et des complications de la phtisie chronique commune. — Dyspnée paroxystique de l'asthme tuberculeux et de la bacillémie. — Dyspnée d'effort de la phtisie fibreuse avec emphysème. — Valeur séméiologique de la dyspnée.

II. *Point de côté.* — Sa signification précise dans les diverses formes cliniques. Pleurite tuberculeuse à répétition. Point de côté scissural de la pleurésie sèche de la scissure et de la pleuro-pneumonie nécrosante juxta-scissurale. — Méconnaissance fréquente de la poussée de pleurite au profit de la névralgie intercostale. — Valeur séméiologique.

§ I. — *Dyspnée.*

La difficulté de la respiration au cours de la tuberculose pulmonaire est un symptôme certainement moins banal qu'on serait tenté de le croire.

Ainsi que nous espérons le montrer, il peut, dans certaines circonstances, acquérir une haute signification séméiologique; et dans d'autres, au contraire, son existence imposera au clinicien sagace de délicates recherches pour en établir la cause initiale, connaissance indispensable pour l'indication thérapeutique.

I. Causes de la dyspnée dans la tuberculose pulmonaire. — Les causes génétiques de la dyspnée au cours de la tuberculose pulmonaire ne sont, pas plus en théorie qu'en clinique, aisées à établir. En l'état actuel toutefois, parmi les principales, nous signalerons par ordre d'importance :

1° Le *processus inflammatoire tuberculeux* lui-même, qui joue certainement le rôle essentiel, ainsi qu'en témoigne cette constatation de l'absence habituelle de dyspnée au cours de la phtisie chronique même avec lésions étendues, de sa présence au cours des seules phtisies aiguës et enfin de son intensité directement proportionnelle à l'acuité du processus tuberculeux. C'est, une fois de plus, la vérification de la loi générale de Bard, suivant laquelle l'intensité des symptômes est en rapport plus avec le caractère évolutif (acuité du processus inflammatoire) des lésions considérées qu'avec l'étendue de ces dernières. Et nous croyons que le plus souvent, en clinique phtisiologique (à part les cas particuliers que nous allons signaler), la dyspnée des malades est d'ordre plus fréquemment *inflammatoire* que *mécanique*, contrairement à l'opinion des classiques. S'agit-il alors de *toxines tuberculeuses* et de leurs qualités particulières, ou bien de *bacilles* ? C'est un point qu'on ne peut préciser à l'heure actuelle.

2° La *bacillémie* est aussi cause importante de dyspnée, d'après les recherches de Jousset. Cet auteur a trouvé, en effet, des bacilles de Koch dans le sang au cours de crises de dyspnée chez les tuberculeux. « Il s'agissait, dit cet auteur, de malades chez lesquelles les lésions pulmonaires étaient minimes, et qui, à diverses reprises, présentèrent des crises dyspnéiques en forme d'asthme, coïncidant exactement avec la présence dans le sang du bacille de Koch. »

3° L'étude de la dyspnée au cours des états de catarrhe et d'emphysème, d'origine tuberculeuse dans l'immense majorité des cas, est confirmative de l'origine surtout inflammatoire de la dyspnée. L'*emphysème* proprement dit ne doit y jouer qu'un rôle très restreint. Les faits paraissent, en effet, montrer avec une très grande constance la *latence des emphysèmes purs*. De plus, dans la période initiale des états de catarrhe avec emphysème, on note seulement une dyspnée intermittente, une dyspnée d'effort : or, à ce moment, les *exsudats* ne sont pas encore établis à demeure, tandis que l'emphysème existe déjà, séquelle des atteintes antérieures. Il est donc bien vraisemblable que c'est la *persistance des exsudats* qui produit, en ces cas, la dyspnée, ainsi que la grande majorité des symptômes. Les dyspnées devenues *permanentes* des vieux tousseurs sont déterminées par les *lésions inflammatoires* devenues *permanentes*, *exsudats bronchiques et alvéolaires* (Bériel).

Les autres causes de la dyspnée chez les tuber-

culeux pulmonaires d'importance secondaire expliquent d'ailleurs plutôt la dyspnée qui s'observe
au cours des complications variées de la phtisie.

4° C'est à ce titre qu'interviennent les *causes
mécaniques*. Parfois, en effet, au cours des phtisies
fibreuses ou à prédominance fibreuse, à une période
plus ou moins avancée de leur évolution, le parenchyme est en partie détruit, en partie sclérosé ; le
reste du poumon est emphysémateux, avec exsudats comblant plus ou moins alvéoles et bronches
des portions inférieures du poumon, et de plus des
adhérences pleurales viennent encore limiter l'expansion respiratoire.

L'amyotropie des muscles du thorax, le météorisme intestinal, une ascite ou une pleurésie intercurrente, sont autant de causes qui peuvent, au
titre mécanique, déterminer également la dyspnée.
Toutes ces causes limitatrices de l'expansion respiratoire ne diminuent pas seulement la quantité
d'air inspiré, elles facilitent également l'accumulation de l'expectoration dans les bronches. Cette
obstruction bronchique, sur laquelle insistent les
auteurs allemands (Frœnkel), a pour effet de faciliter les infections bronchiques secondaires et,
d'autre part, détermine des toux intenses et prolongées, exposant le malade soit à des syncopes, soit
à des hémorragies (Plicque).

5° La *faiblesse cardiaque*, qui, à vrai dire, ne
conditionne guère la dyspnée que dans la tuberculose fibreuse avec emphysème, particulièrement s'il
s'y joint des adhérences pleurales. Mais, dans les
phtisies caséeuses et fibro-caséeuses, dans les granulies, il est rare, ainsi que le dit excellemment

Plicque, que le cœur ne batte pas énergiquement jusqu'au bout, et il y a souvent plus à se préoccuper de la tachycardie, des palpitations que de l'asthénie cardiaque.

6° C'est une *origine nerveuse*, la congestion ou l'inflammation du pneumogastrique ou du sympathique, qu'il faut plus vraisemblablement invoquer dans la pathogénie de l'asthme tuberculeux, qui accompagne si souvent les scléroses pulmonaires discrètes avec emphysème, ainsi que nous nous sommes efforcé de l'établir.

7° Enfin l'*urémie* peut être une cause de dyspnée, particulièrement au cours de la tuberculose fibreuse de la quarantaine, avec *artério-sclérose* et *sclérose rénale;* au cours de la *dégénérescence amyloïde du rein*, avec œdème et anasarque, et parfois aussi au cours de la tuberculose avec simple albuminurie.

II. La dyspnée dans les diverses formes cliniques.

— L'étude de la dyspnée au cours des diverses formes cliniques de la tuberculose pulmonaire servira au surplus de démonstration aux idées précédentes, et plus spécialement à celle-ci, que l'oppression est d'autant plus marquée que la phtisie considérée présente une *évolution plus aiguë*.

Une distinction essentielle, en effet, est à faire entre les tuberculoses pulmonaires *aiguës* et *chroniques*. Dans les premières, disons-le de suite, la dyspnée est d'une intensité variable, suivant l'acuité du processus et la forme anatomique de la maladie, mais elle y est presque constante. Au contraire, c'est l'absence de dyspnée qui est la règle dans la phtisie chronique.

**A. Dyspnée des tuberculoses pulmo-
naires aiguës.** — C'est ainsi que, dans la *granulie*, la dyspnée est peut-être le symptôme le plus
topique. Elle est un des premiers signes de la
maladie; elle est généralement vive, continue, avec
paroxysmes, et, fait caractéristique, s'accompagne
de *cyanose*. Elle est non moins remarquable en ce
qu'elle ne concorde pas avec le peu d'intensité des
signes physiques observés.

Il est une forme symptomatique de la granulie
où la dyspnée revêt une intensité telle, qu'elle sert
à la caractériser : c'est la *granulie à forme suffocante, la forme asphyxique aiguë* d'Andral, l'*asphyxie tuberculeuse aiguë* de Graves. Brusquement
elle éclate, au cours d'une phtisie chronique, par
une dyspnée violente qui arrive bientôt à l'orthopnée,
avec menace de suffocation; sauf la fièvre, cet état
ressemble de tous points à celui qui est produit
par une maladie organique du cœur à la phase
d'asystolie, ou encore à une attaque d'asthme aigu
(Andral).

La *bronchite capillaire tuberculeuse* réalise cliniquement, elle aussi, l'asphyxie tuberculeuse aiguë
de Graves, au point que la plupart des auteurs la
confondent avec la granulie à forme suffocante.

La *broncho-pneumonie tuberculeuse* est également
une forme clinique, quoique à un degré moindre,
où la dyspnée subite et excessive est en désaccord,
les premiers jours du moins, avec l'intensité des
signes physiques, qui ne sont souvent que ceux
d'une bronchite un peu localisée.

La *pneumonie caséeuse* est caractérisée, elle aussi,
par une dyspnée précoce et intense, quoique moins

accentuée que celle de la granulie commune et même
que celle de la broncho-pneumonie. Cette dyspnée
continue peut, elle aussi, présenter des paroxysmes
qui doivent être attribués, d'après Hérard et Cornil,
à une compression des nerfs pneumogastriques.

La *phtisie galopante* (phtisie caséeuse extensive)
compte, elle aussi, la dyspnée continue parmi ses
signes ; et, tout au cours de l'évolution continue et
progressive de la maladie, elle fait des progrès
sensibles.

B. Dyspnée dans la phtisie chronique commune.

— Ce qui surprend, au contraire,
chez les phtisiques chroniques, c'est *l'absence de
dyspnée*. « Dans une maladie comme la phtisie pulmonaire, dit Faisans, où les lésions ont une marche
plus ou moins rapide, mais toujours progressive,
où le champ de l'hématose se rétrécit de plus en
plus, il semblerait que la dyspnée doit compter
au nombre des symptômes les plus constants, et
que cette dyspnée doit être proportionnée à
l'étendue et à la profondeur des lésions du poumon : il n'en est rien cependant. Si la dyspnée
n'est pas rare chez les tuberculeux, elle n'apparaît,
le plus souvent, qu'à titre d'incident passager, ce
qui permet déjà de penser qu'elle est non pas sous
la dépendance des lésions tuberculeuses, lesquelles
sont constantes, mais de quelque état anatomique
surajouté et transitoire. »

Une remarque toutefois est à faire, c'est que
nous n'avons étendu le terme dyspnée qu'aux sensations perçues par le malade. En réalité, les difficultés de la respiration se révèlent, même aux

cours de la phtisie chronique, soit à l'occasion des efforts musculaires du malade, soit par l'inspection des mouvements de la respiration, dont le chiffre atteint souvent 35-40 à l'insu du malade, soit enfin par l'exploration spirométrique, qui révèle une capacité tombée au-dessous de deux litres. La conclusion, c'est donc que les tuberculeux ont souvent de la dyspnée, mais une dyspnée dont ils n'ont pas conscience et dont ils ne se plaignent pas.

Par suite, toutes les fois qu'un phtisique chronique se plaint d'être oppressé, cela doit éveiller immédiatement l'attention comme un symptôme anormal. Il faudra alors songer soit à une *poussée évolutive nouvelle* (infiltration caséeuse ou processus pneumonique), soit à une *complication*.

Une dyspnée survenue lentement peut, en effet, soit annoncer, soit souligner pour l'observateur une *poussée évolutive* intercurrente au cours d'une phtisie chronique. « C'est le cas le plus banal de tous, dit fort bien Faisans, auquel il faut penser tout d'abord en présence d'un tuberculeux qui se plaint de dyspnée, alors que la veille il respirait facilement. » La fièvre, une hémoptysie, l'accroissement de la surface de la matité, une respiration soufflante ou un souffle bronchique, un foyer de râles crépitants ou sous-crépitants fins décèleront alors le foyer d'infiltration caséeuse ou le processus pneumonique intercurrent.

Les *complications* capables de provoquer la dyspnée sont fréquentes. Aussi ne faudra-t-il jamais, en ce cas, manquer de faire un examen très approfondi du malade. Notamment quand la dyspnée se présente subite, il ne faut jamais négliger cette règle, car on pourrait laisser passer ainsi un *pneumothorax* ; de toutes les complications, c'est bien celle qui produit la dyspnée non seulement la plus subite, mais la plus intense. Souvent, il est vrai, il s'agit d'une *bronchite aiguë* diffuse, développée, par exemple, à la suite de la grippe. Dans d'autres cas, où la dyspnée s'accompagne d'un point de côté, avec frottements à l'auscultation, on se trouve en présence d'une *poussée de pleurésie sèche*.

Mais d'autres causes encore peuvent intervenir au cours de la phtisie chronique : la *fièvre* détermine une dyspnée, qui se montre le soir avec l'accès fébrile (*dyspnée fébrile*) ; la *bacillémie*, nous l'avons vu, engendre des crises dyspnéiques en forme d'asthme (Jousset) ; chez les phtisiques dyspeptiques, il existe encore une *dyspnée gastrique* qui survient après les repas, surtout celui du soir, et qui cesse souvent après qu'une quinte de toux est venue provoquer le vomissement ; enfin la *toux* sous toutes ses formes, mais principalement la toux *coqueluchoïde* de l'adénopathie trachéo-bronchique, peut engendrer des crises de dyspnée passagère et qu'une discipline de la toux fera disparaître. Signalons, constatation négative qui souligne l'importance du processus tuberculeux, cause directe de dyspnée, *l'absence de toute dyspnée* au cours de la tuberculose abortive.

C. Dyspnée des tuberculoses fibreuses. Asthme tuberculeux. — Bien différentes dans leurs causes et leurs modalités sont les dyspnées diverses notées au cours des *phtisies fibreuses*.

C'est d'abord *l'asthme* lui-même, si fréquemment d'origine tuberculeuse, ainsi que nous l'avons démontré, après Landouzy. Ce sont les *scléroses pulmonaires* tuberculeuses, plus souvent latentes qu'apparentes, qui les conditionnent généralement. L'accès d'asthme y est topique, c'est celui de *l'asthme essentiel*. Parfois, ces accès d'asthme revêtent un caractère de subintrance tel que l'asthénie cardiaque s'ensuit, et progressivement le malade glisse à l'asystolie avec sa dyspnée continue entremêlée d'accès paroxystiques ; de ce cas, Dumarest a rapporté une belle observation.

Dyspnée par accès, mais seulement à *l'occasion des efforts physiques*, est la dyspnée qui apparaît chez les tuberculeux fibreux à sclérose pulmonaire étendue, à symphyse pleurale avec emphysème. Là encore, l'aboutissant naturel du complexus qui progresse, c'est l'asystolie d'origine pulmonaire, avec sa dyspnée continue augmentée par le décubitus nocturne, et aussi le moindre effort physique.

Enfin ce sont ces mêmes tuberculeux fibreux qui, vers la quarantaine, atteints d'artério-sclérose d'abord, de sclérose rénale ensuite, sont pris de dyspnée *urémique ;* ces mêmes tuberculeux, albuminuriques, ont peut-être plus souvent encore de *l'œdème aigu* du poumon.

III. Valeur diagnostique de la dyspnée.
— Tels sont les principaux caractères cliniques de la dyspnée au cours de la tuberculose pulmonaire. Sa valeur diagnostique est grande, dans certaines conditions cliniques. Voici un malade qui présente

la plupart des signes d'une dothiénentérie sévère ;
mais on note, à un examen un peu plus minutieux,
une respiration à 36-40, avec cyanose légère des
lèvres, et, de plus, le pouls atteint ou dépasse 120 ;
s'il n'y a pas au poumon de signes explicatifs de
cette dyspnée, c'est qu'il s'agit, en réalité, d'une
granulie à *forme typhoïde*.

Voici un autre malade qui se plaint de tousser ;
il a maigri, présente de l'anorexie, à l'auscultation
on note un peu d'obscurité et quelques bruits secs
douteux après la toux à l'un des sommets. On
hésite à diagnostiquer une phtisie commençante.
Mais le malade, tout en racontant son histoire, a
un peu d'anhélation ; questionné, il avoue une
dyspnée d'effort. Il s'agit bien alors, il y a gros
à parier, d'une phtisie commune au début.

Toutefois, il est un complexus clinique que nous
tenons à signaler à cause de sa haute valeur clinique, et parce qu'il est négligé des classiques ; au
surplus, il souligne la haute valeur d'une dyspnée
notable comme signe diagnostique d'une granulie.
C'est un malade (nous résumons un cas observé
récemment) qui, depuis deux mois, tout en vaquant
à ses occupations, se plaint d'être constamment
oppressé, avec une petite toux sèche, habituelle,
et expectoration nulle ou salivaire. A l'auscultation minutieuse, on note une respiration un peu
soufflante à un sommet, sans râle, et rien de plus.
Mais la rate est volumineuse, accessible à la palpation ; le foie déborde d'un travers de doigt le
rebord inférieur des fausses côtes ; enfin les ongles
et les lèvres sont très légèrement cyanotiques.
L'expectoration, examinée sur de nombreuses pré-

parations, ne présente aucun bacille de Koch. Nous n'hésitons pas à porter le diagnostic de *granulie discrète*. Un mois plus tard nous revoyons le malade : la respiration soufflante du sommet a disparu, et à la base gauche nous notons les signes légers, mais nets, d'un petit épanchement. C'était la confirmation du diagnostic, sanctionné au surplus par un nouvel examen deux mois après un séjour à la montagne : guérison avec disparition de tous les signes physiques et fonctionnels. Enfin, nous l'avons vu, la dyspnée apparaissant chez un phtisique chronique mettra sur la voie soit d'une poussée évolutive intercurrente, soit d'une complication.

IV. Valeur pronostique de la dyspnée.

— La *valeur pronostique* de la dyspnée est implicitement contenue dans toutes les notions précédentes. Rappelons que, notamment pour les phtisies caséeuses et fibro-caséeuses, l'existence d'une dyspnée notable et continue fera toujours penser à un processus caséeux prédominant, et, par suite, à une phtisie à marche plus ou moins accélérée.

Nous résumerons, en terminant, les divers types de la dyspnée dans la tuberculose pulmonaire, dans le tableau schématique suivant :

TABLEAU SYNOPTIQUE
DES PRINCIPAUX TYPES CLINIQUES DE DYSPNÉE
DE LA TUBERCULOSE PULMONAIRE

1° Dyspnée continue.

Symptôme permanent dans les tuberculoses pulmonaires aiguës.

Dyspnée avec cyanose et tachycardie : *Granulies généralisées et discrètes.*

Dyspnée continue et progressive : *Phtisies aiguës, bronchite capillaire, broncho-pneumonie, pneumonie caséeuse; phtisie galopante.*

Symptôme épisodique au cours des phtisies chroniques.

Dyspnée insidieuse des *poussées évolutives : infiltration caséeuse, processus pneumonique, bronchite, pleurite.*

Dyspnée subite et intense : *pneumo-thorax.*

2° Dyspnée paroxystique.
1. *Asthme tuberculeux.*
2. *Bacillémie.*

3° Dyspnée d'effort.
Phtisie fibreuse avec emphysème.

§ 2. — *Points de côté.*

Facteur important de dyspnée, le point de côté est une douleur thoracique spéciale qui se manifeste comme symptôme de certaines affections aiguës ou chroniques pleuro-pulmonaires. Elle est essentiellement un *symptôme de pleurite,* et peut se montrer dans toutes les déterminations de la tuberculose pulmonaire qui intéresseront la plèvre ou la couche corticale du poumon.

I. Signification précise du point de côté dans les diverses formes cliniques de la tuberculose pulmonaire. — Le point de côté

Tuberc. pulm.   3*

au cours de la tuberculose pulmonaire est, pour beaucoup d'auteurs, un symptôme banal, et Peter lui-même, ce physiologue sagace, n'en a formulé qu'incomplètement la valeur séméiologique. A vrai dire, toute *poussée de pleurésie sèche localisée*, chez un phtisique, déterminera la symptomatologie suivante : douleurs aux sommets, sous l'omoplate, douleurs « dans le dos », « entre les deux épaules, » disent les gens du monde, qui, ainsi que le fait judicieusement remarquer Peter, en connaissent la funeste signification (*point de côté des sommets*, de Peter). Cette douleur, intermittente ou permanente, s'exagère par la percussion, mais surtout par la toux et les inspirations profondes ; le froid humide l'augmente aussi (douleurs *rhumatismales* des malades).

Eh bien, malgré tout, il ne semble pas que, dans l'immense majorité des cas, le point de côté survienne au cours de n'importe quelle forme clinique de la phtisie. Peter avait entrevu une grande part de la vérité lorsqu'il disait : « Vous pouvez observer, en outre, chez un certain nombre de malades, cette sorte de paradoxe clinique de la coexistence de vives douleurs avec des lésions très peu avancées, et de l'absence, au contraire, de ces douleurs avec de graves désordres pulmonaires. »

Point de côté de la pleurite tuberculeuse récidivante. — C'est ainsi que, dans les *tuberculoses pleuro-pulmonaires*, il est une forme clinique à distinguer, assez autonome à ce qu'il nous a semblé, et dont nous possédons plusieurs observations suivies depuis tantôt huit années. Cette forme (qui n'a pas été isolée, que nous sachions, jusqu'ici) est caractérisée essentiellement par des *poussées de pleurite tuberculeuse à répétition*. Chacune de ces poussées, qui surviennent à deux ou trois reprises l'hiver, est caractérisée par un point de côté des sommets, avec température au voisinage de $37°,8$-$38°$ dans les cas accentués ; elle s'accompagne d'un peu de toux, d'amaigrissement et d'anorexie. En huit à quinze jours tout est terminé : la poussée de pleurite s'est guérie, vraisemblablement par symphyse. Le point de côté a deux sièges d'élection : au sommet, ou plus exactement un peu au-dessous du sommet, le plus souvent, et, d'autre part, au-dessous ou en arrière des seins. A l'auscultation, qu'il faut pratiquer avec soin, et qui est *toujours laborieuse,* on note en ces points tantôt de petits bruits secs en foyer, sans caractères précis (souvent pris pour des craquements par de nombreux auteurs), tantôt de véritables frottements secs, des bruits de « cuir neuf ».

Dans cette forme clinique de la tuberculose, *pleurite tuberculeuse à répétition.* nous verrons insister sur le double siège spécial du point de côté. Cette localisation s'explique par son *origine scissurale :* il répond à une poussée de pleurite des scissures interlobaires. C'est là un fait qui nous avait frappé depuis fort longtemps, mais qu'incontestablement Sabourin a eu le grand mérite de nettement établir.

Points de côté scissuraux. — Ce clinicien a fort bien étudié récemment ces *points de côté scissuraux.* Il les a particulièrement étudiés dans tout un groupe de déterminations pulmonaires du processus tuberculeux, caractérisées par leur caractère *secondaire* et leur localisation *juxta-scissurale*. Parmi les affections qui s'accompagnent le plus volontiers de cette variété de point de côté, il faut citer : la *pleurésie sèche* de la scissure interlobaire, qui se rattache au type clinique que nous venons de décrire ; les *pleuro-pneumonies tuberculeuses*

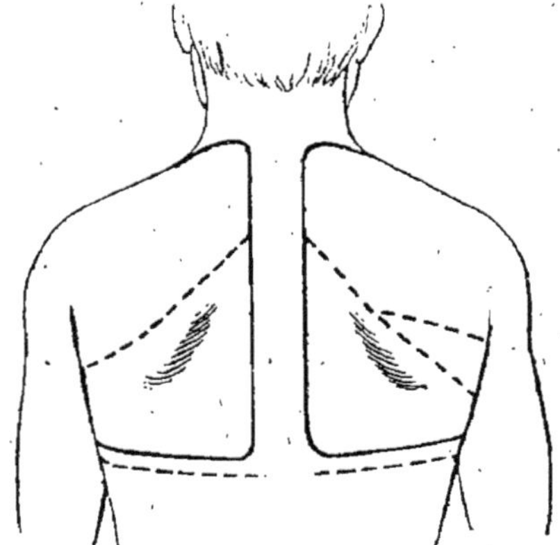

Fig. 4. — Scissures interlobaires vues de dos.

nécrosantes juxta-scissurales (point de côté superposé à un foyer de pneumonie tuberculeuse cortical crépitant et soufflant) ; les *pleurésies interlobaires* avec épanchement, dont ils peuvent être la manifestation la plus précoce ; le *pneumothorax scissural* : ces deux dernières manifestations étant d'ailleurs des complications fréquentes de la pleuro-pneumonie tuberculeuse scissurale.

Le domaine du *point de côté scissural* est figuré par la projection, sur la paroi thoracique, des scissures pulmonaires (fig. 4, 5 et 6). C'est dire par avance leur topographie : à droite et à gauche, ils sont situés sur une écharpe étendue de la troisième vertèbre dorsale à l'extrémité antérieure de la sixième côte; mais à droite cette écharpe donne un embranchement horizontal représentant la projection de la scissure supérieure naissant au niveau de l'aisselle

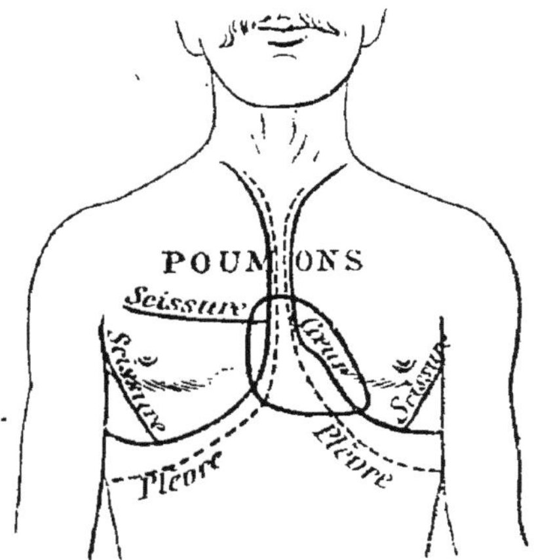

Fig. 5. — Scissures interlobaires vues de face.

et allant se terminer vers l'extrémité de la quatrième côte.

En raison de cette disposition anatomique asymétrique, la symptomatologie des points de côté scissuraux sera différente d'un côté à l'autre de la poitrine.

Les points de côté scissuraux sont les uns *autochtones*, les autres *aberrants*. Les premiers peuvent occuper toute la zone de projection des scissures ou être plus marqués en certains points d'élection. Les seconds se réduisent au point

antéro-axillaire inférieur, situé à l'extrémité antérieure de la sixième côte et au point antéro-supé-
rieur droit, à la terminaison de la petite scissure.

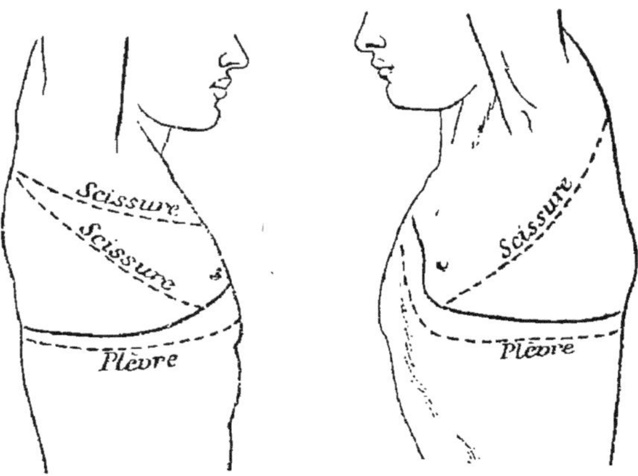

Fig. 6. — Scissures pulmonaires vues de profil.

Point de côté et point épigastrique de la phtisie fibreuse avec emphysème. —

Tout au cours de la *tuberculose fibreuse avec emphysème* on note aussi, à l'occasion des refroidissements, avec poussées de bronchite, un *point de côté*
qui atteste la participation de la plèvre. Toutefois
les points de côté, au cours de cette maladie, ne
paraissent pas aussi fréquents que pourrait le faire
croire l'existence presque constante de ces symphyses pleurales totales qui soudent le poumon au
thorax et au diaphragme, vraisemblablement parce
que le point de côté se perd au milieu d'un complexus symptomatologique de bronchite, de dysp
née d'effort, de point épigastrique.

Ce *point épigastrique*, récemment décrit par H. de

Brun (de Beyrouth) dans l'emphysème pulmonaire, est lié soit à la distension du cœur droit, soit à la congestion hépatique. Il constitue toujours un signe de fatigue cardiaque.

Point et réflexe pneumogastriques. — Signalons enfin que parfois, si l'on comprime le pneumogastrique à la base du cou, sur le trajet de la carotide primitive, on provoque une douleur très vive qui parfois arrache un petit cri au malade. Chez quelques tuberculeux, cette compression excite même instantanément une petite quinte de toux (Peter). D'après Filleau, cette compression du nerf vague éveille aussi une douleur aiguë, circonscrite au siège de l'induration pulmonaire (*clou phtisique*). D'après Boulland, cette douleur du pneumogastrique est un phénomène de début; elle s'atténue et disparaît avec les progrès de la phtisie (Marfan). Plus récemment, Mays a repris l'étude du *réflexe du nerf pneumogastrique*. Il a constaté que la douleur à la compression de ce nerf, ainsi que les manifestations générales de cette compression (pâleur, vertige, dyspnée, toux, etc.), étaient absolument constantes dans la tuberculose pulmonaire, le phénomène étant localisé, le plus souvent, du même côté que les lésions du poumon. Mais de plus, chez des individus indemnes eux-mêmes de tuberculose, mais ayant des descendants ou des collatéraux atteints de tuberculose, le réflexe est alors présent dans 80 pour 100 des cas.

Nous ne pouvons donner notre appréciation. — ne l'ayant pas étudié — sur la valeur séméiologique de ce signe.

II. Valeur séméiologique du point de côté.

— Pour en revenir au vrai *point de côté*, et en résumer sa valeur séméiologique, nous pouvons nous demander tout d'abord si, en dehors du point de côté *pleurétique*, presque toujours scissural, il existe chez les phtisiques un point de côté relevant d'une *névralgie intercostale* sans pleurite initiale; en d'autres termes, chez un tuberculeux pulmonaire, le diagnostic se pose-t-il entre une *névralgie intercostale* et un *point de côté par pleurite*? Nous n'oserions répondre par la négative absolue; mais, ce que nous tenons à affirmer, c'est que dans l'immense majorité des cas, en présence des signes classiques d'une névralgie intercostale, il est souvent possible de remonter à la poussée de *pleurite* discrète initiale, pour peu qu'on recherche cette dernière *de parti pris*. Le cas est plus fréquent qu'on ne le croit, particulièrement chez des femmes jeunes, anémiques, névropathes. Il nous est arrivé, chez plusieurs d'entre elles, en effet, de découvrir une poussée de pleurite discrète, au point d'avoir échappé à de bons observateurs et à nous-même lors d'un examen antérieur. Pour tout dire, chez ces sujets, nous croyons à la *fréquence beaucoup plus grande de la pleurite que de la névralgie idiopathique*, ce qui est l'inverse de l'opinion classique. La conclusion pratique, c'est qu'en présence d'un point de côté, c'est toujours la poussée de pleurite qu'il faudra tout d'abord et systématiquement rechercher. Pour ce faire, il faudra promener l'oreille en écharpe autour du thorax, tout le long du trajet connu des scissures, en faisant respirer profondément et toujours aussi tousser le malade;

les deux points d'élection sont la région sous-apexienne en arrière, et en avant les régions mammaire et sous-mammaire.

De plus, même, nous pensons avec Sabourin qu'en l'absence même des signes de pleurite, la constatation du point de côté scissural, avec les caractères et la localisation que nous lui avons décrits, *suffit* pour diagnostiquer l'inflammation de la plèvre interlobaire. Dans les affections scissurales que d'autres symptômes locaux imposent déjà à l'esprit de l'observateur, il est d'un assez grand secours pour fixer et préciser le diagnostic. Mais, dans les poussées de pleurite sèche, sur lesquelles nous avons particulièrement insisté, où les signes d'auscultation, répétons-le, sont tellement minimes qu'ils échapperaient bien souvent à l'auscultation *sans parti pris*, le point de côté scissural fait à lui seul, on peut dire, le diagnostic de l'affection interlobaire, parce que, au surplus, il invite à un examen plus approfondi de la région (Sabourin).

LIVRE II

LES TROUBLES GÉNÉRAUX DE LA TUBERCULOSE PULMONAIRE

Certains des troubles généraux observés au cours de la tuberculose pulmonaire, tels que la fièvre, les troubles dyspeptiques, l'amaigrissement, l'anémie, prennent place tout à côté des troubles fonctionnels, et même avant quelques-uns d'entre eux, dans la séméiologie de la tuberculose pulmonaire. Les divers autres troubles généraux, relevant soit de l'appareil cardio vasculaire, soit de l'élimination urinaire, soit du système nerveux, etc., pour être moins immédiatement importants dans le diagnostic proprement dit de la tuberculose pulmonaire, n'en présentent pas moins, un réel intérêt séméiologique, ainsi que nous nous attacherons à le démontrer. C'est ainsi que nous étudierons successivement, au point de vue purement séméiologique :

1° *Les réactions thermiques et les sueurs nocturnes*

2° *Les troubles de l'appareil digestif;*
3° *Les variations du poids;*
4° *L'examen du sang;*
5° *L'état du cœur et de la circulation;*
6° *Les troubles du système nerveux;*
7° *L'examen des urines;*
8° *L'aspect extérieur.*

CHAPITRE I

VALEUR SÉMÉIOLOGIQUE DES RÉACTIONS THERMIQUES
ET DES SUEURS NOCTURNES

SOMMAIRE

I. *Technique de la mensuration thermométrique.* — Comment faut-il prendre la température? Températures rectale, vaginale, buccale, urinaire. Valeur respective de ces diverses températures. Quand faut-il prendre la température?

II. *Interprétation des mensurations thermiques.* — Diagnostic d'existence des réactions thermiques. Température normale. Courbe thermométrique propre à chaque tuberculeux. Sujets hypothermiques. Phénomènes concomitants. Leur inconstance. Hyperthermie sans état fébrile subjecti (granulie discrète). Fièvre initiale subjective sans hyperf thermie.

III. *Réactions thermiques occasionnelles.* — Fièvre de surmenage; épreuve de la marche. Fièvre émotive; fièvre de suggestion; fièvre de surmenage intellectuel. Fièvre menstruelle. Réactions thermiques provoquées par les interventions thérapeutiques : par ingestion médicamenteuse (hypnotiques et calmants), par les interventions externes (pointes de feu et vésicatoire), par les médications hypodermiques (tuberculine, sérums). Réactions thermiques d'origine gastro-intestinale. Réactions thermiques dues à des maladies infectieuses surajoutées.

IV. *Réactions thermiques d'origine tuberculeuse.* — Principaux types fébriles : fièvre hectique, fièvre intermittente bénigne tuberculeuse, type inverse de Brünniche, type subfébrile, fièvre irrégulière à grands accès, fièvre rémittente, type périodique. Réactions thermiques au cours de l'évolution de la phtisie fibro-caséeuse commune. Réactions thermiques du début et des poussées. Variations thermiques journalières. Réactions thermiques au cours des accidents et complications. Réactions hypothermiques.

V. *Valeur séméiologique des réactions thermiques.*

VI. *La température locale chez les tuberculeux pulmonaires et sa valeur séméiologique.*

VII. *Les sueurs nocturnes et leur valeur séméiologique.*

Les réactions thermiques ont, au cours de la tuberculose pulmonaire, une importance extrême. Sans courbe thermique d'une durée de quelques jours, on peut même dire qu'il n'est pas possible d'avoir une opinion éclairée, tant au point de vue séméiologique que thérapeutique, sur un tuberculeux donné.

Les travaux auxquels a donné lieu la fièvre des tuberculeux sont d'ailleurs fort nombreux. Insuffisants encore au point de vue pathogénique, on peut néanmoins en dégager sur le terrain clinique, qui nous occupera seul, d'utiles notions séméiologiques.

§ I. — *Technique de la mensuration thermométrique.*

Il faut rejeter la température axillaire, pour ne s'adresser qu'aux températures rectale ou vaginale et buccale.

Températures rectale, vaginale, buccale, urinaire. — La température rectale ou vaginale est le seul procédé absolument exact et

auquel il faudra toujours donner la préférence
lorsque cela sera possible. Mais, chez le tuberculeux qui se lève, sort, s'habille, et surtout au
sanatorium, où la vie en commun est la règle,
on aura recours à la *température buccale*.

Le *modus faciendi* à conseiller aux malades
pour prendre leur température sub-linguale est le
suivant : le réservoir du thermomètre doit être
placé sous la langue, bien *au milieu* et non sous
les côtés près des dents. La partie graduée du
thermomètre, tenue légèrement par les dents, est
placée soit directement en avant, soit sur les côtés
de la bouche. Il faut ainsi laisser le thermomètre
dix minutes en place; et, pendant tout ce temps,
le malade ne doit ni parler, ni respirer par la
bouche. La température buccale est soumise, il faut
le savoir, à des causes d'erreur assez nombreuses :
un abaissement de la température extérieure, l'absorption récente d'un liquide chaud, l'existence
d'une inflammation buccale ont une influence perturbatrice, notée par plusieurs auteurs.

Un procédé qui peut être utilisé chez l'homme,
c'est le *procédé des températures urinaires* de
Ch. Mantoux. Il consiste à faire uriner le malade
sur le réservoir de son thermomètre.

**Valeur respective de ces diverses tem-
pératures.** — Mais quelle est la *valeur respective*
de ces températures rectale, buccale et urinaire?
Seule la température rectale donne une idée exacte
du degré de la température centrale. La température buccale, indépendamment des causes d'erreur
précédemment signalées, donne un écart moyen

de quatre dixièmes de degré au-dessous de la température rectale. Les écarts de la température urinaire seraient toutefois moins forts que ces derniers.

Heures de choix pour l'investigation thermométrique. — *Quand faut-il prendre la température ?* En raison de la multiplicité fréquente des accès fébriles dans un même nychthémère, mise en évidence par Barbier, et sur laquelle nous reviendrons, les *heures de choix* pour prendre la température d'un tuberculeux sont au nombre de trois : *la première entre 9 et 10 heures du matin (accès matutinal), la seconde entre 2 et 3 heures de l'après-midi (accès diurne), et la troisième entre 9 et 10 heures du soir (accès nocturne).*

§ 2. — *Interprétation des mensurations thermiques.*

Le *diagnostic d'existence des réactions thermiques* soulève tout d'abord la question de la *température normale*, puis celle des *phénomènes concomitants* chez les tuberculeux, ainsi que le fait judicieusement remarquer Ch. Mantoux, dans l'excellente revue générale qu'il a récemment consacrée à l'étude des « Réactions thermiques chez les tuberculeux pulmonaires », et à laquelle nous avons beaucoup emprunté.

I. Courbe thermométrique d'un sujet normal.— On considère généralement comme normale une température centrale oscillant assez régulièrement entre un minimum matutinal de 36°,8-36°,9 le matin et un maximum de 37°,4-37°,5 le soir. La régularité de la courbe thermique d'un sujet normal, au repos du moins, est plus grande qu'on ne le dit généralement. Aussi, toute dérogation à cette régularité même doit être considérée comme suspecte et pathologique, à un degré si minime soit-il, notamment en matière de phtisiologie. C'est qu'il est rare, d'après notre observation, de ne pas constater, à un examen attentif et prolongé chez un tuberculeux, une irrégularité, si légère ou transitoire soit-elle, de la courbe thermique.

Courbe propre à chaque tuberculeux. Sujets hypothermiques. — Mais cette irrégularité existant, on note que chaque tuberculeux, en dehors de toute influence fébrile, a sa courbe plus

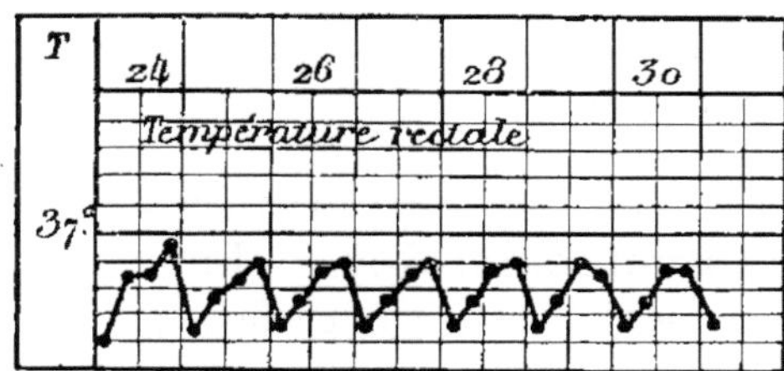

Fig. 7. — Tracé de tuberculose hypothermique (d'après Ch. Mantoux).

ou moins anormale spéciale. « Un sujet A, dit Ch. Mantoux, n'aura jamais plus de 36°,8 au réveil et de 37°,1 dans l'après-midi ; un sujet B montera régulièrement jusqu'à 37°,5. Et si le thermomètre de A s'élève à 37°,6, ne dépassant par conséquent ni la normale des physiologistes ni la normale de B, on pourra être certain qu'il est hyperthermique, et l'on devra le surveiller en conséquence. » C'est donc non pas à une normale théorique qu'il fau-

dra se rapporter dans l'interprétation des réactions
fébriles, mais à la normale propre du tuberculeux
considéré, lorsqu'on aura pu l'observer assez longtemps pour la déterminer.

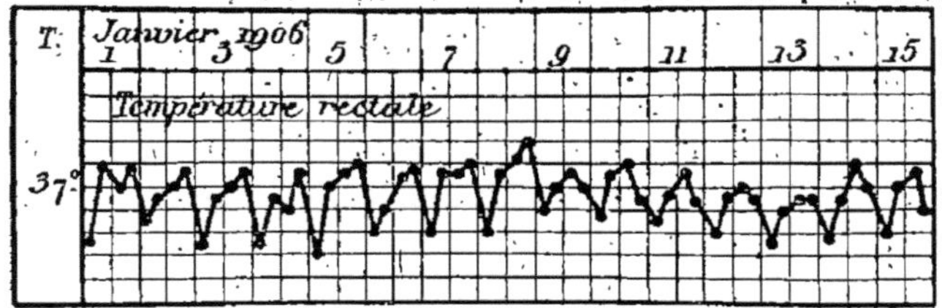

Fig. 8. — Même malade que celui de la figure précédente
en poussée fébrile (d'après Ch. Mantoux).

Cette notion est particulièrement importante
lorsqu'on a affaire à des sujets *hypothermiques*,
qui peuvent avoir une véritable *fièvre sans hyperthermie* (fig. 7 et 8).

**Écart entre les températures minima et
maxima nycthémérales.** — Enfin, Daremberg
a fort justement insisté sur ce fait que l'indice de
la fièvre est surtout *l'écart entre la température
minima et la température maxima de la journée.*
C'est ainsi, et nous avons assez souvent observé le
fait chez des tuberculeux abortifs, qu'on peut affirmer l'existence d'un léger état fébrile chez un
malade qui présente 36°,2 à 8 heures du matin
et 37°,5 à 7 heures du soir. « Vous pouvez même
hardiment affirmer, ajoute Daremberg, qu'un écart
quelconque, dépassant six dixièmes entre les températures maxima et minima, est un indice certain
de fièvre, et que les malades fournissant les tempé-

ratures buccales minima inférieures à 36°,3 ont beaucoup moins de chances de guérir que les malades dont la température minima n'est jamais inférieure à 36°,8. Que ces tuberculeux soient jeunes, que ces tuberculeux soient vieux, ils ont de mauvaises artères, ils se refroidissent vite... Ces tuberculeux peuvent vivre pendant de longues années, mais ils ne guérissent jamais. »

II. Phénomènes concomitants. Leur inconstance.

— L'élévation thermique s'accompagne d'habitude, chez les tuberculeux, des symptômes bien connus de l'état fébrile : le pouls s'accélère, la peau devient sèche ou se couvre de sueurs profuses, le visage est congestionné, les yeux brillants ; il y a des frissons, de la céphalalgie, une sensation de malaise et d'abattement général. Eh bien, chez certains tuberculeux, ces différents phénomènes fébriles, d'ailleurs banaux, peuvent ne présenter que peu de rapport avec le degré de la réaction thermique.

Hyperthermie sans état fébrile subjectif.

— Dans un premier groupe de faits, on voit des tuberculeux accuser une température de 40°, sans qu'ils en éprouvent le moindre malaise ; la fièvre évolue en quelque sorte à l'insu du malade. Weill, dans ses études sur la « fièvre intermittente bénigne tuberculeuse », a parfaitement mis ces faits en lumière. C'est l'*hyperthermie sans état fébrile subjectif*. Bard la considère comme spéciale à la *granulie discrète*.

Fièvre subjective. — En opposition sont les cas dans lesquels, *sans aucune élévation de température*, apparaissent chaque jour, à l'heure fixe, tous les signes subjectifs de la fièvre : malaise, abattement, frissons, sensation de chaleur, avec une accélération du pouls souvent marquée. On a décrit ce syndrome sous le nom de *fièvre initiale subjective des tuberculeux*[1] (Ch. Mantoux).

Lorsqu'on a ainsi dûment constaté l'existence d'une réaction thermique chez un tuberculeux, un premier problème se pose : s'agit-il d'un état fébrile lié à l'évolution même des lésions bacillaires? s'agit-il d'une fièvre d'autre origine?

A l'exemple de Ch. Mantoux, nous distinguerons successivement, sur le terrain toujours clinique, les *réactions thermiques d'origine non tuberculeuse* ou *occasionnelles*, et les *réactions thermiques d'origine tuberculeuse*.

§ 3. — *Les réactions thermiques occasionnelles.*

Il existe, en effet, à côté de la fièvre tuberculeuse vraie, toute une série de réactions fébriles dont l'origine est autre. Elles ont été parfaitement étudiées et résumées par Ch. Mantoux. Ainsi qu'on l'a observé depuis longtemps, les tuberculeux sont d'une extrême sensibilité à toutes les causes qui tendent à dérégler la température; il existe chez eux une véritable « névrose du centre thermique régulateur ».

---

[1] Rappelons qu'on observe des faits semblables dans d'autres pyrexies : scarlatine (Fiessinger), fièvre typhoïde (Bondet, Weill et Piéry), etc. Ce sont les *pyrexies apyrétiques* de J. Teissier.

I. Fièvre de surmenage. — La *fièvre de surmenage*, la plus commune, est, à ce point de vue, tout à fait caractéristique. Il n'est pas rare, par exemple, de voir un tuberculeux fébricitant, mis au lit, devenir rapidement apyrétique : sa fièvre était une fièvre d'auto-intoxication due à la seule fatigue. Il est classique également de noter une élévation thermique, qui peut d'ailleurs persister plusieurs jours, chez les tuberculeux qui changent de résidence pour aller se soigner dans un sanatorium ou une station climatérique (fig. 9).

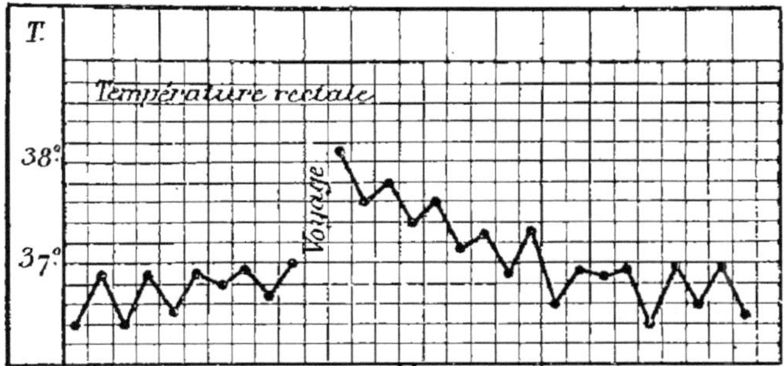

Fig. 9. — Fièvre de surmenage (d'après Ch. Mantoux).

Il faut, pour certains tuberculeux, une fatigue véritable; pour d'autres, il leur suffit de s'habiller, d'écrire une lettre : toute action est pour eux surmenage.

Cette poussée thermique suit immédiatement la cause qui l'a provoquée. Son amplitude et sa durée sont en relation directe avec l'intensité de la cause provocatrice, en sorte qu'elle peut être fort atténuée et ne se manifester que pendant un temps fort court.

Épreuve de la marche. — Cette réaction thermique, immédiate et passagère, après un exercice modéré, est très particulière aux tuberculeux, et sa recherche par l'*épreuve de la marche* a été conseillée par Daremberg et Chuquet comme moyen diagnostique dans les cas douteux. On se rappellera toutefois, pour ne pas donner à cette épreuve une valeur exagérée, que cette réaction thermique est normale après un exercice violent ou prolongé (Heller, Guertsen, Grundt, J. Teissier, Ch. Mantoux).

II. Fièvre émotive, de suggestion, de surmenage intellectuel. — La *fièvre émotive*, véritable *fièvre de surmenage psychique*, se classe à côté des températures de surmenage vrai. Chez certains malades, la peur d'avoir de la température suffit à faire monter le thermomètre; toute émotion un peu vive, quelle que soit sa nature, triste ou gaie, agréable ou fâcheuse, agit de même (Ch. Mantoux).

Il existe, à ce point de vue, une véritable *fièvre de suggestion* mise en évidence par MM. Kohler et Behr, qui ont en outre insisté sur leur importance lorsqu'il s'agit d'interpréter les résultats des injections sous-cutanées de tuberculine. Sur quarante tuberculeux à qui l'on fit une injection d'un demi-centimètre cube d'eau distillée, après les avoir informés que la fièvre pouvait apparaître de six à huit heures après la piqûre, dix eurent une élévation évidente de la température (25 %). Sur vingt tuberculeux à qui l'on fit une simple piqûre sans injection, trois eurent une élévation notable de température, trois n'eurent qu'une élévation très légère. Les auteurs concluent que sur soixante malades, 21,7 % eurent une élévation de température qui ne s'explique que par la suggestion.

De même que l'émotion, le *travail intellectuel* (causerie) réagit aisément sur la température (*fièvre de surmenage intellectuel*).

III. Fièvre menstruelle. — La *fièvre menstruelle* a été surtout étudiée en Allemagne par Penzold, en France par Daremberg et Sabourin. Noncher

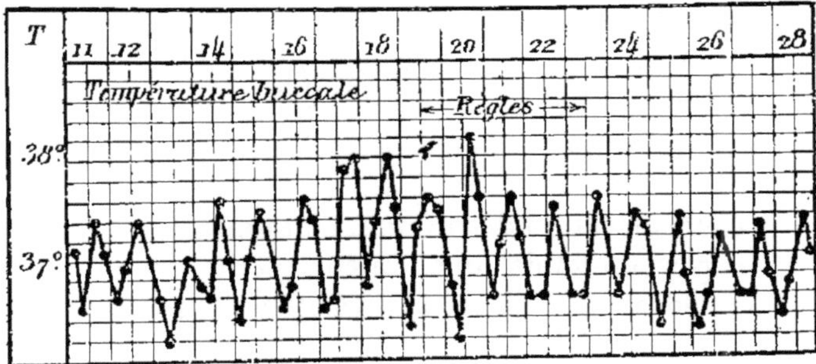

Fig. 10. — Fièvre menstruelle (d'après Ch. Mantoux).

a constaté que dans 58 % des cas, la période menstruelle au cours de la phtisie pulmonaire provoque une réaction fébrile accompagnée de phénomènes thoraciques ; ces phénomènes *précèdent* habituellement de quelques jours (1 à 4) l'apparition du sang (fig. 10).

A la suite de cette poussée, l'évolution peut se faire de trois manières différentes : ou bien la fièvre tombe brusquement au bout de quelques jours ou quelques heures; ou bien la poussée persiste, durant parfois jusqu'à trois semaines, et laisse des lésions plus graves ; ou bien, fait plus rare, cette fièvre est le point de départ d'une phtisie galopante ou d'une granulie.

La réaction thermique menstruelle peut aussi se montrer chez des sujets en apparence sains, attirer l'attention sur des lésions latentes du poumon et conduire ainsi le médecin à un diagnostic précoce. C'est le cas dont nous avons été témoin chez une jeune fille qui, au bout de quelques. jours, faisait une petite poussée de pneumonie scissurale hémorrágipare ; depuis un an, de temps à autre, toujours à l'époque menstruelle, elle a continué à présenter, en même temps qu'une réaction thermique à 38°,5-38°,2, de petites poussées semblables de pneumonie tuberculeuse scissurale, avec hémoptysies.

Cette élévation thermique, au moment des règles, n'a pas toutefois une valeur pathognomonique. Riebold avait déjà démontré que l'apparition des règles pouvait amener une poussée thermique dans la convalescence d'une fièvre grave, ou d'une infection aiguë quelle qu'elle soit : fièvre typhoïde, endométrite, influenza, rhumatisme articulaire aigu, etc. On a décrit également la *fièvre rhumatoïde prémenstruelle des jeunes filles ;* toutefois il faudrait, à l'heure actuelle, en présence de ces cas, toujours songer à la possibilité du *rhumatisme tuberculeux* de Poncet.

IV. Réactions thermiques provoquées. — Les *réactions thermiques provoquées par les interventions thérapeutiques* sont également intéressantes à noter. Nous étudierons successivement, avec Ch. Mantoux, celles qui sont occasionnées par *l'ingestion de certains médicaments*, par les *interventions externes*, par les *médicaments hypodermiques*.

Parmi les *médicaments* employés chez les tuberculeux, les *hypnotiques* et les *calmants* jouissent, en effet, de cette propriété assez singulière de déterminer une élévation thermométrique chez un tuberculeux apyrétique, au réveil, le lendemain du jour de son administration. Ce fait a été mis en évidence par Sabourin. L'élévation thermique se produit tantôt avec les opiacés, codéine, extrait thébaïque, tantôt avec le chloral, le sulfonal, le trional.

Les *interventions externes*, notamment l'application des pointes de feu ou de vésicatoires, peuvent provoquer, elles aussi, une élévation sensible de la température. Nous dûmes suspendre l'emploi de toute révulsion chez un phtisique à marche progressive, qui, lors de l'application de deux topiques, à quinze jours d'intervalle, présenta une élévation de 1° de sa température, déjà fort élevée, avec aggravation de l'état général. Depuis, nous avons noté d'autres faits semblables.

Les *injections hypodermiques* peuvent agir sur la température des tuberculeux de deux façons différentes :

1° D'une *façon spécifique* : c'est le propre de la *tuberculine de Koch*. L'étude de cette réaction, si intéressante pour le diagnostic, ne doit pas être étudiée ici.

2° D'une façon en quelque sorte *banale*. C'est ainsi que Hutinel a observé, chez des enfants

tuberculeux auxquels on avait fait des injections
de sérum artificiel ou de sérum antidiphtérique,
des élévations de température très marquées.
Toutes les injections sous-cutanées, injections de
cacodylate, de glycérophosphate, etc., peuvent
produire le même effet. Cependant les injections
d'eau salée semblent douées de propriétés plus
spécialement hyperthermisantes. C'est ainsi que,
chez deux de nos malades adultes en pleine évolution caséeuse, les injections d'*eau de mer*, faites
à titre thérapeutique, provoquèrent à chaque fois
une élévation thermique de cinq dixièmes à un
degré; l'hyperthermie ainsi provoquée mettait, à
chaque fois, deux ou trois jours pour s'effacer.
Les enfants seraient d'ailleurs plus sensibles que
les adultes aux injections de sérum. Sirot (de
Beaune) a même proposé de faire, de l'injection
hypodermique de sérum artificiel, un moyen de
diagnostic de la tuberculose : les observations
ultérieures n'ont pas confirmé la valeur de cette
méthode.

**V. Réactions thermiques par affection
surajoutée.** — Mantoux signale des *réactions
thermiques d'origine gastro-intestinale*. C'est ainsi
qu'un embarras gastrique, une crise de constipation, sont capables de provoquer une exacerbation
fébrile chez un phtisique.

Les tuberculeux sont enfin exposés, autant et
plus que les sujets normaux, à toutes les maladies
infectieuses. Au début de l'invasion de la maladie
intercurrente, alors que cette dernière ne s'est
encore manifestée que par une élévation de la

courbe thermométrique, il peut être assez malaisé de distinguer cette dernière d'une *poussée tuberculeuse* nouvelle. La grippe, la fièvre typhoïde, la pneumonie (dont récemment Mosny et Harvier ont démontré la fréquence chez les tuberculeux) offrent certainement, à cet égard, les plus grandes difficultés diagnostiques.

§ 4. — *Les réactions thermiques d'origine tuberculeuse.*

Aux réactions thermiques précédentes, et qui, provoquées par des causes occasionnelles non spécifiques, ne doivent leurs caractères qu'au terrain particulier sur lequel elles évoluent, s'oppose la *fièvre proprement tuberculeuse* (Ch. Mantoux). Ses modalités sont nombreuses ; mais il semble de plus en plus que, dans son interprétation, sans que nous voulions aborder ici le problème pathogénique de la fièvre des tuberculeux, les infections secondaires cèdent le pas à l'infection par le bacille de Koch lui-même (travaux de Strauss et plus récemment, à l'étranger, de Schabad, de Schröder et Mennes).

A la rigueur même on pourrait objecter, à notre division en deux groupes de la fièvre chez les tuberculeux, que la plupart des réactions thermiques classées sous le chef de réactions « occasionnelles » « non tuberculeuses » ne sont, en réalité, très probablement que de vraies poussées tuberculeuses, sous l'influence de causes occasionnelles spéciales. Quoi qu'il en soit, nous allons maintenant étudier ici la fièvre liée étroitement à l'évolution des lésions bacillaires.

En nous plaçant au seul point de vue clinique, nous étudierons successivement :

1° Les principaux *types fébriles* de la tuberculose pulmonaire ;

2° Les *réactions thermiques* au cours de *l'évolution de la tuberculose pulmonaire chronique commune : poussées intercurrentes et complications.*

I. Les principales modalités cliniques de la fièvre tuberculeuse. — Renonçant à une classification rationnelle des types fébriles au cours de la tuberculose pulmonaire, nous décrirons les principaux types suivants, qui ont une certaine valeur séméiologique : la *fièvre hectique,* la *fièvre intermittente bénigne tuberculeuse,* le *type inverse,* le *type subfébrile,* le *type continu à plateau,* la *fièvre irrégulière à grands accès,* la *fièvre rémittente,* le *type périodique.*

A. Fièvre intermittente hectique. — La *fièvre intermittente hectique* est le type le plus connu. Elle est caractérisée par des oscillations très amples, le thermomètre se maintenant le matin aux environs de la normale, à 37°, pour monter très haut le soir jusqu'à 39°,5 ou 40°. La fièvre hectique est la *fièvre de résorption* ou *fièvre septique* de Jaccoud. Sa pathogénie est toutefois discutée encore à l'heure actuelle. Elle s'observe uniquement dans les *phtisies évolutives,* caséeuses ou fibro-caséeuses, au moment du ramollissement des poussées d'infiltration caséeuse, à la période cavitaire des auteurs (voir fig. 11).

L'accès fébrile, qui n'est pas toujours unique d'ailleurs, commence ici, comme dans la fièvre

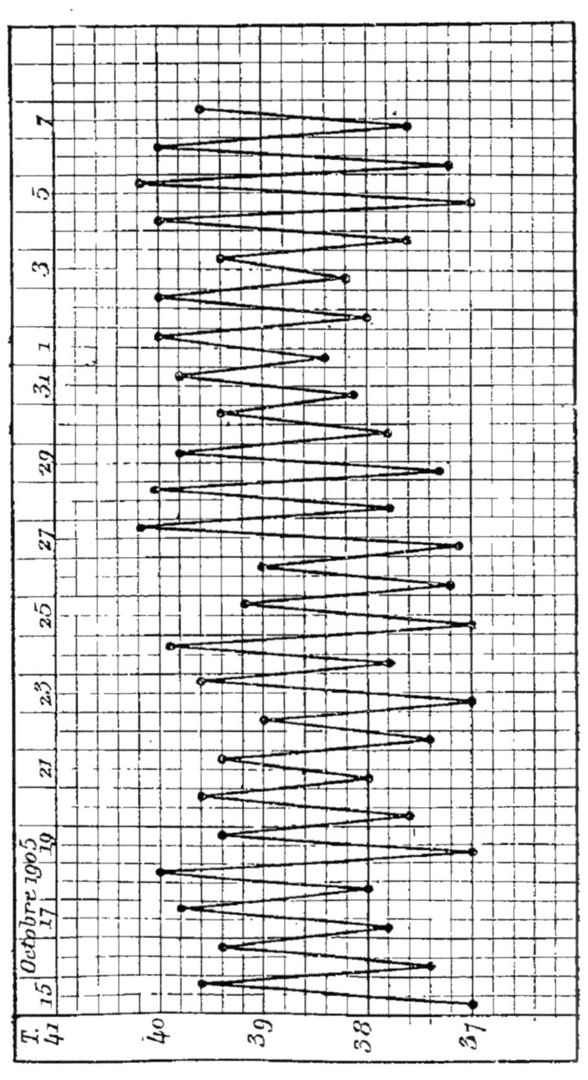

Fig. 11. — Fièvre hectique (phtisie fibro-caséeuse extensive d'une durée de huit mois).

paludéenne, par un stade de froid, avec *frissons* et claquement des dents qui affectent particulièrement le malade, puis survient un stade de chaleur terminé par des *sueurs profuses* extrêmement pénible. Le pouls est toujours fréquent et faible, même au moment de l'apyrexie (Hirtz et Eudes). Ces accès reparaissent habituellement à la même heure.

Cette fièvre s'accompagne promptement d'une déchéance particulière et rapide de l'organisme. Rapidement, si la fièvre se prolonge, le malade arrive à la période colliquative, avec sueurs de plus en plus abondantes, une soif permanente ; la langue est rouge, souvent recouverte de muguet ; la diarrhée est incoercible. Le phtisique tombe dans le marasme squelettique ; la peau est collée sur les os, les yeux enfoncés dans l'orbite, les tempes creuses, les muscles atrophiés, les jambes œdématiées ; et, au milieu de cette ruine, seules restent debout l'intelligence. la sensibilité et souvent l'espérance.

B. Fièvre intermittente bénigne tuberculeuse. — A ce type intermittent de pronostic toujours fatal, il faut opposer un autre type décrit par Weill et son élève Roussy : c'est la *fièvre intermittente bénigne tuberculeuse.* Elle s'installe d'habitude au cours d'un état subfébrile léger et se caractérise par des oscillations allant de 37° le matin à 39.5-40°.5 le soir, ce maximum étant généralement constatée vers 6 heures du soir. Le fait caractéristique ici, c'est que la fièvre s'établit en quelque sorte à l'insu du malade, sans frisson,

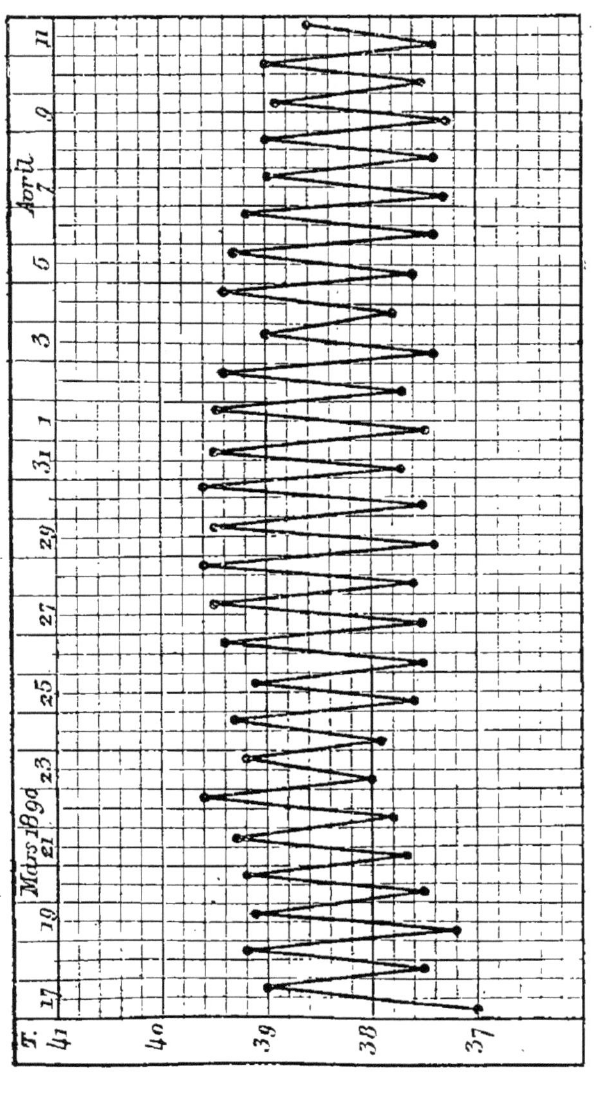

Fig. 42. — Fièvre intermittente bénigne tuberculeuse (d'après Roussy).

sans phénomènes généraux, comme s'il s'agissait d'un état apyrétique. Les malades n'ont ni transpiration ni céphalalgie; ils ont simplement chaud le soir, et, chose remarquable, ils continuent à manger et souvent aussi à vaquer à leurs occupations.

Bard et nous-même avons observé une, semblable fièvre intermittente quotidienne au cours des *granulies discrètes*. Il semble bien, d'ailleurs, que les deux observations rapportées par Weill se rapportent à cette intéressante forme clinique des granulies (fig. 12).

C. Type inverse. — Le *type inverse de Brünniche* s'observe à peu près dans les mêmes cas cliniques que la fièvre hectique; il indiquerait, pour Brünniche, une granulie généralisée. Dans ce type, la température, au lieu de présenter l'exacerbation vespérale et la rémission matinale normale, offre des oscillations inverses. Il doit, le plus souvent. éveiller l'idée de *tuberculose*, soit du poumon, soit des autres organes, cependant pas forcément. Pour E. Clément, qui a étudié à cet effet 490 malades pris indistinctement, 9 fois et demi sur 10, quand on l'observe, il s'agit de tuberculose. Il s'observe généralement, un, deux jours au plus, au cours d'une fièvre hectique ordinaire. Son pronostic est donc généralement grave. Fraenkel l'a observé dans un cas de fièvre typhoïde. Signalons en outre que, pour Barbier, la forme inverse de Brünnische paraît reposer simplement sur une insuffisance d'observation; il s'agit de malades dont l'accès nocturne finit tard dans la

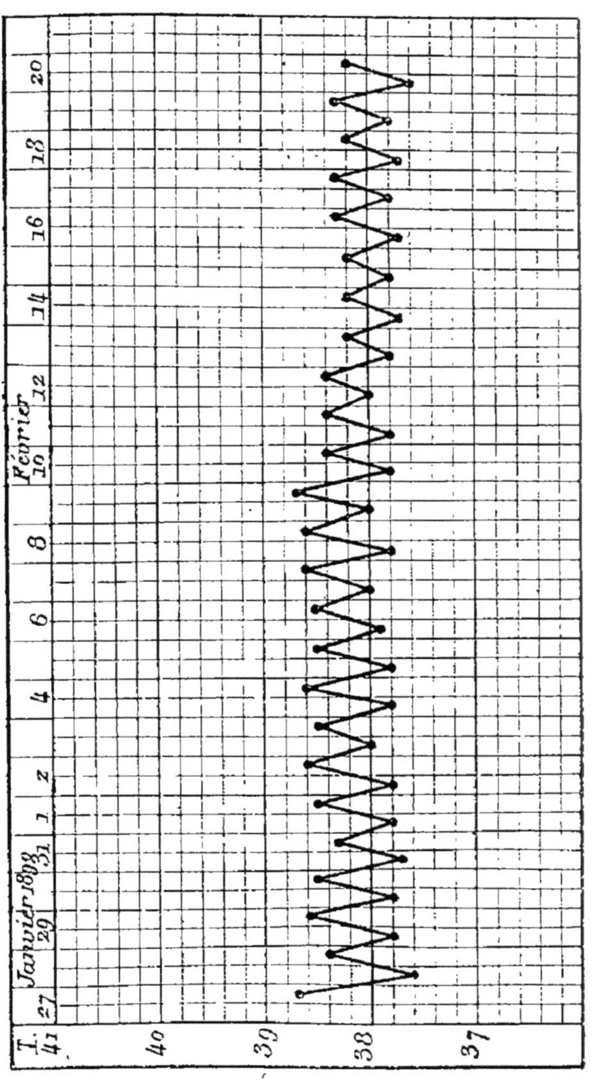

Fig. 13. — Type régulier subfébrile (d'après Roussy).

matinée, ou dont l'accès diurne commence et finit tôt.

D. Type subfébrile. — L'état *subfébrile* de Strümpell est un type fébrile dans lequel la température du matin est normale, tandis que la température du soir s'élève un peu sans jamais dépasser cependant 38°,5 (fig. 13). Ce type se rencontre dans trois cas différents : 1° au *début de la phtisie fibro caséeuse commune;* 2° au cours de l'évolution même de la phtisie commune, comme *période intercalaire* à deux accès de fièvre hectique, avec la signification d'une rémission relative; 3° dans la *phtisie des enfants.*

E. Apyréxie de la tuberculose chronique infantile. — D'une façon générale, d'ailleurs, — ouvrons ici une parenthèse, — on sait que la tuberculose des enfants évolue sans grande fièvre. Une véritable *apyréxie* s'observe même, le plus souvent, dans les formes chroniques de la tuberculose infantile ; elle est la règle dans la *tuberculose chronique généralisée de la première enfance,* bien que l'évolution en soit relativement rapide.

L'apyrexie est loin d'être rare également dans les tuberculoses de la seconde enfance; mais alors il ne s'agit plus de formes généralisées, mais de tuberculoses locales. L'apyrexie procède par de longues périodes, entrecoupées de quelques poussées fébriles en rapport avec l'extension du foyer tuberculeux.

Les autopsies révèlent, dans ces cas de tuberculoses apyrétiques aussi bien de la première que de la seconde enfance, une prédominance notable des lésions *caséeuses* sur les autres lésions; mais avec cette grande différence que, dans la première enfance, les lésions se diffusent très rapidement dans tous les organes, en conservant les mêmes caractères anatomiques de tuberculoses locales qui sont le propre de la seconde enfance. C'est, suivant l'expression de Weill, une *tuberculose locale généralisée* (Weill et Dauvergne).

Les types suivants ont une signification séméiologique moins nette.

F. Fièvre irrégulière à grands accès. — La *fièvre irrégulière à grands accès*, dans laquelle la courbe thermique est absolument irrégulière et ne se laisse réduire à aucun schéma, se rencontre surtout intense dans la *granulie généralisée*. Moins marquée, on la retrouve également dans les *poussées aiguës* au cours de la *phtisie fibro-caséeuse*, soit dans les *formes caséeuses*. Elle survient par accès journaliers ou bi-quotidiens, ou tri-quotidiens, séparés par des intervalles variables sur les tracés, pendant lesquels la température peut rester au-dessus de 37°, atteindre 37° et souvent descendre au-dessous, et déterminer un véritable collapsus léger et passager (Grancher et Barbier) (fig. 14).

G. Fièvre rémittente. — La *fièvre rémittente* se caractérise par la rémission matinale de la fièvre, rémission qui ne va jamais jusqu'à la normale. La courbe oscille entre 38°-38°,5 le matin et 39°,5-40° le soir (fig. 15)[1]. Ce type s'ob-

[1] Phtisie galopante au début, avec excavations des deux sommets, splénomégalie, hépatomégalie, albuminurie (obs. n° 1385 de la collection du Pr Pic, recueillie durant une suppléance de ce dernier. Fragment de la courbe thermométrique).

serve dans les *phtisies caséeuses* ou à *prédominance caséeuse*. Au bout d'un certain temps, il est fréquent de voir la fièvre hectique lui succéder.

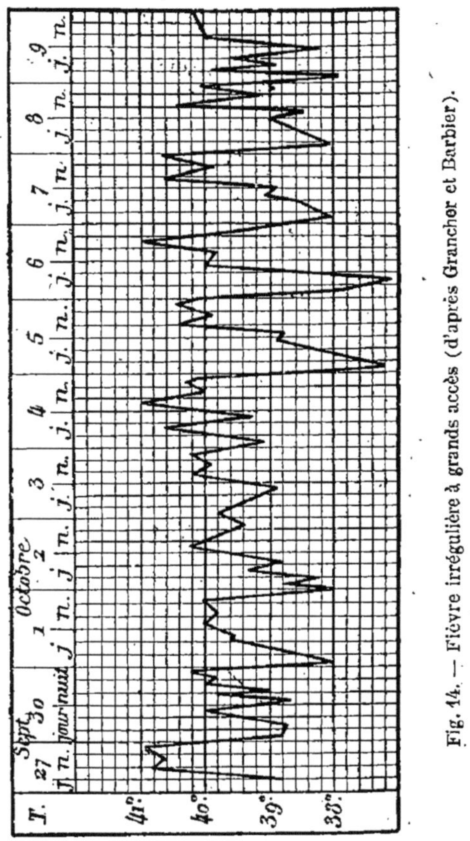

Fig. 14. — Fièvre irrégulière à grands accès (d'après Grancher et Barbier).

H. Fièvre continue. — La *fièvre continue*, assez rare, plus rare en tout cas que le type remittent, est caractérisée par une courbe thermomé-

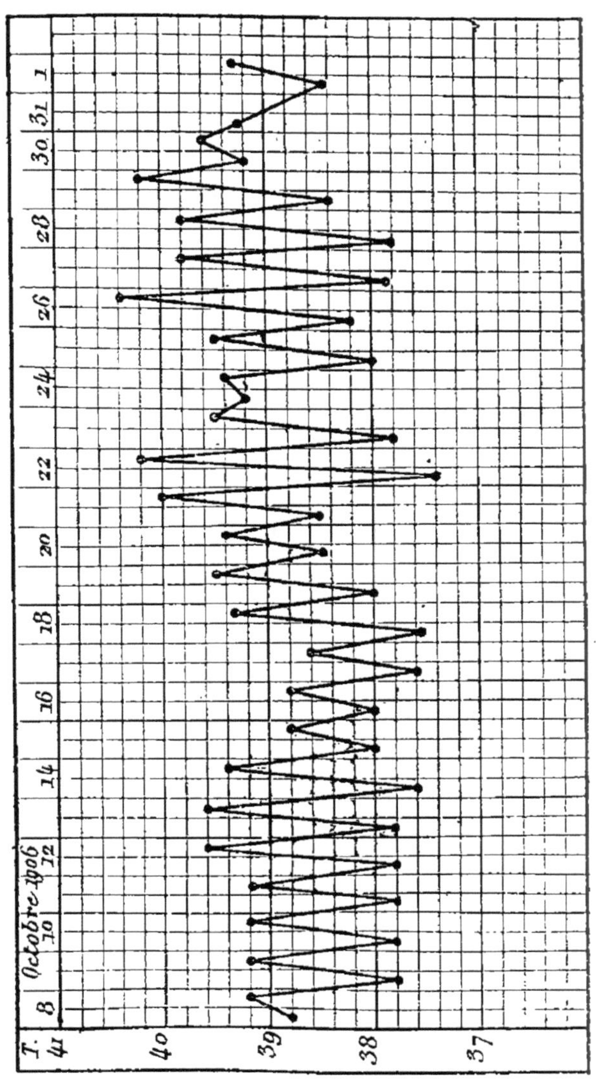

Fig. 15. — Fièvre rémittente.

trique en plateau, avec des oscillations thermiques ne dépassant pas un degré (fig. 16). Elle s'observe principalement dans les circonstances suivantes : 1° au cours ou dès le début des *phtisies caséeuses* ou à *prédominance caséeuse*, où elle indique une progression ininterrompue de la maladie ; 2° dans le *typho-bacillose de Landouzy*. Elle y affecte une allure très voisine de la fièvre continue de la fièvre typhoïde. Elle s'en distingue toutefois par les particularités suivantes : oscillations thermiques plus considérables que dans la fièvre typhoïde, pouls plus élevé relativement à la température, mais avec dissociation maintenue toutefois entre ces deux symptômes.

I. Type périodique à forme ondulée. —

Enfin signalons le *type périodique* étudié par Weill et par Roussy sous le nom de *type à variations régulières (forme ondulée)*, et à nouveau tout récemment par Ch. Mantoux. La courbe thermométrique décrit comme de grandes ondes formées par l'alternance de périodes à températures hautes et de périodes à températures basses, rattachées les unes aux autres par des périodes intermédiaires.

Ce type s'observe principalement, d'après Ch. Mantoux, chez les porteurs de lésions étendues et profondes, que ces lésions soient ulcéreuses ou qu'elles évoluent uniquement dans le sens de la sclérose. Pour notre part, nous ne l'avons jamais observé que dans les phtisies à prédominance caséeuse, c'est-à-dire assez rapidement évolutives. Mais nous souscrivons entièrement à l'opinion de

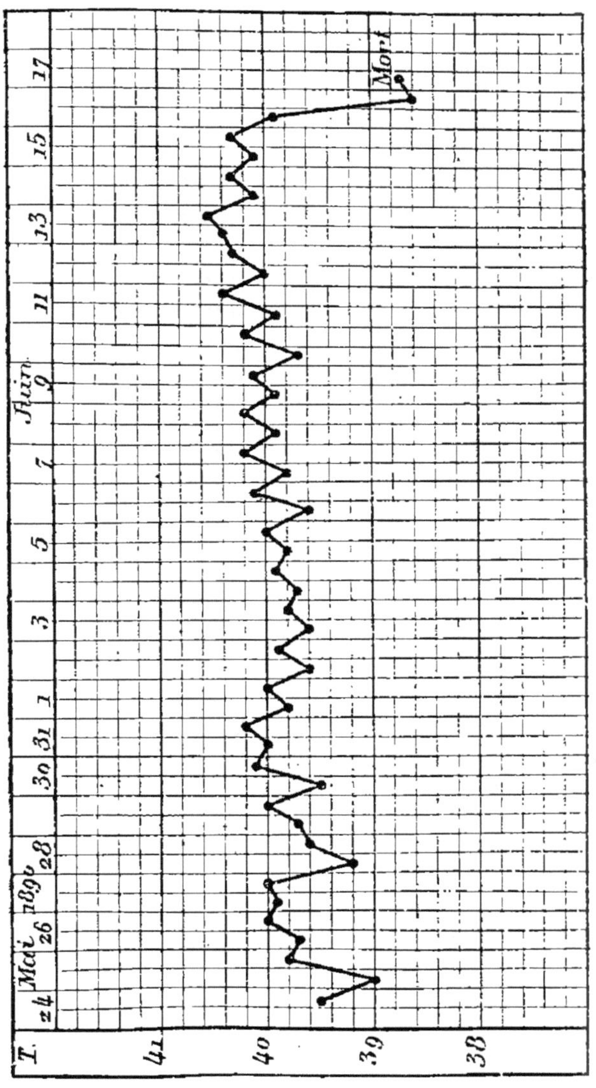

Fig. 16. — Fièvre continue en plateau (d'après Roussy).

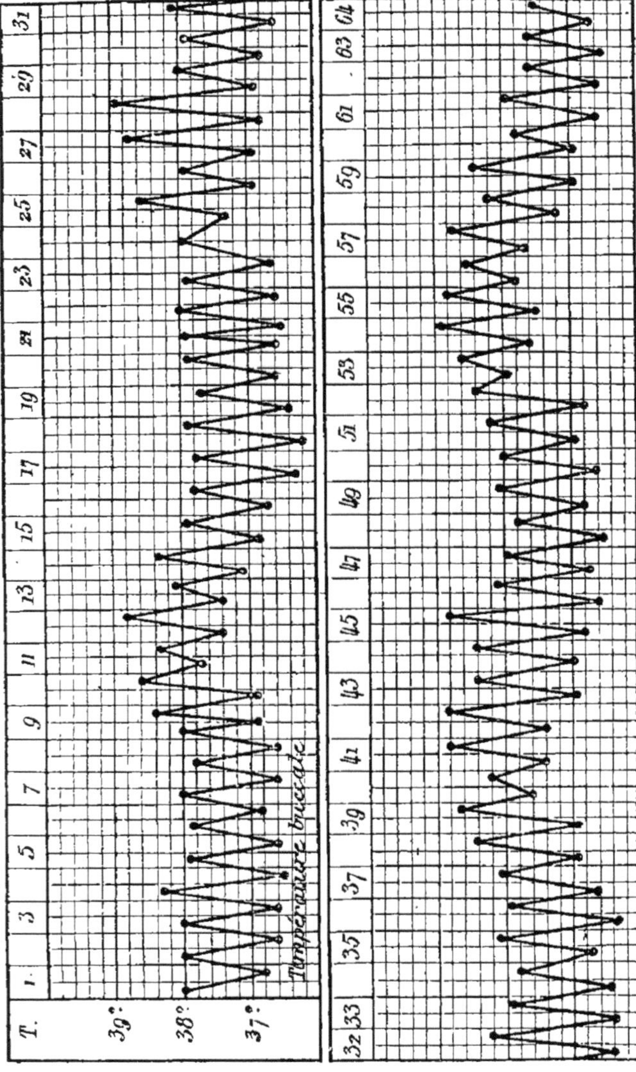

Fig. 17. — Type périodique à forme ondulée (fièvre à grandes ondes) (d'après Ch. Mantoux).

Ch. Mantoux, lorsqu'il indique que ces grandes ondes fébriles correspondent à des poussées pulmonaires congestives, plus exactement, dirons-nous, à des poussées d'infiltration caséeuse, d'ailleurs décelables généralement à une auscultation minutieuse.

TABLEAU SYNOPTIQUE

DES PRINCIPALES MODALITÉS CLINIQUES DE LA FIÈVRE TUBERCULEUSE

1° Fièvre intermittente hectique.	1. Phtisies caséeuses. 2. Phtisies fibro-caséeuses (à un stade avancé).	
2° Fièvre intermittente bénigne tuberculeuse.	Granulies discrètes.	
3° Type inverse.	1. Phtisies caséeuses. 2. Phtisies fibro-caséeuses (à un stade avancé).	
4° Type subfébrile.	Phtisies fibro-caséeuses communes.	1. Au début. 2. Dans les périodes intercalaires. 3. Au cours de la première enfance.
5° Fièvre irrégulière à grands accès.	1. Granulie généralisée. 2. Phtisies fibro-caséeuses (au moment des poussées aiguës). 3. Phtisies caséeuses.	
6° Fièvre rémittente.	Phtisie caséeuse ou à prédominance caséeuse.	
7° Fièvre continue.	1. Phtisies caséeuses ou à prédominance caséeuse. 2. Typho-bacillose de Landouzy.	
8° Type périodique (forme ondulée).	1. Phtisie à prédominance caséeuse et à poussées aiguës subintrantes. 2. Phtisies fibreuses étendues (Ch. Mantoux).	

II. Les réactions thermiques au cours de l'évolution de la phtisie fibro-caséeuse commune. — Les réactions thermiques au cours de l'évolution de la phtisie chronique commune sont du plus haut intérêt pour le clinicien. Les variations thermiques sont certainement, en effet, celles qui sont le plus directement en rapport *avec l'évolution même* du processus tuberculeux.

A. Réactions thermiques du début et des poussées évolutives. — La fièvre est un symptôme *précoce*, — peut-être le premier en date, — selon nous, du *début* évolutif de la phtisie commune[1]. *Pas de début vrai de tuberculose pulmonaire sans fièvre*, sans fièvre recherchée systématiquement selon les règles que nous avons fixées, bien entendu.

La phtisie commune évolue, nous l'indiquerons plus tard, par *poussées évolutives* successives, entrecoupées de *périodes d'accalmie* (V. p. 410). Là encore la fièvre est le signe précoce et fidèle qui permet de suivre les phases diverses de l'évolution, symptômes physiques et fonctionnels, — à part l'étude de la formule bacillaire, — ayant une précision et en tout cas une précocité peut-être moindres.

La fièvre est d'autant plus élevée que la poussée évolutive a une acuité et par suite une gravité plus grande. De même, le rapprochement des poussées thermiques, avec diminution des périodes in-

---

[1] Nous montrerons ultérieurement que la *phtisis incipiens* des auteurs, et les symptômes qui s'y rattachent, se rapportent, en réalité, soit à la tuberculose pulmonaire abortive, soit à la tuberculose latente.

tercalaires plus ou moins apyrétiques, signifie une phtisie nettement évolutive à prédominance caséeuse.

La fièvre, ici comme en tout processus morbide, est conditionnée par l'*activité évolutive* des lésions et non par l'étendue. Tels malades ont des cavernes énormes qui sont apyrétiques ; tels autres, avec un foyer caséeux à peine perceptible, auront une fièvre élevée.

B. Variations thermiques journalières.

— Si l'on n'envisage plus les variations périodiques de la température, mais ses *variations journalières*, c'est à-dire celles qu'elle présente pendant la durée d'un nychthémère, on constate les faits intéressants suivants signalés par Barbier.

Si, à l'exemple de cet auteur, on effectue des mensurations toutes les deux heures, on note alors des accès fébriles, de durée fort courte, qui échappent à une recherche thermométrique pratiquée deux ou trois fois par jour selon l'usage. Les deux courbes ci-jointes, extraites du mémoire de Barbier, mettent bien ce fait en évidence (fig. 18 et 19).

Le plus souvent, les accès se répètent deux ou trois fois dans les vingt-quatre heures. C'est spécialement *l'accès nocturne* qui passe inaperçu.

L'heure des accès et leur nombre paraissent assez réguliers chez chaque sujet. Lorsqu'il y a deux accès, l'un est diurne, l'autre nocturne. Le premier atteint son acmé entre une heure et trois, le second entre neuf et onze heures du soir. Lorsqu'il y a trois accès, deux sont diurnes, le troi-

sième nocturne : la première exacerbation a son
maximum entre dix heures et midi, la seconde

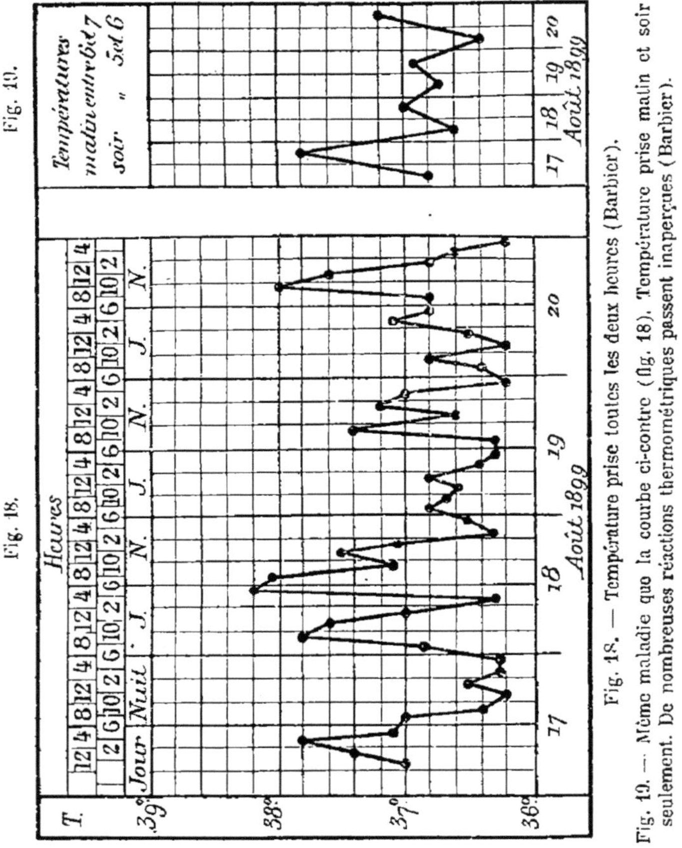

Fig. 18. — Température prise toutes les deux heures (Barbier).

Fig. 19. — Même maladie que la courbe ci-contre (fig. 18). Température prise matin et soir
seulement. De nombreuses réactions thermométriques passent inaperçues (Barbier).

entre quatre et six ; l'accès nocturne se produit
aux mêmes heures que précédemment. C'est la
justification de la règle horaire pour les explora-

tions thermométriques que nous avons donnée précédemment.

D'après Barbier, la fièvre continue serait aussi tout à fait exceptionnelle; il s'agit presque toujours de fièvre rémittente ou intermittente. La *forme inverse de Brünniche* reposerait elle-même sur une insuffisance d'observation : il s'agit de malades dont l'accès nocturne finit tard dans la matinée, et dont l'accès diurne commence et finit tôt.

III. Réactions thermiques au cours des accidents et complications.

— Les réactions thermiques dues aux poussées tuberculeuses ne doivent pas être confondues, ainsi que l'indique Ch. Mantoux, avec les différentes *manifestations et complications pleuro-pulmonaires* qui surviennent chez les phtisiques.

Les *pleurites sèches* se traduisent, en général, par des réactions thermiques assez modérées.

La *pleurésie avec épanchement* donne au contraire lieu, le plus souvent, à une réaction thermique franche, surtout chez les sujets habituellement apyrétiques. Cette notion pourra être des plus utiles, témoin le cas suivant. Nous voyons récemment une jeune femme qui, depuis deux semaines, tousse et a maigri; de plus, sa température oscille entre 38° et 39°, au sommet droit, on note de la rudesse respiratoire qui traduit, à n'en pas douter, une induration tuberculeuse. C'est, d'ailleurs, le diagnostic porté par deux confrères qui ont prescrit la vie au grand air et la suralimentation. Mais, pour nous qui connaissons l'apyrexie ou la faiblesse de la réaction thermique de la tuberculose abortive, ce diagnostic ne peut nous suffire. Nous interrogeons les bases, et nous trouvons à gauche les signes évidents d'une pleurésie avec épanchement, légers mais nets, et nous nous hâtons de prescrire le repos complet au lit.

Il est évident, d'autre part, que, chez des tuberculeux fébricitants, cette réaction thermique, propre à l'épanchement intercurrent, pourra passer inaperçue, et qu'en ce cas, seule une auscultation fréquemment répétée du malade pourra mettre sur la voie du diagnostic.

Le *pneumothorax*, ainsi que l'a montré Merklen, ne donne pas forcément lieu par lui-même à une poussée thermique. La pleurésie, purulente ou non, qui l'accompagne en est la cause initiale, plutôt que l'épanchement gazeux lui-même. De fait, la fièvre est fréquente et persiste habituellement six semaines à deux mois, irrégulière, alternativement continue et rémittente. Elle n'indique d'ailleurs pas forcément la nature purulente de l'épanchement liquide (F. Merklen). D'après notre observation, l'épanchement pleurétique n'est pas la cause la plus fréquente de la fièvre au cours du pneumothorax tuberculeux. Ainsi que nous le dirons plus loin, cette complication, en dehors du cas exceptionnel de la rupture d'une vésicule emphysémateuse au cours de la phtisie fibreuse, survient presque exclusivement au cours des phtisies caséeuses. Et c'est plus spécialement à l'occasion d'une poussée nouvelle, presque subintrante d'ailleurs, que nous l'avons toujours observée. La poussée d'infiltration tuberculeuse paraît bien être alors la cause essentielle de la fièvre.

Les *poussées congestives* des classiques, qui ne sont autres que des poussées de *pneumonie tuberculeuse*, se comportent d'une façon très variable. Tantôt elles restent parfaitement apyrétiques : ce sont les faits bien étudiés par Ch. Mantoux sous le nom de *congestion froide;* tantôt et plus fréquemment elles s'accompagnent d'une réaction thermique plus ou moins franche et plus ou moins prolongée : ce sont les *pneumonies nécrosantes* de Sabourin. S'agit-il d'une vraie *pneumonie caséeuse* intercurrente, toujours il existe une fièvre vive. Cette dernière ne reproduit jamais la courbe classique de la pneumonie franche : ses grandes oscillations s'opposent au plateau régulier de la pneumonie franche aiguë.

Les *hémoptysies* enfin peuvent être apyrétiques ou fébriles. Nous ne reviendrons pas sur ce point (V. p. 65).

IV. Réactions hypothermiques. — Signalons enfin, en terminant, l'existence de *réactions hypothermiques* étudiées par Ch. Mantoux, qui surviennent chez les tuberculeux dans des cas très différents.

L'hypothermie *migraineuse* (Ch. Mantoux) se caractérise par une chute brusque et passagère de température. Cette chute, qui coïncide avec l'accès migraineux, peut être assez accentuée; Ch. Mantoux a vu la température rectale descendre jusqu'à 36°. Cette hypothermie migraineuse nous paraît se produire plus spécialement au cours de la tuberculose abortive, ou en tout cas des phtisies faiblement évolutives.

Au cours des phtisies évolutives, des hypothermies brusques avec sueurs et cyanose peuvent s'observer. Elles y paraissent en rapport tantôt avec la production brusque des nappes caséeuses étendues, tantôt avec des éclosions granuliques terminales, tantôt avec le pneumothorax (une observation de Bard et Bricage) (Paviot).

Signalons enfin ces hypothermies transitoires observées par Daremberg chez les tuberculeux, et décrites par lui sous le nom de « *grands minima* ». Lorsque les *grands minima de la température* surviennent brusquement chez un tuberculeux jusque là assez résistant et peu fébricitant, ils permettent de prononcer un fâcheux pronostic. Le malade cesse d'être résistant. Ainsi, lorsqu'un malade a ordinairement 37°,2 à 8 heures du matin et 37°,8 à 5 heures du soir, et supporte bien cette fébricule tuberculeuse, si tout à coup il a 35°,8 à 8 heures du matin, il est probable qu'il aura un fort accès de fièvre le soir, ou les plus prochains jours suivants. Si le grand minimum de la température atteint 35°,8 pendant la nuit, entre 2 heures et 4 heures du matin, le pronostic est beaucoup moins grave (Daremberg).

§ 5. — *Valeur séméiologique des réactions thermiques.*

La *valeur diagnostique* des réactions thermiques résulte de l'exposé précédent. Pour éviter toute répétition, nous nous contenterons ici, en guise de résumé, de l'exposé des quelques propositions suivantes, qui répondent aux notions diagnostiques les plus utiles à connaître en pratique :

Toute élévation thermique provoquée par un exercice *modéré*, comme la marche, si cette élévation dépasse 38° ou persiste plusieurs heures au repos, doit faire rechercher une tuberculose latente. Si cette constatation s'accompagne d'amaigrissement, d'anorexie et de pâleur, il faudra se comporter comme en présence d'une tuberculose certaine.

Il faut se rappeler, en effet, que si la tuberculose est la cause la plus inconstante de l'instabilité thermique, elle n'est certainement pas la seule ; on se rappellera que la fatigue musculaire excessive, les dyspepsies, les végétations adénoïdes, les infections latentes de l'appareil génital notamment, prédisposent aux poussées fébriles (F. Bezançon et Voillemot).

Krautz, qui a constaté, après l'exercice, une élévation thermique de plus de quatre dixièmes de degré chez l'enfant normal comme chez l'enfant tuberculeux (à la vérité, plus durable chez ce dernier), conseille de ne pas s'en rapporter à cette seule épreuve et d'établir la moyenne des températures pendant dix jours.

Quoi qu'il en soit de la valeur relative de la fièvre provoquée comme signe de début de la tuberculose pulmonaire, la fièvre spontanée est, en tout cas, pour nous, *le meilleur de tous les symptômes du début de l'évolution d'une tuberculose pulmonaire.*

La persistance et la prolongation de la fièvre feront toujours aussi songer à la tuberculose.

. La fièvre tuberculeuse est essentiellement une fièvre par accès. Il en résulte comme règle clinique que, *lorsque la cause d'une fièvre intermit-*

tente échappe, il faut penser à la tuberculose[1]
(Paviot).

Le type inverse doit éveiller, mais cependant pas
d'une façon absolue, l'idée de tuberculose.

La *valeur pronostique* de l'étude de la réaction
thermique d'un phtisique résulte essentiellement
de ce fait qu'elle permet de suivre très exactement
l'évolution du processus tuberculeux, d'en noter
les poussées évolutives nouvelles, de même que les
phases de rémission intercalaires. L'absence de
fièvre au cours d'une tuberculose pulmonaire commune est la meilleure preuve du stationnement du
processus. Toute élévation de température est, au
contraire, l'indice d'une évolution de la maladie.

Toutefois la formule classique, qui subordonne
d'une façon absolue le pronostic de la tuberculose
pulmonaire au degré de la fièvre elle-même, est
un peu simpliste, nous l'avons montré. Nous rappellerons notamment les cas de fièvre intermittente
au cours des granulies discrètes, dont la signification est constamment bénigne. D'autre part, des
cas de phtisies caséeuses, notamment chez les
enfants, peuvent évoluer sans fièvre. Enfin
Schröder a vu que, chez beaucoup de tuberculeux
fébricitants, on peut, à l'aide d'un traitement et
d'une alimentation convenables, obtenir encore des
augmentations de poids s'élevant jusqu'à dix et
quinze livres dans l'espace de peu de mois.

L'étude du tracé peut encore fournir au pro-

---

[1] Des cas fort embarrassants sont ceux signalés par certains auteurs où la malaria se manifeste avec des signes de
bronchite ou de congestion des sommets (Sokolowski,
Dunin, Werner, Martin, de Brun).

nostic d'autres indications. Les formes les plus mauvaises sont celles où la fièvre est irrégulière, atteint par exemple son maximum le matin. Brunnïche regarde même ce type inverse, à maximum matinal, comme un signe certain de généralisation et de poussée granulique. Les formes subcontinues, sans rémission matinale complète, épuisent et fatiguent beaucoup plus que les formes avec accès intermittents, bien que, dans celles-ci, les températures maxima sont assez souvent plus élevées. Les minima trop bas ont une signification plus fâcheuse encore que les maxima trop élevés (Plicque).

§ 6. *La température locale chez les tuberculeux pulmonaires.*

La température locale, étudiée chez les tuberculeux pulmonaires, fournit, ainsi que l'ont montré Peter, puis Vidal (d'Hyères), de précieux renseignements cliniques. Négligée depuis ces auteurs, l'étude de cette méthode thermométrique vient d'être reprise par Vogel (de Davos).

Le procédé de Peter consiste à placer le thermomètre à la partie antérieure du thorax, au niveau du second espace intercostal. L'instrument, recouvert d'une couche d'ouate, est maintenu en place soit à l'aide d'un bandage, soit plus simplement par le doigt du malade ou du médecin. Vogel conseille la température axillaire. Un second thermomètre sera semblablement appliqué au niveau de la région homologue, pour juger de la *disparité* dans l'hyperthermie locale des sommets.

Dans la tuberculose pulmonaire, la température locale des espaces intercostaux supérieurs est plus élevée du côté malade que du côté sain (Peter). Vogel[1] a confirmé l'exactitude de cette proposition : cette différence de température est assez accusée et atteint parfois un demi-degré; elle est presque constante sur un grand nombre de malades.

Cette disparité de la température locale de régions homologues est un signe facile et précis de la *tuberculisation commençante* pour Peter. De plus, l'élévation locale de la température, d'après cet auteur, est généralement proportionnelle à la nature, l'étendue et la gravité des lésions. De toutes les formes de tuberculose pulmonaire, c'est, en effet, la *pneumonie caséeuse* qui donne les plus hautes températures locales (Peter).

Lorsque les deux poumons sont atteints, c'est le poumon pris en second lieu qui présente la température la plus élevée. Elle correspond alors à une poussée encore en évolution, alors que la lésion primitive est passée à l'état stationnaire. De même, lorsque la tuberculose continue à évoluer dans les deux poumons, c'est du côté où cette évolution est particulièrement active que la température axillaire est plus élevée. Par suite, une température axillaire plus élevée d'un côté indique donc le poumon dans lequel le processus est plus actif.

A noter que l'injection d'une dose très faible de tuberculine, chez les inégaux thermiques axillaires,

---

[1] Nous rapportons les recherches de cet auteur d'après l'intéressante analyse qu'en a donnée Romme.

fait temporairement disparaître la différence. Une injection d'une dose relativement élevée accentue, au contraire, cette différence.

En conclusion pratique, la différence de température axillaire permet donc de préciser certains points, particulièrement délicats mais importants, du diagnostic et du pronostic. En cas de lésion unilatérale, en effet, quand on ne connaît pas le malade, les données de la température axillaire permettent de dire si ces lésions sont récentes, en voie d'évolution, ou si elles constituent les séquelles d'un processus stationnaire. De même encore, dans les cas de lésions bilatérales, la température axillaire fournit des renseignements sur le degré d'activité du processus de chaque côté (Romme).

§ 7. *Les sueurs nocturnes.*

Bien qu'inconstantes au cours de la tuberculose pulmonaire, les sueurs nocturnes sont, au même titre que la poussée fébrile, la traduction de *toute poussée tuberculeuse évolutive*. Elles surviennent, en particulier, la nuit, ainsi que leur nom l'indique, mais surtout le matin, au moment où le malade se réveille. Elles s'accompagnent de malaise, d'insomnie ou de sommeil lourd, troublé, ne reposant pas. Bien que le plus souvent généralisées, ces sueurs sont souvent *locales*. Elles occupent la tête, le cou, la poitrine. Hippocrate croyait à leur relation avec le siège du mal : « *Ibi sudor, ibi malum,* » disait un de ses aphorismes. Pidoux a surtout insisté sur la sueur des creux sous-claviculaires (Plicque).

Dans la phtisie aiguë, Hérard et Cornil regardent l'abondance de la transpiration et des sudamina comme un signe important de diagnostic. La sueur générale survient à la fin de l'accès, probablement à la phase d'hypothermie et vraisemblablement liée à elle. Chez deux malades atteints de phtisie galopante, à qui, pendant plusieurs jours consécutifs, nous fîmes prendre la température toutes les trois heures, nuit et jour, nous observâmes toujours, chez l'un comme chez l'autre, que les sueurs nocturnes coïncidaient avec des hypothermies à 36°,7 (alors que les poussées fébriles atteignaient communément 40°). De fait, il est fréquent de voir la sueur générale se supprimer quand la fièvre devient *continue*, sans rémission matinale. De plus, les sueurs nocturnes sont les plus abondantes, comme chez le malade précédent lorsqu'elles accompagnent la *fièvre hectique*, c'est-à-dire une fièvre avec rémissions maxima, et qui apparaît au cours des *phtisies caséeuses* ou à *prédominance caséeuse*. Elles sont alors profuses, souvent colliquatives, avec diarrhée parfois extrêmement abondante.

Par contre, les sueurs nocturnes font défaut dans les formes non évolutives, apyrétiques, au cours notamment de la tuberculose pulmonaire *abortive*, de la *pleurite tuberculeuse récidivante*, de la *phtisie fibreuse discrète avec emphysème*.

Au cours de la *phtisie fibro-caséeuse commune*, elle en souligne le début au même titre que la fièvre. C'est, en tout cas, un des signes sur lesquels le malade attire le mieux l'attention. Puis, au cours de l'évolution, elle apparaît au moment des *poussées évolutives*, pour cesser tout à fait aux phases intercalaires de rémission.

Une des manifestations les plus rapides, les plus constantes de l'*amélioration* d'une phtisie, c'est la disparition complète des sueurs nocturnes. Les malades signalent eux-mêmes cette disparition en insistant sur le bien-être qui en résulte (Guetchell).

Mais on peut observer, chez les tuberculeux pulmonaires des sueurs qui ne sont pas uniquement nocturnes. On observe, en effet, aussi des crises sudorales liées au sommeil, à quelque moment qu'il ait lieu, des sueurs *hypniques*, suivant l'expression de Deliany. Dans d'autres cas plus rares, c'est le moindre exercice, la plus légère fatigue qui détermine une moiteur désagréable. Cette moiteur est surtout sensible à la racine des cheveux, au front, à la paume des mains, dont le contact rappelle, suivant Guéneau de Mussy, la peau des batraciens (Plicque).

L'usage des *antithermiques* peut aussi provoquer des crises sudorales abondantes, pénibles, accompagnées parfois d'un véritable collapsus cardiaque. Les badigeonnages externes au gaïacol ont pu même causer la mort (Bard). A la période de fièvre hectique, la plupart d'ailleurs des antithermiques, même à des doses minimes, peuvent présenter les inconvénients précédents, le pyramidon notamment[1]. Par contre, la cure d'air nocturne diminue beaucoup les sueurs nocturnes et leurs effets fâcheux.

[1] Comme pour les sueurs spontanées, l'abondance de la sudation par les antithermiques est (pour un même médicament) généralement proportionnelle à l'abaissement thermique provoqué.

CHAPITRE II

VALEUR SÉMÉIOLOGIQUE DES TROUBLES
DE L'APPAREIL DIGESTIF

DÉCALCIFICATION DENTAIRE,
DYSPEPSIES GASTRIQUE, INTESTINALE,
HÉPATIQUE ET PANCRÉATIQUE

SOMMAIRE

« De tous les organes, dit Andral, le tube digestif est certainement celui qui, après les poumons, présente, chez les phtisiques, les lésions les plus communes et les plus importantes. » Laissant de côté ici les lésions généralement considérées comme compliquant la tuberculose pulmonaire[1], nous n'aurons en vue ici que l'exposé des symptômes observés habituellement au cours de cette maladie, soit du côté des *dents*, soit du côté de l'*estomac*, de l'*intestin*, du *foie* et du *pancréas*.

§ 1. *État des dents dans la tuberculose pulmonaire. Décalcification dentaire.*

Des recherches de Dodd, il résulte que, dans la clientèle hospitalière, la presque totalité des tuberculeux présentent des lésions dentaires souvent extrêmement marquées.

Mais c'est P. Ferrier qui, dans ses intéressants travaux, a insisté d'une part sur la dureté, c'est-à-dire la bonne calcification des dents des tuberculeux guéris, et, par contre, sur la décalcification avec caries fréquentes au cours des phtisies mortelles. Il a vu également des poussées tuberculeuses coïncider nettement avec des caries dentaires. Certains tuberculeux, dont la décalcification est *permanente* et traduite d'une manière patente par la marche des caries, évoluent d'emblée vers les formes les plus graves : la granulie chez les adultes et la méningite chez les enfants et chez les adolescents; les lésions ne se calcifient pas. Par contre, dans les *phtisies fibreuses*, la décalcification est *intermittente* (J. Ferrier).

Pour Paschal, les tuberculeux qui ont des dents

---

[1] Voir à ce sujet la *Tuberculose du tube digestif*, par R. Leriche et A. Mandoul, *in* « Bibliothèque de la Tuberculose ».

striées ou irrégulières ont de meilleures chances de guérir que ceux qui ont des dents parfaites, parce que ces défauts résultent d'une infection dans le jeune âge, infection qui leur a conféré une immunité partielle.

Ces intéressantes constatations méritent confirmation et précision plus grande, avant de pouvoir être utilisées dans la pratique séméiologique.

Enfin, d'après Mœller, il ne faut pas oublier que la fièvre peut être provoquée par des dents malades, que l'on rencontre fort souvent, d'après lui, chez les tuberculeux.

§ 2. *Dyspepsie gastrique.*

« Tous les tuberculeux ont été, sont ou seront dyspeptiques, » a dit Grancher. Dès longtemps, en fait, les troubles de l'estomac chez les tuberculeux ont été étudiés par de nombreux auteurs. Les recherches classiques de Marfan, celles de A. Robin et Du Pasquier nous serviront plus spécialement de guides. Nous décrirons successivement : 1° l'*anorexie*; 2° la *dyspepsie commune des phtisiques*; 3° sa terminaison fréquente par *gastrite*; 4° la *dyspepsie des phtisiques latents ou abortifs* (dyspepsie *prétuberculeuse* des auteurs); 5° les *troubles dyspeptiques des phtisies aiguës.*

I. Anorexie des phtisiques. — L'*anorexie* des phtisiques, à des degrés variables, est un des symptômes les plus constants de l'imprégnation bacillaire. *Toute invasion première, toute poussée tuberculeuse nouvelle est marquée par une diminution de l'appétit.* C'est un signe de début aussi précoce et aussi sûr pour nous que la fièvre, les sueurs nocturnes, l'amaigrissement et la pâleur. Cette diminution de l'appétit subit d'ailleurs maintes fluctuations : elle est tantôt faible, l'appétit est alors simplement inégal et capricieux ; tantôt très marquée, et on a une anorexie vraie. Cette anorexie se manifeste principalement pour la viande. Elle peut être le seul symptôme dyspeptique ; mais, d'autres fois, se surajoutent une série de malaises ou symptômes qui constituent la *dyspepsie des phtisiques*.

II. Dyspepsie commune des phtisiques.

— La *dyspepsie commune des phtisiques* est, outre l'anorexie, caractérisée par des malaises variables survenant après le repas, principalement celui du soir. Ces malaises vont, d'après Marfan, d'un simple sentiment de tension épigastrique à la douleur vraie, en passant par la crampe d'estomac. La digestion s'accompagne ordinairement d'*éructations* souvent fétides et acides. Parfois survient une régurgitation d'une minime quantité de chyme ; cette régurgitation peut provoquer, le long de l'œsophage et du pharynx, une sensation de brûlure (pyrosis).

Marfan a presque toujours trouvé, par la recherche du bruit de clapotage gastrique, l'estomac plus ou moins dilaté ; d'où la conclusion que la *motricité stomacale* est presque toujours affaiblie dans la dyspepsie des phtisiques. C'est ce que Klemperer a observé aussi à l'aide de son procédé de l'huile, et Briger en se servant de l'épreuve du salol d'Ewald.

Les résultats du *chimisme gastrique* ne sont pas les mêmes pour les divers auteurs. Alors que Marfan, sur vingt-deux malades phtisiques, trouve quatorze fois de l'*hypochlorhydrie*, Du Pasquier, sur quarante-huit malades, constate trente-trois cas d'*hyperchlorhydrie*. L'un et l'autre signalent également l'existence en quantité anormale d'*acides de fermentations*.

La dyspepsie commune des phtisiques apparaît souvent en même temps que les premiers symptômes qui indiquent l'atteinte pulmonaire. Cependant, dans certains cas, elle ne se développe que plus tard ; et, dans d'autres, elle est précédée de troubles gastriques dus à l'hyperchlorhydrie. Ce sont les troubles de l'appétit qui apparaissent les premiers ; puis viennent les lenteurs des digestions et plus tard les vomissements (Marfan).

Ces *vomissements* sont consécutifs aux quintes de toux qui surviennent plus intenses après le repas, le soir surtout, constituant la *toux émétisante* de Morton et de Pidoux. A un degré moindre, c'est la *toux gastrique*, c'est-à-dire une toux qui semble causée par le contact des aliments avec la muqueuse gastrique. Les tuberculeux, ainsi que le disait Peter, « toussent parce qu'ils ont mangé et vomissent parce qu'ils toussent », et ce caractère du vomissement est un des signes pathognomoniques, nous l'avons vu déjà, les plus importants du début évolutif de la tuberculose, ainsi que l'avait signalé Morton et ainsi que l'a répété Hanot.

D'après nos observations, répétons-le, si la toux émétisante est un signe précoce, elle ne l'est guère que dans les formes évolutives à prédominance caséeuse. Par contre, dans les formes communes, elle ne survient que tardivement, à l'occasion d'une poussée intercurrente plus intense que les autres.

Une fois établie, la dyspepsie commune (dont nous serions presque tenté de distraire la toux gastrique et vomitive, à cause de sa signification clinique spéciale) suit assez bien la fluctuation de la maladie, s'améliorant avec elle, devenant plus intense quand le mal fait des progrès. A certains moments, elle disparaît, pour revenir ensuite ; dans les derniers temps, elle ne manque presque jamais, et elle s'exagère beaucoup quand apparaissent les signes de la gastrite terminale (Marfan).

III. Gastrite terminale des phtisiques. —

Vers les derniers temps de la phtisie chronique ou subaiguë, on voit, en effet, les phtisiques dyspeptiques présenter, du côté des voies digestives, des phénomènes nouveaux qui indiquent le développement d'une gastrite intense.

Parmi ces phénomènes, il en est trois dont la réunion offre, pour Marfan, une valeur considérable. Ce sont : 1° une *langue* rouge vif, d'apparence vernissée, dépouillée comme à la suite de la scarlatine ou comme dans les phases prodromiques du muguet ; de fait, souvent d'ailleurs le *muguet* se développe dans la bouche des phtisiques atteints de gastrite ; 2° une *anorexie* absolue ; 3° une *diarrhée* persistante, qui s'explique par la coexistence habituelle de la gastrite et de l'entérite.

En outre, on note souvent la toux émétisante, une douleur profonde à la pression de l'hypochondre gauche, la dilatation de l'estomac, enfin une hypochlorhydrie très marquée.

Le *pronostic* d'une phtisie compliquée de gastrite est presque toujours fatal, et il l'est à brève échéance. Un des éléments de cette grave signification pronostique, c'est que la gastrite s'accompagne toujours de lésions tuberculeuses intestinales (Marfan, Marin Rousseff[1]).

IV. Dyspepsie des tuberculeux latents ou abortifs (dyspepsie *prétuberculeuse* des auteurs).

— Klemperer, Marfan, Hayem, Neumann signalent chez ces malades la présence de l'*hypersécrétion chlorhydrique*. Ce trouble du chimisme gastrique se traduit par une gastralgie *post cibum* souvent très vive. L'appétit est ici conservé, et les malades se plaignent surtout d'une sensation de brûlure au creux épigastrique survenant deux heures après le repas.

Quelques-uns de ces malades présentent même le *syndrome de Reichmann*. C'est également chez ces mêmes malades : tuberculeux latents et abortifs, — tuberculeux fibreux, plus rarement, — et non pas chez les phtisiques du type commun, qu'on voit se développer l'*ulcère rond*, dont Tripier et F. Arloing ont démontré la nature si fréquemment tuberculeuse.

---

[1] Zahn et M. Rousseff pensent, avec juste raison, selon nous, que l'auto-inoculation intestinale par les crachats déglutis ne peut se faire que si l'estomac est déjà atteint de gastrite. Nous croyons d'ailleurs que sous l'influence de la doctrine, d'ailleurs séduisante, de l'origine intestinale de la tuberculose, on a fort abusé de cette *auto-inoculation* pour expliquer non seulement l'entérite, mais surtout les poussées nouvelles de tuberculose chez le même sujet. Pas plus qu'un syphilitique, un tuberculeux ne se réinocule. Et nous basons cette appréciation sur l'observation de fort nombreux phtisiques avérés déglutissant leurs crachats pendant des mois sans aucun dommage pour leur intestin.

V. Dyspepsie des phtisies caséeuses. —

L'anorexie et les troubles dyspeptiques atteignent ici une précocité et une intensité proportionnées à la marche rapide de la maladie. La langue devient saburrale, l'appétit nul, les malades sont tourmentés par la toux, les vomissements, la diarrhée ; le ventre se ballonne, le foie et la rate se tuméfient. Mais parfois, assez fréquemment même dans la phtisie galopante, on peut voir des malades épuisés par leurs accès fébriles continuer leur alimentation et garder la langue nette (J. Grancher et H. Barbier). Ce sont ces malades qui ont fait dire à Lasègue : « Tout malade qui mange et qui digère bien tout en ayant la fièvre est un phtisique. »

V. Dyspepsie des granulies. —

On sait que les granulies, qu'il s'agisse de la granulie généralisée, de la typho-bacillose ou des granulies discrète ou migratrice, peuvent revêtir justement soit le masque de l'*embarras gastrique*, soit celui de la *dothiénentérie*. Marfan signale avoir observé un cas de granulie à forme d'embarras gastrique, où s'était produite au maximum et à l'état aigu la dyspepsie des phtisiques. L'examen du suc gastrique révéla une apepsie presque complète, et l'examen anatomique un catarrhe léger de la muqueuse gastrique.

VI. Valeur diagnostique de la dyspepsie gastrique. —

La dyspepsie est un des symptômes les plus précoces, les plus constants de la tuberculose pulmonaire commençante. Lorsque quelques-uns des troubles dyspeptiques surviennent chez un jeune sujet, sans cause définie, ils doivent être pris très au sérieux. « L'adolescence, dit Plicque, est l'âge favori de la tuberculose. C'est rarement l'âge de la dyspepsie. » Et ces inquiétudes se transformeront en présomption sérieuse, si le sujet a pâli et maigri depuis le début des troubles digestifs.

Disons cependant, à ce sujet, que récemment G. Leven a insisté sur l'erreur qui consiste à considérer *certains dyspeptiques*, particulièrement des enfants, comme des *tuberculeux*. Nous croyons cette erreur moins fréquente que celle qui consiste a ne pas rapporter à leur cause réelle la tuberculose, l'anorexie ou les troubles dyspeptiques observés. Nous avons vu si souvent des tuberculeux pulmonaires abortifs, des tuberculeux inflammatoires de Poncet réaliser le syndrome décrit par Leven, que, en l'absence de toute recherche systématique faite par cet auteur de la tuberculose (investigations cliniques minutieuses et épreuves de laboratoire), nous persisterons à penser que la plupart de ses malades, tel qu'il les décrit, étaient peut-être bien des tuberculeux latents, abortifs ou inflammatoires.

Enfin rappelons la phrase si nette de Marfan : « Un individu qui tousse après avoir mangé, qui vomit après avoir toussé, est presque à coup sûr un phtisique. »

VII. Valeur pronostique des troubles gastriques. — Le pronostic de tous ces troubles gastriques, — en dehors de la toux émétisante et de la gastrite chronique terminale, — nous paraît avoir été un peu noirci par les auteurs. « L'estomac est la place forte des phtisiques et l'alimentation leur moyen de défense, » a dit Daremberg.

« L'estomac est pour le tuberculeux le laboratoire
de la guérison, » a dit, d'autre part, Grancher.
Malgré ces autorités, nous ferons remarquer tout
d'abord que ces troubles dyspeptiques sont susceptibles de rétrocéder ; la gastrite chronique elle-
même peut présenter des rémissions, car l'intestin
peut suppléer l'estomac. « En cas de troubles gastriques chez le tuberculeux, le pronostic dépend en
grande partie de l'intégrité plus ou moins complète
de la fonction intestinale » (Du Pasquier). Enfin
nous croyons que ces troubles gastriques sont plus
la simple traduction de l'infection tuberculeuse
qu'ils ne sont la cause directe de l'aggravation du
processus lui-même.

§ 3. Dyspepsie intestinale.

On ne peut établir aucun parallèle entre les
troubles intestinaux et les troubles gastriques au
cours de la phtisie pulmonaire. Les fonctions intestinales ne sont habituellement compromises qu'assez
tardivement, alors que les troubles gastriques, ainsi
que nous venons de le voir, sont très souvent précoces. Cette donnée de clinique courante semble toutefois, à l'heure actuelle, avoir perdu de sa netteté.
D'une part en effet, Letulle et Mlle Pompilian ont
montré que l'absorption intestinale des tuberculeux
est toujours très faible ; d'autre part, les *méthodes
coprologiques* récentes ont apporté plus d'une précision intéressante dans l'étude des troubles de
l'intestin chez les tuberculeux.

Nous décrirons successivement, d'après R. Gaultier et M. Loeper :

1° Les *diarrhées acides dites du début*, qui, d'après notre observation, s'observent surtout, en réalité, dans les tuberculoses pulmonaires abortives; 2° la *diarrhée de la phtisie chronique commune*; 3° l'*entérite dite catarrhale*.

I. Diarrhées acides des tuberculeux abortifs.

— Les malades qui en sont atteints ont l'appétit plus ou moins conservé, la langue saburrale; les garde-robes ont une âcreté particulière qui irrite la région anale et sont acides au papier tournesol. Il existes des épreintes, des flatulences, des gaz intestinaux; peu à peu les malades prennent une teinte jaune terreux de la peau, les forces s'en vont et ils s'amaigrissent considérablement.

Syndrome coprologique. — Traversée digestive raccourcie. Abondance des fèces mal liées, composées de parties dures et de parties liquides; coloration jaune clair ou grisâtre. On peut voir facilement à l'œil nu des restes de nourriture mal digérés, mais on n'y rencontre ni glaires, ni pus, ni sang. L'examen microscopique montre surtout la présence d'assez nombreuses fibres musculaires striées et des gouttes de graisse en abondance. La réaction est franchement acide. L'utilisation des graisses est très défectueuse; celle des hydrates de carbone est relativement bonne; les albuminoïdes excrétés sont augmentés.

Cette diarrhée acide semble surtout en relation, d'après Loeper, avec l'abondance des acides de fermentation et particulièrement de l'acide lactique. L'examen des fèces, qui traduit un ralentissement gastrique, pancréatique, biliaire et intestinal, montre

de plus que tout l'appareil digestif est en cause :
il s'agit d'une *dyspepsie globale* et par *déficit*
(Loeper).

Loeper dit, en outre, avoir observé, dans les
mêmes conditions cliniques, une *dyspepsie par
hyperfonctionnement*, tout au moins par hypersécrétion *biliaire*, et caractérisée par des *débâcles de
bile*.

II. Diarrhée de la phtisie chronique commune (*Phase d'atonie gastro-intestinale de R. Gaul-
tier, diarrhée bilio-pancréatique de Loeper*). — Dans
le cours de la phtisie chronique commune, on voit
survenir une diarrhée assez semblable à la précédente.

Le *syndrome clinique* se manifeste ici par la
perte d'appétit ; la langue est saburrale ; les digestions sont lentes et pénibles, avec sensations douloureuses plusieurs heures après le repas, douleurs
plutôt péri-ombilicales et sus-ombilicales qu'épigastriques, s'accompagnant de météorisme abdomi-
nal et se terminant par une véritable débâcle de
gaz intestinaux. Les selles sont pâles, décolorées,
gris-jaunâtre, indiquant l'acholie plus ou moins
considérable ; il semble qu'il n'y ait plus de diarrhée, et cependant ce phénomène existe, plus ou
moins accentué ; ce qui trompe, c'est qu'il y a ato-
nie du gros intestin, qui se laisse distendre sous
l'influence des matières fécales.

Syndrome coprologique. — La traversée digestive est ici prolongée, au lieu d'être raccourcie
comme dans la diarrhée acide. La composition des
fèces et leur aspect macroscopique, à part leur déco-

loration plus prononcée, sont les mêmes que précédemment. A l'examen microscopique, les gouttelettes de graisses surtout abondent. La réaction est souvent acide. L'utilisation des aliments par l'intestin est troublée de la même manière que dans la diarrhée acide.

M. Loeper, qui attribue également cette diarrhée à une insuffisance fonctionnelle à la fois de l'estomac, du foie et du pancréas, ajoute à l'appui, aux constatations coprologiques précédentes, les symptômes associés suivants : le foie est volumineux, il existe une sensibilité particulière au creux épigastrique ; dans l'urine on trouve de l'urobiline, peu d'urée, un chiffre assez élevé d'acide urique, des traces de sucre, un rapport azoturique abaissé. Chez trois tuberculeux sur quatre atteints de cette diarrhée cliniquement bilio-pancréatique, Loeper a trouvé des lésions évidentes du foie et du pancréas.

III. Entérite dite catarrhale. — Dans d'autres cas, c'est l'*entérite catarrhale* simple, prélude de l'entérite tuberculeuse, qu'on observe souvent à la phase terminale.

Syndrome clinique. — C'est l'entérite catarrhale avec douleurs entéralgiques continues, ou accompagnées de tiraillements et d'expulsion, comme cela se voit dans la simple colique.

Syndrome coprologique. — Les selles encore fréquentes, plus ou moins dures, mal cohérentes, composées de parties dures et de parties molles, souvent enrobées de mucus visible à l'œil nu, accompagnées de glaires, souvent de filet de sang.

Jamais on ne voit ici les matières noirâtres (*diarrhée noire* de Girode) de l'entérite tuberculeuse ulcérative. Mais le syndrome coprologique confine à celui de cette dernière, car il exprime, joint à des troubles de sécrétions glandulaires, des troubles plus ou moins marqués d'absorption intestinale. En effet, on trouve de nombreux déchets alimentaires; mais, en ce qui concerne les graisses, on peut dire que celles-ci se montrent, le plus souvent, dans un état de dédoublement voisin de la normale, tandis que les hydrates de carbone sont rendus en proportions notables, ainsi que les éléments albuminoïdes. Dans les deux syndromes précédents, rappelons que si l'élimination des albuminoïdes était semblablement exagérée, par contre, d'une part, celle des graisses était augmentée, et, d'autre part, celle des hydrates de carbone normale. L'absence de pus, de grandes quantités de cristaux d'hématoïdine, c'est-à-dire de sang[1], de cellules épithéliales desquamées, des bacilles de Koch en grande abondance, font écarter le diagnostic d'entérite tuberculeuse ulcérative, tandis que la présence de mucus, de glaires, permet celui d'entérite catarrhale.

Signalons enfin, en terminant, bien qu'il s'agisse plutôt peut-être d'une complication, la fréquence de l'*entéro-colite muco-membraneuse* chez les tuber-

[1] La recherche de traces minimes de sang dans les fèces des tuberculeux, faite récemment par V. Carletti (méthode de Weber, réactions de l'aloïne et de la paraphénylènediamine), lui a montré que, toutes les fois que la réaction est positive d'une façon constante ou seulement habituelle, on est en droit d'affirmer qu'il existe des ulcérations intestinales.

culeux pulmonaires. Nous ne l'avons observée d'ailleurs que chez des tuberculeux latents ou abortifs. C'est également l'opinion de Daremberg, qui ne l'a observée qu'au cours de la tuberculose à marche lente et curable. Il s'agit pour nous, d'ailleurs, ainsi que l'a démontré Poncet[1], d'une entérite de nature vraiment tuberculeuse (tuberculose inflammatoire), et non pas d'une entéro-colite banale précédant et faisant le lit à la tuberculose. Cette dernière opinion a été soutenue par Marcland, qui a d'ailleurs fort justement insisté, lui aussi, sur la fréquence de la coexistence de *l'entéro-colite muco-membraneuse* et de *la tuberculose pulmonaire.*

Valeur séméiologique de la diarrhée des tuberculeux. — Dans la statistique si précise de Louis, la diarrhée, chez le huitième des malades, avait constitué le premier accident éveillant l'inquiétude. La valeur de la diarrhée comme signe de début est formulée on ne peut mieux dans l'aphorisme suivant de Chomel et Trousseau : « Toute diarrhée chronique avec sueurs et fièvre nocturne est un signe presque certain de tuberculisation. » Même non accompagnée de sueurs ni de fièvre, toute diarrhée chronique chez un sujet jeune est un peu suspecte (Plicque). L'entéro-colite muco-membraneuse devra toujours également faire rechercher les signes d'une tuberculose latente ou atténuée.

Outre sa valeur diagnostique, la diarrhée, surtout la diarrhée bilio-pancréatique et celle de l'en-

---

[1] Voir : Poncet et Leriche. Le *rhumatisme tuberculeux*, in « Bibliothèque de la tuberculose » et thèse de Borrcill.

térite catarrhale, ont une valeur assez grave comme *pronostic*. Toute diarrhée chez un tuberculeux doit être traitée sérieusement : « Une diarrhée négligée, disait Fonssagrives, n'est guère moins importante qu'un rhume négligé. » (Plicque).

§ 4. — *L'état du foie et du pancréas dans la tuberculose pulmonaire.*

Nous avons vu déjà que nombre de diarrhées des tuberculeux sont dues, d'après Locper, à l'insuffisance fonctionnelle du foie ou du pancréas. Nous croyons, pour notre part, que les troubles fonctionnels de ces deux glandes sont plus fréquents qu'on ne l'a dit jusqu'à ce jour, et que le chapitre des troubles digestifs des tuberculeux se complétera un jour par l'étude d'une dyspepsie *hépatique* et d'une dyspepsie *pancréatique*.

On sait combien sont fréquentes les lésions hépatiques au cours de la tuberculose pulmonaire[1]. Leur nombre s'est grossi, en ces dernières années, de toutes les lésions purement *inflammatoires*, telles que les hépatites dégénératives, les hépatites interstitielles et scléreuses, les hépatites nodulaires et les adénomes (Géraudel, Gougerot). D'autre part, n'a-t-on pas démontré en ces derniers temps le rôle antitoxique, à l'égard du bacille de Koch, des sels biliaires (paratoxine de Lemoine) ?

La congestion et la tuméfaction du foie sont un bon symptôme de *granulie;* on les observe aussi

---

[1] Sur 100 tuberculeux pulmonaires, Mouisset et Bonnamour ont constaté des lésions hépatiques chez 89 d'entre eux.

presque toujours dans les *phtisies aiguës*. Cette hypertrophie du foie existe aussi au cours de la tuberculose pulmonaire plus bénigne (dans la proportion de quinze fois sur quarante tuberculeux, d'après Du Pasquier).

Au cours de la tuberculose pulmonaire, des auteurs ont déjà fait remarquer que si le panicule sous-cutané s'appauvrit ou grossit, le foie, par contre, subit une *surcharge adipeuse* constante. C'est ainsi que la proportion centésimale en graisse du parenchyme hépatique varie de 7,8 à 8,6, alors qu'elle est de 2,4 à 5,9 pour le foie normal.

Mouisset, d'autre part, étudiant les *dangers de la suralimentation* chez les tuberculeux, s'exprime ainsi : « Comme les reins, le *foie* est souvent malade dans la tuberculose pulmonaire. Avec M. Bonnamour, nous avons montré que des causes multiples commandent les lésions hépatiques des tuberculeux. Chez ces malades, à part l'influence de l'alcool et le rôle de la tuberculose agissant par le bacille ou ses toxines, il existe des intoxications et des infections secondaires produisant des phénomènes analogues à ceux que M. Boix a décrits dans les cirrhoses toxi-alimentaires, et l'on comprend que ces accidents soient favorisés par une suralimentation qui entretient les troubles digestifs. » C'est vraisemblablement, d'ailleurs, cette insuffisance hépatique qui conditionne les troubles cutanés si fréquents au cours de la suralimentation : poussées d'acné, d'eczéma, d'urticaire, de furonculose.

Rappelons enfin le *syndrome d'hyposystolie hépatique* décrit chez les tuberculeux pulmonaires par

Mercklen et Pouliot, et qui se rencontre presque
exclusivement dans les *phtisies fibreuses* avec em
physème étendu. Il se caractérise par l'augmenta
tion de volume du foie, qui est douloureux à la
pression du creux épigastrique, et par des vomissements.

On admet généralement que les lésions *pancréatiques* sont plus rares que celles du foie; mais, si
la tuberculose proprement dite est exceptionnelle,
ainsi que le remarque justement Carnot, les observations ne manquent pas de sclérose jeune ou
adulte, et surtout de dégénérescence graisseuse.
Loeper dit avoir observé cette dernière dans douze
cas sur dix-huit qu'il a examinés. Ne seraient-ce pas
ces lésions de sclérose tuberculeuse hépato-pan-
créatique qui souvent, ainsi que le suppose M. Labbé,
conditionneraient le diabète des tuberculeux?

CHAPITRE III

VALEUR SÉMÉIOLOGIQUE DES VARIATIONS DU POIDS
PHTISIQUES MAIGRES ET PHTISIQUES GRAS

L'immense majorité des tuberculeux pulmonaires sont amaigris; un petit nombre toutefois ont un embonpoint conservé, ou même témoignent d'une certaine obésité. Enfin, au cours de l'évolution si variable de la phtisie chronique, le poids de ces malades subit des variations d'une haute portée séméiologique pour le clinicien.

§ I. — *Phtisiques maigres.*

Amaigrissement, signe de début. — L'amaigrissement est le symptôme sinon le plus constant, en tout cas le plus caractéristique du *début* de la tuberculose pulmonaire. C'est le troisième et dernier terme de la triade pathognomonique de Morton, la toux et la fièvre constituant les deux premiers.

« Nous considérons ce symptôme, disent en termes excellents Grancher et Barbier, quand il existe, même atténué, comme ayant une valeur de premier ordre ; la médecine expérimentale nous a montré sa constance et sa valeur. Tous les poisons tuberculeux le produisent chez les animaux et d'une façon précoce. Il porte sur la graisse et sur les masses musculaires, et accompagne presque toujours l'anémie. Il peut se faire d'une façon rapide, et n'est pas en corrélation étroite avec la dyspepsie, qui l'accélère cependant. » Plicque fait, avec juste raison, remarquer que cette émaciation porte surtout sur les muscles, qui sont plus encore frappés de flaccidité que d'atrophie vraie. Ce sont particulièrement les muscles de la ceinture scapulo-humérale qu'il faudra examiner. « La palpation est indispensable, dit Plicque. En palpant les grands pectoraux, les biceps, les mollets, les éminences thénars, on sera surpris de leur flaccidité chez des sujets bien bâtis, ayant de gros os et en apparence très vigoureux. La peau est souvent facile à plisser largement sur les masses musculaires. Cet examen est important. »

Verdas Montenegro a fait connaître une *particularité* intéressante observée par lui *dans* la marche du poids chez ces mêmes *tuberculeux au début*. Chez un grand nombre de malades présentant des signes de tuberculose dans sa première période, et *sans la présence de bacilles dans les crachats* (lésions pulmonaires *fermées*), le médecin madrilène a remarqué que le poids plus ou moins réduit qu'ils présentaient, par rapport au poids physiologique au moment de la première reconnaissance, conti nuait à diminuer malgré la suralimentation, *jusqu'au moment ou le bacille de Koch commençait à faire son apparition dans les crachats;* à partir de cet instant, il allait en augmentant durant un certain temps.

Un procédé pratique également pour apprécier l'amaigrissement est la recherche de la *corpulence* ou le *rapport du poids à la taille de l'individu*. Par son chiffre notablement inférieur, il doit faire soupçonner une tuberculose plus ou moins latente. D'après les indications fournies par Tartière et utilisées par les médecins militaires, ce poids, exprimé en kilogrammes, doit être égal au chiffre des centimètres au delà de un mètre ; chez la femme, ce rapport doit être de trois neuvièmes. Des chiffres inférieurs devront éveiller le soupçon.

Variations du poids au cours de l'évolution de la phtisie chronique. — L'amaigrissement, tout au cours de l'évolution de la *phtisie fibro-caséeuse commune*, reste encore un excellent signe diagnostique. Mais le fait que nous tenons à indiquer ici, pour l'avoir observé chez tous nos malades chez qui nous avons fait cette recherche, c'est le *parallélisme des variations du poids et de celles de la marche de la phtisie*. A chaque poussée caséeuse nouvelle, on note en effet, le plus souvent très précocement, une diminution du poids du malade qui va persistant, en s'aggravant, restant stationnaire, suivant l'intensité de la poussée, pendant toute la durée de cette dernière; puis à la fin de cette dernière et au début de la période de rémission, le poids remonte et se maintient à un taux plus ou moins élevé tant que persiste l'amélioration du malade. En d'autres termes, la *courbe du poids* suit fidèlement, toutes choses égales d'ailleurs, l'évolution de la maladie. Elle permet d'en préciser, parfois même d'en prévoir, les poussées évolutives. Jointe à la courbe thermique, à celle des chlorures urinaires, à la courbe morphologique et numérique des bacilles, elle contribue pour une part importante à l'observation précise et méthodique de l'évolution, variable et larvée, si souvent, d'une phtisie chronique.

Fonte adipeuse et musculaire dans les tuberculoses aiguës. — L'amaigrissement, au cours de la *pneumonie caséeuse*, comme de la *phtisie galopante*, est également un phénomène révélateur de premier ordre; il marche parfois avec une rapidité effrayante, donnant promptement au malade un aspect squelettique.

Mais c'est surtout comme signe prémonitoire, précoce en tout cas, de la *granulie généralisée*, qu'un amaigrissement progressif prend de l'importance. Joint à une accélération du pouls, à de la dyspnée, il doit faire soupçonner la granulie par exemple chez l'enfant au déclin d'une rougeole ou d'une coqueluche.

Maigreur habituelle des tuberculeux latents. — Une maigreur habituelle que rien ne peut vaincre, une gracilité des masses musculaires des bras et du thorax, sont les deux éléments capitaux de la constitution de ceux que les auteurs appellent les *prétuberculeux*, et qui ne sont le plus souvent que des tuberculeux latents.

Phtisiques cachectiques. — Enfin, il est une forme de la phtisie qui est caractérisée par cet amaigrissement poussé jusqu'à la *cachexie*, à cause de son intensité, de la faiblesse et de l'anémie concomitantes : nous voulons parler de la *tuberculose ulcéro-fibreuse cachectisante*, et qui se rencontre presque uniquement chez des gens âgés. Disons simplement que la grande erreur que nous avons vu commettre fréquemment en présence de ces malades, à cause de cet amaigrissement même, c'est le *diagnostic de cancer latent de l'estomac*.

§ 2. — *Phtisiques gras.*

Mais si l'amaigrissement est la règle dans la maladie de « consomption », il n'est pas exceptionnel toutefois de rencontrer, d'une part des *phtisiques gras*, d'autre part des *obèses* dont la tuberculose est seule cause plausible.

Ces *phtisiques gras*, Lemoine en donne la description suivante : « Leur visage est coloré, leurs chairs sont abondantes et fermes ; ils ont de l'entrain, de la vigueur, et, en un mot, tout ce qui paraît être le propre d'une santé parfaite. Lorsqu'ils se plaignent de tousser, d'expectorer abondamment, d'avoir parfois un peu de fièvre et des transpirations nocturnes, on est tenté de prime abord de repousser bien loin l'idée de tuberculose; mais, quand on les ausculte, on change d'avis, et l'on est souvent très surpris de constater des lésions très avancées, au second et même au troisième degré. Si l'on suit ces malades pendant un certain temps, on s'aperçoit que leurs lésions progressent très lentement et que, malgré cette progression, leur état général reste excellent; il arrive même qu'un accident, tel qu'une hémorragie, entraîne la mort, alors que l'aspect extérieur du sujet est resté le même qu'au début de la maladie. »

Quels sont donc ces phtisiques gras? Pour Lemoine, il s'agirait d'*arthritiques* et de *scrofuleux*. A nous en rapporter à nos observations de phtisiques gras, nous souscrivons tout à fait à l'opinion plus précise de Dumarest, rapportée dans la thèse de Darmezin, à savoir qu'il s'agit presque toujours, en l'espèce, de certaines *formes pleurogènes* de tuberculose que nous décrirons ultérieurement (V. p. 448). Parfois aussi il s'agit de *tuberculose fibrocaséeuse à prédominance fibreuse*, avec *poussées congestives* fréquentes, de *tuberculose fibreuse discrète avec emphysème et asthme*.

Obésité tuberculeuse. — Chez des enfants atteints d'*adéno pathietrachéo-bronchique* plus ou moins latente, chez des adultes dont les antécédents personnels ou héréditaires étaient particulièrement chargés en tuberculose, que souvent aussi nous avons vus faire souche d'enfants frappés de méningite, chez tous ces sujets, dis-je, nous avons vu se produire une *obésité* plus ou moins marquée. Parfois aussi ces sujets étaient atteints, les uns de pleurésie, les autres même de rhumatisme tuberculeux, et d'après nos observations, à la vérité trop peu nombreuses, le développement de cette obésité revêtait une allure assez aiguë, avec un *caractère métastatique et transitoire*, la production de l'adiposité succédant à une des déterminations tuberculeuses précédentes, dont elle prenait en quelque sorte la place. Récemment, P. Carnot a rangé cette *obésité tuberculeuse* au nombre des *obésités toxiques*. Elle nous paraît relever soit de la tuberculose inflammatoire de Poncet, soit d'une tuberculose latente.

§ 3. *Valeur pronostique des variations du poids.*

L'examen du poids des tuberculeux pulmonaires n'a pas moins de valeur pour le *pronostic* que pour le diagnostic. Elle a été bien étudiée par Plicque. La simple augmentation de poids, donnée triomphalement dans beaucoup d'observations émanées principalement des sanatoriums, comme résultat du traitement suivi, est absolument illusoire. Rien n'est, en général, facile comme d'engraisser un tuberculeux ; mais, tout en engraissant, bien souvent les malades empirent et finissent par mourir très gras. Cette surcharge graisseuse est souvent artificielle ; elle disparaît à la moindre fatigue et tombe en quelques jours après la sortie du sanatorium.

En réalité, pour que l'engraissement traduise

une amélioration, c'est-à-dire un arrêt des lésions, il faut non seulement une simple surcharge graisseuse, mais aussi l'accroissement et le retour des masses musculaires, ainsi que le notent Dumarest et Guetschell. Cette augmentation de poids, au sanatorium, n'est pas immédiate, et ne se produit qu'après la période d'acclimatement. Elle peut s'obtenir, momentanément tout au moins, dans toutes les formes de la tuberculose. Une diminution progressive du poids, dans les conditions de vie et de traitement du sanatorium, impose toujours un pronostic réservé quelle qu'en soit la cause : lésions pulmonaires évolutives ou persistance de troubles gastro-intestinaux (Guetschell).

Les phtisiques gras, nous l'avons vu, méritent, malgré une tendance évolutive quelque peu caséeuse, un pronostic relativement favorable, toujours plus favorable, en tout cas, que ne l'indiqueraient leurs signes stéthoscopiques, dont l'allure disséminée et étendue est toujours de nature à effrayer une oreille non prévenue.

Lasègue a insisté, par contre, sur la gravité de la « phtisie diabétique » qui s'accompagne d'amaigrissement : « Malheur, disait-il, au diabétique qui maigrit. »

CHAPITRE IV

L'EXAMEN DU SANG ET LA SÉMÉIOLOGIE
DE·LA TUBERCULOSE PULMONAIRE

SOMMAIRE

I. *Modifications physiques et chimiques du sang.*

II. *Valeur séméiologique de l'anémie et de l'examen hématologique.* — Anémie et formule hématologique des principales formes cliniques. Chlorose tuberculeuse.

III. *Valeur séméiologique de l'examen bactériologique du sang.* — La bacillémie tuberculeuse et sa signification clinique. Les infections secondaires et leur rôle pathogène.

Les travaux ne manquent pas, qui ont essayé de fixer l'état du sang des tuberculeux pulmonaires, aux divers points de vue physique, chimique, hématologique et bactériologique. Mais, à la lecture des mémoires, on est frappé de la diversité et même de la contradiction fréquente des résultats ; si bien qu'au point de vue pratique, il est difficile de tirer de tout cet amas de faits des notions séméiologiques précises et utiles pour le clinicien. L'état du sang, dans la tuberculose pulmonaire. présente-t-il donc des variations dont il est impossible de saisir la cause, et partant la signification clinique, et doit-on renoncer à ces méthodes de recherches qui, pour tant d'autres maladies, ont donné de si précieux résultats en ces dernières années? Nous ne le croyons pas. Mais la méthode des auteurs, disons-le franchement, à part quelques rares exceptions (recherches de G. Richard. F. Bezançon, I. de Jong et H. de Serbonnes), a été franchement mauvaise. Et nous le signalons ici, parce que ces mêmes reproches, ces mêmes erreurs, on les retrouve à la base de la plupart des travaux qui ont trait à l'étude de la tuberculose pulmonaire. D'une part, en effet, les auteurs font une analyse clinique insuffisante et englobent dans une même catégorie des cas très dissemblables ; ainsi que le dit M. Labbé, ils ont catalogué leurs anémiques sans les classer ; d'autre part également, pour chaque malade, ils pratiquent un examen isolé, qui tombe en un moment quelconque de l'évolution bacillaire et ne leur permet pas ainsi de tenir compte des *différences hématologiques aux périodes d'évolution et aux périodes de rémission.*

La lumière, selon nous, ne se fera complète que le jour où les auteurs, abandonnant leur méthode de synthèse exagérée, dont s'accommode si mal la phtisiologie, distingueront les formes cliniques et, d'autre part, se décideront à *suivre l'évolution de* ces diverses tuberculoses par une observation suffisamment prolongée.

Dans cet exposé de l'état physique, chimique. hématologique et bactériologique du sang, nous nous proposons seulement d'essayer de dégager

quelques notions de séméiologie utilisables pratiquement.

§ 1. — *Modifications physiques et chimiques du sang.*

Bornons nous à signaler les quelques résultats
acquis suivants :

La *densité* du sang est généralement diminuée
dans la tuberculose pulmonaire, comme dans
toutes les maladies cachectisantes (Lyonnet). Cet
abaissement du poids spécifique atteint son maximum dans les tuberculoses aiguës (1040-1032 au
lieu de 1061, chiffre normal). Cette diminution
est parallèle à celle des globules rouges (Van den
Bulhe).

Les variations du poids du *résidu sec* sont de
même ordre et simultanées (Grawitz, Appelbaum).

L'*alcalinité* diminue aussitôt après l'infection, et
la diminution est parallèle à celle des éléments
figurés du sang (Von Rigler, Van den Bulhe).

Pour Canter, au contraire, qui apprécie d'ailleurs
indirectement la réaction du sang par celle des
urines, il y aurait plutôt augmentation de l'alcali
nité du sang, ou diminution de l'acidité. C'est
cette diminution de l'acidité sanguine qui, au
surplus, pour cet auteur, serait la cause première
de la tuberculose pulmonaire.

La *lactescence* du sérum a été observée dans la
tuberculose aiguë.

La *fibrine* est toujours augmentée, sans que
cette augmentation atteigne le même degré que
dans la pneumonie. D'après Moraczewki, toutefois, s'il y a bien augmentation progressive au

premier, puis au deuxième stade de la tuberculose pulmonaire, il y a, au contraire, diminution de cette substance au troisième degré.

Les *albumines* du sérum sont diminuées (Ott). Cade, Morel et Roubier ont dosé récemment les *albumines du sérum sanguin coagulables à* $+$ 100°. A l'état normal, leur taux varie entre 70 et 76 %. Chez neuf tuberculeux à formes anatomiques et évolutives variées, ils ont relevé deux fois des chiffres normaux, six fois des chiffres un peu supérieurs au taux réglementaire (entre 77 et 87 %). Une fois seulement la teneur albumineuse du sérum s'est abaissée à 65 %o) : il s'agissait d'un malade albuminurique ayant eu antérieurement une poussée de néphrite.

Ott signale encore, dans le sang des tuberculeux, la diminution du fer, des sels de soude, des phosphates. Les sels de potasse, par contre, sont en augmentation.

D'une manière générale. d'ailleurs, pour Becquerel et Rocher il y a diminution de tous les principes solides, sauf du phosphate de chaux dont la proportion est augmentée jusqu'à 49 %o.

Pour Robin également, le sang est moins minéralisé dans la phtisie que chez l'individu sain.

Normale	8gr,39 à 9gr,10 %
Prétuberculeux	7gr,85
Phtisique au 1er degré. . .	6gr,38
Phtisique au 2e degré. . .	7gr,02

Enfin la *cellulose* existe dans de notables proportions dans le sang et le poumon des tuberculeux (Freund).

§ 2. — *Valeur séméiologique de l'anémie et de l'examen du sang.*

L'anémie fait rarement défaut dans la tuberculose pulmonaire. Elle constitue même, dans tous les cas, un excellent signe de début.

Pour éviter de trop amples développements, nous résumerons dans le tableau ci-contre les diverses *formules hématologiques* des principales formes cliniques de la tuberculose pulmonaire, avec cette *restriction* toutefois d'une erreur possible dans le rapprochement par nous de faits qui sont classés sous des rubriques différentes, suivant chaque auteur.

Des études hématologiques de nombreux auteurs, dont nous nous sommes efforcés de résumer les traits essentiels dans ce tableau synoptique, il résulte d'abord que la *tuberculose pulmonaire n'a pas de formule hématologique qui la caractérise* et la distingue dans tous les cas des autres infections aiguës ou chroniques.

Aussi ne devra-t-on pas attendre, de l'examen du sang chez les tuberculeux, un renseignement précis sur la nature de la maladie elle même. Mais, par contre, les distinctions des caractères hématologiques afférents à chaque forme clinique, les modifications globulaires et leucocytaires que l'on entrevoit dès à présent à chaque poussée évolutive, pourront rendre des services signalés pour distinguer les formes cliniques les unes des autres, préciser l'évolution actuelle d'un cas considéré et fournir, par suite, une contribution importante au *pronostic*.

TABLEAU DES FORMULES HÉMATOLOGIQUES

DES PRINCIPALES FORMES CLINIQUES DE LA TUBERCULOSE PULMONAIRE

FORMES CLINIQUES	HÉMATIES [1]	HÉMOGLOBINE [2]	LEUCOCYTES [3]	FORMULE LEUCOCYTAIRE [4]
Phtisie chronique commune. *a. Poussée évolutive.*	Anémie notable avec ochrodermie (3 000 000).	Quantité diminuée (5 à 11 %). Valeur globulaire : 0,60.	Leucocytose nette (12 à 17 000).	Au 1er stade : polynucléose (70 %) transitoire. *Au 2e stade* : mononucléose (jusqu'à 45 %). *Vers la fin de la poussée :* éosinophilie (6 à 12 %).
b. Période de rémission.	Élévation du taux globulaire.	Élévation moins nette.	Leucocytose moindre (13 à 9 000).	Mononucléose (12 à 17) et éosinophilie (4 à 6).
c. Période ultime.	Anémie grave (parfois pernicieuse progressive). Résistance globulaire normale.	Quantité très diminuée (5 à 6 %), (surtout celle de l'hémoglobine jeune).	Leucocytose considérable (15 à 20 000).	Polynucléose énorme (80 à 85); pycnose; disparition des éosinophiles; diminution des lymphocytes.
Phtisies caséeuses.	Déglobulisation rapide.	Diminution parallèle de l'hémoglobine.	Leucocytose considérable (16 à 20 000).	Polynucléose énorme (88 à 90); disparition des éosinophiles; diminution des lymphocytes (3 à 6).
Granulie.			Hypoleucocytose marquée.	Mononucléose ou polynucléose.
Phtisies fibreuses.	Polyglobulie.	Augmentation moins considérable. Valeur globulaire diminuée.	Hyperleucocytose.	Éosinophilie considérable (6 à 8) (dans l'asthme tuberculeux).
Tuberculoses pulmonaires abortives.	Anémie légère (4 000 000).	Quantité diminuée. Valeur globulaire moindre.	Leucocytose modérée (8 000 à 10 000).	Mononucléose (13 à 15) et éosinophilie (4 à 5), diminution polynucléaire (56 à 60).

[1] Nombre normal des hématies : 4 500 000 à 5 000 000. — [2] Quantité normale d'hémoglobine : 13 à 14 %. — [3] Nombre normal des leucocytes : 6000 à 8000. — [4] Formule leucocytaire normale : lymphocytes, 20 %; mononucléaires, 12 %; polynucléaires neutrophiles, 65 %; éosinophiles, 2 à 3 %.

C'est ainsi, pour résumer les faits essentiels, que les *tuberculoses abortives*, et que, parmi les phtisies communes, celles qui ont une tendance marquée vers l'*évolution fibreuse* et dont le pronostic est relativement favorable, ces phtisies-là se caractériseront par une *anémie légère*, une *leucocytose modérée*, une *lymphocytose* avec *éosinophilie* et *mononucléose légères*. « La constatation, plusieurs fois renouvelée et à longs intervalles, de cette formule chez un tuberculeux au début permet de porter un pronostic favorable. » (G. Richard.)

Pour F. Bezançon, I. de Jong et de Serbonnes. c'est également l'éosinophilie et la mononucléose qui caractérisent les formes atténuées, immobilisées.

C'est dans les tuberculoses pulmonaires *abortives*, dans les tuberculoses *latentes*, que l'on observe une véritable *chlorose* (*tuberculose à forme chlorotique* de Landouzy et M. Labbé). Ces chloroses sont souvent précoces, se montrent dès l'enfance ; elles se prolongent chez des jeunes filles déjà âgées. « Je me défierai toujours, écrit Guéneau de Mussy, de ces chloroses qui apparaissent dès l'enfance et **qui** persistent après la puberté. » Pour nous, d'après les faits que nous avons observés, *toute chlorose qui ne fait pas sa preuve est une chlorose tuberculeuse*.

Dans d'autres cas, au contraire, et dès le début, la réaction hématique traduit d'emblée la tendance évolutive de ces *tuberculoses à prédominance caséeuse*. Une anémie notable, appréciée aussi bien à l'hématimètre que par la décoloration (*ochroder-*

mie) des téguments, une hyperleucocytose plus ou moins marquée avec polynucléose, diminution des lymphocytes et des éosinophiles, tels sont les caractères hématologiques de cette formule.

Une hyperglobulie avec polynucléose légère plaidera en faveur d'une *phtisie fibreuse*. Une éosinophilie notable simultanée fera songer, chez un tuberculeux dyspnéique, à un *asthme tuberculeux*.

Une hyperleucocytose très marquée, avec polynucléose abondante et apparition de formes de dégénérescence, la disparition des éosinophiles indiqueront soit une *évolution rapide*, impitoyable de l'affection, soit un dénouement fatal, à échéance rapprochée le plus souvent.

Enfin la *phtisie commune* suivant les phases de son évolution présente des variations de sa formule hémo-leucocytaires. C'est ainsi que F. Bezançon, I. de Jong et de Serbonnes ont, tout récemment, avec un grand sens clinique, établi la *courbe hémo leucocytaire* au cours d'une *poussée évolutive*. On voit ainsi qu'au début de la poussée, les tuberculeux présentent toujours de la leucocytose avec polynucléose, comme cela est la règle dans la plupart des maladies infectieuses. Leucocytose et polynucléose sont d'ailleurs modérées (8 à 1 200 globules blancs, 70 % de polynucléaires). La leucocytose et la polynucléose sont, en général, transitoires, et le chiffre des leucocytes et leur équilibre reviennent à la normale. Un caractère particulier de la formule consiste dans la persistance de l'éosinophilie. A ce premier stade de polynucléose succède un deuxième stade de mononucléose (jusqu'à 45 %). Enfin, quand la température revient à la normale, il se produit une poussée d'éosinophiles, quelquefois très accentuée (6 à 12 %). Cette poussée d'éosinophiles persiste longtemps après la terminaison de la poussée. Elle constitue la caractéristique des *périodes d'accalmie*.

En d'autres termes plus concis, nous résumerons les données pronostiques précédentes en disant, avec Simon et Spillmann : « Plus on trouve de polynucléaires, et plus il y a de chance pour que les lésions soient en pleine évolution, surtout si les mononucléaires et les lymphocytes sont diminués. Si le chiffre des polynucléaires est normal et si les mononucléaires (et les éosinophiles, ajoutons-le) sont abondants, le pronostic semble plus favorable. »

§ 3. — *Valeur séméiologique de l'examen bactériologique du sang.*

On a trouvé, dans le sang des phtisiques, le *bacille de Koch* et des *microbes associés*. Ces recherches, qui ont été faites surtout au point de vue pathogénique, fournissent toutefois les quelques données séméiologiques que nous allons exposer.

I. Bacillémie tuberculeuse. — La recherche du bacille de Koch dans le sang réclame des procédés spéciaux. On peut avoir recours soit à l'*homogénisation* de Bezançon, Griffon et Philibert (méthode basée sur l'*homogénisation* des caillots par ébullition en présence de lessive de soude), soit à l'*inoscopie* de Jousset (digestion des crachats à 38° par un suc gastrique artificiel fluoré), soit à l'*hydrohémolyse* de Nattan-Larrier et Bergeron (agitation du sang avec de l'eau distillée), soit à l'ingénieuse méthode de Lesieur et Gary, par le procédé de la *sangsue* (le sang est rendu incoagulable en le recueillant au moyen de sangsues qu'on exprime et dont on centrifuge le sang dégorgé), soit enfin au simple et très pratique procédé de l'*exclusion du sérum* de Lafforgue (le sang est rendu incoagulable par le citrate de soude, et les éléments figurés sont séparés par centrifugation).

Nous résumerons, d'après Jousset, les quelques données séméiologiques acquises à l'heure actuelle.

Dans la *phtisie chronique commune*, le sang est très exceptionnellement bacilifère.

Dans les *phtisies caséeuses*, le sang se charge de bacilles avec une grande fréquence, presque dans la moitié des cas. C'est spécialement dans la *pneumonie caséeuse* que se produit ce phénomène, bien plus fréquemment que dans la *phtisie galopante*.

Quel que soit le type de phtisie où s'observe la bacillémie, toujours celle-ci constitue un épiphénomène de durée limitée, mais essentiellement récidivant. Ces décharges ont comme caractéristique leur irrégularité. Elles échappent à toutes les prévisions.

Cliniquement, la bacillémie reconnaît comme signes de probabilité la *fièvre*, la *polypnée*, l'*albuminurie*. Jousset insiste sur ce dernier symptôme qui, par sa légèreté, sa fugacité, pourrait facilement échapper. Il ne l'a jamais vu manquer. Bozzalo, de Turin, en a vérifié l'exactitude. Quant à la fièvre, toutes les modalités sont possibles. Jousset n'en exclue qu'un type : la *fièvre hectique* à grandes oscillations (1,5 à 2 degrés), qui, d'après lui, ne relève pas plus de la bacillémie tuberculeuse que des infections associées. Elle apparaît comme une manifestation d'ordre toxique d'ailleurs indéterminé, mais elle n'est pas du ressort de la bactériologie.

Lesieur et Gary n'ont jamais vu de bacilles de Koch dans le sang lors des périodes du type apyrétique ou pyrétique continu à plateau, ni du type régulier subfébrile ou fébrile rémittent. Leurs prises positives ont coïncidé soit avec une *hyperthermie notable* durant plusieurs jours, soit, contrairement aux affirmations de Jousset, avec une période de fièvre hectique.

C'est, en tout cas, ce complexus symptomatique accompagnant la bacillémie que Jousset désigne sous le nom de *bacillémie paroxystique à forme suffocante*, et Lesieur et Gary, sous celui de *fièvre bacillémique tuberculeuse transitoire*.

Le mécanisme de ces décharges bacillémiques reste assez obscur. Il est un fait certain, c'est que les bacilles en circulation sont de nombre et de virulence inférieurs. L'étude des bacillémies expérimentales montre bien le sort qu'ils subissent dans l'économie, et leur mode de disparition (phagolyse, fixation et élimination rénale); mais rien ne nous indique leur provenance.

En résumé, pratiquement, la recherche du bacille de Koch dans le sang n'est pas d'une grande importance pour le clinicien. Dans la phtisie chronique, les bacilles pénètrent trop rarement dans le sang et ils y séjournent trop peu de temps pour qu'il y ait grand intérêt à les y découvrir; si la constatation de bacilles dans le sang d'un sujet atteint d'une infection aiguë rend probable l'existence d'une *granulie*, si cette même constatation, chez un malade atteint d'une pneumonie ou d'une broncho-pneumonie, conduit au diagnostic de *pneumonie* ou de *broncho-pneumonie caséeuse*, un examen bactériologique négatif ne suffira pas, par contre, à lui seul, pour écarter l'idée de la tuberculose (Nattan-Larrier).

Signalons toutefois que, d'après les toutes récentes recherches de R. C. Rosenberger, on pourrait déceler la présence du bacille de Koch dans le sang, quelles que soient la forme et la localisation de la tuberculose à laquelle on a affaire. Dans 300 cas se rapportant non seulement à la tuberculose pulmonaire, mais à diverses autres localisations bacillaires, l'auteur a *toujours* pu mettre en évidence le bacille de Koch dans le sang.

Ch. E. P. Forsyth, qui a recherché, d'après le procédé de Rosenberger, le bacille de la tuberculose dans le sang de 12 sujets atteints de la tuberculose pulmonaire, sur 10 d'entre eux a obtenu un résultat positif. Lors de l'examen du sang, 4 malades seulement, parmi les 10 ayant donné un résultat positif, avaient de la fièvre, tandis que chez les 6 autres la température était normale; il ne s'agissait donc nullement de cas aigus et à évolution rapidement progressive, comme dans les observations des auteurs français.

Si ces faits étaient confirmés, il ne faudrait donc plus considérer la présence du bacille de Koch dans le sang comme l'apanage des seules formes évolutives, et, d'autre part, toute tuberculose serait une bacillémie[1].

II. Infections secondaires.

— « Depuis trente ans que s'est posée, avec Koch, la question des infections secondaires dans la tuberculose pulmonaire, dit Richard, les travaux se sont multipliés pour tenter d'élucider le problème. » Les échecs nombreux subis dans la lutte thérapeutique organisée contre le bacille de Koch avaient fait penser qu'il y aurait peut-être plus de profit à combattre ses auxiliaires. De là cette éclosion de travaux et ces exagérations d'auteurs qui déchargent le bacille tuberculeux de nombre des méfaits dont il était accusé, et qui vont jusqu'à dire de l'infection secondaire « qu'elle est une nouvelle maladie, une infection purulente transformant la tuberculose en phtisie, en septicémie chronique » (Maragliano).

Mais, depuis lors, les nombreuses recherches des auteurs ont singulièremenr restreint l'impor-

---

[1] Le procédé avec lequel Rosenberger a décélé avec une pareille fréquence le bacille de Koch dans le sang des tuberculeux consiste essentiellement en ceci (d'après la *Semaine médicale* du 8 septembre 1909) : On recueille, par piqûre d'une veine du bras, 5 cc. environ de sang, que l'on mélange aussitôt avec une quantité égale d'une solution de citrate de soude à 2 $\%$ (dans de l'eau salée physiologique). La mixture est soigneusement agitée et placée pendant vingt-quatre heures dans une glacière. Au bout de ce laps de temps, il se forme un sédiment, avec lequel on fait une préparation assez épaisse, que l'on sèche à une chaleur modérée et que l'on place ensuite dans de l'eau distillée stérilisée. Après dessiccation, on procède alors à la fixation sur la flamme d'un bec de Bunsen, et l'on colore la préparation suivant la technique habituelle.

tance des infections secondaires, et cela dans un sens qu'a bien mis en évidence Richard. Des constatations bactériologiques fort bien conduites, faites par lui sur vingt-cinq phtisiques, il tire en effet les conclusions suivantes :

Les infections secondaires du sang sont fréquentes chez les tuberculeux.

Elles sont rares dans les tuberculoses fermées ou dans les tuberculoses fibreuses, en un mot dans toutes les formes à évolution torpide apyrétique.

Tous les microbes peuvent être rencontrés ; les plus souvent observés par Richard sont les microbes pathogènes (streptocoque, pneumocoque, colibacille, bacillus mesentéricus) et les tétragènes.

Il ne suffit pas de constater la septicémie secondaire pour en déduire l'action pathogène, il faut auparavant vérifier la virulence du germe considéré ; or, dans plus de la moitié des cas de Richard, les microbes associés étaient *dépourvus de virulence*.

Il semble donc suffisamment établi que leur intervention dans l'évolution de la tuberculose se réduit le plus souvent à peu de chose. De même, ces microbes associés, même virulents, modifient peu l'équilibre leucocytaire et d'une façon plus générale la formule hématologique du tuberculeux.

Signalons toutefois que, d'après Fränkel, la constatation d'un grand nombre de *streptocoques* dans le sang aurait une mauvaise signification pronostique, car alors de graves métastases pyohémiques sont à craindre.

CHAPITRE V

LE CŒUR ET LA CIRCULATION
DANS LA SÉMÉIOLOGIE DE LA TUBERCULOSE
PULMONAIRE

SOMMAIRE

I. *Cœur.* — Atrophie dans les phtisies fibro-caséeuses et caséeuses, dans la tuberculose latente. Hypertrophie dans la tuberculose fibreuse avec emphysème et adhérences pleurales. Dilatation du cœur droit et asystolie d'origine pulmonaire. Signification pronostique favorable de l'hypertrophie cardiaque. Valeur diagnostique dans les tuberculoses latente et abortive.

II. *Pouls.* — Palpitations des tuberculeux latents ou abortifs. Palpitations par compression du pneumogastrique. Tachycardie. Sa fréquence. Instabilité du pouls. Quelques types cliniques de tachycardie : tachycardie par compression du pneumogastrique; tachycardie paroxystique; tachycardie essentielle, permanente et apyrétique annonçant les phtisies graves; pouls de Wells; tachycardie apyrétique ultime; bradycardie. Valeur séméiologique.

III. *Tension artérielle.* — L'hypotension et ses variations dans la phtisie commune, dans la tuberculose latente. L'hypertension prémonitoire des hémoptysies; dans la tuberculose fibreuse avec emphysème, dans les phtisies associées à la néphrite interstitielle, à l'artério-sclérose, évoluant sur un terrain arthritique, à la ménopause; disparition de l'hypertension dans le diabète se compliquant de tuberculose pulmonaire. Importance diagnostique et pronostique de la recherche de la tension artérielle.

Au cours de la tuberculose pulmonaire, on note des modifications importantes, principalement dans le *volume du cœur*, l'état du *pouls* et celui de la *tension artérielle*. Il est possible, à l'heure actuelle, d'en tirer quelques notions séméiologiques importantes.

§ 1. — *Le cœur chez les tuberculeux pulmonaires.*

La lumière commence à se faire dans cette question, obscurcie comme à plaisir à la fois par des notions pathogéniques désuètes, et ici, comme toujours en phtisiologie, par une analyse clinique insuffisante.

La tuberculose pulmonaire peut s'accompagner de *lésions cardiaques de nature tuberculeuse* (péricardite, endocardite et myocardite) ; nous les laisserons de côté ici [1]. Mais, de plus, elle donne lieu, au cours de son évolution et de ses diverses formes cliniques, à des modifications de volume, *atrophie*, *hypertrophie* et *dilatation*, qui se produisent dans des conditions variées.

Ces modifications de volume du cœur seront recherchées et appréciées par les diverses méthodes suivantes :

1° A l'aide de la *palpation* par les procédés de Bondet et de Bard ; 2° à l'aide du procédé de la *percussion concentrique* de Potain ; 3° par l'examen *radioscopique* (*radioscopie orthogonale* par les procédés de Guilleminot et de Destot).

[1] Voir A. Pic. *La tuberculose de l'appareil circulatoire*, in Bibliothèque de la Tuberculose.

Les travaux de Potain, de R. Tripier, de Bard, de
J. Teissier et Regnault, de Bouchard et Balthazard
ont établi les données suivantes :

I. Atrophie du cœur. — *L'atrophie du cœur*
s'observe au cours de la phtisie fibro caséeuse commune et des phtisies caséeuses. Cette atrophie porte
sur le muscle tout entier (Regnault).

Elle s'observe aussi, d'après un grand nombre
d'auteurs, chez les *hérédo tuberculeux,* d'une part,
chez les *prétuberculeux,* de l'autre. Disons, en
passant, que cette prétuberculose n'existe pas, et
qu'il s'agit en réalité de *tuberculose latente.* Par
suite, le petit cœur, le *nanisme* du cœur, qui pour
certains auteurs *prédispose* à la tuberculose, n'est en
réalité qu'une manifestation héréditaire ou acquise,
en tous cas *directe* du virus tuberculeux.

II. Hypertrophie du cœur. — *L'hypertrophie
du cœur* se constate au cours des phtisies fibreuses,
non pas tant celles qui se caractérisent par une
sclérose dense des sommets que celles qui sont
constituées par une sclérose disséminée, avec *emphysème* et *adhérences pleurales.* Ce sont là, semble-
t-il, les deux conditions anatomiques de cette hypertrophie du cœur, qui agissent en augmentant le
travail du cœur par la gêne apportée à la petite
circulation.

**III. Dilatation du cœur droit, insuffi-
sance tricuspidienne et asystolie.** — La
dilatation du cœur droit porte surtout sur l'oreillette
droite (J. Teissier et Regnault) et s'observe chez les
mêmes malades que précédemment, mais plus spé-

cialement chez ceux qui ont des lésions emphysémateuses et progressives, plus ou moins généralisées, une symphyse pleurale plus ou moins totale ;
chez les phtisiques fibreux encore, qui ont eu des
poussées de bronchite répétées, lesquelles, à chaque
fois aggravent progressivement l'état du cœur ; chez
ceux qui, enfin, pour des causes diverses, ont eu le
myocarde plus ou moins touché (myocardite chronique des artério-scléreux, des buveurs, etc.).

Cliniquement, l'effet des lésions pulmonaires sur
la circulation cardiaque suit les trois étapes progressives suivantes : A un premier degré, il s'agit
de ce qu'on peut appeler un *retentissement sur le
cœur droit*. On note alors un éclat du premier
bruit au foyer tricuspidien, une ébauche des battements épigastriques à la palpation. Il existe de
la dyspnée d'effort.

A un degré plus avancé, l'exploration du cœur
accuse une *hypertrophie vraie*. La pointe du cœur
est déviée au niveau ou en dehors de la ligne
mamelonnaire ; les battements du cœur, au niveau
du creux épigastrique, sont nets et bien frappés ;
à l'auscultation on note un bruit de galop droit.
De plus, il existe un peu de turgescence des jugulaires à l'occasion des quintes de toux. La dyspnée
d'effort s'accentue.

Enfin, à un troisième degré, c'est la *dilatation
du cœur droit avec insuffisance tricuspidienne et
asystolie*. La pointe bat en dehors de la ligne
mamelonnaire, régulièrement ou non ; les battements du cœur au creux épigastrique sont plus
mous, moins toniques. Il existe un souffle tricuspidien, et, au niveau du cou, apparaît une turges-

cence permanente des jugulaires avec pouls veineux et le reflux hépato-jugulaire de Rondot.

Dans certains cas, c'est un véritable *syndrome d'hyposystolie hépatique*, qui se trouve réalisé avec ses trois éléments : augmentation anormale du poids du corps, points douloureux épigastrique et vomissements (Merklen et Pouliot).

Tripier, qui a établi, d'autre part, l'antagonisme d'*évolution* entre la phtisie pulmonaire et les maladies du cœur, et la fait résider tout entière dans *l'hypertrophie* elle-même du myocarde qui caractérise toujours ces dernières, a insisté plus particulièrement, d'autre part, sur la signification *pronostique* favorable de cette *hypertrophie* au cours de la phtisie chronique. « Lorsqu'on trouve, dit-il, le cœur véritablement hypertrophié avec la tuberculose pulmonaire chronique, c'est qu'il y a ordinairement une cause tout autre que l'on peut déceler, soit quelques lésions anciennes d'endocardite, soit le plus souvent une néphrite chronique. Quand celle-ci survient à une période ultime, la marche de la tuberculose pulmonaire n'est que peu ou pas modifiée. Mais lorsque la maladie de Bright se caractérise de bonne heure, c'est alors qu'on peut le mieux se rendre compte de l'effet de l'hypertrophie du cœur sur les lésions pulmonaires, lesquelles ne peuvent pas être accusées d'avoir donné lieu à un cœur de bœuf. »

IV. Valeur séméiologique de l'état du cœur. — Au point de vue *diagnostique*, Destot insiste sur la valeur du petit cœur décelé prématurément par l'orthodiagraphe dans le diagnostic de la tuberculose *au début*. En réalité, comme nous le montrerons plus tard, il s'agit en l'espèce soit de tuberculose *latente*, soit de tuberculose *pulmonaire abortive*. Avec son procédé de l'orthodiographe, il mensure respectivement l'aire cardiaque et l'aire pulmonaire et en établit le rapport. Ce rapport est de 1 à 4 ou 4,50 chez les tuberculeux, alors que, chez les individus normaux, l'aire du cœur est à l'aire pulmonaire comme 1 est à 2,50.

La constatation d'une hypertrophie localisée au cœur droit, sa dilatation plus ou moins manifeste chez un bronchitique, avec râles prédominants aux sommets et en imposant pour une phtisie ulcéreuse, devront faire soupçonner la nature plutôt *fibreuse* du processus, diagnostic que confirmeront ultérieurement la chute de la température et l'assèchement des sommets.

§ 2. — *Le pouls chez les tuberculeux pulmonaires.*
Palpitations et tachycardies.

Fréquemment les phtisiques présentent soit des *palpitations*, soit de la *tachycardie;* on note parfois aussi une *tachycardie paroxystique*, de l'*instabilité du pouls*, de la *bradycardie*.

Nous allons essayer d'établir, d'après les travaux de Peter, de Potain, de Faisans, de Sirot, de Bezançon, les thèses de Ledoux, de Grosset et surtout de Chon, la valeur séméiologique de ces diverses modifications du pouls,

I. Palpitations. — La *palpitation* est un battement de cœur douloureusement perçu par le malade, et, par suite, se distingue nettement de la tachycardie, phénomène purement objectif. Grosset a présenté, de ces palpitations chez les phtisiques, une intéressante étude clinique poursuivie dans le service de Landouzy.

Les tuberculeux qui souffrent de *palpitations* sont nés de parents nerveux ou, le plus souvent, sont nerveux eux-mêmes.

Mais ce symptôme « palpitations » ne se présente pas toujours dans les mêmes conditions, et il existe des *formes cliniques* de palpitations chez les tuberculeux :

1° Palpitations chez des tuberculeux jeunes, nerveux et pâles, à type *chlorotique.*

2° Palpitations chez les femmes qui commencent leur tuberculose à l'âge de la *ménopause;* elles s'y installent au premier plan et peuvent faire errer le diagnostic. Peter avait bien étudié cette forme clinique.

3°. Chez des jeunes gens, à l'âge de la puberté, de dix-huit à vingt-deux ans. Ces malades sont remarquables par l'étroitesse de leur thorax. Ces palpitations intéressent tout particulièrement la médecine militaire, puisque Chavigny a pu dire : « Les quatre cinquièmes au moins des soldats qui viennent consulter le médecin militaire pour se plaindre à lui de palpitations sont des pulmonaires, et presque tous ceux-là sont des bacillaires ignorés ou méconnus. »

4° Quelquefois les palpitations précèdent, à plus ou moins longue portée, les hémoptysies, quelques heures ou même un jour et plus avant le crachement de sang. Il y a en même temps des troubles vaso-dilatateurs et une dyspnée assez marquée.

5° Palpitations, enfin, par *compression du pneumogastrique*. On les observe chez des phtisiques de
tout âge, à toutes les périodes de l'évolution de la
maladie. Elles s'accompagnent très souvent de
tachycardie permanente. Ces palpitations sont généralement très violentes et se produisent surtout
au repas du soir. Elles s'accompagnent souvent de
toux coquelucho.de, avec vomissements post-pran-
diaux ; il existe aussi une douleur à la pression du
cou, le long des pneumogastriques (Peter).

Les palpitations des tuberculeux latents (les trois
premiers groupes ci-dessus) n'assombrissent pas
le pronostic. Celles qui s'observent au cours de la
phtisie chronique (palpitations dyspeptiques de
Grosset) sont plus graves. Dans trois cas de cet
ordre, Peter constata la compression de l'un des
pneumogastriques par une adénopathie trachéo-
bronchique. Mais c'est un point sur lequel nous
allons revenir à propos de la tachycardie.

II. Tachycardie et autres modifications du rythme cardiaque.

— Envisagée d'une
façon générale. la tachycardie est un symptôme
extrêmement fréquent au cours de la tuberculose
pulmonaire. Pour Faisans, 75 à 80 % des tuberculeux ont, à un degré variable. de l'accélération
du pouls, « une tachycardie instable, » et même,
chez les 20 et 25 % qui ne présentent pas ces
symptômes, le pouls est loin d'être toujours irré-
prochable, « offrant à certains moments de la
journée une augmentation de dix à vingt pulsations
par minute, » ou présentant de la bradycardie.

Instabilité du pouls. — On ne constate pas seulement de la tachycardie au cours de la tuberculose; cette tachycardie est, de plus, essentiellement variable chez un même sujet, suivant les divers moments de la journée et suivant les diverses causes. Cette *instabilité du pouls* est un fait très général et très fréquent chez à peu près tous les phtisiques. « Je ne connais pas de malades, dit Faisans, dont le pouls soit aussi peu stable que celui des tuberculeux. » Ceci s'applique d'ailleurs aussi bien aux tuberculeux à pouls normal, qu'à ceux qui offrent une accélération modérée ou très notable.

Quelques types cliniques de tachycardie. — Mais tous les phtisiques ne présentent pas, sinon l'instabilité du pouls, fait assez général, mais du moins de la *tachycardie*. Quels sont donc ceux chez qui on observe ce dernier symptôme ? et, par suite, quelle signification séméiologique peut-on dégager de la constatation d'une accélération du pouls chez un phtisique ?

Disons-le de suite, la question n'est pas résolue, et l'on ne peut encore, à l'heure actuelle, établir de règles bien fixes. Ici comme pour nombre de questions de séméiologie, c'est la notion des types cliniques qui peut apporter quelques éclaircissements. On peut en effet, croyons-nous, à l'heure actuelle, établir quelques modalités cliniques des variations du pouls dans la phtisie à signification séméiologique plus ou moins univoque.

Tachycardie par compression du pneumogastrique.

— Un premier type clinique de tachycardie, — véritable syndrome, — est caractérisé par ces cas de phtisie où la tachycardie prend une importance telle qu'elle dénature le tableau de la phtisie pulmonaire chronique, et peut à elle seule amener la mort du malade par asystolie. La cause de cette tachycardie, — dont des observations déjà nombreuses avec autopsie ont été rapportées par Peter, Merklen, Jouanneau, Bezançon, etc., — est due essentiellement à la *compression de l'un des pneumogastriques* dans le médiastin, le plus souvent par des *ganglions trachéo-bronchiques* caséeux, d'autres fois par son englobement dans des exsudats pleuropéri-cardiaques ou de médiastinite. Après une phase, le plus souvent passée inaperçue, de tachycardie sans accidents, le cœur se fatigue peu à peu, et cette fatigue se traduit par de l'œdème des membres inférieurs, une augmentation de volume du foie; en même temps, symptôme capital qui doit toujours dans le cours d'une tuberculose pulmonaire chronique faire craindre une complication (Faisans), apparaît la dyspnée, dyspnée très vive allant jusqu'à l'orthopnée. Entre temps, Peter a signalé chez trois de ses malades, une toux incessante, épuisante, vomitive, *coqueluchoïde*, résistant à toute médication calmante; de plus, ces tuberculeux ressentaient très vivement leur tachycardie (palpitations), et l'on faisait naître une douleur par la compression du pneumogastrique au cou. L'évolution ultérieure, c'est l'asystolie progressive irréductible avec cyanose ne finissant qu'à la mort; le pouls est rapide, régulier, mais d'une faiblesse extrême, quelquefois à peine perceptible.

La lecture des observations des auteurs montre qu'il s'est presque toujours agi de *phtisies évolutives,* à *prédominance caséeuse.*

Tachycardie paroxystique. — Plus rarement, puisque trois cas seulement en ont été publiés, on note une tachycardie non plus continue mais *paroxystique.* Ce sont les observations de Moncorgé, de Traube, et surtout celle de Bertier se rapportant à un malade que nous avons observé également à la clinique de Bondet. Il s'agissait, en l'espèce, d'un tuberculeux caséeux âgé de soixante-cinq ans, ancien éthylique, qui prit une dizaine de crises de tachycardie paroxystique à début et à terminaison brusques, de courte durée chacune, accompagnées d'angoisse, de cyanose, de dyspnée, d'abaissement considérable de la tension artérielle, et qui succomba, après trois semaines d'hospitalisation, avec de l'anasarque. L'autopsie montra, outre des lésions tuberculeuses étendues et avancées dans les poumons, l'absence de compression du vague ; mais l'examen histologique dénota des *lésions du bulbe,* du *pneumogastrique* et du *myocarde* affectant l'aspect de lésions interstitielles. Cette tachycardie paroxystique, véritable complication de la bacillose, est d'un mauvais pronostic, puisque dans les trois cas publiés la mort est survenue de un mois et demi à quatorze mois après la première crise, en partie du fait de l'insuffisance du myocarde surmené, en partie du fait des progrès de la maladie causale.

Tachycardie essentielle, permanente et apyrétique. — On peut observer, au début de certaines formes graves (phtisie galopante, pneumonie caséeuse et même granulie généralisée), alors que la tuberculose est encore *latente*, une *tachycardie sans élévation de la température*. Elle est généralement moins prononcée que la tachycardie due à la compression ganglionnaire. De plus, elle ne s'accompagne pas de palpitations. L'hypotension artérielle suit une marche parallèle à celle de cette tachycardie. Cette tachycardie (tachycardie *essentielle* ou *toxique* de Gosset), qui a une très grande valeur pronostique, puisque c'est le signe avant-coureur d'une atteinte grave de l'économie, doit être soigneusement distinguée de l'éréthisme cardiaque des tuberculeux abortifs ou latents, constitué par des palpitations accompagnées souvent d'accélération transitoire du pouls, et qui n'aggrave pas le pronostic de la maladie causale.

Pouls de Wells. — C'est chez ces mêmes malades tuberculeux abortifs ou latents (tuberculeux au début des classiques) que l'on voit le *pouls de Wells* (de Chicago), sur lequel a insisté Papillon. Il est caractérisé par une accélération invariable du rythme du pouls, quelle que soit la position prise par le malade (couché, assis ou debout), « à condition toutefois qu'il soit examiné en dehors des périodes de digestion, et qu'on attende pour compter les pulsations que la perturbation légère ou passagère du pouls, succédant à tout effort brusque, soit passée ».

Tachycardie apyrétique ultime. — Enfin cette même tachycardie persistante, sans fièvre ou en tous cas sans correspondance avec l'élévation de la température, peut s'observer à la période terminale de la *phtisie chronique* commune. Plusieurs fois, ainsi que Sterling (pour qui ce signe est l'indice d'un défaut d'enkystement d'un foyer de tuberculose intra-pulmonaire), nous l'avons vu précéder de peu la terminaison fatale : c'est donc un signe de fâcheux augure.

Bradycardie. — Il ne faut pas oublier non plus qu'à côté de ces pouls tachycardiques on rencontre d'autres fois des *pouls lents bradycardiques*. Ce *ralentissement permanent du pouls* (entre 42 et 52), dont nous avons observé un cas chez un phtisique fibreux cachectique rapporté dans la thèse de Chon, a trait à des tuberculoses généralement bénignes.

III. Valeur séméiologique de l'état du pouls. — De l'exposé précédent, nous pouvons tirer les conclusions pratiques suivantes :

1° Au *point de vue du diagnostic*, lorsqu'on soupçonne la tuberculose, la tachycardie, ou, en son absence, la constatation de l'instabilité du pouls, est un signe probable de cette maladie. Faisans attache à ce point de vue une grande importance à la constatation de la tachycardie. Ce signe lui aurait permis maintes fois de soupçonner une tuberculose *latente*, « six mois, un an avant qu'aucun signe fonctionnel apparaisse. »

2° Au *point de vue pronostique*, s'il est beaucoup trop général de dire que la constatation de toute tachycardie aggrave le pronostic, il n'en est pas moins que toute instabilité du pouls aux causes physiologiques accidentelles, que toute tachycardie, pourvu qu'elle soit permanente et sans correspondance avec la température, entraînent l'une et l'autre un pronostic toujours moins bon, toutes choses égales d'ailleurs, que la constatation inverse d'un pouls normal et stable.

Au cas de tuberculose latente, signalons que seule une tachycardie permanente, avec hypotension notable et sans palpitations, a la signification, extrêmement fâcheuse que nous avons indiquée. L'accélération transitoire du pouls avec palpitation indique, elle aussi, une tuberculose latente, mais généralement bénigne, au contraire.

Une tachycardie permanente et élevée, à 120 et 140 pulsations, coïncidant avec une température de 39° à 40°, indique un pronostic fatal. A une période avancée d'une phtisie fibro-caséeuse ou caséeuse, la coïncidence d'une semblable tachycardie avec un abaissement de température indique un dénouement imminent.

Nous rappellerons, à nouveau, enfin, la signification pronostique particulièrement fâcheuse également, soit de la *tachycardie permanente par compression du pneumogastrique*, soit de la *tachycardie paroxystique*.

§ 3. *La tension artérielle chez les tuberculeux pulmonaires.*

L'étude de la tension artérielle dans la tuberculose pulmonaire est à peu près uniquement fran-

* Tuberc. pulm.

6*

çaise. Elle a été faite par Marfan, Potain, Papillon, P. Teissier. On peut, des travaux de ces auteurs, tirer les données séméiologiques suivantes :

L'étude de la pression artérielle chez les phtisiques peut être indifféremment faite avec les appareils de Potain, de Riva-Rocci, de Gaertner et de von Basch, qui tous donnent la pression artérielle dans les artères de calibre moyen.

P. Teissier a également étudié la *tension artériocapillaire* à l'aide du tonomètre de Gaertner : les résultats ont été des plus discordants.

Quant à la *tension capillaire,* nous ne connaissons pas d'étude de sa mesure dans la tuberculose pulmonaire.

C'est donc ici des résultats fournis plus spécialement par le sphygmomanomètre de Potain ou l'appareil de Riva-Rocci, dans l'étude de la pression artérielle des tuberculeux pulmonaires, qu'il sera question.

Dans la tuberculose pulmonaire on peut dire que, d'une façon générale, la pression est *généralement*, mais non constamment, abaissée. On noterait l'hypotension dans 71 % des cas, d'après Boschi.

I. Hypotension artérielle. — *L'hypotension,* étudiée au cours de la *tuberculose pulmonaire chronique,* a fourni à P. Teissier les résultats suivants :

Le degré, les variations de cette hypotension marchent de pair, plus avec l'intensité croissante de l'imprégnation de l'organisme qu'avec le degré d'étendue de la lésion.

Du chiffre moyen 12, 13 [1] au premier ou au deuxième degré, la pression artérielle peut s'abaisser à 10, 9, 8, dans les dernières périodes.

Les courbes de la pression n'offrent souvent aucune concordance avec les courbes du pouls et de la température. Il n'y a pas de rapport non plus entre la pression sanguine, la fréquence du pouls ou celle de la respiration (Boschi).

L'action hypotensive de la tuberculose est telle qu'elle annihile, dans l'immense majorité des cas, l'action hypertensive de la fièvre et de l'âge. La pression artérielle est, en effet, abaissée chez le vieillard parfois plus que chez l'adulte ; la pression artérielle peut être également ou indifféremment abaissée dans des tuberculoses pulmonaires peu fébriles, très fébriles, ou dans les tuberculoses pulmonaires avancées avec fièvre hectique. Seule, l'élévation de température qui précède une hémoptysie ou qui accompagne la survenue d'une affection pulmonaire non tuberculeuse ou une granulie suraiguë, peut élever légèrement la pression ou compenser l'abaissement de cette pression.

L'hypotension, en dehors de la phtisie commune, apparaît encore avec une haute signification diagnostique dans la tuberculose pulmonaire *latente*, qu'il s'agisse d'hérédo-tuberculeux ou bien d'individus atteints de tuberculose latente ganglionnaire (faits de Loomis, Pizzini, Schreiber), et dans la tuberculose *pulmonaire abortive*.

---

[1] Rappelons que les moyennes données par Potain pour l'âge moyen de la vie sont 17,7 ou 17 avec des écarts normaux possibles de 15 à 19 selon l'âge ou le sexe.

II. Hypertension artérielle et tension normale.

— L'*hypertension* ou une tension *normale* peuvent se produire, dans la tuberculose pulmonaire, dans les conditions suivantes :

Hypertension prémonitoire des hémoptysies.

— Dans la période préparatoire des *hémoptysies*, de celles qui sont symptomatiques de fluxion broncho-pulmonaire aiguë (pneumonie hémorragique de Tripier) et qui se produisent soit comme phénomène initial d'une tuberculose pulmonaire bénigne (Triboulet et Poujade), soit au décours d'une tuberculose abortive, la pression monte alors à 20 et même à 25 (Barbary).

Pour Barbary, l'hémoptysie tuberculeuse serait presque toujours la conséquence de l'hypertension artérielle, et il serait possible de la supprimer en surveillant cette dernière. Jacquerod (de Leysin) avance au contraire que les tuberculeux sujets aux hémoptysies ont une pression artérielle trop faible et non trop forte.

Marfan trouve ces opinions trop exclusives. Mettant à part les hémoptysies d'origine anévrysmale de la période cavitaire, et dont le pronostic est toujours mauvais, il divise les hémoptysies en deux catégories : 1° celles qui s'accompagnent habituellement d'une pression normale ou supérieure à la normale indiquent une évolution favorable ; 2° les hémoptysies qui s'accompagnent d'une tension basse sont d'un pronostic grave ; le plus souvent elles correspondent à la phtisie galopante hémoptoïque, forme qui se termine rapidement par la mort. Toutefois, Marfan signale un cas qui fit exception à cette dernière règle.

Pour nous, nous croyons, pour l'avoir observé, que c'est exclusivement l'hémoptysie due à un processus pneumonique qui s'accompagne d'hypertension, et par suite nous pensons, contrairement à Barbary, que l'hypertension est fonction de pneumonie et conséquemment, comme l'hémoptysie elle-même, de la pneumonie hémorragipare. La preuve en est également pour nous dans cette constatation de P. Tessier de l'hypertension, lorsque se produisent des poussées fluxionnaires pulmonaires ou broncho-pulmonaires (congestion, pneumonie, broncho-pneumonie non tuberculeuse).

Autres hypertensions transitoires. — Barbary signale encore une hypertension *transitoire* : 1° chez les tuberculeux atteints de troubles gastro-intestinaux (mauvaise hygiène, suralimentation dangereuse, hypertension toxi-alimentaire) ; 2° chez les tuberculeuses aux époques menstruelles ; 3° chez les tuberculeux mal dirigés (veilles, chagrins, etc.).

Une hypertension *instable* s'observe à la suite de l'administration du cacodylate et de l'arrhénal.

Hypertension permanente. — Dans ces divers cas, l'hypertension est passagère. Elle peut être *permanente* :

1° Dans la *tuberculose fibreuse avec emphysème ;*

2° Dans la tuberculose associée à la *néphrite interstitielle ;*

3° Dans la tuberculose associée à l'*artério-sclé-rose*[1];

4° Dans la tuberculose évoluant sur un *terrain arthritique*;

5° Chez les tuberculeuses à la période de la *ménopause*. Cette hypertension s'accompagne souvent alors d'hémoptysies fréquentes;

6° Quand le processus cesse d'être actif et que la guérison survient. Des observations nombreuses montrent la marche parallèle de cette élévation de la pression artérielle et de l'amélioration du processus tuberculeux.

7° Enfin, dans la tuberculose *compliquée de diabète*, il y aurait bien, pour P. Tessier, hypertension, ou, en tout cas, tension normale. Nous avons observé, en ce cas, de l'hypotension. J. Tessier a, en effet, indiqué que la pression artérielle est élevée dans le diabète gras, faible dans le diabète maigre pancréatique ou dans le diabète compliqué de tuberculose pulmonaire. Lorsque le diabète sucré se complique de tuberculose pulmonaire, la pression s'abaisse presque toujours, et ce fait est en relation avec l'évolution presque toujours progressive et fatale de la phtisie diabétique. Mais si, dans le diabète compliqué de phtisie, la pression reste normale ou supérieure à la normale, ou si, après avoir été basse, elle se relève, c'est que la tuberculose est entrée au repos (Marfan).

---

[1] C'est ici le même processus tuberculeux, peu virulent, qui a réalisé simultanément ou successivement l'artério-sclérose et la tuberculose pulmonaire.

III. Valeur séméiologique de l'état de la tension artérielle.

— Nous n'insisterons pas sur la valeur *diagnostique* de la constatation d'une hypotension chez un sujet soupçonné de tuberculose pulmonaire. Disons seulement que l'hypotension n'est pas un signe de début, comme on l'a dit, mais qu'elle peut servir à révéler une tuberculose latente ou abortive.

Marfan a insisté, tout récemment, sur l'*importance* de la tension artérielle pour le *pronostic de la tuberculose pulmonaire chronique*. Voici ses conclusions :

1º Lorsque, dans la tuberculose pulmonaire, la pression est normale ou supérieure à la normale, on peut prévoir une évolution favorable ; cette constatation indique que la tuberculose pulmonaire est susceptible de guérison clinique ou d'amélioration persistante. Cette signification favorable ne souffrant que bien peu d'exceptions, on peut dire que la mesure de la tension artérielle est un des plus sûrs moyens de discerner les formes curables de la tuberculose pulmonaire ;

2º Si la pression artérielle, d'abord faible, s'élève et reste à la normale ou au-dessus de la normale, le pronostic est favorable. Mais les malades de cette catégorie sont beaucoup moins nombreux que les précédents. Donc, quand un sujet entre dans la tuberculose avec une pression faible, il est très difficile d'élever cette pression ; quoi qu'on fasse, il est rare de la voir remonter et se maintenir à un chiffre supérieur à 15.

3º Si la pression artérielle, d'abord normale, s'abaisse au cours de la maladie et reste basse par la suite, le pronostic devient défavorable, la tuberculose progresse et se termine par la mort.

4° Dans la tuberculose pulmonaire, l'abaissement de la pression artérielle a, le plus souvent, une signification défavorable ; elle indique ordinairement une forme à marche progressive ; mais cette loi est moins générale que la première énoncée : une tension artérielle faible n'exclut pas la possibilité d'une amélioration persistante et même d'une guérison clinique

CHAPITRE VI

VALEUR SÉMÉIOLOGIQUE DES TROUBLES
DU SYSTÈME NERVEUX

SOMMAIRE

I. *Stigmates psychiques et mentaux.* — a. Des *tuberculeux latents et abortifs :* précocité des enfants; plus tard, égoïsme, optimisme, excitation génitale; neurasthénie, hystérie, épilepsie; développement et affinement du sentiment esthétique; talents et génies précoces. — b. Des *phtisiques chroniques :* hyperexcitabilité intellectuelle et physique du début; faiblesse du caractère et de l'intelligence à la période d'état; exacerbation de l'égoïsme et euphorie délirante de la période ultime. — c. Des *phtisiques aigus et subaigus :* hypochondrie ou optimisme.

II. *Accidents nerveux sensitifs ou moteurs.* — a. Céphalée. — b. Douleurs névralgiques de siège varié et névrites périphériques. — c. Syndrome de Weill (hémihyperesthésie profonde, musculaire, osseuse, articulaire).

La tuberculose pulmonaire, en dehors de déterminations organiques, véritables complications dont nous n'avons pas à nous occuper ici[1], s'accompagne presque toujours de quelques troubles

[1] Voir : J. Lépine, *La tuberculose du système nerveux.* Bibliothèque de la Tuberculose.

nerveux, dont les uns sont d'ordre *psychique*, les
autres d'ordre *sensitif* et *moteur*.

§1. — *Stigmates psychiques et mentaux. Psychologie des phtisiques.*

Malgré la variabilité des réactions psychiques
du tuberculeux, conditionnée par la diversité du
fond mental propre à chaque malade, il semble
bien qu'on puisse, à l'heure actuelle, dégager un
complexus mental commun, constitué par un
ensemble de *stigmates psychiques et mentaux*. Cette
étude de la *psychologie des phtisiques*, bien que
récente, est assez bien connue à l'heure actuelle,
grâce aux travaux de Heinzelmann, de Letulle, de
Daremberg. de Laignel-Lavastine, grâce aux documents réunis dans les thèses de Beraud, de Len-
dret et surtout de Gimbert.

Dans cet exposé, nous laisserons de côté tout ce
qui a trait aux *accidents mentaux*, véritables complications (délires aigus, delirium tremens, manie
aiguë, mélancolie, confusion mentale, etc., etc.,)
pour ne nous occuper que des *états mentaux* proprement dits, qui constituent ce qu'on a appelé
d'autre part la *psychologie des phtisiques*.

On est très embarrassé, dès l'abord, pour classer
utilement les documents rassemblés par les auteurs.
Fidèle à notre méthode, fondée au surplus sur
l'observation analytique des faits, nous étudierons
successivement : 1° la *psychologie* des tuberculeux
latents, des tuberculeux pulmonaires abortifs, des
hérédo-tuberculeux. *prétuberculeux* des auteurs;
2° la psychologie des *phtisiques chroniques* com-

muns; 3° la psychologie des *phtisiques aigus.*

Disons, dès maintenant, que cette psychologie est d'autant plus différenciée, plus affirmée, que le processus tuberculeux est plus lent : c'est au tuberculeux latent que s'appliquent surtout les descriptions subtiles des littérateurs, alors que la psychologie du tuberculeux aigu se réduit, comme nous le verrons, à quelques tendances particulières qui séparent à peine la tuberculose des autres maladies aiguës.

I. Stigmates psychiques et mentaux des hérédo-tuberculeux, des tuberculeux latents et abortifs.

— De tous temps, les auteurs ont insisté sur l'état mental particulier des *enfants,* héritiers de père ou de mère bacillaires, et menacés de méningite ou de phtisie plus tardive. Ce qui caractérise cet état d'esprit, c'est une *précocité* à la fois de l'intelligence et des sentiments affectifs, qui charme l'entourage et les parents. Leur intelligence s'éveille à toutes choses avec une subtilité et parfois une faculté d'observation et un sens critique aiguisé qui en font les « enfants terribles ». Plus caressants, plus tendres aussi que les autres enfants, ce sont souvent les « préférés » des mères, qui parfois aussi s'inquiètent, comme par une sorte de pressentiment, de ces tendances affectives. La précocité sexuelle va généralement de pair, et la puberté est souvent prématurée.

Plus tard, adolescents ou adultes, ces *candidats* non pas à la tuberculose, — ils sont déjà tuberculeux, — mais à la tuberculose pulmonaire, ont cet habitus à la fois physique et psychique

révélateur pour un œil tant soit peu prévenu.
« Lymphatiques, féminins, dit Laignel-Lavastine,
ils sont paresseux, comme par prévision de leur
nature vite fatiguée ; doux et caressants comme
par sentiment de leur faiblesse ; voluptueux, d'une
tendance plus cérébrale que médullaire et pouvant
s'éteindre dans des équivalents mystiques ; « distingués » par rareté des gestes, efforts musculaires,
dont ils sont économes ; « sympathiques » enfin.
Ils attirent, comme tous les êtres faibles, et
retiennent l'attention par leur intelligence précoce
qui étonne, par cet antagonisme, paradoxal chez de
jeunes êtres, entre l'activité musculaire nulle et
l'intellectuelle déliée, paraissant démontrer la justesse de l'opinion philosophique qui fait de
l'idée un défaut d'action qui n'aboutit pas. »

Féminins, en effet, ils le sont par la subtilité et
la délicatesse de leur *intelligence*. C'est elle qui,
jointe à la finesse des sentiments esthétiques, les
oriente plutôt vers les arts que vers les sciences
exactes. Ils ne peuvent d'ailleurs fournir un effort
longtemps soutenu et patiemment prolongé, bien
que fort capables, à certains moments, d'une grande
activité et d'un gros effort donné par « à coup ».
Ainsi que l'a dit Laignel-Lavastine, leur intelligence, plus délicate que forte, s'affine en perdant de
sa vigueur.

Leur *état d'âme* est encore plus caractéristique,
et c'est dans les manifestations du *caractère* que
nous trouvons surtout les véritables *stigmates
psychiques*. Parmi ces traits de caractère qui rapprochent les tuberculeux et leur donnent comme
un air de famille, nous noterons, au premier rang :

l'égoïsme et l'indifférence, *l'optimisme* et l'insouciance, *l'excitation génitale*.

Même chez ces tuberculeux latents, qui vivent la vie quotidienne avec une santé en apparence bonne, c'est *l'égoïsme* qui apparaît peut-être comme le trait le plus frappant de leur caractère. Moins apparent que chez le phtisique en pleine maladie, il est souvent déguisé par eux avec art, il se retrouve derrière leurs diverses manifestations affectives. En amitié, le tuberculeux demande beaucoup et semble rendre en proportion et ne donne presque rien en réalité. D'ailleurs, pour ce faire, il préfère la société de gens qui lui sont inférieurs, ayant moins d'efforts à faire pour y obtenir des succès et des adulations faciles. En amour il est essentiellement jaloux et vindicatif. Dans l'un et l'autre sentiment, il est peu fidèle d'ailleurs. « Il est aimant, dit Daremberg ; mais, comme il est errant, comme il passe sa vie à quitter une résidence d'été pour une résidence d'hiver, il emporte son cœur dans sa valise. Son besoin d'aimer et d'être aimé ne peut guère se concilier avec la fidélité. Il est le Juif errant de l'affection et de l'amour. »

Excusable d'ailleurs est cet égoïsme : il est connexe, en effet, de la diminution de la puissance vitale. C'est un peu l'égoïsme du vieillard, le *secum esse secumque vivere* de Cicéron. « C'est un égoïsme en quelque sorte passif, concentrique, par défaut, dit Laignel-Lavastine. Je l'opposerais volontiers à l'égoïsme débordant, combattif d'un disciple de Nietzche. »

L'optimisme n'est pas un symptôme moins

saisissant et moins constant de la vie psychique du tuberculeux. On le note à toutes les périodes, et, pour être moins évident chez le tuberculeux latent que chez le phtisique qui va mourir, il n'en est pas moins aisé à noter chez tous les tuberculeux presque indistinctement.

Une des manifestations les plus habituelles de cet optimisme consiste dans la multiplicité et l'enthousiasme des projets des tuberculeux. Ils ont aussi une tendance irrésistible à amoindrir, à atténuer leurs symptômes; l'hémoptysie, l'annonce du diagnostic de leur maladie les laisse le plus souvent insouciants.

Le *sens génital* est fréquemment exalté chez les préphtisiques. Bien qu'on en ait dit, il s'agit d'une excitation plutôt instinctive que sentimentale. Et c'est bien ainsi que l'ont compris les artistes qui en ont tenté la description : Michel Corday, O. Mirbeau, et, au point de vue médical, Landret, dans sa thèse.

Pour ce dernier auteur, cette excitation génésique peut s'observer aussi bien chez le phtisique qui se soigne chez lui que chez les pensionnaires des sanatoria et les malades des stations libres. Le processus tuberculeux semble bien pouvoir créer à lui seul une excitation intense portant à la fois sur les désirs et la puissance génitale, les conditions de vie habituelle au tuberculeux ne jouant qu'un rôle adjuvant. On peut observer l'excitation génitale à toutes les périodes de la tuberculose; mais c'est surtout chez les tuberculeux latents qu'on l'observe. Dans ce cas, elle présenterait même, pour Landret, une réelle valeur pour le diagnostic.

Dans cette période de tuberculose latente, chez les tuberculeux abortifs, chez les tuberculeux inflammatoires de Poncet, on peut observer les véritables manifestations de la *neurasthénie*. Cette neurasthénie, si fréquente quand on sait voir la tuberculose larvée qui l'a conditionnée, survient très souvent par *poussée*, par période de plusieurs mois. Nous l'avons vue succéder à une hémoptysie, à une poussée tuberculeuse pulmonaire initiale; souvent aussi nous l'avons vue remplacer une manifestation rhumatismale tuberculeuse, précéder une pleurésie, agir, en d'autres termes, comme une manifestation en quelque sorte *métastique* d'une tuberculose inflammatoire migrante. Cette neurasthénie, — dite prétuberculeuse par les auteurs, — semble d'ailleurs revêtir plutôt une *forme dépressive*, la forme *hypersthénique* se montrant plutôt au cours des tuberculoses évolutives fébriles. Le malade se sent faible au moindre effort physique ou intellectuel, et il s'inquiète; la tristesse devient le fond de son caractère. De plus, cette faiblesse est irritable, et cette neurasthénie est susceptible, sous l'influence d'une émotion, d'une mauvaise nouvelle, à l'époque menstruelle, d'avoir une crise d'agitation pouvant aller jusqu'au délire ou à la manie (Gimbert).

L'*hystérie* se manifeste dans les mêmes conditions étiologiques, et nous ne croyons pas l'hystérie tuberculeuse plus rare que la neurasthénie de même origine. Elle peut revêtir les aspects les plus variés.

Enfin l'*épilepsie* et la plupart des *psychoses* peuvent, elles aussi, se rencontrer chez les tuberculeux latents ou héréditaires (Pic et Campana).

C'est parmi ces tuberculeux latents, héréditaires, prétuberculeux, candidats à la phtisie, tuberculeux inflammatoires, tous imprégnés par un virus tuberculeux plus ou moins atténué, que l'on rencontre avec une fréquence extrême des *artistes* de tous genres, peintres, littérateurs, poètes de génie comme de talent médiocre. Ce qu'il nous a été donné surtout d'observer, c'est la fréquence de cette « petite tuberculose » chez des individus exerçant une profession ou un métier exigeant un certain degré de développement des facultés artistiques. La tuberculose leur donne, semble-t-il, cette finesse de perception des sensations qui est l'origine première de toute manifestation esthétique. Dessinateurs de fabrique, musiciens de tous ordres, journalistes, etc., nous ont révélé en grand nombre la tare tuberculeuse.

De plus, il semble aussi que la tuberculose favorise la *précocité* de l'éclosion du génie artistique, comme chez Marie Bashkirtseff, qui meurt à vingt-quatre ans, laissant derrière elle une œuvre à la fois picturale et littéraire dont Anatole France a vanté la vivante originalité.

La tuberculose, enfin, impose, semble-t-il, une certaine tendance à l'œuvre des artistes qui en sont atteints. C'est un point dont Laignel-Lavastine s'est attaché à faire la démonstration par une délicate analyse des œuvres de Maurice Guérin, de Watteau, de Samain, de Schiller, de Chopin.

II. Phtisie pulmonaire chronique commune. — Nous allons retrouver ici nombre de stigmates psychiques et mentaux que nous venons d'étudier. Chez les phtisiques chroniques, qui sont de vrais malades, le psychisme se restreint sur certains points ; il devient moins complexe, moins affiné. D'autre part, et en conséquence, les modifications psychiques s'accusent, le malade dissimulant plus difficilement les exagérations de plus en plus pathologiques de leur caractère.

Le *début* de la phtisie chronique s'accuse souvent par un épanouissement et un affinement des facultés intellectuelles. « Surpris d'abord, bientôt inquiets, les amis du sujet assistent à une floraison intensive de ses qualités, à une poussée de son intelligence. » (Letulle.) Parallèlement on note une véritable hyperexcitabilité intellectuelle et physique. Le malade devient actif, osé dans ses projets et ses entreprises ; simultanément aussi il est pris d'une fièvre de plaisir. « Notre jeune poitrinaire veut être et paraître ; il se montre partout, à toutes les fêtes, où il s'épuise, victime d'une vanité inconsciemment surexcitée. » (Letulle.) Ces troubles psychiques, qui annoncent le début de la tuberculose pulmonaire, s'opposent donc, par leur caractère *hypersthénique*, aux troubles psychosthéniques *dépressifs* des tuberculeux latents.

A la *période d'état*, les écarts psychiques, sans s'accentuer, évoluent de la façon suivante. Ils sont de deux ordres, d'après Heinzelmann. D'une part, en effet, on note de la *faiblesse du caractère*, se manifestant par une mobilité de l'humeur, de l'émotivité, une irritabilité générale et une excitabilité légère amenant assez souvent l'insomnie. D'autre part, les modifications psychiques ont pour

base une *faiblesse de l'intelligence*. C'est une sorte
de lassitude intellectuelle, de paresse cérébrale,
véritable neurasthénie intellectuelle. La puissance
de l'attention s'épuise vite ; le malade éprouve une
impossibilité progressive aux efforts cérébraux prolongés, qui contraste très souvent avec cette faculté
conservée, sinon accrue, de l'étude du moi pathologique. Toutefois cette introspection est faite avec
un affaiblissement du sens critique, qui se traduit
généralement par des conceptions toujours trop
optimistes du phtisique sur son propre état. Avec
cela, un manque d'énergie d'une part, et, d'autre
part, une tendance à des actes impulsifs sans rapport avec l'état des forces du malade.

Durant toute cette période d'état de la phtisie
chronique, le malade témoigne, en outre, d'un caractère égoïste, indifférent, irritable. L'excitation
génitale existe, elle aussi, avec ses conséquences
fâcheuses sur le processus tuberculeux, notamment
sur les hémoptysies (Moncorgé). Ces différents
sentiments revêtent d'ailleurs des nuances particulières à l'hôpital, au sein de la famille, au sanatorium. Ils varient aussi avec les poussées évolutives multiples, qui jalonnent l'évolution de la
phtisie chronique.

Dans certains cas, en période de rémission plus
ou moins prolongée, l'apparition de troubles psychiques peut faire craindre une poussée pulmonaire
nouvelle. Parfois les accidents nerveux qui ont
coexisté avec la tuberculose en cours d'évolution
subsistent alors que les lésions semblent en voie
de guérison ; ils montrent alors que la guérison
n'est pas encore acquise ; ils peuvent disparaître

lorsque l'amélioration s'accentue encore (Gimbert).

A la *période ultime*, enfin, à côté de l'exacerbation parfois féroce de l'égoïsme, les derniers jours du phtisique sont souvent marqués par un *état euphorique* bien connu, et dont l'apparition constitue un signe avant-coureur de la terminaison fatale. Cette euphorie a un caractère délirant qui la distingue à la fois de l'optimisme fébrile et du demi-rêve béat dans lequel la morphine plonge si souvent les malades (Laignel-Lavastine). « Le malade, jusque là plus ou moins conscient de sa consomption et de l'approche de sa fin, semble s'éveiller d'un pénible cauchemar. Il éprouve une étrange sensation de détente et de bien-être : « Jamais je ne m'étais senti si bien... » Il ne souffre plus, il se sent mieux, renaît à l'espérance et parle avec attendrissement de sa guérison prochaine. Tout lui apparaît à travers le prisme enchanteur de sa belle illusion ; il est heureux et joyeux de vivre, il s'anime, fait les projets les plus riants. Et c'est en pleine résurrection, au milieu de ces rêves d'avenir, au milieu de cette gaieté souriante, si atroce pour le désespoir de l'entourage, que la mort douce et imprévue vient le prendre. » (Béraud.)

III. Phtisies aiguës. — Les *phtisiques aigus et subaigus* ont un état mental plus fruste. Sauf à la période ultime, occupée fréquemment, ici encore, par l'euphorie délirante, ces malades se rendent souvent compte de l'évolution et de la gravité de leur mal. Ils sont anxieux, sombres, pessimistes. Donc, pessimisme au début et à la période d'état, optimisme vers la fin : tels sont les deux traits à signaler ici chez des malades terrassés par la maladie.

Tels sont les stigmates mentaux et psychiques qui caractérisent la psychologie des phtisiques. Ces modifications, bien connues du médecin, ne laissent pas que de pouvoir être utilisées pour le *diagnostic*, notamment pour celui si difficile de la tuberculose latente. A un autre point de vue, nous insisterons sur la *nécessité de rechercher systématiquement la tuberculose* plus ou moins latente, en présence de ces diverses psychonévroses qui ont nom : neurasthénie, hystérie, mélancolie, épilepsie. Enfin, pour bien soigner la tuberculose pulmonaire, il ne suffit pas d'étudier ses multiples manifestations organiques, il faut encore pénétrer l'âme de ces malades, et c'est là surtout l'utilité immédiate de la connaissance de la psychologie du tuberculeux.

§ 2. — *Accidents nerveux, sensitifs et moteurs.*

A côté des modifications psychiques précédentes, liés à elles par des liens plus ou moins étroits, d'ailleurs, nous devons signaler encore quelques *troubles nerveux, sensitifs ou moteurs*, fréquemment présentés par les phtisiques. Nous ne nous arrêterons que sur la *céphalée*, les *douleurs névralgiques* et le *syndrome de Weill*.

I. **Céphalée des tuberculeux.** — La *céphalée* dans la tuberculose a été bien étudiée par Poncet et Cathala. Sa fréquence a été soulignée par Gimbert. D'après ces auteurs, elle s'observe dans 10 °/₀ des cas de tuberculose ; on la retrouve aussi bien chez des phtisiques avérés, dans les granulies et les tuberculoses à évolution rapide, que chez des malades en puissance de bacillose. Toutefois, d'après notre observation personnelle, nous serions tenté de croire que la céphalée de la tuberculose latente est la plus fréquente.

La céphalée tuberculeuse est diurne et nocturne ; elle est surtout marquée au coin de la durée, qui varie de quelques mois à plusieurs années ; elle est tenace, et ses premières manifestations peuvent dater de l'enfance ; elle est gravative, pesante, associée parfois à une certaine dépression nerveuse ; tantôt frontale, tantôt orbitaire ou temporale, souvent même massive, formant autour de la tête un cercle douloureux qui enserre le crâne tout entier ; souvent accompagnée de modifications de caractère, tristesse, indifférence, hypochondrie.

II. Douleurs névralgiques et névrites périphériques des tuberculeux. — Les *douleurs névralgiques* le long des membres et sur le thorax sont des plus fréquentes. Elles sont sous la dépendance de *névrites périphériques* (Joffroy, Pitres et Vaillard).

Les douleurs thoraciques sont les plus fréquentes ; mais nous croyons ici qu'on a exagéré leur fréquence aux dépens des poussées de pleurite scissurale, ainsi que nous l'avons dit plus haut. Puis viennent la névralgie *sciatique* (Peter, Poncet et Villedieu, Cellerier), la névralgie *faciale* (Perroud Poncet et Vaissade).

Des douleurs, sans localisations étroites, se rencontrent encore : au niveau de la nuque et du cou (Arétée) ; à la réunion des quatre cinquièmes supérieurs du sternum avec le cinquième inférieur, douleur que la pression pourrait transformer en *angor pectoris* (Goyard) ; douleur spinale siégeant surtout au niveau des apophyses épineuses de la troisième et de la quatrième dorsales (Leudet, Perroud, A. Cros) ; *métalgie* de Beau, douleur siégeant au-dessus du genou, s'exacerbant la nuit, et s'observant chez les phtisiques voués à « une consomption fatale et rapidement progressive ».

Ces névrites périphériques peuvent d'ailleurs s'accuser, se généraliser plus ou moins, se montrer partout (Poncet) et réaliser soit un *pseudo-tabes*, soit une *maladie de Korsakow*, soit une *paralysie ascendante de Landry* (Piéry et Briffaud).

III. Syndrome de Weill. — Quatre fois sur dix, d'après Weill, chez l'adulte, bien plus rarement chez l'enfant (Favre-Gilly), la tuberculose pulmonaire s'accompagne d'un syndrome nerveux particulier, caractérisé par de l'*hémi-hyperesthésie profonde, musculaire, articulaire et osseuse.* Cette hyperesthésie, qu'il faut rechercher systématiquement par la pression et le pincement des muscles, par la pression des os et la torsion des articulations, est indépendante des douleurs spontanées. Elle siège du côté de la lésion pulmonaire, et, lorsque celle-ci est double, l'hyperesthésie est en général plus marquée du côté le plus atteint. Elle peut cependant ne se montrer que dans la moitié du corps correspondant à la lésion la plus récente. Les localisations les plus fréquentes de cette hyperesthésie sont les muscles du tronc, du cou et de la racine des membres.

Ces troubles nerveux sont essentiellement passagers et variables. Ils peuvent exister à tous les degrés de la tuberculose pulmonaire, dans les formes légères comme dans les formes graves. Il y aurait toutefois, pour Weill, une relation étroite entre ce syndrome nerveux et cette forme de tuberculose pulmonaire qui s'accompagne d'éré - thisme, avec toux quinteuse, accès d'oppression, vomissements, palpitations.

Ce syndrome n'a pas de valeur pronostique, il pourrait être utile pour le diagnostic d'une tuberculose plus ou moins latente ou abortive (tuberculose dite au début).

CHAPITRE VII

L'EXAMEN DES URINES
ET LA SÉMÉIOLOGIE DE LA TUBERCULOSE
PULMONAIRE

SOMMAIRE

I. *Propriétés physiques et chimiques.* — Quantité, Réaction acide. Sa persistance.

II. *Éléments normaux.* — Urée et azote. Coefficient d'oxydation. Phosphates. Coefficient de déminéralisation. Chlorures et formes cliniques. Valeur séméiologique.

III. *Éléments anormaux.* — Toxicité urinaire. Diazoréaction d'Erlich.

IV. *Perméabilité rénale.* — Cryoscopie et bleu de méthylène.

V. *Analyse bactériologique.* — Bacillurie tuberculeuse.

Les divers modes d'analyse des urines ont tour à tour été employés chez les phtisiques. Nous exposerons successivement les résultats obtenus par : 1° l'examen des *propriétés physiques* et *chimiques;* 2° le *dosage des éléments normaux;* 3° celui des *éléments anormaux;* 4° l'étude de la *perméabilité rénale* appréciée à l'aide de la *cryoscopie* et l'épreuve au *bleu de méthylène;* 5° la recherche de la *toxicité urinaire;* 6° *l'analyse bactériologique.*

Dans ce rapide exposé, nous nous efforcerons surtout de mettre au jour les données séméiologiques utilisables en clinique.

§ 1. — *Les propriétés physiques et chimiques de l'urine des phtisiques.*

Variations de la quantité. — La *quantité* des urines est souvent modifiée de diverses manières. Ribaut en a présenté une intéressante étude clinique, d'après nos indications. La *polyurie* est un phénomène assez fréquent qui se rencontre, en dehors de toute lésion rénale, soit au cours de la *tuberculose abortive*, soit au *début* (A. Robin) de la phtisie fibro-caséeuse. Taux normal à la *période d'état* de cette dernière fornie clinique, et dans la *phtisie fibreuse*. L'*oligurie* apparaît, au contraire, dans la *forme ulcéreuse commune à évolution rapidement progressive* et dans la *phtisie galopante*, après une période de début où le volume des urines est normal ou légèrement augmenté. Cette oligurie s'exagère à la période ultime et constitue de ce chef un signe avant-coureur de la terminaison fatale (G. Ribaut). A signaler que nombre de *polyuries essentielles* (A. Robin, Coccoz), de *diabètes insipides* sont, à l'heure actuelle, rapportés à la tuberculose (tuberculose latente ou inflammatoire).

Réaction des urines. — La *réaction* des urines des tuberculeux a toujours été trouvée *acide*. Cette acidité urinaire, qui pour Canter, ainsi que nous l'avons déjà vu, traduit l'acidose du sang, chez les

sujets normaux, oscille entre 450 et 550, c'est-à-dire
qu'il faut de 450 à 550 c. c. de la solution décinor-
male de soude pour saturer toutes les substances
acides contenues dans les urines de vingt-quatre
heures ; ces substances sont surtout représentées par
de l'acide phosphorique et des phosphates acides.
Or chez les *prétuberculeux*, cette acidose tombe
toujours au-dessous de 400. Pour les *tuberculoses
apyrétiques*, on note un relèvement de l'acidose ;
chez les tuberculeux avec *fièvre légère*, marquant
le *début de l'infection*, on voit l'acidose tendre vers
la normale au fur et à mesure que l'infection se
ralentit, augmenter, au contraire, si les lésions continuent à s'accroître ; enfin, chez les tuberculeux
chroniques avec fièvre, la réaction acide augmente
fortement et progressivement. On sait que Canter et
Gautrelet considèrent ce terrain *hypoacide* de l'organisme comme caractérisant le terrain optimum
de développement de la tuberculose.

Toutefois, ainsi que le fait remarquer Gautrelet,
on ne peut pas conclure d'une analyse d'urine
présentant simplement de l'*hypoacidité*, que l'on se
trouve en présence d'un sujet tuberculeux ou même
prétuberculeux. L'hypoacidité urinaire se présente,
en effet, souvent dans diverses conditions extra-
physiologiques et bénignes.

Mais si l'on constate la *persistance de l'acidité
urinaire*, au delà de la durée normale de cette
réaction, qui est de trois à sept jours, on peut conclure, d'après Malmejac, à la tuberculose. Cet auteur
a, en effet, constaté que, lorsqu'on prélève aseptique-
ment des urines de tuberculeux qui ne prennent
pas de médicaments et qu'on les conserve au con-

tact de l'air et à l'abri des poussières, ces urines gardent, pendant un temps variable de dix jours à trois mois et plus, leur réaction acide. La durée de l'acidité urinaire chez le tuberculeux paraît d'autant plus grande, que le malade est plus atteint; elle est en moyenne de douze à dix-sept jours pour les tuberculeux au premier degré. Cette réaction de l'urine est en outre un signe *précoce*.

§ 2. — *Variations des éléments urinaires normaux.*

Nous étudierons successivement l'*urée* et l'*azote*, les *phosphates* et les *chlorures*.

I. Urée et azote. — La recherche du taux de l'urée et de l'azote et de leurs variations, au cours de la tuberculose pulmonaire, a donné lieu à des recherches innombrables, la plupart contradictoires, et ne permettant à l'heure actuelle aucune donnée précise.

Chez les tuberculeux soumis au régime du sanatorium et à la cure d'altitude, Arloing, Dumarest et Maignon ont observé les faits suivants. Lorsque la *tuberculose n'est pas évolutive*, l'élimination de l'urée et de l'azote total est généralement au-dessus de la normale. Chez les malades en *voie d'amélioration franche*, quelle que soit l'importance des lésions, ces mêmes principes sont éliminés en quantité considérable et d'une façon régulière. Inversement, chez les malades *en voie d'aggravation* et notamment chez les *fébricitants*, urée et azote sont éliminés en quantité constamment inférieure à la normale.

Toutefois H. Labbé et Vitry, qui ont mesuré soigneusement et comparé entre eux l'azote *alimentaire* et l'*azote urinaire* chez des tuberculeux à la deuxième et à la troisième période, n'ont jamais trouvé dans les urines de leurs malades plus d'azote qu'il n'y en avait dans leur alimentation.

Ils ont aussi noté que la quantité d'azote uréique, comme celle d'azote non uréique, subit des variations, qui sont en rapport non pas avec la quantité d'azote ingérée, mais avec la *nature des albuminoïdes ingérées*.

Le fait le plus remarquable observé par ces auteurs est la *constance de l'azote urinaire total*, quelle que soit la quantité de matières albuminoïdes ingérées. Cette constance indique qu'une grande partie de l'azote ingéré n'est pas utilisée par l'organisme jusqu'à l'excrétion urinaire.

Le *coefficient d'oxydation ou rapport azoturique* $\left(\dfrac{\text{Az. urée}}{\text{Az. total}} \right)$ est un peu faible. Il a été trouvé de $0^{gr},84$ en moyenne par Arloing, Dumarest et Maignon, de $0^{gr},78$ par Lucet. Il est d'ailleurs relativement plus faible à la deuxième et à la troisième période qu'à la première. Si l'on admet avec Dufour (de Vichy) que le coefficient d'oxydation est conditionné par le fonctionnement du foie, on voit, ici encore, que le foie est presque toujours déficient chez les tuberculeux, plus spécialement dans son utilisation des matières albuminoïdes.

II. Phosphates. — Les *phosphates* urinaires sont-ils augmentés ou diminués au cours de la tuberculose pulmonaire? Ici encore nous trouvons des divergences considérables entre les auteurs et des conclusions contradictoires. Nous exposerons les résultats obtenus par Capitain, à la clinique du professeur Bondet, sur des malades examinés et classés par nous-même.

Capitain a d'abord établi que le régime carné augmente l'élimination des phosphates. Un sujet sain, soumis à un régime mixte, élimine $1^{gr},50$ à $2^{gr},50$ d'acide phosphorique en vingt-quatre heures ; soumis au régime des tuberculeux, c'est-à-dire à la suralimentation carnée (200 à 400 grammes de viande crue), il élimine $2^{gr},50$ à $3^{gr},50$ par jour.

Au début de la tuberculose ainsi que l'a montré le premier J. Teissier, il y a exagération de l'élimination de l'acide phosphorique, dont le taux peut monter à 3 et 6 grammes. Cette exagération de la phosphaturie peut aller jusqu'à la production d'un véritable diabète : le *diabète phosphaturique* décrit par cet auteur. Capitain a confirmé cette phosphaturie du début de la tuberculose pulmonaire, quelle que soit la forme sous laquelle cette affection évoluera ultérieurement.

A tous les autres stades de la phtisie, dans les diverses formes cliniques de la maladie, c'est une *diminution* des phosphates urinaires que l'on constate.

Au cours de la *phtisie fibro-caséeuse* à marche lente, l'élimination de l'acide phosphorique pendant la plus grande partie de la maladie est diminuée : elle oscille autour de $1^{gr},10$.

Dans la *phtisie fibro-caséeuse* à marche plus rapide, ainsi que dans la *phtisie galopante* pendant la majeure partie de l'évolution de la maladie, l'élimination de l'acide phosphorique est très diminuée, beaucoup plus encore que précédemment.

III. Coefficient de déminéralisation. —

Le rapport des matériaux *inorganiques* (MI) aux matériaux *solides* (MS) dissous dans l'urine constitue le *coefficient* de déminéralisation (A. Robin). Chez les individus normaux, ce rapport ne doit pas dépasser 30 %. Ce coefficient de déminéralisation est plus élevé, d'après A. Robin, dans la prétuberculose et à la première période de la phtisie qu'aux périodes plus avancées.

Toutefois signalons qu'en Allemagne cette déminéralisation du terrain tuberculeux n'est pas admise. Mayer n'a constaté, dans des analyses fort bien conduites, aucune perte de chaux (pas plus que de P^2O^5, qui est retenu lui aussi). Il a remarqué seulement ce fait assez curieux, que les proportions de chaux urinaire et fécale sont modifiées. Normalement, l'homme excrète de 4 à 29 % de chaux par les urines; or les tuberculeux éliminent par cette voie une quantité de chaux toujours supérieure à 33 % et pouvant atteindre 40 % de la chaux totale.

IV. Chlorures. —

Les divers auteurs qui ont étudié l'élimination urinaire des *chlorures* chez les tuberculeux sont arrivés aux résultats les plus contradictoires. Avec la collaboration d'Etienney, nous avons repris cette étude, en envisageant cette élimination dans les *diverses formes cliniques* de cette maladie, en suivant chacun de nos malades de longs mois et en tenant un compte minutieux de l'alimentation. Voici les conclusions auxquelles nous sommes arrivés.

L'élimination des chlorures urinaires subit des variations nombreuses dans les différentes formes cliniques de la tuberculose pulmonaire.

La *phtisie fibro-caséeuse* est caractérisée, aux *périodes de rémission*, par une hypochlorurie notable, puis, au moment des *poussées évolutives*, par une courbe d'excrétion chlorurée qui remonte progressivement aux phases d'infiltration et de ramollissement, pour aboutir à une chlorurie normale ou *augmentée (décharge chlorurée)* à la phase de cicatrisation de la caverne.

Les *phtisies· caséeuses* (*phtisie galopante* et *pneumonie caséeuse*) présentent au *début* une hypochlorurie notable, à la période *d'état* une chlorurie faiblement diminuée ou normale, et à la *période* ultime une hypochlorurie considérable. La chlorurie de la période d'état, seule caractéristique de cette forme, se rapproche d'autant plus de la normale que l'évolution de la maladie est plus rapide.

Le taux des chlorures urinaires est, par contre, notablement diminué au cours de la *tuberculose pulmonaire abortive*. Rappelons qu'il y a, en même temps, légère augmentation de la diurèse aqueuse et une légère diminution de l'urée (Jacques Nicolas).

L'hypochlorurie est encore plus nette dans la *phtisie fibreuse*. La poussée de bronchite, si fréquemment surajoutée à cette maladie, accentue encore la diminution du chlorure de sodium urinaire, pour se terminer elle aussi, comme la poussée caséeuse, par une crise d'hyperchlorurie.

La *granulie généralisée* réalise la plus faible élimination des chlorures observée dans la phtisie.

Le *début* de la phtisie (tuberculose commune et caséeuse) se caractérise par une hyperchlorurie nette. La *période terminale* de toute tuberculose pulmonaire donne, par contre, lieu à une diminution énorme du taux de l'excrétion chlorurée.

Valeur séméiologique de la chlorurie. — Les données précédentes sont intéressantes surtout en ce sens qu'elles constituent une série de renseignements importants dans les conditions habituelles de la clinique.

La connaissance du taux des chlorures peut servir, en effet, comme élément de diagnostic entre la *chloro-anémie tuberculeuse* et la *chlorose vraie*. Hypochlorurie notable dans le premier cas, chlorures normaux ou très peu diminués dans le second cas. De même, au cours d'une pneumonie, un taux chlorurique voisin de la normale ou faiblement abaissé devra faire fortement soupçonner la nature tuberculeuse de cette dernière (la pneumonie franche s'accompagnant, on le sait, d'une hypochlorurie énorme).

Mais la notion pratique peut-être la plus intéressante qui découle des faits précédents est surtout la possibilité, pour le clinicien, de *suivre pas à pas l'évolution* du processus tuberculeux. Nous avons vu, en effet, la courbe des chlorures urinaires, au cours des phtisies communes et caséeuses, suivre scrupuleusement, en les soulignant, les *poussées caséeuses* intercalées aux phases de rémission. Si bien que, dans l'étude de l'évolution d'un phtisique, nous n'hésitons pas à dire que la *courbe des chlorures urinaires* doit prendre place à côté des courbes thermiques, pondérales, etc.

Pour Claret, les phénomènes précédents, caractérisés somme toute par une hypochlorurie prolongée, avec crises passagères d'hyperchlorurie (*début* de la phtisie et *fin* des *poussées aiguës*), s'expliqueraient par la *déminéralisation chlorurée* de l'organisme tuberculeux. Cet organisme serait inapte à fixer les chlorures et à récupérer les pertes qu'il subit, notamment au moment des crises hyperchloruriques.

Cette hyperchloruration de l'organisme tuberculeux peut être mise en lumière, d'après Claret, par deux moyens expérimentaux :

a. Épreuve de déchloruration. Chez l'*homme sain* soumis à l'épreuve de la déchloruration, on voit, en quatre à neuf jours, la courbe des chlorures ingérés rejointe par celle des chlorures excrétés. En un mot, la *déchloruration est progressive.* Chez les *tuberculeux,* au contraire, on voit la ligne des chlorures excrétés choir brusquement et rejoindre celle des chlorures ingérés. La *déchloruration est brusque.*

b. Épreuve de l'hyperchloruration. Si l'on fait ingérer à un *homme sain* une dose massive de chlorure de sodium, on constate une courbe d'excrétion chlorurée ascendante jusqu'à la quatrième heure après l'ingestion. Dans les mêmes conditions, *chez un tuberculeux,* la courbe d'excrétion chlorurée n'est ascendante que jusqu'à la deuxième heure après l'ingestion ; puis elle tombe brusquement.

§ 3. — *Variations des éléments urinaires anormaux.*

Nous serons brefs sur ce chapitre, la présence d'éléments anormaux (albumine, sucre, etc.) relevant de *complications* plutôt que de l'évolution naturelle de la tuberculose pulmonaire[1]. Nous nous bornerons à quelques mots sur la *toxicité urinaire* et la *diazo-réaction* d'Ehrlich.

I. Toxicité urinaire. — Elle est généralement diminuée (Le Noir, Chrétien). Dans 70 % des cas, d'après Chrétien, il y a diminution de toxicité de la moitié au quart avec 55 comme moyenne[2]. Cet auteur a trouvé que, de plus, les urines des phtisiques sont *hypothermisantes.* Hypotoxicité et diminution de toxicité urinaire impliquent donc, chez les tuberculeux, la non-élimination des matières extractives et des substances toxiques.

II. Diazo-réaction d'Ehrlich[3]. — Nous

---

[1] Voir, pour une étude complète, *Le rein des tuberculeux,* par J. Thissier et F. Arloing « Bibliothèque de la Tuberculose ».

[2] On sait que, d'après Bouchard, la toxicité de l'urine normale est de 45cc, c'est-à-dire qu'il faut 45cc de cette urine pour tuer 1kg de lapin.

[3] Technique d'Ehrlich modifiée par Widal. Les solutions nécessaires sont :

Solution A :

HCl	50gr
Acide sulfanilique	5gr
Eau distillée q. s. pour	1 000gr

Solution B :

Nitrite de soude	0,50cc
Eau distillée	100cc

A 5cc de la solution A on ajoute 2 gouttes de la solu-

exposerons les points acquis à l'heure actuelle.

Au cours de la *phtisie chronique* commune, la diazo-réaction n'apparaît jamais au début de la maladie. Dans le cours de l'évolution, elle n'apparaît qu'au moment des poussées inflammatoires, et, à ce moment, elles seront presque la règle (Nordmann). Enfin, c'est à la période terminale que sa fréquence relative est la plus grande.

Dans la *pneumonie* et la *broncho-pneumonie caséeuse*, la diazo-réaction est plus fréquente, elle est alors intense et persistante.

Dans la *granulie*, elle est à peu près constante (quarante-deux observations de Nissen, toutes positives). Intense dès le premier jour, elle reste très positive jusqu'au bout (douze cas de Nordmann).

La *valeur diagnostique* de la diazo-réaction nous paraît avoir été sainement appréciée par Nordmann. Il ne croit pas à sa valeur diagnostique dans la tuberculose pulmonaire chronique, vu son apparition tardive ; toutefois nous ferons remarquer que sa présence épisodique, au cours de l'évolution de la phtisie chronique, est l'indice d'une poussée aiguë intercurrente. Le diagnostic de phtisie aiguë et de pneumonie simple est difficile par la simple diazo-réaction, car les pneumonies graves peuvent se comporter à ce point de vue comme les pneumonies caséeuses et puisque ces dernières peuvent ne point réagir au procédé d'Ehrlich. Néanmoins

tion B, puis 5cc d'urine, et on alcalinise avec 1cc d'ammoniaque. Si la diazoréaction est positive, le liquide prend à sa partie supérieure une belle coloration rouge qui se communique à l'écume produite en agitant.

une diazo-réaction persistante doit faire songer sérieusement à la pneumonie tuberculeuse.

Par contre, cette réaction a une sérieuse valeur pour le diagnostic de la *granulie*. Lorsqu'on hésite entre une granulie et une autre affection, (en dehors toutefois de la fièvre typhoïde où la réaction d'Ehrlich est également à peu près constante), la présence d'une diazo-réaction extrêmement intense doit faire croire plutôt à la granulie. Bien plus, quand la diazo-réaction manque au cours d'une infection aiguë ou d'une septicémie, le diagnostic de granulie doit être du même coup éliminé.

Au point de vue de la *valeur pronostique* de la diazo-réaction, il semble bien que les auteurs s'entendent sur ces points. Son absence ne prouve rien. Sa présence, mais passagère, avec une intensité faible ou moyenne, n'a pas non plus de valeur pronostique, puisqu'elle peut être fonction d'une simple poussée intercurrente. Par contre, plus la réaction est forte, persistante, plus le pronostic doit être réservé, et sa présence continue doit faire prévoir une mort rapide et une survie ne dépassant pas six mois.

§ 4. — *La perméabilité rénale des tuberculeux pulmonaires.*

Les auteurs ont étudié la perméabilité rénale des phtisiques à l'aide de la *cryoscopie* et de l'épreuve du *bleu de méthylène*. Rabasse, qui a appliqué simultanément ces deux méthodes de recherches et en a fait l'étude comparative, conclut que les résultats fournis par l'une et l'autre méthode sont identiques chez un même malade.

Ribaut, dont nous avons suivi les malades à la clinique du professeur Boudet, et qui les a classés d'après nos indications, a obtenu des résultats qui varient pour chaque grande forme clinique de tuberculose pulmonaire.

Dans la *forme abortive*, la dépuration urinaire $\left(\text{diurèse des molécules élaborées } \dfrac{dN}{P}\right)$ est à peu près normale, plutôt un peu faible. Rappelons l'augmentation du volume des urines et la diminution du taux des chlorures.

Dans la *phtisie fibro-caséeuse commune*, la diurèse des molécules élaborées s'abaisse nettement ; son chiffre oscille autour de 1 000 au lieu de 2 000, chiffre normal. De plus, on note la présence fréquente du schéma d'imperméabilité rénale (taux des échanges moléculaires trop fort) donné par Claude et Balthazard.

Dans la *phtisie fibro-caséeuse à évolution rapide*, et dans la *phtisie galopante*, la dépuration urinaire est insuffisante, mais pas plus que dans la forme précédente (moyenne de 1 200 molécules). Par contre il existe moins souvent de l'imperméabilité rénale.

Au début de ces *deux formes ulcéreuses communes*, la dépuration urinaire est considérable, oscillant autour de 3 000, au lieu de 2 000, chiffre normal. Ce chiffre est à rapprocher de la polyurie, de la phosphaturie, de l'hyperchlorurie signalées déjà au début de la tuberculose pulmonaire.

Dans la *forme fibreuse*, enfin, la diurèse des

molécules élaborées est plus forte que dans les formes ulcéreuses communes, mais cependant encore au-dessous de la normale ; elle oscille autour de 1 600. Le taux des échanges moléculaires y est parallèlement souvent trop élevé.

§ 5. — *L'analyse bactériologique de l'urine des phtisiques. Bacillurie tuberculeuse.*

Au cours de la tuberculose pulmonaire, il n'est pas exceptionnel de déceler la présence du bacille de Koch dans les urines. Quelle est donc la valeur séméiologique de cette *bacillurie tuberculeuse?*

Notons que cette recherche doit se faire sur le culot de centrifugation d'une grande quantité d'urines et sur de nombreuses préparations. On aura toujours soin d'inoculer ce culot, dilué dans du sérum physiologique, à un ou deux cobayes, seul moyen d'éviter la confusion avec les bacilles acido-résistants.

Les recherches les plus récentes de Foulerton et Hillier, de Jousset, de Supino, de L. Thévenot et G. Batier, de L. Bernard et Salomon, de F. Bezançon et A. Philibert, de Widal, permettent à l'heure actuelle les conclusions suivantes :

1° Chez les phtisiques pulmonaires, la bacillurie tuberculeuse sans lésions tuberculeuses des reins peut exister, mais est assurément très rare (L. Bernard et Salomon).

2° Cette bacillurie n'existe guère, d'ailleurs, que dans les formes aiguës de tuberculose, notamment au cours de la granulie (Widal).

3° Théoriquement, la bacillurie implique donc la bacillémie, mais ne l'accompagne pas toujours. (Bernard et Salomon).

4° La présence seule du bacille de Koch dans les urines n'implique donc pas, d'une façon absolue, le diagnostic de tuberculose rénale (Bernard et Salomon). Elle entraîne toutefois une forte présomption en faveur de l'existence d'une tuberculose génito-urinaire (F. Bezançon et Philibert). En pratique, pour affirmer ce dernier diagnostic. il faut au moins l'existence concomitante d'une *pyurie* (Bernard et Salomon).

CHAPITRE VIII

VALEUR SÉMÉIOLOGIQUE
DE L'ASPECT EXTÉRIEUR DES TUBERCULEUX PULMONAIRES

SOMMAIRE

I. *Facies et habitus tuberculeux.* — Tuberculeux latents ou abortifs et phtisiques chroniques.

II. *Système pileux.* — Type blond vénitien et érythrisme partiel.

III. *État de la peau.* — Éphélides et chloasma. Pityriasis tabescentium. Pityriasis versicolor. Mélanodermie.

IV. *Os et articulations.* — Le doigt hippocratique. Ostéo-arthropathie hypertrophiante. Nature différente de ces deux déformations. Ostéomalacie tuberculeuse. Rachitisme tardif tuberculeux.

V. *Organes génitaux.* — Précocité des caractères physiques sexuels. Hypoplasie utérine. Aménorrhée et troubles de la menstruation.

VI. *Corps thyroïde.* — Hypertrophie simple, stigmate de tuberculose latente ou atténuée. Thyroïdite tuberculeuse avec ou sans syndrome basedowien; goître exophtalmique tuberculeux.

§ 1. — *Facies et habitus tuberculeux.*

Delpeuch, dans une étude très suggestive, a discuté les moindres particularités de l'habitus tuberculeux, notamment d'après Hippocrate. A propos de l'habitus du *prédisposé*, de l'*hérédo - tubercu-leux*, tuberculeux plus ou moins latent souvent. en réalité, il rapproche, pour en montrer l'accord, deux observations indépendantes séparées l'une de l'autre par plus de mille ans. Ce sont les descriptions d'Hippocrate et de Landouzy, dont l'accord fortuit est d'autant plus curieux, que la traduction nouvelle et exacte d'Hippocrate n'a été donnée par Delpeuch que longtemps après le travail de Landouzy.

« L'apparence extérieure de mes phtisiques, dit l'auteur des *Épidémies*, était celle-ci : ils étaient glabres, avaient la peau blanche et marquée de taches de rousseur, ils avaient le poil roux, des yeux d'un bleu d'azur, la chair molle et des ailes aux épaules. » Voici maintenant la description du professeur de Paris : « ... peau blanche, fine, transparente, marbrée de veinules, souvent tachetée de macules ; système pileux soyeux, de coloration rousse ou rouge ; iris bleu ; chairs molles ; sueurs faciles parfois odorantes ; formes plutôt graciles et élégantes, avec une certaine mollesse des chairs, rappelant dans l'ensemble le type ordinaire peint par Véronèse et par les Maîtres vénitiens. »

Quant à l'aspect, non plus du jeune homme voué à la phtisie, mais du *poitrinaire avéré*, parvenu déjà à la seconde ou à la troisième période de sa route fatale, c'est à Arétée que, selon les conseils de Delpeuch, nous en emprunterons la description : « La voix devient rauque, le cou s'incurve, il est grêle, peu mobile, comme rigide ; les doigts sont amaigris, renflés au niveau des articulations, montrant la forme des os ; la pulpe de leurs extrémités est élargie, les ongles sont recourbés. Le nez est pointu, aminci, les pommettes saillantes et empourprées, les yeux caves, transparents, brillants, la face pâle, décharnée, quelquefois comme bouffie, livide. Les lèvres sont tendues sur les dents comme dans le rire. L'aspect de ces malades rappelle en tous points celui des cadavres ».

§ 2. — Système pileux.

Type blond vénitien de Landouzy et érythrisme partiel de Delpeuch. — On l'a vu, Hippocrate comme Landouzy signalent la couleur *roux* (*type de blond vénitien de Landouzy*) des cheveux comme un stigmate de prédisposition à la tuberculose. Mais Delpeuch n'admet, d'après ses observations, comme stigmate de prédisposition à la tuberculose, que l'*érythrisme partiel :* la barbe, la moustache, les poils des aisselles et du pubis présentent la teinte *roux*, alors que les cheveux sont bruns, châtains ou blonds. Ce sont tous les poils à naissance tardive, apparus au cours surtout des années qui précèdent ou suivent la puberté, qui sont altérés dans leur teinte. La phtisie acquise peut également, lors de son invasion, amener au roux, par exemple, une barbe qui était restée brune jusque-là.

Personnellement, nous n'avons guère observé l'érythrisme total ou partiel que chez des tuberculeux *latents* ou *abortifs,* des tuberculeux que nous n'avons jamais vus devenir phtisiques.

Parfois aussi un type pilaire, fréquent chez les tuberculeux, c'est celui d'une luxuriante chevelure, d'une abondante barbe brun d'ébène.

Landouzy, Delpeuch insistent aussi sur la longueur des cils des prétuberculeux ; c'est elle qui, d'après ce dernier auteur, « explique l'aspect fascinant et comme félin de ces yeux-là, d'autant que les cils de la paupière inférieure sont les plus développés en apparence, eu égard à leur brièveté habituelle ».

§ 3. — *L'état de la peau.*

Éphélides, chloasma, mélanodermie. — Dans nos deux citations précédentes, au premier rang des stigmates de la prétuberculose nous trouvons une *peau blanche, fine, transparente,* souvent marquée de *taches de rousseur.* Ces taches peuvent aller jusqu'aux macules, couvrant le front, les joues ; c'est du *chloasma*, que la majorité des auteurs ont tendance à considérer, à l'heure actuelle, comme d'origine hépatique.

D'autre part, souvent aussi (sept fois sur vingt-sept tuberculeux pris au hasard, d'après Laffite) on constate des taches pigmentaires de la peau et des muqueuses, reproduisant plus ou moins le masque de la maladie d'Addison. Cette *mélanodermie*, qui peut ou non s'accompagner des autres symptômes de cette dernière maladie, est due tantôt à des lésions des capsules surrénales, tantôt, plus souvent encore, à des lésions du plexus solaire (cas de Mouisset et Rome).

Pityriasis tabescentium. — Chez des phtisiques avancés présentant des sueurs nocturnes abondantes, on observe, pendant le jour, une sécheresse relative de la peau, avec desquamation écailleuse et pâleur. C'est surtout chez des individus très amaigris qu'on l'observe. Elle est liée à une exfoliation abondante et écailleuse de l'épiderme, conséquence de l'atrophie de la peau. Cette desquamation porte le nom de *pityriasis tabescentium*. Elle peut s'étendre sur tout le corps, mais elle se localise de préférence au tronc. Traube fait ressortir la valeur diagnostique de cet aspect de la peau, dans le diagnostic entre la pneumonie caséeuse et la fièvre typhoïde. Elle se présente quelquefois dans le premier cas, mais jamais dans le second.

Pityriasis versicolor. — Plus fréquent est le *pityriasis versicolor*. Nombre d'auteurs ont insisté sur la fréquence et, par suite, sur la valeur diagnostique de cette dermato-mycose. Bertrand, se fondant sur des observations nombreuses, en fait un bon signe de la tuberculose pulmonaire *au début*. D'après l'étude que nous avons faite à notre tour, le pityriasis versicolor s'observe particulièrement au cours des tuberculoses *abortives*, de la tuberculose *latente*, et exceptionnellement au cours de tuberculoses fibro-caséuses. En ce cas il est toujours d'un pronostic relativement favorable, sa présence devant faire songer à une évolution fibreuse prédominante.

Inoculant les squames du pityriasis versicolor recueillies chez une malade ne présentant que de l'induration d'un sommet et jamais de bacilles dans les crachats à un cobaye, nous avons, dans un cas, obtenu une tuberculose inoculable en série. Ce fait, joint à la fréquence clinique de la coexis-

tence du pityriasis versicolor et de la tuberculose
(surtout atténuée), permet de soulever l'hypothèse,
en l'espèce, d'un saprophytisme du bacille de Koch
et de considérer le pityriasis versicolor comme une
dermato-mycose tuberculeuse possible.

§ 4. — *Os et articulations.*

Le doigt hippocratique. — Il est caractérisé, à son degré le plus léger, par le soulèvement de la matrice unguéale, amenant un allongement apparent ou réel du diamètre antéro-postérieur de l'ongle plus ou moins recourbé. A un degré plus marqué, les parties molles hypertrophiées contribuent à donner à la phalangette tantôt l'aspect en « baguette de tambour » qui s'effile (fig. 20), tantôt l'aspect « en massue », le doigt

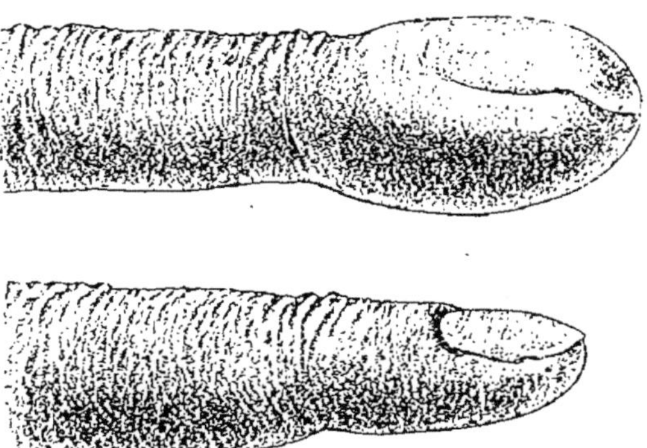

Fig. 20. — Doigt en baguette de tambour.

s'élargissant à mesure qu'il se rapproche de son extrémité libre, parfois carrée (fig. 21). Ce dernier aspect du doigt hippocratique est le plus rare.

F. Bezançon et Israël de Jong ont récemment
montré, — et nos observations personnelles concordent entièrement sur ce point avec celles de
ces auteurs, — que le doigt hippocratique n'est
pas un symptôme banal de la phtisie avancée,
comme l'indiquent les traités classiques. Il est
l'apanage des *formes lentes* de tuberculose pul-

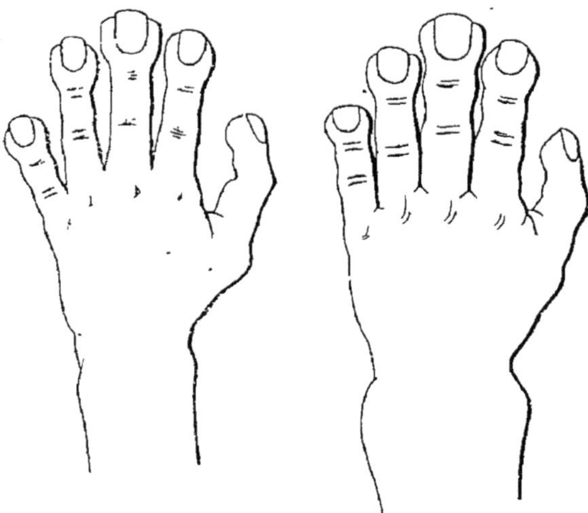

Fig. 21. — Doigts hippocratiques (en massue) (à gauche) et ostéo-
arthropathie hypertrophiante tuberculeuse (à droite) (schémas).

monaire, avec *emphysème* et *sclérose diffuse du
poumon*, et *adhérences pleurales*, qu'il s'agisse de
tuberculose fibreuse pure ou de tuberculose fibro-
caséeuse à prédominance fibreuse ; en ce dernier
cas, ces auteurs ont noté une laryngite concomitante.

Le fait que le doigt hippocratique ne s'observe,
au cours de la tuberculose, que dans les formes
dyspnéiques, dans les formes qui aboutissent,

d'autre part, à la dilatation du cœur droit ; qu'en dehors de la tuberculose, on le constate dans les affections chroniques du poumon (dilatation des bronches, pneumonie chronique) ou des plèvres (pleurésies purulentes) aboutissant elles aussi à cette même dilatation du cœur droit, qu'il est la règle enfin, au cours de ce vice fondamental du fonctionnement du cœur droit qu'est la cyanose congénitale ou maladie bleue, ce fait, disent F. Bezançon et I. de Jong, impose un mécanisme pathogénique net : les troubles mécaniques permanents de la circulation pulmonaire retentissent sur le cœur droit et finissent à leur tour par créer des troubles mécaniques de la circulation veineuse périphérique. Or la stase sanguine, ainsi que nous l'avons montré dans notre travail inaugural, après Bizzozero, a pour effet d'accélérer la prolifération des éléments cellulaires des tissus.

Ostéo - arthropathie hypertrophiante pneumique. — Plus rarement se rencontre, au cours de la tuberculose pulmonaire, ce syndrome (fig. 21) décrit par P. Marie de la façon suivante : « *Mains* en général énormes et déformées, elles surprennent plus par leurs dimensions que celles des acromégaliques, » les *doigts* ont toutes leurs phalanges augmentées de volume, mais surtout la phalangette. L'ongle est élargi, allongé et a « l'aspect hippocratique en bec de perroquet ». La région métacarpienne est normale le plus souvent, mais le *poignet* est « très élargi, formant une brusque et énorme saillie au-dessus de la main » ; il est déformé, il y a « arthropathie déformante ». Ces déformations, dont le rôle principal paraît revenir aux os, peuvent encore se localiser aux pieds (aspect de pieds d'éléphant), à la colonne vertébrale (cyphose dorso-lombaire), au maxillaire supérieur. D'autre part, l'existence des lésions articulaires, avec *gêne des mouvements actifs et passifs, douleurs,* justifie le terme d'arthropathies. Ajoutons enfin, pour achever la différenciation du syndrome de Marie et du doigt hippocratique, que l'examen radiographique, comme les autopsies, décèlent d'importantes lésions osseuses articulaires ou périostées dans le premier cas, et ne montrent que l'hypertrophie des parties molles, sans lésions osseuses dans le second.

Aussi Bezançon et I. de Jong se sont-ils élevés, avec juste raison, contre l'assimilation jusqu'ici classique du doigt hippocratique avec l'ostéo-arthropathie hypertrophiante. Toutes les observations publiées de ce dernier syndrome rentreront dans l'une des classes suivantes : 1° observations de simples doigts hippocratiques ; 2° observations d'ostéo-arthrites subaiguës d'origine infectieuse ; 3° observations rares d'une affection mal connue des extrémités, paraissant congénitale.

Or, plus récemment, Alamartine, sous l'inspiration de Poncet, a démontré que précisément une grande partie des observations de la seconde catégorie, ostéo-arthrites subaiguës infectieuses, étaient en réalité des cas de rhumatisme tuberculeux. Les cas eux-mêmes de la troisième catégorie d'ostéo-arthropathie congénitale pourraient également être fonction d'hérédo-dystrophie tuberculeuse, si on les rapproche des cas de dystrophie osseuse rapportés dans ces derniers temps par les auteurs dans la tuberculose héréditaire (Kowner, Ricochon, Charrin, Carrière, Jeannerat).

Ostéomalacie tuberculeuse. — Klippel a signalé une raréfaction du tissu osseux prédisposant les phtisiques aux fractures spontanées. Dans deux cas de phtisie fibreuse, nous avons observé une véritable *ostéomalacie tuberculeuse* [1], avec incurvation du rachis, douleurs spontanées et à la pression le long des os, particulièrement au niveau du sternum et des côtes.

De plus, Ferrier a signalé la diminution de *densité* des tuberculeux, et il a montré que ce phénomène relevait de la décalcification osseuse.

L'ensemble de ces phénomènes, rapprochés de l'odontocie, de la phosphaturie concomitante fréquente, s'explique vraisemblablement par l'intensité de la désassimilation phosphatée calcique.

Rachitisme tardif. — Coïncidant également avec une tuberculose pulmonaire bénigne, on peut noter du *rachitisme tardif*. Il se manifeste habituellement sous la forme de l'une des déformations ostéoarticulaires essentielles de la croissance, telles que : scoliose, genu valgum, pied plat valgus douloureux, radius curvus, coxa vara, etc., qui si souvent, ainsi que l'ont démontré Poncet et Leriche, sont d'origine tuberculeuse (tuberculose inflammatoire).

---

[1] Certains auteurs (Paviot et Mouriquand) ont insisté déjà sur la coïncidence de l'ostéomalacie généralisée vraie et de la tuberculose, et sur leur parallélisme d'évolution. Nous nous rallions nettement à l'opinion de Poncet et Leriche, qui voient là deux manifestations de même nature.

§ 5. — *Les organes génitaux.*

Souvent on peut voir, chez les tuberculeux latents, un *développement* hâtif des *caractères sexuels* (pénis, hanches, système pileux, menstruation précoce), qui correspond au développement, précoce lui aussi et que nous avons déjà signalé, des facultés intellectuelles liées à la sexualité.

Mais, d'autres fois, chez des hérédo-tuberculeux notamment, les organes génitaux externes offrent, au contraire, un caractère infantile, et au toucher on note un utérus *hypoplasié*. Les règles sont, ou complètement absentes, ou n'apparaissent qu'à intervalles longs et irréguliers, et sont, en tout cas, souvent difficiles et douloureuses.

C'est à l'atteinte par l'infectieuse tuberculeuse de la *glande interstitielle du testicule* qu'il faudrait précisément rattacher, pour Poncet et Leriche (qui s'appuient sur les travaux d'Ancel et Bouin) cet habitus spécial aux adolescents atteints de genu valgum, des tarsalgiques, des scoliotiques, etc., caractérisé par des membres longs, grêles, un développement musculaire insuffisant et qui ont l'air d'avoir trop grandi : ils ont quelque chose des castrats.

Aménorrhée et troubles menstruels. — En dehors de l'hypoplasie utérine chez la femme tuberculeuse, les *troubles menstruels* sont, d'ailleurs, presque constants au cours de la phtisie chronique. Les règles sont, dès le début, moins abondantes et irrégulières et finissent par disparaître. Lorsque la phtisie frappe des jeunes filles non encore réglées, la menstruation ne s'établit pas. Mais cette *aménorrhée* s'observe surtout dans les tuberculoses abortives avec *chlorose*. Parfois surviennent chaque mois des accidents nerveux, des symptômes douloureux, mais surtout des hémoptysies indiquant, malgré l'absence des règles, la persistance du molimen hémorragique (V. au Pronostic, p. 724, l'influence parfois considérable de la période menstruelle sur la tuberculose pulmonaire). En cas d'amélioration de la tuberculose, la réapparition régulière des règles fait rarement défaut; c'est un des éléments les plus nettement favorables pour le pronostic (Plicque).

Nombre de dysménorrhées, pseudo-membraneuses et autres, paraissent, de plus en plus (Poncet, Cotte, Hollós, Roux), devoir être rattachées à des ovaires scléro-kystiques d'origine tuberculeuse.

La *conception* est possible. Les *avortements* sont très fréquents, même au début de la maladie, et, en dehors de la syphilis, leur fréquence dans une famille peut permettre de soupçonner une tuberculose latente chez la mère; ils sont presque de règle dans la phtisie confirmée (Grancher et Barbier). Regaud a décrit des spermatozoïdes bicéphales chez les tuberculeux.

§ 6. — *Le corps thyroïde.*

Rappelons enfin que, chez l'homme, la tuméfaction du corps thyroïde, le « gros cou », nous paraît un stigmate assez net, et relativement fréquent, de tuberculose *latente* et *atténuée*. Avec Pic, à l'examen d'aptitude physique aux Écoles normales d'instituteurs et d'institutrices du Rhône, depuis plusieurs années, il nous a été fréquemment donné d'observer, chez d'assez nombreuses jeunes filles, le syndrome suivant : *hypertrophie du corps thyroïde*, induration du sommet droit, anémie, albuminurie légère.

Dans certains cas, on a noté de véritable poussée congestive de *thyroïdite* avec ou sans syndrome de *goitre exophtalmique* concomitant (Poncet, Leriche et Alamartine).

Ainsi, du reste, que l'ont fait remarquer Poncet et Leriche, les glandes à rôle physiologique élevé, à sécrétion interne puissante, se défendent efficacement contre la tuberculose spécifique, et sont plus particulièrement frappées par la tuberculose inflammatoire, qui s'y rencontre alors fréquemment.

LIVRE III

LES SIGNES PHYSIQUES DE LA TUBERCULOSE PULMONAIRE

Nous n'avons pas à plaider ici, comme pour les signes fonctionnels, la valeur séméiologique des signes physiques dans la tuberculose pulmonaire. Les travaux de Laënnec, de Grancher, de A. Turban l'ont imposée à l'opinion médicale.

Mais à la lumière des faits d'observation plus récents, on peut préciser la valeur et l'étendue des renseignements que l'inspection, la palpation, la percussion, l'auscultation, aidés de quelques autres méthodes complémentaires d'exploration physique, telles que la radioscopie, peuvent apporter au clinicien.

Ces signes physiques fourniront des données importantes, non pas tant pour le diagnostic du *début* de tuberculose (comme nous le *démontrerons* plus loin) que pour celui, aussi important, soit de tuberculose *latente*, soit de tuberculose *abortive*. Il permet de préciser l'*étendue* des lésions, notion moins importante, quoi qu'en aient dit

Turban et Rumpf, que le *type évolutif* de ces dernières. Or, justement, c'est là une notion qui peut ressortir en grande partie des notions fournies par l'exploration physique, quand on sait utiliser cette dernière, en poussant l'analyse clinique un peu plus loin peut-être que ne l'ont fait jusqu'ici les classiques : la découverte et la *reconnaissance* d'un foyer nouveau, la comparaison des divers foyers d'auscultation entre eux, l'estimation de leur âge, la reconnaissance précise des phénomènes d'origine pleurale, la précision du diagnostic de craquements, sont autant de points sur l'importance desquels nous nous proposons d'insister. Diagnostiquer la lésion, déterminer son type évolutif, n'est-ce pas avoir, de plus, établi aux trois quarts le pronostic si difficultueux de la tuberculose pulmonaire ?

CHAPITRE I

LE THORAX DES TUBERCULEUX

VALEUR SÉMÉIOLOGIQUE DE L'INSPECTION, DE LA MENSURATION, DE LA SPIROMÉTRIE ET DE LA STÉTHOGRAPHIE

SOMMAIRE

I. *Précautions générales pour l'examen physique du tuberculeux pulmonaire.*

II. *Conformation et jeu du thorax des tuberculeux pulmonaires.* — Ce qu'on voit de face, de profil et de dos. Thorax paralytique ou aplati et thorax globuleux des emphysémateux. Valeur séméiologique.

III. *Mensuration du périmètre thoracique et sa valeur séméiologique.* — Pratique de la mensuration. Appréciation de l'amplitude thoracique. Valeur séméiologique. Cyrtométrie.

IV. *Spirométrie.*

V. *Stéthographie ou pneumographie.* — Tracés pneumographiques.

§ I. — *Précautions générales pour l'examen physique du tuberculeux pulmonaire.*

Avant d'aborder l'étude même des signes physiques, il nous faut indiquer un certain nombre de précautions générales à observer pour que cette recherche soit fructueuse. Elles ont été exposées avec une grande minutie de détails et en phtisiologue consommé par Turban.

On procédera à l'examen des malades dans une salle protégée du froid et bien éclairée. On préférera à l'examen au lit l'examen du malade assis sur une chaise non rembourrée, en face d'une fenêtre donnant une grande clarté, le thorax complètement dévêtu. Nous ne conseillons l'emploi d'un mouchoir ou d'une serviette interposés qu'au cas de sueurs abondantes des malades, ou chez des malades frileux et affaiblis.

On interrogera et examinera l'état général du malade, au préalable, pour savoir si l'exploration physique peut être entreprise sans inconvénient. Une hémoptysie, une poussée pneumonique, un pneumothorax devront ou faire surseoir momentanément à l'examen, ou, en tout cas, le feront limiter à la recherche des données les plus indispensables. Un examen physique complet (sans compter la radioscopie) demande bien, en effet, une demi-heure au moins, et, même avec les plus grands ménagements, est toujours très fatigant pour les malades.

Si le médecin a le *choix du jour et de l'heure*, il devra préférer la matinée, qui lui amènera un malade n'ayant pas encore trop expectoré à la suite de la toux ou des mouvements. Cela lui évitera de laisser ainsi passer de petits foyers qui ne se traduisent souvent que par des râles discrets, et qui parfois même ne peuvent être entendus qu'après un long repos. Cette remarque ne s'applique pas seulement aux tousseurs, mais encore plus aux malades qui ne toussent pas. De plus, les examens répétés devront toujours être pratiqués au même moment de la journée : c'est la seule façon de pouvoir apprécier sainement l'évolution des lésions. On tiendra compte également de certaines influences perturbatrices sur l'état des signes physiques; c'est ainsi que, si le malade a parlé avec animation, s'il a chanté, son expectoration aura été abondante; l'absorption d'alcool, la transpiration enlèvent de l'eau aux tissus et diminuent également le nombre des râles.

Une source plus fréquente d'erreur est l'influence des *variations de l'état hygrométrique de l'air* sur l'intensité des signes catarrhaux. Nombreux sont les cas passagers et surprenants d'aggravation ou d'amélioration dans les signes physiques, notamment la toux et l'expectoration, qui s'expliquent par l'hygrométricité accrue ou diminuée de l'air, alors qu'on est en général porté à accuser la température.

Certaines *conditions physiologiques*, telles que la période prémenstruelle chez les femmes, qui augmentent les signes catarrhaux, certains médicaments, tels que les balsamiques et le goudron, qui les diminuent, les préparations iodées ou sulfureuses qui les augmentent, doivent également être prises en sérieuse considération. On sait d'ailleurs que cette propriété de l'iodure de potassium, notamment, a été utilisée pour le diagnostic précoce de la tuberculose pulmonaire.

Pour être fructueuse, l'enquête stéthoscopique doit suivre, dans la recherche des signes, un ordre rigoureusement immuable. On procédera ainsi successivement à l'*inspection*, à la *mensuration*, à la *percussion*, puis à l'*auscultation*.

Ce n'est pas la règle qu'un premier examen physique du malade apporte une certitude sur l'état de ses lésions : les signes peuvent ne pas être tous concordants ; l'examen n'a pu être achevé par suite des frissonnements ou de la fatigue du malade ; d'autres fois encore, on n'a pu obtenir de ce dernier une respiration suffisamment régulière et profonde, ou bien encore de tousser au commandement. Dans tous les cas il faut renouveler l'examen. Toutefois Turban s'élève contre des *examens trop fréquents* dans la phtisie chronique. « Il y a des médecins, dit-il fort judicieusement, qui considèrent comme de leur devoir de percuter et d'ausculter le malade deux fois par semaine et quelquefois chaque jour. Le malade veut, naturellement, chaque fois apprendre quelque chose de nouveau, et le médecin s'expose à tirer de petites modifications des conclusions trop considérables sur lesquelles il est obligé de revenir ensuite. D'autre part, en lui renouvelant l'assurance que son état ne s'est pas modifié, on ennuie le malade. En l'auscultant une fois par mois, comme c'est le cas dans plusieurs sanatoria, on peut se rendre un compte suffisant de l'état de la maladie. Bien entendu, au cas de troubles survenant dans l'intervalle, il faut examiner à nouveau le malade, et l'examiner attentivement. »

Enfin, tous les signes physiques recueillis doivent être *notés* soigneusement. On peut les inscrire soit tout au long de l'observation du malade, soit en faire l'inscription sur des schémas ou

diagrammes ad hoc représentant la cage thoracique
et les poumons. On se servira à cet effet, soit de
feuilles imprimées d'avance, soit de tampons
humides avec lesquels on fera l'impression extem-
poranée desdits schémas (fig. 22 et 23). Les signes

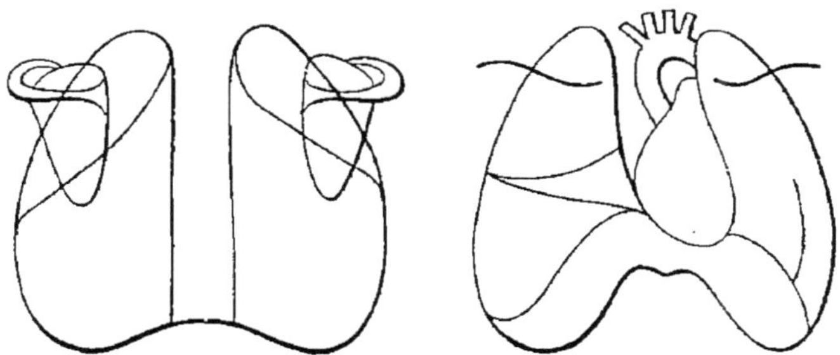

Fig. 22 et 23. — Diagrammes inscrits au tampon humide
pour la notation des signes physiques.

physiques s'y indiqueront à l'aide de signes con-
ventionnels, qui seront propres à chaque médecin
de préférence, et très faciles à imaginer, soit encore
en utilisant l'ingénieuse notation graphique inau-
gurée par G. Küss.

§ 2. — *Conformation et jeu du thorax des tuberculeux pulmonaires.*

C'est par l'examen du thorax des tuberculeux
ou de tout sujet soupçonné atteint de tuberculose
que l'on fera débuter l'examen physique.

L'inspection du sujet se fera d'abord *de face*,
puis *de profil*, puis *de dos;* pour chaque position,
d'ailleurs, cet examen devra toujours porter à la
fois sur la *conformation anatomique* elle-même
du thorax, puis sur le *jeu* et les *mouvements* de ce

dernier. On complétera cet examen par la *mensuration*.

C'est cette étude analytique qui a permis d'établir *divers types de thorax tuberculeux*, dont nous exposerons ensuite la *valeur séméiologique*.

I. Ce qu'on voit de face. — L'inspection de la *face antérieure* du thorax, faite dans un premier temps au repos (fig. 24), portera tout d'abord sur l'état de la *peau*, qui apparaît pâle, avec des dilatations veineuses fréquentes, en rapport, chez les enfants, d'après Gibson, avec une tuberculisation des ganglions bronchiques, reposant sur un tissu cellulaire sous-cutané le plus souvent diminué d'épaisseur, et sur des muscles plus ou moins atrophiés eux aussi.

Atrophie des muscles thoraciques. — Cette *atrophie musculaire* porte principalement sur les muscles grand pectoral et deltoïde. On s'assurera de cette atrophie, et surtout on évitera de la confondre avec la rétraction du creux sous-claviculaire, par une manœuvre complémentaire : la recherche de la contraction idio-musculaire du muscle, à l'aide d'une chiquenaude ou de la simple percussion avec le médius replié en marteau, contraction qui se traduit soit par la production d'un nœud musculaire, soit par une contraction fasciculaire étendue sur toute la longueur du muscle. Cette contraction idio-musculaire, particulièrement sous sa forme de contraction fasciculaire, nous a paru surtout fréquente au cours des tuberculoses évolutives ou avec état cachectique concomitant.

Creux sus et sous-claviculaire. — L'*examen des creux sus et sous-claviculaire* révélera, dans certains cas, une *dépression* souvent profonde, bilatérale ou plus marquée d'un côté, révélatrice

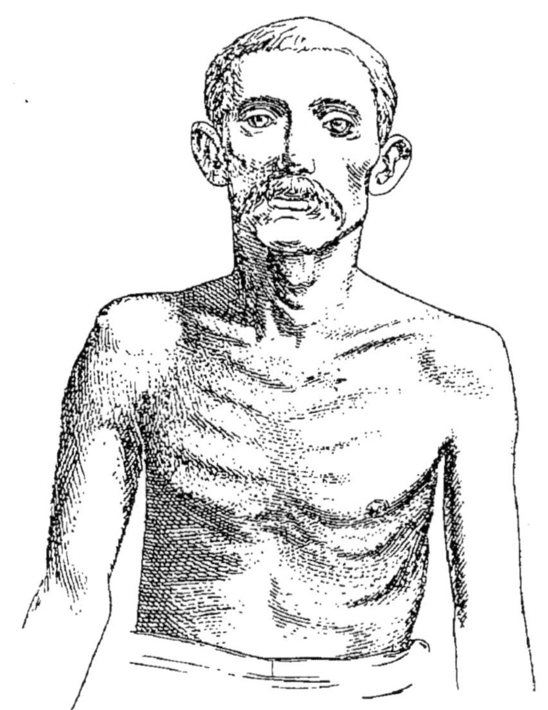

Fig. 24. — Thorax du phtisique commun (d'après A. Bezançon).

d'une *symphyse pleurale* à ce niveau : cette dernière s'observe soit dans la forme post-pleurétique, soit dans la tuberculose fibreuse dense, soit encore dans la tuberculose à prédominance fibreuse et cavernes. Dans d'autres cas, au contraire, l'examen révèle une *saillie* ou *dôme* de ces mêmes creux, et particulièrement de la région sus-claviculaire ; il s'agit d'un *emphysème* localisé au cours d'une tuberculose fibreuse généralement disséminée.

Modifications du jeu du thorax. — Ce

premier temps de l'inspection accompli, on demandera au sujet de respirer profondément, et l'on comparera l'amplitude d'expansion des deux côtés du thorax, ainsi que des diverses parties symétriques. Tantôt l'on notera que tout un côté du thorax s'élève *en retard* sur l'autre, et en ce cas il faudra admettre une *symphyse pleurale* plus ou moins généralisée, suite soit de pleurésie séro-fibrineuse, soit de poussées de pleurite répétées, si fréquentes au cours des formes pleurogènes de la tuberculose pulmonaire ou de la tuberculose fibreuse avec emphysème.

Le retard observé peut n'être *visible qu'au niveau du sommet*, et indiquera généralement l'existence d'adhérences pleurales, avec ou sans tuberculose fibreuse concomitante. Si les deux sommets sont atteints, on reconnaîtra leur retard inspiratoire, par comparaison le plus souvent avec les parties inférieures du thorax.

Toutefois, une lésion tuberculeuse pulmonaire un peu aiguë (pneumonie caséeuse) pourra amener une immobilisation plus ou moins généralisée de l'un des deux hémithorax. Pour donner toute leur valeur à ces modifications de l'ampliation thoracique, il faudra donc également être assuré qu'il n'existe pas de pleurésie avec épanchement.

Le *mode respiratoire* pourra encore affecter le

type *costal supérieur* avec saillie des muscles ins-
pirateurs complémentaires, trapèze, sterno-cleïdo-
mastoïdien, omo-hyoïdien, au cours des *scléroses
diffuses tuberculeuses* des deux poumons, avec
emphysème très étendu. Ces phénomènes appa-
raîtront quelquefois d'une façon permanente, mais
atténuée ; d'autres fois d'une façon accentuée et
plus ou moins durable, au moment des poussées
inflammatoires de l'hiver (J. Paviot).

II. Ce qu'on voit de profil. — L'inspection
de la face antérieure terminée, on placera le sujet
de profil (fig. 25).

Thorax paralytique ou aplati. — On notera
alors principalement chez les *hérédo-tuberculeux*,
chez les *tuberculeux latents* ou *abortifs*, les modifications suivantes. Mal tenus dans la rectitude, l'extrémité céphalique et le cou s'inclinent invinciblement ; la saillie, à l'état normal, de la poitrine
quelque peu bombée en avant, n'est plus repré-
sentée que par une ligne droite à peu près verticale. Les épaules, tombantes, ont glissé sur un
plan plus rapproché de la face antérieure du
corps et semblent avoir entraîné dans leur déplacement le haut de la cage thoracique, plus ou
moins émaciée. Le profil postérieur, qui passe
par l'occiput, la nuque, le cou et le dos, paraît
dessiner, au profit de l'omoplate plus ou moins
décollée, un relief anguleux (*scapulæ alatæ*) (Letulle). A cet aplatissement antéro-postérieur du
thorax, se joint souvent l'aplatissement de l'*angle
de Louis* ou *angle sternal*, c'est-à-dire l'effacement
de l'angle que la poignée du sternum forme avec

le corps de cet os; ainsi se trouve constitué le *thorax paralytique*, étudié surtout par Rotschild. Mais les recherches très précises de Hart et celles

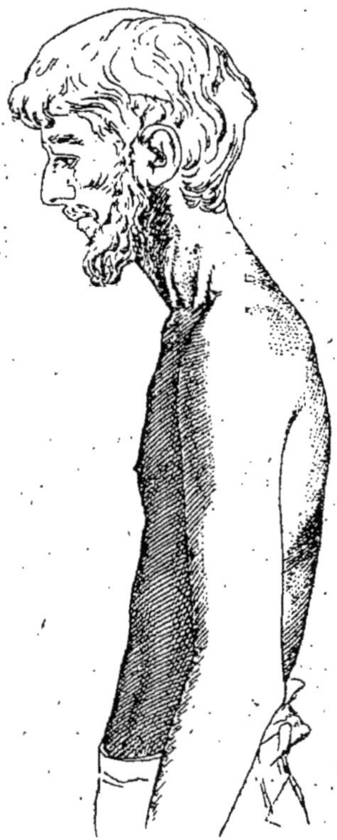

Fig. 25. — Thorax paralytique ou aplati du tuberculeux latent ou abortif (d'après A. Bezançon).

de Lissauer viennent de montrer que l'angle sternal n'existe pas plus chez les non-tuberculeux que chez les tuberculeux, et qu'en conséquence et en fait son effacement ne peut être considéré comme un signe de tuberculose pulmonaire ou de prédisposition à cette maladie. C'est dire qu'aujourd'hui il ne reste rien de la théorie de Rotschild, de son « angle sternal » qui a fait couler tant d'encre en Allemagne.

Thorax globuleux des emphysémateux.

— Cet aspect du thorax tuberculeux, vu de profil,

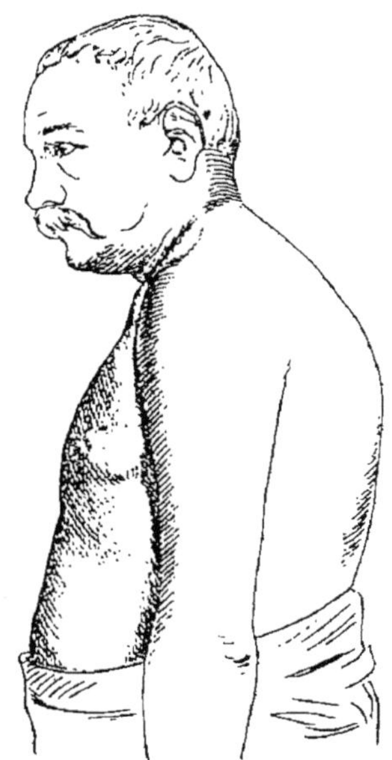

Fig. 26. — Thorax globuleux du phtisique fibreux avec emphysème
(d'après A. Bezançon).

thorax paralytique des Allemands, pourrait être dénommé encore *thorax aplati*, par opposition avec le *thorax globuleux* des phtisies fibreuses discrètes avec emphysème (catarrhe avec emphysème des auteurs). Ce *thorax d'emphysémateux* est caractérisé, en effet, principalement par la projection du sternum en avant, avec, de plus, effacement des creux sus et sous-claviculaires déjà signalés, et rétrécissement vers la base. Les scléroses plus denses de la phtisie fibreuse déterminent des rétractions localisées vers les sommets et des déformations beaucoup moins caractéristiques (J. Paviot).

Dépression inspiratoire des espaces intercostaux. — L'examen de profil, à l'état dynamique, c'est-à-dire en faisant respirer profondément le malade, révélera fréquemment une *dépression inspiratoire des espaces intercostaux inférieurs*, signe fréquemment associé à la diminution d'excursion de l'hémithorax considéré, au cas d'*adhérences pleurales* des bases. Dans des cas de symphyse étendue, on peut même noter le *renversement du type normal de la respiration* (Jaccoud). Pendant l'inspiration, à la dépression des espaces intercostaux se joint une traction des côtes vers la ligne médiane; pendant l'expiration, on assiste, au contraire, à l'ampliation de ces mêmes espaces, par retour des parties à leur situation normale; du côté opposé, la respiration est normale, et il en résulte l'apparence d'un *mouvement de bascule* effectué par le thorax.

Rétraction d'un hémithorax. — Dans des cas de *rétraction de tout un côté du thorax*, l'inspection montre, principalement au niveau de la ligne axillaire antérieure, entre la quatrième et la huitième côte, un *rétrécissement des espaces inter-*

costaux; en avant, le thorax est aplati ; en arrière, il apparaît rétréci dans son diamètre transverse. Chez la femme, le sein du côté rétracté paraît plus petit, parce qu'il est situé un peu plus en arrière. De plus, l'épaule est abaissée du côté affecté, et le malade prend une démarche caractéristique, « l'air penché » sur le côté rétracté.

Dextrocardie et sénestrocardie. — Dans les symphyses pleurales avec grandes rétractions, on note enfin les signes propres à une *dextrocardie* s'il s'agit de lésions pleurales droites (Pic et Alaux), et à une *sénestrocardie* s'il s'agit de symphyse gauche (Traube, Fraenkel, J. Nicolas et Piéry).

III. Ce qu'on voit de dos. Colonne vertébrale. — On procédera enfin à l'examen *vu de dos.* Du côté du rachis, on notera fréquemment une scoliose ou une lordose, de nature si fréquemment tuberculeuse (A. Poncet et Leriche).

On notera ensuite la symétrie ou l'asymétrie du thorax, l'élargissement du thorax à sa partie moyenne et sa rétraction à la base (thorax globuleux), le détachement des omoplates (*scapulæ alatæ*) (fig. 27), déformations sur lesquelles nous ne reviendrons pas.

Atrophie des muscles sus et sous-épineux. — On s'occupera alors des sommets proprement dits, c'est-à-dire des deux fosses sus-épineuses. L'*atrophie des muscles sus et sous-épineux*, confirmée par la recherche du myœdème et des contractions fasciculaires, s'observera principalement au cours des phtisies évolutives ou cachectisantes (fig. 27).

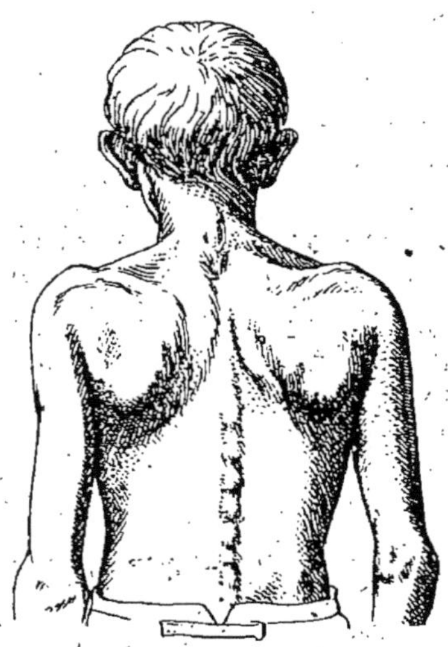

Fig. 27. — Atrophie des masses musculaires sus'-épineuses;
scapulæ alatæ (d'après M. Letulle).

Boiterie d'un sommet. — L'inspection de la configuration extérieure étant terminée, reste à *regarder respirer le thorax vu de dos*, comme dit Letulle. Constate-t-on, comme on l'a déjà vu par devant, la « boiterie d'un des sommets », on sera autorisé à diagnostiquer l'existence d'adhérences pleurales. La distinction entre le retard de l'expansion inspiratoire et la dépression avec rétraction des sommets n'est plus possible en arrière.

VI. Valeur séméiologique des modifications de la conformation et du jeu du thorax. — De ces diverses et nombreuses modifications de l'aspect et du jeu du thorax, il faut retenir surtout, croyons-nous, les données suivantes :

1° Un thorax *aplati* (thorax paralytique des Allemands) n'est pas l'indice d'une tuberculose pulmonaire en voie d'évolution. Bien au contraire, l'observation montre que ces individus, présentant l'*habitus phtisique* décrit par les classiques, ne présentent guère que des bronchites répétées et ne réalisent le plus souvent qu'une tuberculose abortive.

2° Le thorax *globuleux* est l'apanage de la phtisie fibreuse discrète avec emphysème, et, par suite, d'une tuberculose si bénigne qu'elle est souvent niée par nombre de cliniciens, qui considèrent ces malades comme de simples catarrheux avec emphysème.

3° Tous les signes d'*adhérences* ou de *symphyses* précédemment signalés sont toujours en faveur d'une tuberculose pulmonaire plutôt bénigne (phtisies fibreuses, pleurogènes, etc).

4° Un *retard de l'expansion thoracique*, quelle que soit son étendue, est en faveur d'une lésion plus ou moins évolutive, ou en activité, tout au moins, alors que, comparativement, la *dépression* avec *rétraction* est l'indice de la cicatrisation avec sclérose et rétraction d'une lésion déjà ancienne. Et c'est ainsi que l'on peut voir le cas, signalé par Turban, où le processus évolutif venant à s'éteindre et à se cicatriser, le retard de l'expansion thoracique disparaît avec persistance de la dépression thoracique. Et l'on pourrait ainsi reconnaître, au cas de tuberculose bilatérale, le premier sommet atteint lorsque, par exemple, on note un sommet affaissé mais respirant passablement, tandis que l'autre, non rétracté, présente un retard expansif net : le premier sommet atteint en premier lieu a déjà cicatrisé sa lésion, alors que le second en est encore à la phase évolutive de lésions récentes.

5° Les *atrophies musculaires* des muscles thoraciques et périscapulaires sont d'autant plus nettes qu'il s'agit d'une phtisie plus évolutive ou plus cachectisante.

§ 3. — *Mensuration du périmètre thoracique.*

L'étude du périmètre thoracique et de sa figuration exacte se fait, soit le plus souvent à l'aide du simple ruban métrique, soit encore à l'aide du *cyrtomètre* de Woillez ou du *conformateur thoracique* de Roux et Mussy (de Lyon).

Pratique de la mensuration thoracique. — Pour pratiquer la mensuration à l'aide du mètre de couturière, on place le sujet debout, les bras pendant le long du corps. Comme plan horizontal de mesure, on choisira l'un des deux niveaux suivants, ou mieux encore on mesurera à deux niveaux. C'est ainsi qu'à l'exemple de Mme Nageotte Wilbouchewitz, on prendra un premier périmètre en plaçant le ruban horizontalement, aussi haut que le permet l'aisselle, en passant, par conséquent, en arrière sur les omoplates, en avant sur la deuxième côte. Puis on pourra l'appliquer une seconde fois, plus bas, en passant par l'appendice xyphoïde, afin de juger de l'expansion des côtes inférieures, si souvent défectueuse, quelquefois, au contraire, prépondérante.

Appréciation de l'ampliation thoracique. — Comme, ainsi que l'a montré Boureille, l'examen de la poitrine *au repos* ne donne pas de résultat pratique, c'est l'*ampliation thoracique* qu'il faudra rechercher. Pour ce faire, on notera l'écart, exprimé en centimètres, qui existe entre l'inspiration et l'expiration forcées. Au niveau des deux périmètres précédents, l'écart est presque toujours de plus de *cinq* centimètres chez les gens sains, tandis qu'il est inférieur à *quatre* chez les prétuberculeux (Boureille). On peut encore comparer le chiffre du périmètre thoracique à celui de la hauteur du corps : un périmètre n'atteignant pas la moitié de la longueur du corps serait également un indice de prédisposition à la tuberculose.

Valeur séméiologique. — C'est, en effet, à peu près uniquement la prétuberculose des classiques, c'est-à-dire, pour nous, la phtisie *latente* au *abortive*, l'*hérédo-tuberculose*, qu'est capable d'indiquer la mensuration thoracique; mais c'est alors un excellent signe. Au cours des diverses autres formes cliniques de la tuberculose pulmonaire, en effet, l'examen du périmètre thoracique ne permet, en aucune façon, d'inférer l'état des lésions des poumons sous-jacents.

Toutefois, d'après Musy, il existe toujours un défaut d'amplitude respiratoire du côté atteint.

Cyrtométrie. — Lorsqu'on voudra apprécier d'une façon plus précise le degré et la configuration des déformations thoraciques (au cours des symphyses pleurales, par exemple) et en fixer l'image, notamment aux différentes étapes d'un traitement, on aura recours alors soit au *cyrtomètre* de Woillez, soit au conformateur thoracique de G. Roux et G. Musy.

§ 4. — *Spirométrie.*

Les Allemands, à l'instigation de von Ziemsen et de Turban, ont volontiers recours à la spirométrie. Ce procédé d'exploration permet de mesurer la *capacité respiratoire*, c'est-à-dire la quantité d'air qu'un sujet peut emmagasiner dans ses poumons et rejeter ensuite par une respiration forcée. On se sert du spiromètre de Hutchinson ou de l'appareil simplifié de Phébus.

Von Ziemsen a proposé de rechercher principalement le rapport entre le volume de l'air expiré et la hauteur du sujet. Chez l'homme normal, le rapport minimum est de $1 : 20$; c'est-à-dire que $0,01^c$ de la longueur du corps correspond à $0,20^{cc}$ de capacité vitale. Chez la femme, ce rapport est $1 : 17$. Lorsque le dénominateur de ces deux fractions diminue, on est en droit d'admettre une lésion pulmonaire.

Toutefois, pour von Ziemsen, l'intérêt de la méthode serait non pas dans la valeur diagnostique d'un unique examen, mais dans la valeur séméiologique d'examens faits à diverses reprises et pendant un long temps chez un même tuberculeux. La méthode permettrait alors de suivre l'évolution de la maladie et d'apprécier les effets d'un traitement. Turban note également qu'une diminution subite de 150cc à 200cc, par exemple, dans la capacité vitale, indique d'une façon certaine l'existence d'un foyer tuberculeux nouveau.

§ 5. — *Stéthographie.*

On peut encore étudier la forme, l'amplitude et le rythme des mouvements respiratoires à l'aide du *pneumographe* de Marey ou de celui de Pompilian. D'après Hirtz et G. Brouardel, il faut alors, chez chaque individu, prendre une série de *tracés*, car une foule de facteurs (comme pour la spirométrie), tels que l'émotion, l'attention, modifient le caractère des tracés. Ces auteurs ont constaté que les tracés des malades atteints de tuberculose pulmonaire chronique se présentent avec des caractères spéciaux dès le début de l'affection; ces caractères persistent pendant la durée de l'évolution des lésions.

Tandis que le tracé de chaque respiration normale comporte quatre lignes (fig. 28) : une ligne d'inspiration, une ligne horizontale représentant la période de plénitude pulmonaire; une ligne d'expiration, une horizontale représentant la période de vacuité, le tracé de la respiration *dès le début de la tuberculose pulmonaire ne comporte plus que trois lignes* (fig. 29) : la ligne représentant la période de vacuité, en effet, a disparu; la ligne de l'expiration est prolongée de tout le temps qu'occupait la précédente; la ligne d'inspiration est assez sou-

Tuberc. pulm.   8*

vent allongée; elle reste aussi souvent normale;

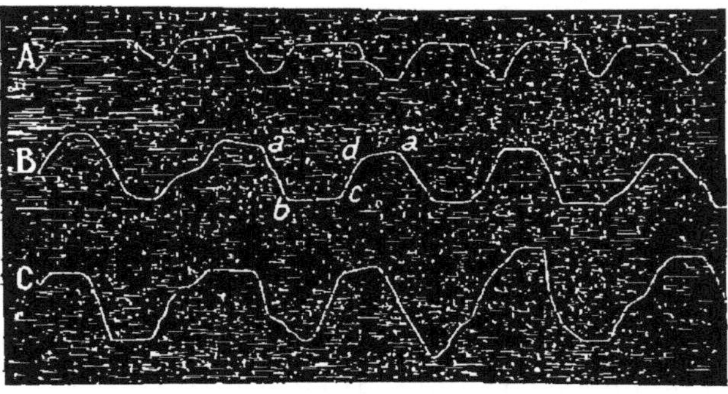

Fig. 28. — Tracé pneumographique à l'état normal (A, poitrine libre; B, abdomen comprimé; C, partie inférieure du thorax comprimé) (d'après E. Hirtz et G. Brouardel).

enfin l'horizontale représentant la plénitude persiste le plus souvent, sans changement.

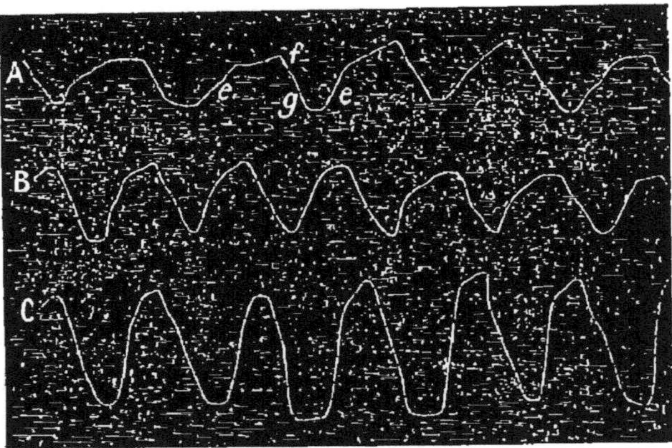

Fig. 29. — Tracé pneumographique dans la tuberculose pulmonaire chronique au début (d'après E. Hirtz et G. Brouardel).

Mais, dans le cas d'adhérence ou de symphyse pleurale ayant entraîné une déformation thoracique *unilatérale*, il faudra alors avoir recours aux procédés d'exploration qui ne donnent plus, comme les précédents, le jeu de l'entier thorax, mais l'état de fonctionnement *comparé* de *chaque* hémithorax en particulier. On emploiera alors soit le *stéthographe bilatéral* de Gilbert et Roger, soit le *stéthographe simplifié* de Chavigny et Simonin.

CHAPITRE II

VALEUR SÉMÉIOLOGIQUE DE LA PALPATION
ET DE LA PERCUSSION DU THORAX

§ 1. — *Palpation du thorax.*

La palpation devra d'abord *contrôler la plupart des signes donnés par l'inspection :* conformations, déformations, rétraction, amplitude respiratoire, déviation du cœur, etc., puis elle poursuivra *l'étude des vibrations vocales.*

I. Palpation des formes extérieures. —
On commencera par apprécier la forme exté-

rieure et le volume des deux moitiés du thorax à l'aide du procédé de l'*amplexation bi-manuelle*. Ce procédé consiste à embrasser l'un après l'autre, entre les deux mains placées l'une en avant, et l'autre en arrière et réunies en équerre sur la ligne axillaire, chaque hémithorax.

On étudiera ensuite la *consistance des muscles* thoraciques, principalement de ceux *qui enveloppent le sommet*. La pression méthodique, au moyen de la pulpe des doigts, sur les masses musculaires qui recouvrent le sommet du poumon (fosses sus et sous-épineuses, région sous claviculaire) fournit un signe caractéristique. Le sus-épineux ou le grand pectoral, par exemple, peut offrir au doigt une moindre résistance, parfois extraordinaire ; cette perte de consistance est d'autant plus saisissante que l'amaigrissement de la région, richement fournie en pelotons adipeux sous-cutanés, peut n'être pas encore appréciable à la vue (Letulle).

On n'oubliera pas non plus, dans cette palpation des diverses régions du thorax, de rechercher l'existence de *points douloureux*. Une pareille hyperesthésie acquiert une valeur diagnostique de premier ordre : localisée au sommet du poumon, c'est un argument en faveur de la tuberculose; observée chez des malades en voie d'amaigrissement, avec petite toux sèche, ils doivent faire soupçonner une poussée de *pleurite tuberculeuse*. En ce cas, la recherche des points douloureux, ainsi que nous l'avons dit déjà, devra se poursuivre plus spécialement tout le long des scissures interlobaires.

II. Exploration comparative de l'expansion des sommets et des bases.

— Pour les sommets, on aura recours à la *manœuvre de Ruault* (*signe de Ruault*). Le malade étant assis, l'observateur se place derrière lui, pose légèrement ses deux mains par derrière à plat sur les épaules

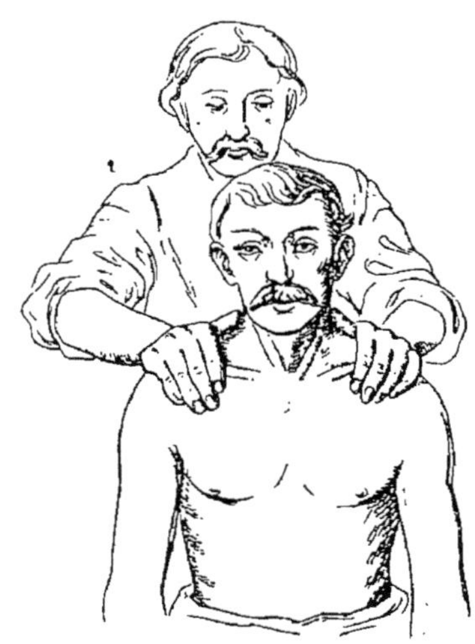

Fig. 30. — Manœuvre de Ruault (d'après M. Letulle).

du sujet, de façon à embrasser les régions sous-claviculaires, et commande au malade de respirer profondément et régulièrement (fig. 3o). Le retard d'un sommet, quand il existe, s'accuse alors et s'amplifie de toute la longueur du bras de levier représenté par l'avant-bras de l'observateur.

Au niveau d'un sommet atteint de tuberculose abortive, d'une poussée de .pleurite (période de germination de Ruault), l'expansion est *retardée, raccourcie* ou *saccadée*. Elle est très nettement *diminuée d'amplitude* dans le cas de ramollissement d'un sommet ou *d'adhérences pleurales nettes.* Enfin, l'existence d'une *caverne superficielle* avec coque d'adhérences coiffant le sommet du poumon supprime absolument toute expansion ins-piratoire.

L'exploration comparative du jeu respiratoire des *bases* se fera à l'aide du procédé de *l'amplexation à une main.* Il consiste à faire respirer le malade tandis que chaque main enserrant un côté du thorax, les quatre doigts réunis en arrière et le pouce en avant, apprécie l'ampliation de l'hémithorax auquel elle correspond. Ce procédé fournit le même ordre de renseignements, moins exacts mais souvent suffisants, que la stéthographie bilatérale. Il permettra de constater notamment la symphyse pleurale des bases, si fréquente au cours de la phtisie fibreuse avec emphysème, et dont la connaissance est si utile au point de vue du pronostic éloigné de la tolérance cardiaque.

III. Étude des vibrations vocales. —

« Vibrations vocales », «frémissement vocal » signifient cette sensation de vibration que perçoit la main appliquée sur la poitrine d'un malade qu'on fait parler à haute voix.

Pour se mettre à l'abri des causes d'erreur, on aura soin, plus ici encore peut-être en matière de tuberculose, où les variations à apprécier sont souvent minimes, d'observer les *règles générales* suivantes :

Règles générales. — 1° Explorer en appliquant la main à plat sans pression exagérée, sur chacune des régions du thorax successivement, en comparant toujours les points symétriques à droite et à gauche ; et non pas en palpant simultanément avec les deux mains ces deux mêmes points symétriques. Pour délimiter le poumon, pour apprécier les limites d'un épanchement,. on a recours habituellement à la *palpation linéaire* avec le bord cubital de la main.

2° On fera parler le malade à haute voix, en lui recommandant de bien articuler, d'une voix grave, le même chiffre à consonnes sonores : quarante-quatre par exemple.

3° On se souviendra : que chez la femme, les vibrations sont faibles, souvent inutilisables. et nulles chez l'enfant ; que le frémissement est plus intense à droite qu'à gauche, plus fort en avant qu'en arrière, plus distinct chez les individus maigres que chez les obèses ; que l'intégrité de la voix et du jeu du larynx est nécessaire, et qu'il ne peut être étudié chez les tuberculeux atteints de laryngite bacillaire, par exemple.

A. **Augmentation des vibrations vocales.** — *L'augmentation des vibrations vocales* s'observera, au cours de la tuberculose pulmonaire, dans les *scléroses denses* et *légères* des sommets.

Une notable augmentation du *frémitus* vocal, avec bronchophonie et submatité à l'un des sommets chez un malade présentant une bronchite chronique, imposera le diagnostic de *phtisie fibreuse dense.* D'autre part, au cours du *catarrhe*

avec *emphysème* le plus topique, la constatation
d'une légère augmentation des vibrations vocales avec
submatité sera la preuve de la nature tuberculeuse de l'affection ; ajoutons que, bien qu'il soit
démontré à l'heure actuelle que tout catarrhe
avec emphysème à allure idiopathique soit presque
toujours d'origine tuberculeuse, la preuve péremp-
toire par la constatation des signes physiques est
plutôt l'exception. Bien souvent, en effet, la sclérose disséminée et toujours légère des sommets
est insuffisante à créer des signes particuliers,
qui, au surplus. sont généralement masqués par
l'emphysème concomitant. La *tuberculose abortive*
se traduit également par une augmentation du *fré-*
mitus vocal. C'est à cette forme clinique de
la tuberculose pulmonaire que se rapportent les
signes de la *période de germination* que Grancher a résumés dans la formule S $+$; V $+$; R $-$.
Chez un malade atteint de pleurésie avec épanchement, l'exagération des vibrations thoraciques sous
la clavicule est une raison sérieuse de soupçonner
une sclérose tuberculeuse du sommet, mais non,
comme paraissent le dire les classiques, une *infil-*
tration tuberculeuse, avec le sens évolutif attaché à
ce mot. C'est l'auscultation seule qui permettra le
diagnostic d'infiltration caséeuse avec début de ramollissement; au cas de sclérose d'un sommet, les
vibrations vocales sont augmentées, et rien de plus.

B. **Diminution des vibrations vocales.** —
Les *vibrations* sont, par contre, *diminuées* au
niveau des zones d'emphysème qui accompagnent
la tuberculose fibreuse. Il en est de même au

niveau des *adhérences pleurales* tant soit peu étendues ou épaisses, ou au cas de *symphyse pleurale*.
Ces deux causes d'assourdissement du *frémitus*
vocal s'additionnent souvent chez le phtisique
fibreux avec emphysème.

C. **Disparition des vibrations vocales**. —

La *disparition des vibrations vocales* qui, survenues
au cours de la tuberculose pulmonaire, doit faire
songer soit à une pleurésie avec épanchement, soit
à un pneumothorax surajoutés, s'observe aussi au
cours de la *maladie de Grancher*, dite aussi *spléno-
pneumonie*. La statistique de Queyrat a montré,
en effet, que ce processus pneumonique à évolution lente s'observe surtout chez les tuberculeux.
Il nous a été donné de l'observer notamment
chez des malades atteints de *tuberculose abortive*,
ou bien ayant présenté auparavant des *poussées* de
pleurite scissurale, dont la nature tuberculeuse est
presque constante. La conservation d'un état général
satisfaisant permettra généralement de différencier
ce processus de celui de la *pneumonie caséeuse*. Au
surplus, on se souviendra que la *congestion pulmonaire pseudo-pleurétique* de Queyrat se caractérise,
outre la suppression des vibrations vocales, par
l'abolition totale de la respiration, un souffle expiratoire aigre, véritable souffle pleurétique, de la
pectoriloquie aphone, de l'égophonie, une expectoration gommeuse, la persistance de l'espace de
Traube, l'exploration négative avec la seringue de
Pravaz. Cet ensemble symptomatique pseudo-
pleurétique peut se rencontrer au sommet, ce qui
tend encore, ainsi que le fait remarquer Paviot, à

prouver qu'il s'agit de processus pneumonique de nature tuberculeuse à résolution lente.

§ 2. — *Percussion.*

On se servira presque exclusivement de la *per-cussion médiate digito-digitale*. La percussion *directe ou immédiate* pourra être également utilisée pour obtenir une impression première sur une différence grossière entre les deux sommets ou les deux bases, et pour la percussion claviculaire. *Plessimètres* et *marteaux de percussion* ne sont plus; peut-être à tort, utilisés en France.

Règles de la percussion. — Quoi qu'il en soit, dans l'application de la percussion à la sé-méiotique de la tuberculose pulmonaire, on obser-vera les *règles* suivantes :

a. Le malade gardant la position assise, ainsi qu'au cours de l'inspection et de la palpation, on se placera non pas à côté de lui, mais en face, pour percuter le devant de la poitrine, et en arrière pour percuter la partie postérieure. Les membres supérieurs seront dans un état de *relâchement musculaire* complet, et non pas les bras croisés fortement sur la poitrine (H. Barth).

b. On pratiquera alors la percussion de haut en bas, par *zones horizontales*, de façon à découper le poumon en tranches successives. On placera le doigt percuté *parallèlement* et non pas perpendiculaire à la poitrine ; les lésions tuberculeuses se développant, en effet, successivement de haut en bas, au début de la phtisie, les tranches supérieures sont seules malades, et, par suite, seront seules accessibles à la percussion horizontale; la percussion avec le doigt verticalement placé mettrait au contraire en vibration des tranches saines en même temps que des tranches malades : le son obtenu, étant mixte, serait très peu différent du son normal (Peter).

c. En avant, il faut percuter les espaces intercostaux de préférence aux côtes, en déprimant fortement les parties molles avec le doigt sur lequel on percute, de manière à le faire toucher presque le poumon en arrière ; il faut placer le doigt parallèlement à la fosse sus-épineuse, puis parallèlement à la fosse sous-épineuse, et ainsi de suite de haut en bas (Peter). On n'oubliera pas de percuter l'aisselle (Turban).

d. L'idéal de la percussion étant de faire vibrer à la fois le moins possible de tissus, il faut percuter la moindre surface possible; le mieux est donc de percuter l'ongle du doigt faisant fonction de plessimètre, et à l'aide de la pulpe de l'index droit seulement, en parcourant successivement du bout du doigt tout l'espace intercostal du sternum à la partie externe. On peut ainsi tomber sur de petits îlots de matité, qui échappent à la percussion d'ensemble de tout l'espace percuté à l'aide de la totalité du doigt frappé, ainsi qu'on le fait habituellement, par deux ou trois doigts de l'autre main.

e. Avoir soin de toujours comparer entre eux les deux côtés de la poitrine, en percutant en des points aussi exactement symétriques que possible.

f. Dans les cas douteux, on suivra le conseil de

Laënnec; l'observateur, après avoir percuté deux points symétriques de la poitrine, debout sur l'un des côtés du sujet, recommencera l'examen de ces deux mêmes régions en se plaçant sur l'autre côté du sujet.

g. Au point de vue de la *force du choc de percussion*, il sera bon de prendre l'habitude suivante : dans deux chocs répétés successivement, on percutera d'abord doucement (percussion superficielle), puis avec une énergie plus grande (percussion profonde). D'une façon générale, la percussion doit être plus forte dans le dos qu'en avant, dans les fosses sus et sous-épineuses que dans les bases. Un thorax de jeune, de cachectique sera percuté plus faiblement qu'un thorax d'adulte, d'obèse ou d'individu bien musclé. Toutefois, Turban fait fort justement remarquer que, d'une façon générale, on percute avec trop de force, notamment dans l'exploration de la sonorité des sommets. L'action d'une forte percussion se fait, en effet, sentir beaucoup plus dans le sens de la *largeur* que dans celui de la profondeur; il en résulte que les vibrations simultanées des parties saines voisines peuvent ainsi masquer la matité de la région lésée.

h. Enfin nous ne saurions trop souscrire au conseil que donne Turban, d'attacher une grande importance à la *sensation de résistance* dans la percussion du thorax : cette sensation tactile, qui peut aller jusqu'à l'impression douloureuse du doigt percuté, complétant heureusement la sensation auditive.

L'étude de la sonorité pulmonaire sera alors considérée : 1° dans les *variations pathologiques de*

Tuberc. pulm.   9

ses limites ; 2° dans les *variations de caractère* de cette sonorité.

I. Variations pathologiques des limites de la sonorité pulmonaire.

— On vérifiera, en effet, tout d'abord les limites de la sonorité pulmonaire aux *sommets* d'abord et surtout, puis au niveau des parties *inférieures* et *latérales*.

A. Délimitation des sommets.

— Seitz, von Ziemssen, Krönig ont attiré, avec juste raison, l'attention sur l'intérêt de la *délimitation exacte des sommets des poumons* au cours de la tuberculose pulmonaire. On peut dire, en effet, que presque toute lésion tuberculeuse d'un sommet entraîne une *rétraction* plus ou moins légère de ce dernier (fig. 31 et 32). Cette diminution d'étendue de l'aire apexienne porte aussi bien sur la *hauteur* que sur la *largeur*. En pratique on se souviendra que la sonorité du sommet normal s'élève en avant de 3 à 5 centimètres au-dessus de la clavicule, et qu'en arrière elle affleure à la hauteur de l'apophyse épineuse de la septième vertèbre cervicale. Pour l'appréciation plus délicate de l'étendue en largeur du sommet, on retiendra qu'au milieu de la hauteur du bord antérieur du muscle trapèze, la zone de sonorité a normalement une étendue de 4 centimètres. étendue en grande partie en dedans de ce point, et que d'autre part, au niveau de la clavicule, cette zone s'élargit en dehors jusqu'à la réunion du tiers externe avec le tiers moyen de la clavicule, en dedans jusqu'à l'articulation sterno-claviculaire. La diminution de l'aire de sonorité de l'un des sommets est donc, lorsqu'on la constate, un bon signe de tuberculose; mais elle peut faire défaut par

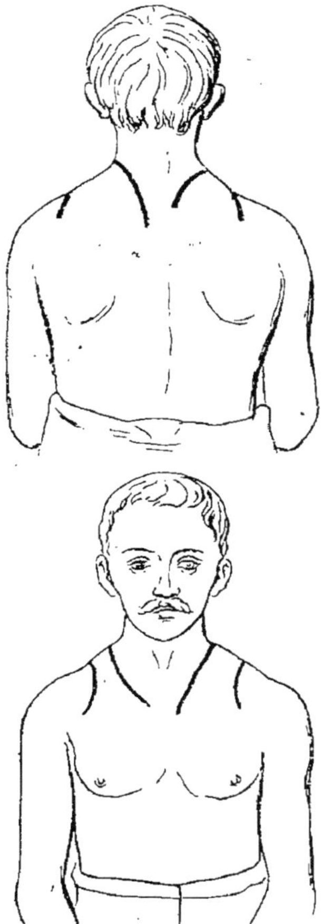

Fig. 31 et 32. — Projection des sommets d'après la percussion, dans un cas de tuberculose pulmonaire du sommet droit : à noter, le rétrécissement de l'aire du sommet droit; aire du sommet gauche normale (d'après A. Fraenkel).

suite du développement d'un emphysème compensateur.

B. Délimitation des bases. — On vérifiera

ensuite les limites inférieures et latérales des poumons, pour y déceler soit l'*emphysème* de la phtisie fibreuse, soit l'existence *d'exsudats* ou d'*adhérences* au cours des formes pleurétiques de la tuberculose pulmonaire. C'est ainsi qu'en cas d'*emphysème* notable, on constatera notamment l'atténuation ou la disparition de la matité cardiaque, la
persistance de la sonorité du sternum au-dessous
du quatrième espace intercostal.

Pour vérifier les limites de la sonorité des bases,
on percutera au moment d'une *inspiration forte*.
Cet acte respiratoire a pour effet d'abaisser de 2 à
4 centimètres les limites de la sonorité : on retiendra qu'alors cette dernière répond, sur les lignes
sternale, parasternale et mammaire au septième
cartilage costal, sur la ligne axillaire à la neuvième
côte, près du rachis à la douzième côte (Eichorst).
L'extension de la sonorité pulmonaire hors de ces
limites fera diagnostiquer l'emphysème ; la restriction traduira au contraire, suivant son degré, les
adhérences ou la *symphyse* du *sinus costo-diaphrag-
matique*. Turban insiste avec raison sur l'existence
de ces *étroites bandes de matité*, ayant de 1 à
3 centimètres de largeur, et développées le long
du bord inférieur du poumon. Elles sont la suite
de petites *poussées de pleurite*, guéries ou existant
encore, et dont le malade ne soupçonne même pas
l'existence. Turban les a constatées dans la moitié
des cas chez ses phtisiques. Il n'est pas toujours
aisé, d'ailleurs, de les distinguer de la matité relative que les organes abdominaux, foie et rate,
forment à la limite inférieure du poumon, et qui

se révèle plus spécialement à une faible percussion (Weil). Seuls les signes physiques concomitants permettront le diagnostic. Il en est de même du diagnostic différentiel avec un petit épanchement pleurétique; la mobilité de l'épanchement, le signe du ballottement de Bard, la présence d'un petit souffle léger, permettront alors de trancher la question.

C. Déplacements du cœur. — La percussion permettra enfin de constater les *déplacements du cœur* au cours des diverses rétractions pulmonaires. Dans cette appréciation on se servira avec avantage du procédé de la *percussion tactile* d'Ebstein, conseillé par Turban : la percussion se fait soit au plessimètre, soit sur le médius gauche à l'aide du médius droit, l'articulation du poignet étant maintenue immobilisée. Turban conseille également ce procédé pour la recherche des adénopathies trachéo-bronchiques chez l'enfant. Nous conseillons également la *percussion par dépression latérale* de A. Pic : ce procédé consiste à percuter légèrement avec un seul doigt sur le médius, pendant que l'index et l'annulaire font pression pour étouffer les vibrations de voisinage. Signalons que, pour Turban, un déplacement de la matité absolue du cœur sur la droite, fût-il de quelques centimètres, est pour lui l'indice caractéristique d'une *lésion ancienne du sommet droit*.

II. Variations du caractère de la sonorité pulmonaire. — On interrogera ensuite successivement les différentes régions du poumon, principalement les sommets, en y distinguant les modifications des sons de percussion concernant *l'intensité*, la *tonalité* et le *timbre*.

Signalons toutefois, au préalable, qu'il est des cas où le *son reste normal* dans la tuberculose pulmonaire. C'est surtout lorsque les lésions sont trop limitées ou trop petites. Les recherches d'Oestreich sur le cadavre montrent qu'une lésion parenchymateuse n'influence la percussion qu'à partir de la grosseur minima d'une cerise; si les foyers sont multiples, ils peuvent être alors isolément de la grosseur d'un pois; mais la percussion reste incapable d'indiquer s'il existe un ou plusieurs foyers de condensation pulmonaire.

Au *début de la tuberculose pulmonaire chronique évolutive*, au cours de la *granulie*, le son de percussion reste intact. Il en est de même souvent des *adhérences pleurales minces*.

A. Altérations de l'intensité. — Le son de percussion peut, au cours de la tuberculose pulmonaire, être *exagéré*, *diminué* ou *aboli*.

1° Augmentation du son de percussion. — L'*augmentation du son de percussion* s'observe en cas d'*emphysème pulmonaire modérément développé*. En ce cas, cette exagération résulte de la raréfaction du parenchyme dans le lieu que l'on examine, de sorte que la masse d'air entre ainsi en vibration et résonne sans que rien vienne étouffer le bruit produit. Exceptionnellement, on peut entendre un bruit de percussion exagéré, au cas de *caverne pulmonaire*; il faut en effet, pour cela, que la caverne soit très voisine de la paroi, d'un volume assez marqué, remplie seulement d'air et limitée par une coque mince et élastique. Le plus souvent, dans ces conditions, le son prend un timbre spécial de creux et est appelé *cavitaire*, comme nous le verrons plus loin (Cassaet). Toutefois, cette augmentation de sonorité à la percussion, constatée au niveau de la *partie supérieure du sternum*, est pour Salvatore et Landolfi un bon signe de caverne pulmonaire.

2° Submatité. — La *diminution du son de percussion*, c'est-à-dire la *submatité*, peut être, au cours de la tuberculose pulmonaire, d'origine non seulement *pulmonaire* mais aussi *pleurale;* en d'autres termes, toute zone de submatité n'implique pas une lésion tuberculeuse du parenchyme.

Des lésions tuberculeuses apexiennes variées elle-mêmes donneront de la submatité : la sclérose légère de la tuberculose abortive, l'infiltration légère ou en foyers disséminés avec ou sans ramollissement; les signes concomitants, fonctionnels et physiques trancheront seuls alors le diagnostic.

D'autre part, tout épaississement pleural, suite de pleurites, ainsi que nous l'avons déjà signalé, se traduira par une diminution de sonorité, avec caractères spéciaux signalés par Pic : *c'est la discordance entre la matité à la percussion légère et la sonorité à la percussion profonde.* Notamment, au cours des pleurésies avec épanchement, une diminution du son de percussion au sommet (S — de Grancher) indiquera presque toujours, en fait, un simple épaississement pleural, à moins qu'il s'accompagne de craquements.

C'est la recherche de la submatité des sommets,

difficile au point souvent que deux observateurs exercés peuvent incriminer chacun un sommet différent, qui nécessite une comparaison minutieuse de deux points exactement symétriques.

Landolfi va plus loin encore, et il a spécifié certains *points* des diverses régions du sommet pulmonaire, dont la percussion offre le plus d'intérêt, car, selon lui, la constatation d'une submatité au niveau d'un seul de ces points suffit pour légitimer le soupçon qu'il existe une lésion apicale. Ces points principaux, au nombre de quatre, sont par ordre de la fréquence de leurs lésions (V. fig. 33 et 34). Le point A situé à un centimètre au-dessous de la clavicule, sur la verticale passant par l'union du tiers interne et des deux tiers externes de cet os; le point B placé sur la même ligne que le précédent, mais à un centimètre au-dessus de la clavicule; le point C déterminé par l'intersection de la ligne acromio-mastoïdienne avec la ligne qui réunit le point A au point D; le point D situé en arrière, correspondant au milieu de la ligne tirée de l'acromion à l'apophyse épineuse de la seconde vertèbre dorsale. Pour Goldscheider, le lieu d'élection pour la percussion des sommets serait situé plus en dedans encore que les points A et B de Landolfi; il serait situé entre les insertions inférieures du sterno-cléido mastoïdien, c'est-à-dire au-dessus de l'extrémité interne de la clavicule. Enfin, tout récemment, Chauvet décrit, au niveau de la *fosse sus-épineuse*, une *zone d'alarme* qui a son centre en un point situé au milieu de la ligne droite réunissant : 1° le milieu de l'espace intermédiaire à

l'apophyse épineuse de la septième vertèbre cervicale et à celle de la première vertèbre dorsale,
d'une part, et 2° le tubercule assez saillant que

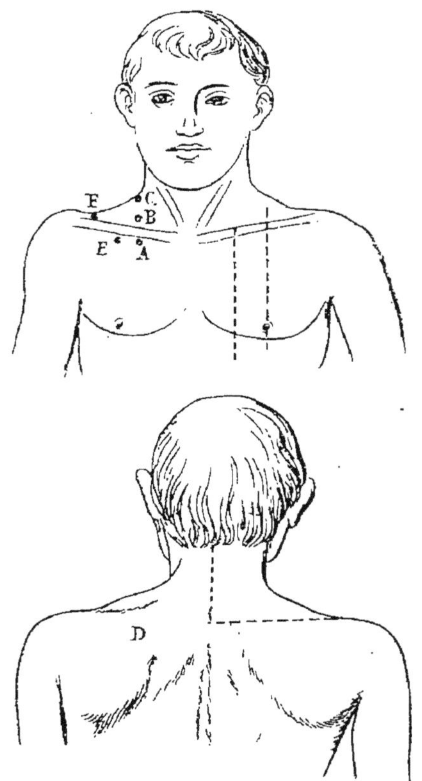

Fig. 33 et 34. — Points d'élection pour la recherche de la submatité
des sommets (d'après M. Landolfi).

l'on sent à la palpation de l'épine de l'omoplate
(tubercule du trapèze de Poirier).

Ajoutons enfin que, dans l'appréciation de la
submatité des sommets, on ne s'aidera jamais

assez de la *sensation de perte d'élasticité, de résistance* éprouvée par les doigts.

3° Matité. — *L'abolition du son de percussion,* c'est-à-dire la *matité,* succède souvent à la submatité par augmentation de la densification du tissu pleuro-pulmonaire.

C'est ainsi qu'une *sclérose dense* ou étendue d'un sommet (*phtisie fibreuse dense*), un foyer de *pneumonie caséeuse* ou de *congestion pulmonaire,* des *fausses membranes épaisses* avec feutrage et rétraction du poumon se traduiront par une matité plus ou moins accentuée. Rappelons que la *spléno-pneumonie* de Grancher, presque toujours tuberculeuse, se traduit par une matité si considérable et si nette, qu'il est souvent impossible de la distinguer à l'aide de ce seul signe d'un épanchement de liquide dans la plèvre.

Récemment, Leroux et Trannoix ont conseillé la recherche de la *matité claviculaire* à l'aide de la percussion unidigitale; il s'agirait d'un signe particulièrement sensible.

Ce même procédé de percussion sera également utilisé pour la recherche de la *transonnance* dans les cas de sclérose du sommet. En ce cas, si on ausculte en arrière la région correspondante, la percussion pratiquée normalement sur la clavicule donne un son d'une tonalité élevée, renforcé en quelque sorte et surtout rapproché; on a la sensation, dans ce cas, d'une percussion qui serait pratiquée sur un corps dur et mince directement appliqué sur l'oreille.

B. Altérations de la tonalité. — Au cours de la tuberculose pulmonaire, ces altérations sont représentées par des *sons graves*, des *sons tympaniques* et des *sons aigus*. La signification des deux premiers caractères du son de percussion, comme d'ailleurs de son augmentation d'intensité, est toujours qu'une masse d'air plus grande que normalement est accumulée dans le poumon ou dans un territoire de celui-ci ; le tympanisme traduit toujours une augmentation de la compression de l'air par rapport au son simplement grave. L'acuité du son, un son plus haut répondra, au contraire, à une diminution de la masse d'air qui, moins considérable, sera plus facilement mise en vibration dans sa totalité, d'où la hauteur du son. (Paviot).

1. Sons graves. — Les sons *graves* sont, en général, des sons de *suppléance*. Au cas de lésion de moyenne étendue des sommets, c'est en avant, sous la clavicule, qu'il faudra le chercher ; au cas de lésion étendue des deux sommets, c'est aux bases que cette altération de la tonalité du son de percussion se percevra.

Le son grave, de même que le son exagéré, est un des signes capitaux de l'*emphysème* (qui est toujours vicariant). Paviot s'élève, avec juste raison, contre les auteurs qui ont écrit que l'emphysème peut, au contraire, donner un son aigu et bientôt de la submatité. « Quand, dit-il, dans une portion de poumon qui présentait de la respiration supplémentaire, le murmure respiratoire disparaît, c'est que des exsudats ont envahi les alvéoles dilatés, même s'il y persiste de la sonorité à la percussion ; quand les exsudats y deviennent plus abondants ou plus denses, la résistance au doigt peut augmenter, en même temps que le son devient clair et enfin submat et mat. Car cette succession de signes nous a paru se présenter dans les poumons atteints de sclérose, soit au niveau de l'emphysème qui se mêle à la sclérose, soit au niveau des portions inférieures ou antérieures emphysémateuses, quand celles-ci deviennent, à un moment donné, le siège d'un processus pneumonique. »

2° Son tympanique. — Le *son tympanique* est celui qui n'est pas seulement exagéré, et d'une tonalité plutôt basse, mais prend surtout un caractère musical. Il est comparable au son d'un tambour à peau très tendue ou à la résonance de la cavité buccale quand on percute les joues la bouche ouverte.

Au cours de la tuberculose *abortive*, le son de percussion submat présente souvent une *résonance tympanique*. Nous pensons que la condition d'apparition de ce son tympanique est l'existence d'une *poussée congestive* du sommet, si fréquente au cours de cette forme clinique de la tuberculose. Parfois, d'ailleurs, cette résonance s'accentue pendant la cicatrisation du processus, par suite du développement de lésions emphysémateuses (Turban).

Un son tympanique à tonalité grave s'observe encore dans les *cavernes*. Mais il s'accompagne d'une consonance caverneuse, qui nous le fera décrire à propos des modifications du *timbre* du son de percussion.

3° Sons aigus. — Les *sons aigus* précèdent souvent la submatité et la matité dans tous les processus d'hépatisation du poumon. Ils s'entendent également, à l'instar des sons tympaniques, sous la clavicule, au cours de la tuberculose *abortive* (tuberculose au début des auteurs). Leur condition de production n'est pas certaine : comme le tympanisme, l'acuité du son de percussion nous paraît conditionnée par une poussée congestive (poussée pneumonique ou granulique discrète) du sommet, cause initiale d'une sclérose consécutive.

C. Altérations du timbre du son de percussion. Sons cavitaires. — C'est surtout dans les cas où il existe des cavernes pulmonaires qu'on observe ces modifications de timbre; elles constituent alors les *sons cavitaires*.

Suivant leur timbre variable, il faut distinguer : 1° le *son trachéal de Williams*; 2° le *son caverneux*; 3° le *son amphorique*; 4° le *bruit de pot fêlé*.

1° Son trachéal de Williams. — Le *son trachéal de Williams* est l'obtention d'un son analogue à celui qu'on obtient par la percussion directe de la trachée, lorsqu'on percute en avant au niveau des deux premiers espaces intercostaux. Il s'observe au cours de la tuberculose lorsque tout le sommet est hépatisé, sclérosé ou caséeux, plus fréquemment à gauche qu'à droite. De même, les *bronches dilatées* (si tant est que ces lésions s'observent au cours de la phtisie) peuvent résonner anormalement quand la cavité nouvellement formée est considérable, qu'elle arrive presque au contact de la paroi thoracique et qu'elle se trouve en outre à peu près vide de toute sécrétion muqueuse (Cassaël).

2º Son caverneux. — Il s'agit d'un son qui est à la fois augmenté d'intensité tympanique grave, avec, de plus, un timbre cavitaire particulier. La caverne qui le produit doit avoir certaines dimensions: celles d'une bille à jouer, d'une noix, d'après Skoda, à moins qu'un certain nombre de cavernules ne soient conglomérées. Il faut, de plus, que la cavité soit superficielle, la bronche ou le trajet de communication avec la bronche assez large et la paroi thoracique qui la recouvre assez mince et élastique.

Le son caverneux subit, de plus, les diverses modifications suivantes, qui le caractérisent:

a. Suivant que la caverne est *vide* ou *pleine,* il existe, dans le premier cas, une sonorité tympanique franche et, dans le second, une matité complète.

b. Les inspirations fortes, augmentant trop la tension dans la cavité, font disparaître le son tympanique caverneux (*variations respiratoires de tonalité,* de Wintrich).

c. Le tympanisme caverneux s'élève quand la bouche est ouverte, et s'abaisse quand elle est fermée (*phénomène de Wintrich*).

d. Enfin, dans la station couchée, la caverne peut être mate, et tympanique dans la station debout (*phénomène de Gehrardt*).

Les *dilatations bronchiques* ne donnent le son caverneux que lorsqu'elles sont superficielles, considérables et sont entourées d'une faible épaisseur de parenchyme respirant (Paviot).

3° Son amphorique. — Le *son amphorique* ne diffère du son caverneux que par une amplitude plus grande, une résonance métallique quelquefois assez nette, une étendue plus considérable, une longueur plus accusée et assez comparable au bourdonnement que l'on obtient en frappant sur une cloche (Cassaët). On ne l'observe guère que dans les vastes cavernes fibreuses à peu près asséchées.

4° Bruit de pot fêlé. — Décrit par Laënnec, il correspond au bruit que l'on produit artificiellement en frappant un vase de gré fissuré ou une vessie de caoutchouc à moitié pleine d'air, au goulot béant. Piorry disait encore qu'on pouvait le simuler en croisant les mains sans faire toucher leur face palmaire et en les ébranlant par un choc brusque porté avec le dos de l'une d'elles sur le genou (Cassaët).

La recherche de ce signe physique nécessite quelques précautions : il faut que le malade garde la bouche ouverte ; la percussion doit être pratiquée sous la clavicule, à la fin de l'expiration ; le choc doit être assez fort et surtout unique, et il est bon que, dès que le choc a été donné, tout contact soit immédiatement supprimé entre le doigt et le thorax. C'est un bruit qui n'est d'ailleurs pas constant ; il se montre un jour et n'existe plus le lendemain, sans qu'il soit possible de dire avec certitude les causes de son apparition et de sa disparition (Faisans).

Ce signe est loin d'être pathognomonique, toutefois, de l'existence d'une caverne. Une surface hépatisée par la pneumonie lobaire ou lobulaire, tuberculeuse ou non tuberculeuse, dans la région sous-claviculaire, un épanchement pleurétique l'ont pu donner (Paviot).

La signification pathologique est, neuf fois sur dix, grave (*bruit de moribond* des auteurs anglais) ; néanmoins, on peut l'observer au niveau d'une vaste caverne fibreuse, comme il s'en trouve dans les *formes cavitaires localisées*.

CHAPITRE III

VALEUR SÉMÉIOLOGIQUE DE L'AUSCULTATION DES POUMONS
LES MODIFICATIONS DU MURMURE VÉSICULAIRE ET LES SOUFFLES RESPIRATOIRES

§ 1. — *L'auscultation du poumon tuberculeux.*

L'auscultation constitue, en matière de tuberculose pulmonaire, de beaucoup la méthode d'exploration la plus importante.

Procédés d'auscultation. — On aura recours aux deux *procédés* habituels d'*auscultation,*
1° L'auscultation *immédiate* ou *directe,* qui se

pratique en appliquant l'oreille sur les différents points du thorax. C'est elle à qui on a recours le plus généralement. Mais, de plus, elle est particulièrement nécessaire lorsqu'il s'agit d'avoir une impression d'ensemble sur la respiration d'une région étendue du poumon (souffle amphorique, affaiblissement du murmure vésiculaire par exemple); il se produit alors une sommation de bruits semblables (Turban).

2° L'auscultation *médiate* à l'aide du *stéthoscope* est, au contraire, indispensable lorsque des bruits *différents* (râles) sont rassemblés sur un petit espace; d'autre part, pour l'auscultation si importante de la région sus-claviculaire, l'usage de l'oreille seule est impossible.

3° *L'auscultation buccale* (Galvagni), recommandée récemment par Gereste et Genairon, ne nous paraît présenter ni avantage ni indication particulière.

Règles générales. Lieux d'élection. —

Pour l'auscultation des poumons tuberculeux, il sera bon d'observer les quelques *règles générales* suivantes :

Demander au malade de *respirer par le nez*, d'une façon régulière et plus profondément qu'à l'habitude.

Ausculter toutes les régions du thorax, notamment au niveau des parties latérales, et comparer toujours chaque région d'un côté à la région symétrique du côté opposé.

Mais il est, de plus, des *lieux d'élection pour l'auscultation* qu'il est, pour le médecin, de la plus grande importance de connaître.

Au cours de la *phtisie commune,* outre les sommets supérieurs, on consultera attentivement ce que nous appelons les *sommets postérieurs,* et qui répondent à la partie postérieure et supérieure des lobes inférieurs des poumons (V. fig. 35). De plus,

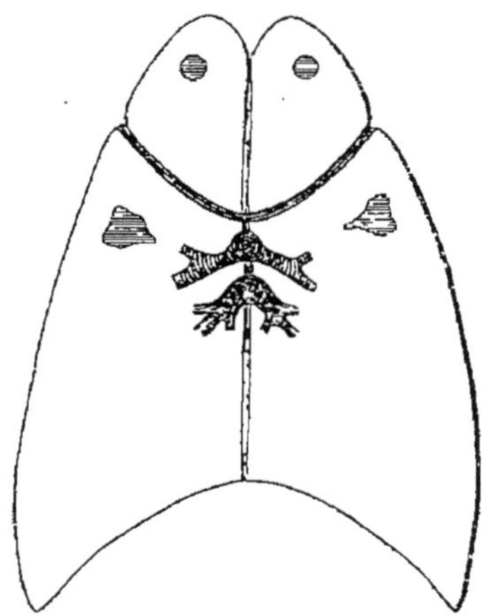

Fig. 35. — Lésions des sommets proprement dits et du sommet postérieur (d'après Fowler).

il se fait de petites poussées, souvent assez discrètes, tout le long du bord interne du lobe supérieur, et, aussi, plus spécialement, au niveau de la languette pulmonaire qui recouvre une partie du cœur (*lingula*).

Dans la tuberculose *abortive,* c'est le sommet surtout sur lequel on fixera son attention, successivement au niveau de son bord interne, puis de son bord externe. Le lieu d'élection pour l'application du stéthoscope serait, pour Ramond, la fossette que délimitent les deux chefs du sterno-cléido mastoïdien (auscultation du sommet du pou mon qui affleure dans la région sus-claviculaire de 2 à 3 centimètres).

Dans les *formes pleurales* et *post-pleurétiques*, ce sont les *scissures interlobaires* qu'il faudra interroger minutieusement dans tout leur trajet en demi-arc de cercle (V. fig. 4, 5 et 6, p. 100, 101 et 102). On se souviendra, à ce propos, que les deux scissures interlobaires commencent en arrière, entre la deuxième et la troisième vertèbre dorsale, pour franchir obliquement, de bas en haut et de dedans en dehors, la fosse sous-épineuse, puis la partie supérieure, puis moyenne, de la région axillaire. A gauche, la scissure vient ensuite se terminer immédiatement au-dessous du mamelon, au niveau de la sixième côte. A droite, la scissure se divise en deux branches au-dessus et en avant de l'angle inférieur de l'omoplate : sa branche supérieure se porte en avant, le long du quatrième espace intercostal, c'est-à-dire au-dessus ou au niveau de la région mamelonnaire ; la branche inférieure se porte très obliquement en bas et vient aboutir au voisinage du bord supérieur du foie, au milieu, ou en tout cas un peu en dedans de la ligne mamelonnaire.

Adopter pour l'auscultation un ordre rigoureux des recherches. D'abord, faire abstraction des bruits étrangers à la respiration et concentrer toute son attention sur le *murmure vésiculaire* ; en constater la présence ou l'absence, les qualités normales ou anormales (*souffles*) ; puis, inversement, faire abstraction du murmure vésiculaire et écouter exclusivement les *bruits adventices* (râles, frottements pleuraux, etc.) ; enfin étudier les caractères stéthoscopiques de la *toux* et de la *voix*.

§ 2. — *Les modifications du murmure respiratoire dans la tuberculose pulmonaire.*

Parmi les diverses altérations du murmure vésiculaire, signalées au cours de la tuberculose pulmonaire, il en est *quatre* principales dont la valeur séméiologique mérite un éclaircissement sérieux. Ce sont :

1° La *respiration rude ;*
2° La *diminution du murmure vésiculaire ;*
3° L'*expiration prolongée ;*
4° La *respiration saccadée.*

I. Respiration rude. — Au lieu du timbre doux et moelleux qui lui est habituel, le murmure vésiculaire peut présenter un certain degré de rudesse. Cette *respiration rude*, dite encore *sèche, granuleuse, râpeuse*, ne doit pas être confondue avec la respiration forte, car elle peut coïncider avec une respiration très affaiblie.

Cette respiration anormale, et particulièrement l'*inspiration rude*, est pour Grancher un des signes les plus précoces de la tuberculose *au début ;* c'est un signe de la *période de conglomération* des tubercules.

Nous n'hésitons pas à déclarer qu'il n'en est rien, et que la respiration rude, loin de répondre à une tuberculose pulmonaire commençante, répond à une tuberculose guérie, à une sclérose discrète qui caractérise la *tuberculose abortive* de Bard. De très nombreux malades présentant de la rudesse respiratoire d'un sommet, longuement et minu tieusement suivis par nous-même à ce point de vue, se sont toujours comportés comme des malades appartenant à ce type clinique.

De plus, au cours de l'examen d'aptitude physique auquel sont soumis les jeunes gens et jeunes filles candidats aux écoles normales d'instituteurs et d'institutrices du département du Rhône, en collaboration avec Pic, nous avons conjointement fait les constatations suivantes : un assez grand nombre (dans une proportion que nous nous proposons de fixer ultérieurement, mais qui approximativement nous a paru dépasser 10 pour 100) de ces jeunes gens et jeunes filles, âgés de 15 à 17 ans, ont présenté une *rudesse respiratoire* nette du *sommet droit* dans la presque totalité des cas. De plus, tous ces sujets à respiration apexienne anormale présentaient plus ou moins au complet le complexus clinique suivant : antécédents bacillaires nets, poussée de bronchite antérieure légère, anémie ou chlorose, albuminurie notable [1], hypertrophie thyroïdienne [2].

Aucun de ces sujets n'était, en apparence, incommodé par ces diverses déterminations pathologiques, et un grand nombre d'entre eux admis à l'école ont, à peu près sans exception, accompli sans encombre leurs trois années consécutives

---

[1] Rappelons que J. Teissier a montré la fréquence de l'origine tuberculeuse de ces albuminuries de l'adolescence.

[2] Poncet a également bien établi la nature tuberculeuse de certaines hypertrophies thyroïdiennes et de certains goitres (tuberculose inflammatoire, non folliculaire). Leur fréquence est grande, en effet, d'après notre observation, au cours de la tuberculose abortive, ainsi que nous l'avons déjà indiqué.

d'école. De ces constatations nous n'hésitons pas à conclure .

1° La *respiration rude* est un excellent signe, le meilleur selon nous, de *tuberculose abortive ;*

2° Loin d'indiquer une tuberculose pulmonaire qui débute, il témoigne donc d'une tuberculose le plus souvent cicatrisée, guérie.

II. Diminution du murmure vésiculaire.

— La respiration faible s'observe dans des cas à signification clinique assez variée, au cours de la tuberculose pulmonaire.

a. À l'un des sommets, le sommet droit de préférence, au cours de la *tuberculose abortive* de Bard (F. Bezançon). En ce cas, en effet, les alvéoles ne sont plus perméables à l'air, du fait de la sclérose. C'est le cas le plus fréquent.

b. Au cours des tuberculoses pleurétiques des sommets, particulièrement au cours de cette forme, elle aussi atténuée, de la tuberculose, qui se caractérise par des poussées de *pleurite à répétition* [1] des sommets. Cette forme de tuberculose pleuro-pulmonaire entre de plain pied dans le complexus de la tuberculose inflammatoire de Poncet. C'est l'adhérence ou la symphyse pleurale consécutive à la poussée de pleurite guérie qui est ici, à n'en pas douter, la cause de l'assourdissement du murmure vésiculaire.

Peut-être aussi, dans la tuberculose abortive, dont la sclérose discrète du sommet s'accompagne

---

[1] Voir plus loin (p. 500), la description de cette forme clinique, non isolée encore par les auteurs.

si souvent de réaction pleurale de voisinage, faut-il invoquer le même mécanisme à la faiblesse respiratoire.

c. Au *début vrai* d'une tuberculose évolutive. C'est un fait qu'il nous a été donné de constater dans toute sa netteté chez une femme contagionnée par son mari tuberculeux, et chez qui, suivant la règle, notre attention fut éveillée tout d'abord par l'amaigrissement, l'anorexie et la fièvre. Durant un mois cette malade, auscultée par nous avec l'attention la plus grande, ne présenta qu'une obscurité nette, avec submatité fort légère au sommet droit; ce fut là le début d'une tuberculose commune qui aboutit à la mort en quatorze mois.

d. « Chez les tuberculeux, parfois autour des lésions avérées du sommet (prétendues congestions pérituberculeuses des auteurs), parfois ailleurs, plus ou moins loin (splénopneumonie de Grancher), on observe des territoires privés de murmure vésiculaire à peine submats, avec vibrations à peine augmentées, sans souffle ou avec souffle pseudopleurétique léger, lointain, seulement expiratoire. La signification de ce groupement de signes est souvent difficile à établir; est ce un processus pneumonique assez liquide pour subir une résolution facile? sera-ce un bloc qui, de plus en plus dense, verra sa circulation compromise et la caséification y apparaître? » (J. Paviot.)

e. Dans les territoires emphysémateux de la tuberculose fibreuse qui, nous l'avons vu, deviennent à un certain moment submats, on peut noter simultanément une diminution du murmure vésiculaire. La cause est la même que celle déjà signalée : l'encombrement de la lumière des alvéoles par des exsudats liquides ou plus ou moins riches en cellules, sous l'influence d'un processus inflammatoire qui peut aller de l'œdème jusqu'à la pneumonie lobulaire ou lobaire. « La grande gêne respiratoire qui apparaît alors chez ces malades très emphysémateux, dit Paviot, qui s'exprime en clinicien doublé d'un anatomo-pathologiste, provient précisément de ce fait que les inflammations pneumoniques viennent encore oblitérer les portions emphysémateuses, c'est-à-dire respirant supplémentairement, quand tout autour une sclérose plus ou moins étendue gêne ou annihile les autres portions du poumon. La pathologie pulmonaire des vieillards, qui ont presque tous des scléroses fines ou denses, et conséquemment des zones d'emphysème vicariant aux sièges d'élection, ne s'éclaire que si l'on a les notions esquissées ici. »

Ces *différentes modalités cliniques* de la diminution du murmure vésiculaire éclaircissent, en la précisant, la *valeur séméiologique* de ce symptôme.

1° Faut-il, tout d'abord, le considérer comme un *signe de certitude* de tuberculose pulmonaire ? Nous admettrons, avec F. Bezançon, que ce n'est qu'un symptôme de probabilité. Chez un tiers des cent soixante-treize malades que cet auteur a soumis à une enquête pour le fixer sur ce point même, il n'a trouvé aucun stigmate de tuberculose. Mais un certain nombre d'entre eux présentaient des *lésions rhino-pharyngées* et de l'*insuffisance de la respiration nasale*. Nous ferons remarquer toutefois que la diminution du murmure vésiculaire devrait, si elle était due uniquement à la gêne de la respiration nasale, affecter les deux sommets, et, de plus, disparaître dès qu'on fait ouvrir la bouche, ce qui n'est pas. C'est pourquoi, chez ces individus encore, nous serions disposé, avec Bezançon, à admettre l'existence d'une tuberculose pulmonaire ou *ganglionnaire latente*, dont la fréquence extrême est révélée par les autopsies et les examens radioscopiques (Piéry et Jacques). De plus, cette diminution du murmure vésiculaire peut être déterminée par la *profession* (Lemoine), l'influence du *décubitus* (Dufour), la *race* (étendue à tout le poumon, elle est caractéristique de la race slave, pour Turban).

2° Lorsqu'il n'existe ni fièvre, ni toux ou expectoration appréciables, il n'est pas douteux que la diminution du murmure vésiculaire est, au même titre que la rudesse de la respiration, non un signe de tuberculose au début, mais un signe de tuberculose *guérie*, ou de tuberculose arrêtée (tuberculose abortive de Bard), ou de tuberculose latente, ganglionnaire ou pulmonaire. C'est l'opinion, d'ailleurs, à laquelle se sont rangés tout récemment F. Bezançon, Faisans et Barth.

3° Une diminution du murmure vésiculaire, accompagnée de fièvre, de toux, de dyspnée légère, d'amaigrissement notable, peut, au contraire, signifier, au sommet, un *début vrai* de tuberculose évolutive, et, dans le reste du poumon, un *processus pneumonique*, si fréquent au cours de l'évolution de la phtisie chronique commune.

4° C'est encore un processus pneumonique plus ou moins caractérisé que révèle, nous l'avons vu,

chez le phtisique fibreux avec emphysème, l'exis
tence d'une diminution du murmure vésiculaire.

III. Expiration prolongée. — La durée du

murmure inspiratoire, qui, comme on sait, est
normalement comme 3 à 1 par rapport à celle du
bruit expiratoire, augmente, et les bruits respiratoires tendent à s'égaliser. L'expiration prolongée
ainsi créée s'observe, au cours de la tuberculose
pulmonaire, dans deux conditions particulières :
localisée au sommet, et *plus ou moins généralisée*.

1° *Localisée au sommet*, elle contribue à réaliser le
syndrome de la *sclérose discrète apexienne* (tuberculose abortive), en même temps que la rudesse
respiratoire, la diminution de la sonorité et l'augmentation des vibrations vocales. Toutefois, d'après
Turban et Faisans, et surtout comparativement à
la rudesse inspiratoire, elle n'apparaîtrait que tardivement. Ce n'est que lorsque la maladie existe
depuis un certain temps que l'expiration commence tout d'abord à devenir plus bruyante, jusqu'à prendre parfois un timbre bronchique ; puis,
avec le développement des lésions scléreuses, elle
se prolonge, en partie, à la suite de la production
d'un emphysème de voisinage (Turban). C'est à
cette expiration prolongée et à timbre bronchique
que Turban donne le nom significatif de *respiration de cicatrice*.

2° Étendue à de *larges territoires pulmonaires*,
l'expiration prolongée s'observe dans l'*emphysème*
qui accompagne la tuberculose fibreuse, discrète
ou dense des sommets. Quand l'emphysème se
mêle intimement à des traînées scléreuses, le bruit

expiratoire s'entend plus longtemps, tend à égaler le bruit inspiratoire, et les deux bruits prennent de la rudesse, ou au moins celui de l'expiration (J. Paviot).

IV. Respiration saccadée. — La respiration saccadée (Raciborsky) est caractérisée par des interruptions du murmure vésiculaire, surtout pendant l'*inspiration,* qui semble se faire en plusieurs temps.

D'après nos observations, la respiration saccadée s'observe au niveau des sommets toutes les fois qu'il y existe des *adhérences pleurales.* Ces adhérences peuvent être la conséquence des poussées de *pleurites à répétition* isolées, ou bien accompagnées de sclérose discrète du sommet sous-jacent (tuberculose abortive). Dans le premier cas, le murmure inspiratoire saccadé est, de plus, *diminué;* il est, au contraire, *rude* dans le second. Enfin un emphysème de voisinage fait naître souvent une expiration prolongée concomitante.

Ainsi conditionnée, la respiration saccadée à l'un des sommets est un bon signe de tuberculose *pleurale* ou *abortive.* On comprend également ces observations de Grancher et de Turban, qui la considèrent comme un phénomène relativement rare; plus rare, en tout cas, et moins précoce que la respiration rude. La signification de phénomène pleural, que nous lui donnons, d'ailleurs, avec Barth et Roger, Tripier, Paviot, cadre également bien avec cette autre remarque de Turban, que la respiration saccadée peut exister des mois et des années sans que jamais on puisse percevoir de râles au même niveau ou au voisinage.

§ 3. — *Les souffles respiratoires dans la
tuberculose pulmonaire.*

Les *souffles* entendus au cours de la tuberculose pulmonaire sont variés. Nous plaçant au point
de vue de leur valeur séméiologique avant tout,
nous distinguerons : 1° un *souffle bronchique;*
2° un *souffle tubaire;* 3° des *souffles cavitaires.*

I. Souffle bronchique. — Les expériences de
Chauveau et Bondet ont montré que le souffle
bronchique ou tubaire n'est que la transmission, à
travers le poumon densifié, du bruit laryngo-trachéal normal. Donc toute lésion tuberculeuse
indurant plus ou moins le poumon créera un
souffle bronchique ou tubaire. La plupart des
auteurs identifient ces deux souffles. Nous préférons les séparer, car, le plus souvent, ces deux
souffles se distinguent l'un de l'autre, surtout par
leur timbre, et, d'autre part, des lésions assez différentes les produisent.

Le *souffle bronchique,* qui se relie par des tran-
sitions insensibles avec la respiration rude, peut
être assez bien reproduit soit en aspirant et en
soufflant à travers un stéthoscope, soit en respirant
sur la voyelle O. Mieux encore, on l'obtient en
auscultant le larynx au niveau duquel se perçoit
le souffle laryngo-trachéal ; le souffle bronchique,
nous l'avons dit, est le souffle laryngo-trachéal
propagé ; ajoutons : propagé sans modification
aucune, contrairement au souffle tubaire.

Au cours de la tuberculose pulmonaire, il est

révélateur des *scléroses denses du sommet*, notam
ment au cours de la phtisie fibreuse.

Au cours de l'*adénopathie trachéo-bronchique tuberculeuse*, on peut entendre ce même souffle soit au
niveau de l'espace interscapulaire droit ou gauche,
soit au niveau du manubrium. Les signes concomitants du souffle bronchique sont généralement
la matité, le retentissement bronchophonique de
la voix et de la toux, la pectoriloquie aphone.

II. Souffle tubaire. — Le *souffle tubaire*
présente un autre timbre et une autre signification
diagnostique. On l'obtient assez bien en expirant
avec force et durée sur la syllabe *hein*. Il est plus
intense, plus dur, plus rude, plus superficiel, d'un
timbre surtout plus aigu que le souffle bronchique.

D'une façon générale, le souffle tubaire est révélateur, non pas d'un territoire sclérosé comme le
souffle bronchique, mais de tout foyer de *pneumonie*, de ce processus pneumonique si bien et
si justement mis en évidence, au cours de la tuberculose pulmonaire, par Tripier sur le terrain anatomique, et par Sabourin sur le terrain clinique.
Ces foyers pneumoniques, si fréquents au cours de
la phtisie, réalisent tous les degrés de condensation
du parenchyme pulmonaire, depuis la simple
congestion des classiques jusqu'à la pneumonie
caséeuse. Quoi qu'il en soit, si peu dense que soit
le foyer créé, on perçoit toujours un souffle tubaire.
Dans les cas légers, c'est-à-dire avec des exsudats
cellulaires très liquides ou peu cellulaires, —
pneumonie hémorragipare de l'hémoptysie, pneumonie nécrosante de Sabourin, — il faut recher-

cher délibérément, faire expirer le malade sur la syllabe *hein* et ausculter très attentivement, sans s'en laisser imposer par les râles crépitants ou sous-crépitants fins qui pourraient le masquer. Le souffle tubaire prend alors un caractère lointain, doux et voilé, qui le rapproche tout à fait du souffle pleurétique.

Au cours de la *phtisie chronique commune*, il arrive souvent que les *poussées nouvelles* s'accompagnent, au début, d'un tout petit souffle expiratoire tubaire (*congestion péri-phymique* des auteurs) qu'il faut savoir rechercher, parce qu'il précise, en effet, l'âge du foyer d'infiltration. Et cette constatation n'a pas seulement un intérêt de séméiologie précise, mais elle permettra aussi de ne pas appliquer pointes de feu ou révulsifs divers sur d'anciennes cavernes apexiennes devenues plus ou moins scléreuses, comme on le fait bien généralement, et de les appliquer sur le foyer récent, cause des troubles fonctionnels qui conduisent le tuberculeux auprès du médecin.

La *spléno-pneumonie* de Grancher, la *congestion pleuro-pulmonaire* de Potain, si souvent de nature tuberculeuse, présentent également un pareil souffle tubaire.

Dans les cas d'hépatisation dense, au contraire, comme dans la *pneumonie caséeuse*, le souffle tubaire prend toute son intensité, comparable en tous points au souffle de la pneumonie lobaire.

A noter que le souffle tubaire, au cours de la tuberculose pulmonaire, devra principalement être recherché tout le long des *scissures interlobaires*, ainsi que l'a montré Sabourin et que nous l'avons nous-même si souvent vérifié.

On comprend maintenant l'importance de la différenciation acoustique des souffles bronchique et tubaire, d'ailleurs très facile quand on est averti, puisqu'ils ont une signification diagnostique et pronostique si diamétralement opposée.

III. Souffles caverneux. — Les souffles révélant une perte de substance, du parenchyme pulmonaire tuberculeux, sont multiples. Le souffle *caverneux*, le *souffle amphorique* sont classiques ; nous y ajouterons le *souffle tubo-creux*, à signification séméiologique spéciale et qui se rapproche du souffle *cavernuleux* de quelques auteurs.

Ces souffles, à part le dernier, ont été fort bien décrits par les classiques ; mais il ne nous semble pas que, jusqu'ici, on en ait tiré tout le parti séméiologique que leur constatation comporte. Le souffle caverneux signifie caverne ; le souffle amphorique, caverne spacieuse pour les auteurs, et rien de plus. Nous croyons qu'on peut aller plus loin, et, appuyé sur des observations nombreuses, évolutions cliniques minutieusement suivies et constatations nécropsiques, nous formulerons de la façon suivante la valeur séméiologique des souffles cavitaires.

A. Souffle caverneux proprement dit. — Le *souffle caverneux proprement dit* s'imite facilement « en inspirant et en expirant avec force dans les deux mains disposées en cavité » (Barth et Roger), ou bien encore, suivant la remarque de H. Barth, « en respirant avec lenteur sur la syllabe *hou* dite à voix basse, les lèvres rapprochées et la bouche en forme d'ouverture étroite et circulaire ». C'est le souffle des cavernes tuberculeuses d'une *certaine dimension*, mais aussi d'*âge moyen*, et creusées en pleines *lésions fibro-caséeuses*. C'est le souffle caverneux le plus fréquemment rencontré au cours de la *phtisie chronique commune*. Il s'accompagne généralement d'un gargouillement d'intensité moyenne, à timbre parfois plus ou moins métallique.

B. Souffle cavitaire tubo-creux. — Le souffle *tubo-creux*, ainsi que son nom l'indique, participe du souffle caverneux proprement dit et du souffle tubaire tout à la fois. C'est un souffle tubaire à tonalité par conséquent plus élevée que le souffle caverneux, mais localisée aux deux temps de la respiration et à résonance cavitaire un peu moins accentuée que celle du souffle caverneux et surtout du souffle amphorique. Il est toujours juxtaposé à un foyer de râles muqueux assez fins et très humides (râles muqueux), et parfois nombreux au point d'empêcher la perception nette du souffle tubo-creux lui-même. Ce souffle se passe en plein parenchyme caséeux en voie de caséification rapide. Il caractérise les *formes caséeuses* de la phtisie ; on le rencontre dans la pneumonie, la broncho-pneumonie et la phtisie commune rapidement ulcérante. Les foyers de souffle et de râles peuvent être d'ailleurs multiples et assez étroitement juxtaposés.

C. Souffle amphorique. — En opposition avec le souffle tubo-creux, — le souffle caverneux constituant le type moyen — est le *souffle amphorique*. Il est facile de le reproduire artificiellement,

en soufflant dans une cruche vide à goulot étroit.
Il se distingue du souffle caverneux, et surtout du
souffle tubo-creux, par un son fondamental grave,
sa résonance métallique à timbre musical, l'absence de tout bruit adventice, sauf, en certains cas,
des *tintements métalliques*. Les classiques en font
le signe des cavernes vastes, à parois lisses ; mais
c'est surtout des cavernes à *parois fibreuses* qu'il
faut dire, pour lui donner toute sa haute valeur
séméiologique. La *tuberculose pulmonaire commune
à prédominance fibreuse* ou devenue *secondairement fibreuse*, comme dans la *tuberculose ulcéro-
fibreuse cachectisante*, réalise des cavernes à
souffle amphorique.

Le souffle amphorique de telles cavernes s'accompagne de matité, de bruit de pot fêlé, parfois
de tintement métallique ; mais la succussion hippocratique, le bruit d'airain, la sonorité conservée ou
exagérée accompagnent le souffle amphorique du
pneumothorax et devront être utilisés pour le diagnostic, — diagnostic souvent délicat particulièrement dans les pneumothorax partiels ou enkystés,
qui réalisent au surplus souvent, en fait, de véritables *pneumothorax silencieux* (L. Adler). La
radioscopie, dans les cas douteux, trancherait le
diagnostic.

D. Respiration métamorphosante. — La
respiration métamorphosante de Seitz est utilisée
en Allemagne, au diagnostic des cavernes tuberculeuses. Il s'agit d'un bruit qu'on ne constate que
pendant l'inspiration, dont il n'occupe d'ailleurs
qu'une partie ; il est caractérisé par un bruit aigu,

assez particulier, et que l'on peut répéter en faisant une inspiration forte sur le « G » allemand, la langue rapprochée du voile du palais ; de plus, avant même la fin de la respiration, s'il en occupe le premier ou le second tiers, par exemple, ou bien alors avant sa production même, s'il occupe la fin de cette dernière, on perçoit le murmure respiratoire avec ses caractères ordinaires. C'est à cette transformation du murmure inspiratoire en ce bruit singulier, ou à la transformation inverse qu'est dû le nom de *respiration métamorphosante* que lui a donné Seitz, en lui attribuant une grande importance diagnostique. Mais, ainsi que le fait fort judicieusement remarquer Fraenkel, ce phénomène stéthoscopique perd malheureusement de sa valeur à cause de sa rareté. Turban dit l'avoir observé un petit nombre de fois au niveau de cavernes accompagnées de rétraction cicatricielle de la région avoisinante. Il s'agirait d'un *bruit de sténose* produit par l'entrée de l'air inspiratoire dans la caverne à travers une bronche rétrécie (Fraenkel).

E. Souffle pseudo-cavitaire. — Signalons enfin l'existence d'un *souffle pseudo-cavitaire* dans certaines conditions particulières, au cours de la tuberculose pulmonaire accompagnée d'une *pleurésie secondaire*. C'est généralement d'un souffle *pseudo-amphorique* qu'il s'agit, avec gargouillement métallique fréquent concomitant. Nous l'avons observé à plusieurs reprises, mais principalement une fois chez une jeune femme atteinte d'une tuberculose abortive avec pleurésie à épanchement moyen : l'existence de signes pseudo-cavitaires très marqués au niveau de l'angle inférieur de l'omoplate avait fait porter le diagnostic de tuberculose à marche rapide, à plusieurs médecins : l'absence de température élevée, d'expectoration, de bacilles de Koch dans les crachats, nous permit d'établir un diagnostic plus précis et partant un pronostic fort bénin qui fut bientôt vérifié.

La coexistence d'un épanchement pleural chez un tuberculeux doit d'ailleurs, d'une façon générale, d'après notre observation, imposer *la plus grande prudence* dans l'appréciation de la valeur des signes stéthoscopiques entendus; ils en sont, pour ainsi dire, toujours aggravés en apparence : le souffle pleurétique peut devenir amphorique, des râles muqueux deviennent des tintements métalliques ou du gargouillement, et pourtant, à l'assèchement de la pleurésie, tous ces signes, sinon s'évanouissent, du moins reprennent un caractère et une intensité plus en rapport avec leur signification véritable.

IV. Valeur séméiologique des souffles pulmonaires.

— Ainsi donc, la valeur *séméiologique* des souffles pulmonaires est grande, au cours de la tuberculose pulmonaire, pour peu qu'on connaisse les conditions anatomiques précises qui conditionnent chacun d'eux. De cette connaissance découle, d'ailleurs, non seulement un *diagnostic précis de la lésion*, mais de plus une *appréciation pronostique* de premier ordre. C'est que, chez un tuberculeux avéré, la constatation d'un souffle bronchique à un sommet, indiquant un foyer de sclérose dense à ce niveau, sera d'un bon pronostic. Il en est de même, quoique à un degré évidemment moindre, de la constatation d'un souffle amphorique, contrairement à l'assertion des classiques; car il révèle une caverne à parois fibreuses et signifie que si, à un moment donné, les lésions tuberculeuses ont eu une évolution caséeuse, pour l'heure actuelle c'est le processus fibreux qui a triomphé. Quoi qu'il en soit, le pronostic sera, d'une façon générale, toujours amélioré par la constatation d'un souffle amphorique, comparativement surtout à la constatation d'un souffle caverneux et surtout tubo-creux. Quant à ce dernier, qui naît en plein foyer caséeux ulcéré, il caractérise, par contre, en effet, les tuberculoses nettement *évolutives*. Bien entendu, ces constatations ne constituent qu'un *des éléments multiples* d'appréciation du pronostic si délicat de la tuberculose pulmonaire.

CHAPITRE IV

VALEUR SÉMÉIOLOGIQUE DE L'AUSCULTATION DES POUMONS (*suite*)

RALES, BRUITS PLEURAUX, TOUX ET VOIX AUSCULTÉES

SOMMAIRE

I. *Râles.* — Râles sibilants et ronflants. Râles sous-crépitants. Craquements. Râles crépitants. Râles cavitaires (cavernuleux, caverneux, amphoriques). Tintements métalliques. Frottements pleuraux et crépitations sous-pleurales. Craquements scapulaires. Bruits de l'œsophage.

II. *Voix et toux auscultées.* — A, Retentissement de la *voix.* Bronchophonie. Égophonie. Voix caverneuse. Voix amphorique. Pectoriloquie aphone. — B, *Toux* retentissante, tubaire, caverneuse (toux déchirante), amphorique.

§ 1. — *Les râles dans la tuberculose pulmonaire.*

Le murmure vésiculaire ou le souffle est souvent remplacé, au cours de la tuberculose pulmonaire, par des bruits adventices. Ils sont des plus variés, constitués par toutes les variétés des *râles* et par des *frottements*. Nous décrirons ici les principaux types de ces bruits qui ont une signification diagnostique précise. Ce sont :

1° Les *râles sibilants* et *ronflants* :

2° Les *râles sous-crépitants ;*
3° Les *craquements ;*
4° Les *râles cavitaires ;*
5° Les *tintements métalliques ;*
6° Les *frottements pleuraux.*

I. Précautions dans la recherche des râles.

— La recherche et l'identification de ces divers bruits anormaux, chez les tuberculeux, demandent certaines *précautions* qu'il faut connaître :

1° Il faudra toujours avoir soin de faire tousser ses malades, ainsi que le conseillent Laënnec et Turban. Sans cette pratique, on s'expose, en effet, à laisser passer, au cours de la tuberculose pulmonaire, plus d'un signe important, plus d'un foyer demeuré latent à la simple respiration. Nous avons coutume, en pratique, d'ausculter chaque région du poumon *toujours* deux fois en quelque sorte : en respiration calme d'abord, puis à l'occasion de l'inspiration forcée que suscite la toux commandée au malade. De cette façon, on pourra mériter, au surplus, les éloges des malades, tels que ce tuberculeux de Turban qui, parcourant l'Europe, avait consulté un fort grand nombre de médecins et qui fondait son appréciation de leurs mérites respectifs sur ce fait que les uns ou les autres l'avaient fait ou non tousser pendant l'auscultation !

2° On se méfiera de la *propagation* des râles du côté malade au côté sain. Cette propagation a lieu principalement au sommet, chez les enfants ou les adultes à thorax gracile, et notamment lorsque le côté opposé au foyer initial des râles est condensé par un foyer de sclérose pulmonaire. Lorsque l'identité ou la ressemblance entre les râles autochtones et les râles propagés aura fait naître le soupçon, on évitera l'erreur, en exécutant la manœuvre d'auscultation suivante : partant du foyer où les râles sont les plus intenses, on auscultera de place en place avec l'oreille ou mieux encore avec le stéthoscope, en se portant progressivement vers le second foyer symétrique ; on pourra suivre alors exactement la diminution progressive de la résonance des bruits adventices.

II. Râles sibilants et ronflants. — *Sibilances* et *ronchus* constituent les râles *secs, sonores, vibrants*, ou encore *bronchiques* des auteurs. Le premier est d'une tonalité très aiguë et ressemble à un sifflement assez prolongé ; quelquefois il est bref et rappelle alors, suivant la comparaison de Laënnec. le cri des petits oiseaux. Le râle ronflant est d'une tonalité plus grave ; Laënnec le comparait au ronflement d'un homme qui dort, au son que rend une corde de basse que l'on frotte avec le doigt, ou bien encore au roucoulement de la tourterelle. Les râles sonores peuvent s'entendre aux deux temps de la respiration, mais ils ont une prédilection marquée pour l'expiration. Ils ont leur siège exclusif dans les bronches : les sibilances naissent dans les petites, et les ronchus dans les grandes ; les premières sont donc symptomatiques de l'inflammation des bronches grosses et moyennes. les secondes de la bronchite des fines bronches (Faisans).

Les râles sibilants et ronflants, au cours de la

tuberculose pulmonaire, se rencontrent dans de nombreuses formes cliniques.

Une petite sibilance, un ronchus sonore, entendus à l'un des sommets, caractérisent la première manifestation stéthoscopique des lésions tuberculeuses légères (*tuberculose abortive*).

Au cours du syndrome clinique : *bronchite avec emphysème*, et qui relève dans l'immense majorité des cas de la *tuberculose fibreuse discrète*, les râles sibilants et ronflants s'y montrent souvent en permanence, mais le plus souvent à l'occasion des poussées de *bronchite subaiguë*. S'il s'agit de bronchite *catarrhale*, c'est à la période de *crudité*, de sécheresse, qu'ils sont les plus nets. Mais c'est surtout dans le *catarrhe sec*, dans la *bronchite sibilante* de Laënnec, qui s'accompagne si souvent d'*accès d'asthme* (*bronchite asthmatique tuberculeuse*), que les râles sonores se montrent le plus abondants et le plus bruyants.

Dans la *tuberculose fibreuse dense*, avec emphysème toujours plus modéré que dans la forme précédente, on observe à peu près les mêmes modalités de râles sonores. Toutefois, ces derniers sont à la fois plus localisés aux sommets, au niveau des blocs de sclérose tuberculeuse, et plus éclatants, avec parfois même un timbre métallique. Dans ces cas, et plus spécialement lorsque le sommet induré est creusé de cavernules, les bruits bronchiques simulent, à s'y méprendre, soit un foyer de craquements humides, soit du gargouillement ; et l'on peut voir les cliniciens les plus distingués conclure à une infiltration ou à un ramollissement caséeux. Mais,

en ces cas, l'âge du malade, un emphysème concomitant, les symptômes généraux surtout, et plus
spécialement la courbe thermique mettront en
défiance ; de plus, les râles sonores greffés sur un
terrain fibreux gardent toujours un caractère de
sécheresse, ils se disséminent toujours d'une façon
diffuse telle, qu'une oreille un peu exercée les
distinguera presque toujours des râles humides
en foyer *centré*, des craquements et du gargouillement du ramollissement caséeux. La preuve ne
tarde pas d'ailleurs à se faire : bientôt, en effet,
la poussée de bronchite s'éteint, les râles disparaissent du sommet, la fièvre tombe, l'état général s'améliore, et tout rentre dans l'ordre, à l'exception des signes persistants de la sclérose du
sommet.

Au-dessous des lésions ulcéreuses de la *phtisie
chronique commune*, on note souvent des râles de
bronchite. « Ce peut être parce que les exsudats
provenant de la caverne ou des cavernes sont
agités dans les bronches par l'air circulant, et
aussi parce que la sclérose ou les productions
tuberculeuses, naissant plus au-dessous de la
lésion du sommet, déterminent une broncho-
alvéolite [1], qui déverse ses exsudats dans les
bronches. Mais, dans ce dernier cas, des râles
associés plus fins et plus secs, de la diminution du
murmure et de la perméabilité pulmonaire seront

[1] Il n'y a pas de bronchite sans alvéolite, comme il n'y
a pas de processus pneumonique sans altération des bronches
(Tripier). Sibilances et ronchus, bien que bronchiques de
siège, sont donc caractéristiques de *broncho-alvéolite*, ce
qui explique leur fréquence.

révélés par l'examen et, joints aux phénomènes généraux, feront donner aux signes dits de bronchite leur vrai valeur. » (Paviot.) Il importe, en effet, au cours de l'évolution d'une phtisie chronique, de bien distinguer ces trois épisodes intercurents, à signification pronostique évidemment variable : la *poussée de bronchite*, l'*infiltration* et la *pneumonie*.

Dans la *broncho-pneumonie tuberculeuse*, les râles sibilants et ronflants sont accompagnés de râles sous-crépitants revêtant les uns et les autres un caractère marqué de bruyance et une grande *humidité* de timbre.

Il n'est pas enfin jusqu'à la *granulie généralisée* qui, dans sa forme bronchique, ne présente pas des râles sonores dans toute l'étendue des deux poumons.

III. Râles sous-crépitants. — Les râles *sous-crépitants* ou râles *muqueux*, ou râles *humides* font partie, avec les craquements et les râles crépitants, des râles *humides* ou *bulleux* (*crépitations* de Grancher), en opposition avec les râles secs précédents.

Ils sont caractérisés par une succession de petits bruits humides éclatant les uns après les autres en donnant la sensation de bulles de gaz venant éclater à la surface d'un liquide (râles *bulleux*). On les a comparés au bruit d'un chalumeau soufflant dans l'eau de savon.

Ils ont un volume proportionnel au calibre de la bronche enflammée (râles sous-crépitants *fins*, *moyens*, ou *gros*). Ils renseignent donc exactement sur le siège de la lésion, car chaque fois qu'on les entend, on peut affirmer que les ramifications bronchiques sont encombrées de liquides (Faisans). Ils se font entendre à la fois dans les deux temps de la respiration.

Ils se rencontrent, au cours de la tuberculose pulmonaire, d'abord dans des conditions assez semblables aux sibilances et ronchus, avec lesquels ils coexistent fréquemment pour peu que la bronchite soit du type catarrhal et s'étende aux petites bronches. Ce sont ces râles muqueux qui, lorsqu'ils se localisent avec fixité au sommet, doivent fortement faire suspecter la tuberculose pulmonaire.

En dehors de ces cas énumérés précédemment, les râles sous-crépitants peuvent s'observer encore dans la *pneumonie caséeuse* et tous les divers *processus pneumoniques* des tuberculeux à la limite des foyers d'hépatisation. Les râles muqueux sont généralement alors très fins. Dans la pneumonie caséeuse, les *râles sous-crépitants* dits de *retour* ne tardent pas à disparaître devant le gargouillement.

Enfin, à la suite d'une *hémoptysie abondante chez un tuberculeux*, les râles humides que crée la présence du sang dans les bronches peuvent s'entendre très loin; non seulement autour du point qui saigne dans le même poumon, mais parfois encore dans l'autre poumon, le sang qui s'écoule abondamment ayant, en effet, plus de chance d'être aspiré par les mouvements inspiratoires dans les portions non malades des poumons. C'est pour ces raisons que l'on ne peut rien conclure de l'auscultation, ni au moment de la production d'une hémoptysie, ni dans les quelques jours qui suivent (Paviot). Toutefois, le fait de l'infiltration sanguine plus ou moins étendue du parenchyme pulmonaire à la suite d'une hémoptysie n'est pas une règle : fréquemment en effet, même à la suite d'hémoptysie abondante, ou bien nous n'avons constaté aucun signe nouveau d'auscultation, ou bien seul nous parvenait à l'oreille le petit foyer de râles crépitants secs, bien distincts des gros râles muqueux abondants. caractéristiques de l'infiltration sanguine, avec petit souffle expiratoire tubaire révélateur de la pneumonie hémorragipare.

En résumé, les râles sous-crépitants, au cours de la tuberculose pulmonaire, n'ont pas une valeur univoque ; ils peuvent être symptomatiques, en effet, nous venons de le voir, de trois lésions concomitantes de la tuberculose : la *bronchite*, la *pneumonie*, *l'infiltration sanguine hémoptoïque*.

Toute autre signification nette possèdent. au contraire, les *craquements*, que les classiques décrivent comme une variété de râles muqueux, mais qui en sont fort distincts, dans leur origine vraisemblablement, mais surtout dans leur valeur séméiologique.

IV. Craquements. — En raison même de cette haute signification diagnostique du craquement, sur laquelle nous insisterons, il est utile, sinon de le bien définir, du moins d'en donner une description exacte, de telle façon qu'il ne soit pas. comme cela a lieu tous les jours en clinique, confondu avec les divers râles muqueux précédents. voire même avec les frottements, pour peu qu'ils siègent les uns et les autres aux sommets. *Tout ce qui bruit, éclate ou frotte au sommet n'est pas un craquement*, il faut bien le savoir; à moins que, adoptant cette définition floue et stérile, on veuille justement définir le craquement : tout bruit ou tout râle entendu au sommet.

Les craquements sont constitués par un groupe de bulles peu nombreuses éclatant *en série,* en file, séparées les unes des autres par un silence assez prolongé, pour qu'il soit possible non seulement de les compter, mais même de juger des qualités de chacune d'elles. Ce sont les bulles précédentes du chalumeau soufflant dans l'eau de savon et qui, au lieu de se dégager toutes presque simultanément en bouffées, éclateraient une à une. Pour achever la description du craquement, il faut insister sur le caractère d'*humidité* de ce bruit de râles; si l'on admet en effet, avec les classiques, des craquements secs, on perd toute possibilité de distinction clinique avec certains froissements ou crépitations de la plèvre, avec lesquels ils se confondent, en effet. Ils se perçoivent le plus souvent à la fin de l'inspiration, puis à la fois dans l'inspiration et l'expiration.

Leur *origine*, pour qui a observé un peu attentivement des tuberculeux, n'est pas douteuse : les craquements prennent naissance au moment du *ramollissement* des tubercules, et, pour préciser, *au moment de l'élimination de la substance caséeuse* par l'expectoration. La preuve en est dans l'*apparition, pour la première fois, du bacille de Koch dans l'expectoration au moment précis où éclate le premier craquement humide*, ainsi que nous avons eu l'occasion de l'observer, avec Mandoul, chez plusieurs tuberculeux au début, tuberculeux suivis par nous jour par jour au double point de vue bactériologique et stéthoscopique. Nos observations viennent donc à l'appui de l'opinion de Barth et Roger, de Faisans, de Marfan, qui considèrent le craquement comme un *signe de ramollissement*, mais en font, à tort, une variété de râle sous-crépitant, rapprochement qui ne met pas en lumière sa haute signification diagnostique. Et cette valeur diagnostique est si grande, en effet, qu'à y bien réfléchir, de tous les signes stéthoscopiques de la pathologie pulmonaire, c'est le seul qui, si l'on admet la signification précise précédente, a une valeur *pathognomonique*, non pas seulement d'un état physique, mais d'une *lésion spécifique :* le *ramollissement tuberculeux*. C'est pourquoi certains auteurs lui ont, avec juste raison, donné le nom de *râle tuberculeux*.

Au point de vue *pronostique*, Tripier ne considère possible la guérison d'une tuberculose pulmonaire donnée que s'il n'existe encore des craquements qu'à l'un des sommets : « Encore faut-il, dit-il, que ce signe soit apparu récemment, car lorsqu'il date de plusieurs semaines, la guérison est bien douteuse et on ne l'obtient guère s'il remonte à une époque plus éloignée ou s'il est perçu aux deux sommets. C'est que dans tous les cas les lésions sont plus accusées que les signes semblent l'indiquer et qu'elles sont aussi plus anciennes que ne le croit le malade... »

Ce bruit spécifique, et à si importante valeur pronostique, il importe donc essentiellement de

le *distinguer* des bruits semblables avec lesquels
on pourrait le confondre. La tâche n'est pas
toujours aisée ; elle est néanmoins généralement
possible, quitte à surseoir parfois de quelques jours
à l'identification des bruits entendus, la fixité et la
persistance des craquements étant un des premiers
caractères d'opposition entre les craquements et les
râles muqueux. Le cas le plus délicat du diagnostic
de ces râles sous-crépitants, et peut-être aussi le plus
fréquent, car il se présente incessamment l'hiver
dans un service d'hôpital, c'est celui de ces phtisiques fibreux avec sclérose dense d'un sommet,
et qui ont réclamé leur admission pour une poussée de bronchite hibernale ; à l'un des sommets,
aux deux parfois, on note un foyer de râles muqueux, éclatants, humides, métalliques ; la température oscille entre 38° et 39° ; le malade a maigri, perdu l'appétit, il tousse et est oppressé. Neuf
fois sur dix l'interne conclura, au premier jour,
à l'existence d'un foyer de craquement et à un
ramollissement apexien. Mais qu'un traitement et
surtout le repos intervienne, en trois ou quatre
jours la fièvre tombe au-dessous de 38°, et en huit à
dix jours les craquements eux-mêmes se sont éva-
nouis, laissant après eux, non pas un gargouillement
comme cela est la règle, mais les signes de la
simple induration persistante du sommet. Le diagnostic n'est pas, en réalité, aussi ardu que cela
pour un observateur *prévenu*, c'est-à-dire, en l'espèce, conscient d'une part de la signification diagnostique toute particulière du craquement, et
d'autre part, connaissant la possibilité de la réalisation fréquente de signes de *pseudo-ramollissement*

DIAGNOSTIC DES BRUITS DU SOMMET

CRAQUEMENTS (ramollissement pulmonaire)	RALES SOUS-CRÉPITANTS (bronchite ou processus pneumonique)	FROTTEMENTS PLEURAUX (pleurite avec ou sans pneumonie sous-jacente)
Bulles distinctes en série.	Bulles réunies en bouffées.	Bruits moins bullaires et continus.
Timbre humide.	Timbre humide, parfois métallique.	Timbre sec.
Surtout inspiratoires.	Existent aux deux temps.	Existent aux deux temps.
Modifiés par la voix et la toux.	Modifiés par la voix et la toux.	Non modifiés par la voix et la toux.
Groupés concentriquement autour d'un foyer principal.	Disséminés d'une façon égale sur une assez grande étendue.	Disséminés sur une faible étendue.
Profonds.	Profonds.	Superficiels.
Persistants et se transformant ensuite en gargouillement.	Fugaces et disparaissant complètement.	Plus fixes que les râles sous-crépitants.
Expectoration purulente, parfois nummulaire, avec bacilles constants et nombreux.	Expectoration muco-purulente, avec bacilles inconstants et rares.	Absence d'expectoration.
Signes de condensation pulmonaire concomitants.	Signes de condensation pulmonaire concomitants.	Parfois signe d'adhérences pleurales.
Signes fonctionnels et généraux accentués.	Signes fonctionnels et généraux peu marqués.	Absence de signes fonctionnels et surtout généraux.

par la phtisie fibreuse dense. Nous résumons (p. 337) en un tableau synoptique, les caractères différentiels essentiels des deux types de râles : *craquements* et *râles sous-crépitants*, en y ajoutant les caractères particuliers des *frottements pleuraux*; sa lecture facilitera le diagnostic souvent si délicat des *bruits du sommet*.

Les frottements pleuraux ne sont pas en effet d'une reconnaissance moins difficile. L'erreur est aussi fréquente, et le moindre *froissement pleural*, pour peu qu'il soit menu ou qu'il s'accompagne de quelques *crépitations sous-pleurales*, symptomatiques d'un processus de *pneumonie sous-pleurale*, sera généralement interprété comme un craquement. Et l'on voit alors l'erreur du thérapeute entreprenant le traitement d'une phtisie qu'il croit parvenue à la seconde période. en plein ramollissement, et qui n'est souvent qu'une poussée de simple pleurite apexienne. Il est vrai qu'en ce cas l'erreur n'est préjudiciable qu'à la valeur des statistiques de thérapeutique phtisiologiques, à *la vérité presque toutes entachées précisément de cette erreur d'appréciation*.

V. Râles crépitants. — Les râles sont constitués par un grand nombre de bulles très fines, sèches, égales entre elles, éclatant en fusées, et limitées à l'inspiration. Ils se rapprochent assez du bruit produit par une mèche de cheveux froissée au voisinage de l'oreille.

Au cours de la tuberculose pulmonaire, on l'observe dans tous les *processus pneumoniques* à la période d'engouement, que souvent d'ailleurs ils ne dépassent pas. C'est ainsi que, dans la *pneumonie caséeuse*, on peut l'observer avant la production du souffle tubaire. Dans la *pneumonie nécrosante* de Sabourin, dans la *pneumonie hémorragipare des hémoptysies* de Tripier, ils forment de petits foyers avec souffle léger, doux, surtout expiratoire, analogue à celui de la pleurésie. De ces foyers, les uns passent à la caséification, les autres à la résolution, sans qu'il soit bien facile de prévoir leur mode d'évolution.

VI. Râles cavitaires. — On en décrit trois espèces : les râles *caverunleux*, les râles *caverneux* et les râles *amphoriques*, qui se distinguent entre eux non seulement par leur volume, mais aussi par leur timbre, leur degré d'humidité et la variété du souffle qui les accompagne.

Comme pour les souffles cavitaires, nous croyons que le volume des cavernes, contrairement aux classiques, n'est qu'un élément accessoire de ces trois variétés de râles. Le râle *caverunleux*, avec ses bulles, humides, successives, éclatant aux deux temps de la respiration, se rapproche, au point de se confondre avec lui, du gros craquement humide. Mélangé au souffle tubo-creux (souffle caverunleux des auteurs), il réalise au maximum le bruit de *gargouillement*. Il s'observe surtout en pleine ulcération *caséeuse*, notamment dans les phtisies caséeuses.

Le râle *caverneux*, dont la limite avec le précédent n'existe pour ainsi dire pas, est composé de bulles très volumineuses, isolées, caractérisées surtout par leur timbre *creux* et relativement plus sec que le râle cavernuleux. Accompagnés du souffle caverneux, ils traduisent l'ulcération du parenchyme pulmonaire en plein tissu fibro-caséeux.

Les râles *amphoriques* ont un volume plus considérable encore, avec un timbre plus creux aussi métallique, comme s'ils ébranlaient un récipient à parois métalliques. Ils s'accompagnent d'un souffle argentin, de voix et de toux amphoriques. Ils caractérisent non seulement les cavernes spacieuses, mais plus spécialement celles qui sont creusées en plein tissu fibreux. Les *formes cavitaires localisées* de la phtisie le présentent souvent.

Ces *râles* cavitaires, au cours des phtisies *caséeuses* et *fibro-caséeuses*, siègent principalement au sommet; mais on n'oubliera pas de les rechercher au-dessous de l'épine de l'omoplate, région qui correspond au *sommet du lobe inférieur (souvent postérieur)*, lieu d'élection pour les étapes ultérieures de la phtisie qui dépasse le sommet pour envahir le reste du poumon.

VII. Tintement métallique. — C'est, on le sait, un bruit semblable à celui que l'on obtient en laissant tomber un grain de sable dans une coupe de verre ou de métal. On l'entend dans toute son intensité au cours du *pneumothorax;* mais peut-on l'entendre dans les cavernes? Il semble que oui, bien que rarement. Ce sont les mêmes cavernes à souffle, toux, voix et râles amphoriques qui le présentent, c'est-à-dire des cavernes vastes et à parois fibreuses.

VIII. Frottements pleuraux et crépitations sous-pleurales (frottements-râles).

— Au cours de la tuberculose pulmonaire, les frottements pleuraux sont constitués par des bruits divers : frôlements, bruits secs et râpeux, bruits de cuir neuf. Ils traduisent les poussées de *pleurite* tuberculeuse, soit isolées, soit concomitantes d'une tuberculose abortive. Ces pleurites, début des symphyses tuberculeuses, sont plus fréquentes aux sommets qu'aux bases, et cependant les auteurs s'accordent à signaler la rareté des frottements des sommets, en raison du faible mouvement de glissement des deux plèvres l'une sur l'autre à ce niveau. D'après notre observation, nous ne croyons pas qu'il en soit ainsi, et l'on partagera bientôt notre opinion en auscultant et recherchant longuement et minutieusement, de parti pris, tout sommet avec douleur en point chez ces tuberculeux latents et abortifs qui ne passent guère un hiver sans offrir à une oreille attentive quelques uns de ces bruits révélateurs d'une pleurite.

Il est à signaler que très souvent aussi les frottements pleuraux prennent des caractères particuliers chez les tuberculeux. Le frottement pleurétique reste généralement alors sec, rude et superficiel ; mais, au lieu de constituer un bruit homogène et d'une seule tenue, pour ainsi dire, il semble se décomposer en petits bruits distincts, éclatant brusquement à la manière de minuscules explosions ; ces bruits élémentaires peuvent, d'ailleurs, être plus ou moins rapprochés les uns des autres, plus ou moins réguliers, de sorte que le signe physique qui en résulte présente les plus grandes analogies avec les râles. Aussi sera-t-il facile de confondre ces frottements avec des bruits tout à fait analogues et se produisant dans des circonstances identiques, mais dont le siège est vésiculaire : les *crépitations sous-pleurales* de Bouillaud (Faisans).

Ces *crépitations sous-pleurales*, qui répondent assez bien aux *frottements-râles* de Damoiseau, nous paraissent traduire le processus pneumonique, sous-jacent à toute inflammation pleurale tuberculeuse, décrit par Tripier; il s'agit donc, en réalité, de râles dus à des exsudats situés dans les couches superficielles du poumon. Le processus peut se résoudre et les frottements-râles disparaissent, ou bien, le processus s'accroissant, on peut noter un petit souffle expiratoire concomitant; ou bien encore, le processus subissant une évolution caséeuse, le ramollissement survient et des signes cavitaires apparaissent : autant d'évolutions que nous avons pu suivre sur plusieurs malades porteurs d'un foyer de crépitations sous-pleurales. Comme Sabourin, nous avons été frappé du siège *scissural* ou *juxta-scissural* de pareils processus pleuro-pulmonaires.

IX. Craquements de l'épaule. — Nous avons indiqué plus haut les caractères qui permettent de différencier les frottements pleuraux des *râles sous-crépitants* et des *craquements*. Il faudra éviter de les confondre encore avec les *frottements de l'épaule* (Turban) ou *craquements de l'épaule* (Penzoldt) : *frottements, craquements sous-scapulaires* qui se passent au niveau des omoplates, et qui sont vraisemblablement dus à la synovite *tuberculeuse* sèche de bourse séreuse sous-scapulaire hygromite d'origine tuberculeuse (Poncet.

Leriche, Bérard, Ducroux), et volontiers aussi à une simple inflammation chronique du tissu cellulaire sous-scapulaire, mais toujours, dans les deux cas, de nature tuberculeuse. Ces bruits disparaissent ou s'atténuent notablement lorsqu'on fait exécuter au malade de nombreux mouvements de rotation du bras (Turban).

X. Bruits de l'œsophage. — Les *bruits de l'œsophage* peuvent également, signalons-le en terminant cette longue étude des bruits adventices d'auscultation, provoquer des erreurs chez les tuberculeux (Turban et Sabourin).

Ils peuvent notamment faire croire à l'existence d'une *caverne* absente, principalement chez les grands névropathes atteints de mérycisme, ou chez les tuberculeux présentant une lésion dense d'un sommet. On évitera l'erreur en sachant que le bruit œsophagien est tout à fait indépendant de l'acte respiratoire ; on s'en assurera en mettant le malade en apnée complète et l'on verra alors le bruit œsophagien caverneux persister (Sabourin).

§ 2. — *La voix et la toux auscultées dans la tuberculose pulmonaire.*

I. Auscultation de la voix. — Les renseignements fournis par ce procédé d'auscultation ne font guère que confirmer ceux obtenus par l'étude de la respiration. Néanmoins ce procédé ne devra jamais être négligé, car il pourra fournir notamment les renseignements suivants :

A chaque variété du *souffle* correspond, en effet, une transmission vocale particulière. On se servira donc de la voix auscultée pour préciser la nature exacte d'un souffle douteux.

Retentissement de la voix. — Le *retentissement exagéré de la voix* ou *bronchophonie légère* s'associe avec le souffle bronchique et s'observera, par conséquent, dans toutes les indurations scléreuses des sommets. Notons ici une cause d'erreur : à la partie postérieure, dans la région du hile, entre l'épine du scapulum et la colonne vertébrale, la voix présente un retentissement tout spécial, de même que la respiration prend un timbre plus bronchique.

Bronchophonie. — La *bronchophonie* ou *voix tubaire* accompagne le souffle tubaire des divers processus pneumoniques tuberculeux. On note souvent alors que le commencement et la fin de certains mots sont accompagnés d'un petit souffle.

Égophonie. — L'*égophonie*, caractérisée par le caractère chevrotant que prend la voix, accompagne le souffle doux et voilé de la pleurésie avec épanchement, mais aussi de la *spléno-pneumonie tuberculeuse*.

Voix caverneuse. — Au souffle caverneux correspond la voix *caverneuse*, caractérisée par une résonnance à timbre creux et par sa transmission comme directe à l'oreille (*pectoriloquie* de Laënnec). Seules les cavernes superficielles d'un certain volume et à parois surtout fibreuses la présentent.

Voix amphorique. — La *voix amphorique*, caractérisée par une résonance vocale à timbre plus creux, plus vibrant et plus métallique, s'observe enfin, en même temps que le souffle de même nom, dans les cavernes volumineuses et à parois uniformément scléreuses.

Pectoriloquie aphone. — La *pectoriloquie aphone* nous paraît enfin un signe précieux, non pas tant seulement pour diagnostiquer les *cavernes* et tous les processus de condensation pulmonaire que pour révéler les *indurations les plus légères* des sommets. Nous y avons toujours recours comme signe confirmatif d'une rudesse respiratoire.

II. Auscultation de la toux. — Indépendamment des signes d'auscultation que la toux peut révéler (craquements, râles sous-crépitants, souffle tubaire), cette dernière doit être auscultée pour elle-même. Elle sera utile, en confirmant ou en accentuant les signes fournis par le mode de transmission de la voix.

Au retentissement de la voix correspond la toux *retentissante* ou *bronchique*; à la bronchophonie, la *toux tubaire*.

A la voix caverneuse correspond la *toux caverneuse*. « Mais si le premier de ces signes, dit Faisans, est parfois assez difficile à distinguer de la bronchophonie, le second présente quelque chose de spécial qui le sépare nettement de la toux bronchique : c'est la sensation de *déchirement* pénible ou même douloureux que perçoit l'oreille qui ausculte. » Aussi la *toux caverneuse bien prononcée est-elle le plus sûr de tous les signes des excavations*.

Enfin, avec la voix amphorique coïncide le *retentissement amphorique* de la toux.

CHAPITRE V

VALEUR SÉMÉIOLOGIQUE DE L'EXPLORATION RADIOLOGIQUE

SOMMAIRE

I. *L'examen radioscopique dans l'appréciation des lésions pulmonaires.* — Zones de densification pulmonaire. Cavernes. Emphysème pulmonaire. La distinction des processus pneumoniques, caséeux et fibreux.

II. *L'examen radioscopique dans l'appréciation des lésions pleurales.* — Adhérences et symphyse.

III. — *L'examen radioscopique dans le diagnostic des adénopathies pulmonaires tuberculeuses.* — Les images radioscopiques des ganglions inflammatoires, crétacés, fibreux et caséeux. Étude radioscopique des adénopathies ganglionnaires dans les formes cliniques de la tuberculose pulmonaire.

L'étude radiologique (radioscopie surtout et radiographie exceptionnellement) complétera enfin, toutes les fois que cela sera possible, l'examen d'un tuberculeux. Pratiqué dans un esprit médical et clinique, cet examen rendra des services tels, à notre avis, que nous nous associons à Béclère et à Rist proclamant qu'un *tuberculeux n'a pas été examiné complètement s'il ne l'a pas été par les procédés radiologiques.*

L'examen radioscopique sera pratiqué à l'aide

d'une *ampoule mobile*, d'un *bon diaphragme* et de *rayons moyennement pénétrants*. Les résultats en seront *enregistrés* sur des diagrammes. Nous nous servons des sciagrammes orthogonaux de Guilleminot simplifiés.

La radiographie ne sera guère utile pour déceler notamment de minimes lésions des sommets, échappant à la radioscopie, que lorsque en France nous pourrons réaliser les conditions techniques obtenues en Allemagne [1].

Les renseignements fournis par les rayons de Röntgen au cours de la phtisie pulmonaire ont trait aux *lésions du poumon*, de la *plèvre* et des *ganglions bronchiques et pulmonaires*.

§ 1. — *L'examen radioscopique dans l'appréciation des lésions pulmonaires.*

Zones de densification pulmonaire. — La condensation du parenchyme pulmonaire, qui résulte de lésions caséeuses et fibreuses, se traduit par un défaut de transparence qui va de l'apparence d'un léger voile jusqu'à une opacité complète. « Les ombres projetées sur l'écran par ces lésions pulmonaires occupent une plus ou moins grande étendue, mais ne sont pas délimitées par des contours précis comme le sont les ombres des

---

[1] Voir le rapport de Rist. C'est ainsi que Albers-Schœnberg (de Hambourg) réalise des radiographies décelant de petites ombres arrondies de la dimension d'une lentille environ, formant parfois de petits groupes, mais ne confluant pas entre elles, et répondant, pour cet auteur, à des nodules péribronchiques.

collections liquides, anévrysmes de l'aorte ou épanchements enkystés de la plèvre interlobaire; elles se dégradent à leur périphérie et se relient insensiblement à la clarté brillante qui correspond aux parties saines du poumon : c'est une réunion de taches irrégulièrement arrondies et d'inégales dimensions, dont la teinte plus ou moins foncée accentue la diminution de clarté ambiante. » (Béclère.)

La perception de ces ombres permet de *préciser la topographie et l'étendue des lésions* du parenchyme. Elle le fait d'une façon plus précise que l'auscultation et la percussion, et le plus souvent, ainsi que l'autopsie, elle décèle dans les poumons des tuberculeux des zones imperméables plus étendues qu'on ne l'eût soupçonné d'après ces deux moyens d'investigation. (Rist.)

La radioscopie révèle également des lésions qui, sans elle, passeraient inaperçues. Il s'agit souvent, en ce cas, d'une simple diminution de clarté des sommets; mais alors il est souvent difficile d'écarter l'idée d'une simple adhérence pleurale. L'emploi habituel de l'écran montre aussi que, beaucoup plus fréquemment qu'on ne le pense, les deux sommets sont atteints, alors qu'on se croit en présence d'une lésion unilatérale[1].

A côté de la condensation pulmonaire, les rayons de Röntgen permettent encore de déceler deux autres états physiques du poumon : l'existence de *cavités* (cavernes) et de *raréfaction du parenchyme* (emphysème).

---

[1] De fait, les lésions *bilatérales* sont la règle et cela dès les premières manifestations de la tuberculose. (R. Tripier.)

Cavernes pulmonaires. — Les *cavernes*
sont décelées par des taches claires apparaissant
sur un fond sombre. Si parfois la radioscopie les
révèle alors qu'elles avaient échappé aux autres
moyens d'exploration, il est plus juste de dire,
toutefois, que des pertes de substance étendues
peuvent inversement et plus fréquemment encore
échapper aux rayons X.

Emphysème pulmonaire. — L'*emphysème*,
lorsqu'il est généralisé, comme au cours de la
phtisie fibreuse discrète, se traduit par trois signes
radioscopiques : la plus grande étendue de l'image
pulmonaire, sa clarté plus vive et la moindre
ascension du diaphragme pendant l'expiration.
L'emphysème circonscrit est plus difficile à reconnaître sur l'écran. Trop souvent même il masque
des lésions de sclérose discrète des sommets.

**La distinction des processus pneumo-
nique, caséeux et fibreux.** — Mais, en
dehors de ces trois états physiques du poumon, la
radioscopie peut-elle conduire plus loin l'observation, et notamment peut-elle lui permettre la
distinction, capitale au point de vue de l'appréciation du processus évolutif, entre les trois causes
essentielles de la condensation du parenchyme :
sclérose, caséification, pneumonie?

Les processus pneumoniques légers n'allant que
jusqu'à l'engouement, congestions des auteurs,
qui si souvent égarent l'oreille sur la véritable
étendue et l'allure évolutive des lésions pulmonaires dans la tuberculose, ont d'abord des
caractères radioscopiques particuliers, ainsi que le

signale Rist. Chez les malades qui en sont porteurs, l'imperméabilité du poumon aux rayons est
moins grande et plus limitée qu'on ne le pensait
d'après la percussion et l'auscultation; au lieu
d'une opacité accentuée, l'examen radioscopique
montre une diminution légère de la clarté pulmonaire incompatible avec l'idée d'une caséification en masse. Cette ombre s'atténue notablement
et disparaît presque dans les inspirations profondes, comme l'a fait voir Béclère, et l'on peut
constater, à quelques jours d'intervalle, les variations qu'elle présente dans son étendue et dans
son intensité.

Mais, en dehors de ces processus pneumoniques, d'ailleurs très décelables, nous l'avons dit, à
la seule auscultation, peut-on, à la radioscopie,
distinguer un bloc de *sclérose* d'une masse
caséeuse ? C'est là une question de diagnostic
radiologique que les premiers, avec Jacques, nous
avons eu l'idée d'étudier à propos des adénopathies trachéo-bronchiques. Si ce diagnostic est
possible sur le terrain ganglionnaire, ainsi que
nous l'avons établi (Voir plus loin), il n'en est pas
de même au niveau du parenchyme pulmonaire,
où des lésions mixtes plus ou moins fibro-
caséeuses s'observent généralement. Les lésions
caséeuses et les lésions fibreuses donnent des
ombres sensiblement identiques, en tout cas avec
une différence qui n'est pas cliniquement utili-
sable. Mais nous verrons justement plus loin que
la radioscopie de l'adénopathie *pulmonaire, image
fidèle de la lésion pulmonaire,* permet de tourner
la difficulté.

§ 2. — *L'examen radioscopique dans l'appréciation des lésions pleurales.*

Nous laisserons de côté ici la radioscopie des épanchements liquides et gazeux de la plèvre, pour ne nous occuper que du diagnostic des *adhérences* et *symphyses pleurales*.

D'après Rosenfeld, les petites *ombres pleurétiques* se distinguent des ombres d'origine pulmonaire en ce qu'elles sont plutôt diffuses et plus étendues, alors que les secondes sont plus opaques et dégradées sur les bords.

Plus ou moins *généralisée*, la symphyse pleurale se traduit par un *état trouble*, un *état moiré* du poumon malade avec *opacités diffuses*. Deux des trois fameux signes que Williams indiqua en 1897 pour le diagnostic *précoce* de la tuberculose pulmonaire paraissent bien être autant de signes traduisant l'altération de la plèvre, et relevant d'une tuberculose pleurale atténuée plus ou moins latente, n'ayant rien à faire, par conséquent, avec le début évolutif d'une tuberculose pulmonaire. La *diminution de la transparence normale du poumon à son sommet* doit être due en effet aussi souvent à une symphyse pleurale qu'à une sclérose parenchymateuse discrète. Mais c'est surtout la *moindre excursion des mouvements* de l'une des moitiés du diaphragme, allant parfois jusqu'à son immobilisation, qui est à l'heure actuelle interprétée par tous les auteurs comme due à une symphyse des plèvres diaphragmatiques (Bernard, Pic et Louis).

C'est au cours des *phtisies fibreuses avec emphysème* et *symphyses pleurales concomitantes* si fréquentes, que l'on observera, en en précisant la topographie exacte, les déplacements parfois si accentuées du cœur et du médiastin (dextrocardie, senestrocardie).

C'est, chez ces mêmes malades, que la *sclérose pulmonaire* plus ou moins diffuse, et plus ou moins prédominante sur les lésions d'emphysème dont ils sont atteints, se révèle par les trois signes radioscopiques indiqués par Béclère. La clarté moins vive de l'image pulmonaire, la moindre étendue et l'invariabilité plus ou moins complète de ses divers diamètres aux deux temps de la respiration.

§ 3. — *L'examen radioscopique dans le diagnostic des adénopathies pulmonaires tuberculeuses.*

Dans une étude anatomoclinique et radioscopique des *adénopathies pulmonaires* poursuivie avec Jacques sur cent soixante sujets, nous avons dégagé un certain nombre de notions intéressant le diagnostic et le pronostic de la tuberculose pulmonaire elle-même.

Nous avons tout d'abord montré qu'une distinction essentielle est à faire entre les adénopathies *pulmonaires* (ganglions du hile et intra-pulmonaires) et les adénopathies médiastines ou *trachéales*. Les premières seules, par leurs rapports directs avec les lésions pulmonaires, peuvent *renseigner sur l'état du poumon*.

Tandis que les adénopathies trachéales nécessitent un examen latéral oblique, les adénopathies *pulmonaires* se décèlent sur l'écran par un examen antéro-postérieur ; elles apparaissent, de chaque côté et à une certaine distance de la colonne vertébrale, sous la forme d'une traînée rectiligne légèrement oblique de haut en bas et de dedans en dehors, à partir de la septième côte (projection postérieure) ; elles sont beaucoup plus fréquentes à droite et mieux visibles par l'examen antérieur du tronc.

I. Les images radioscopiques des ganglions inflammatoires, crétacés, fibreux et caséeux. — Mais ces adénopathies pulmonaires ainsi situées présentent-elles, à la radioscopie, des images différentes suivant la nature *inflammatoire, crétacée, fibreuse* ou *caséeuse* de leurs lésions ? L'expérience que nous avons, les premiers, tentée de l'examen comparatif à l'écran de ganglions tuberculeux hypertrophiés, caséeux, scléreux et crétacés, l'observation répétée de très nombreux phtisiques, nous ont conduit à cette constatation que les diverses images ganglionnaires ainsi obtenues différaient sensiblement les unes des autres.

Les ganglions *hypertrophiés* répondent à une ombre peu foncée, floue, à contours mal définis (V. fig. 36).

Les ganglions *crétacés* donnent des taches noires, arrondies, très nettes et à contours bien définis (fig. 37).

Les ganglions *scléreux* correspondent à des

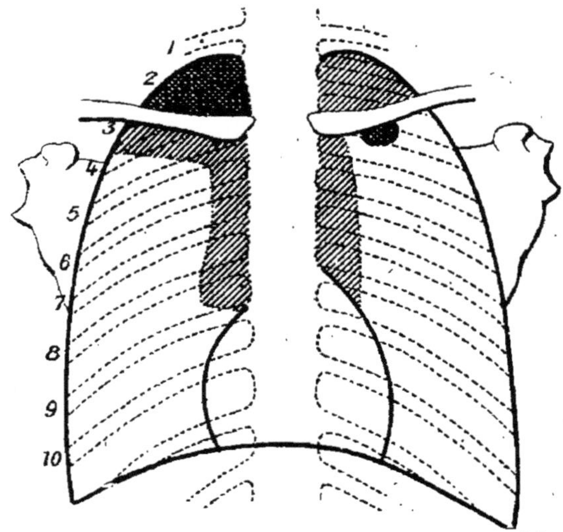

Fig. 36. — Ganglions hypertrophiés (pulmonaires et trachéaux);
bande homogène.

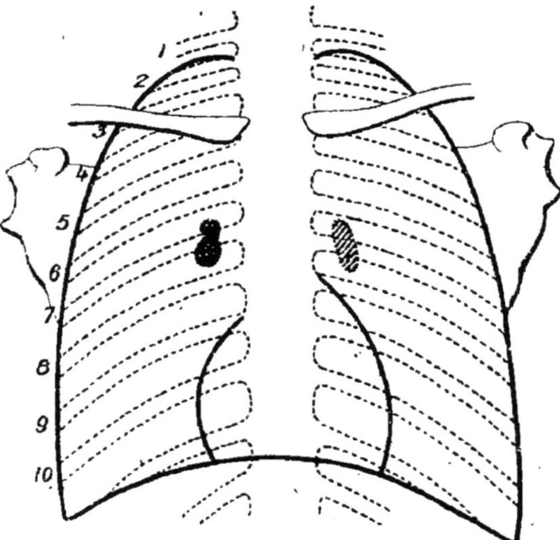

Fig. 37. — Ganglions crétacés; taches nummulaires.

taches également arrondies, nettes et à contours bien définis, mais moins foncées.

Les *ganglions caséeux*, quand ils sont simplement caséeux, se traduisent par une ombre peu foncée, floue, assez analogue à celle des ganglions hypertrophiés; le plus souvent il s'agit de ganglions fibro-caséeux qui, eux, ont les caractères des ganglions scléreux.

Cette distinction essentielle entre les ganglions *crétacés* (taches noires en médaille) et les ganglions *caséeux* (ombre claire et floue) a été confirmée ultérieurement par Variot. Elle n'a pas été retrouvée par G. Küss.

II. L'étude radioscopique des adénopathies pulmonaires dans les formes cliniques de la tuberculose pulmonaire. —

Essayant de pousser l'analyse séméiologique plus avant que nos devanciers, qui s'étaient contentés de décrire les adénopathies sous la forme d'images « à contours polycycliques festonnés », nous avons avec Jacques poursuivi l'étude radioscopique des adénopathies pulmonaires au cours des principales *formes cliniques* de la tuberculose pulmonaire. En *synthétisant* et *schématisant* aussi un peu les différents aspects de l'image ganglionnaire, nous voyons qu'ils peuvent se ramener à trois principaux, avec une signification séméiologique particulière :

1° Une *bande homogène*, à teinte uniforme et floue, à limites peu nettes, est révélatrice de *ganglions enflammés et hypertrophiés* (fig. 36). Nous l'avons observée dans les *phtisies caséeuses* et dans les *tuberculoses fibro-caséeuses à marche progressive*.

On l'observe également au cours de toute inflammation aiguë non tuberculeuse du poumon. La constatation d'une bande ganglionnaire homogène ne nous permet donc pas d'établir ou de

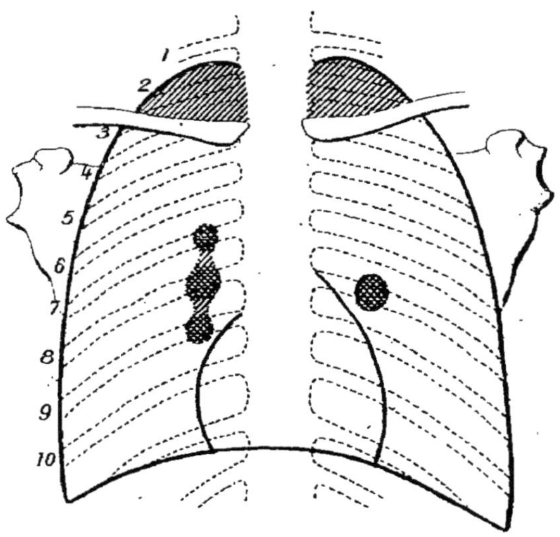

Fig. 38. — Examen antérieur. Phtisie chronique à poussées successives. (Ganglions inflammatoires avec lesions tuberculeuses anciennes : bande moniliforme.)

nier l'existence d'une tuberculose pulmonaire. Elle peut, en revanche, fournir un élément de *pronostic*. L'image ganglionnaire est d'autant plus étendue que le processus tuberculeux est plus évolutif.

2° Une *bande moniliforme*, c'est-à-dire une bande sombre sur laquelle se détachent des parties plus foncées, affectant souvent une disposition *en chapelet*, traduit des ganglions *crétacés*, souvent même des ganglions *scléreux*, accompagnés d'une poussée inflammatoire. Cette bande en chapelet s'observe dans les *phtisies fibro-caséeuses* à poussées successives et dans les *tuberculoses abortives* (fig. 38 et 39).

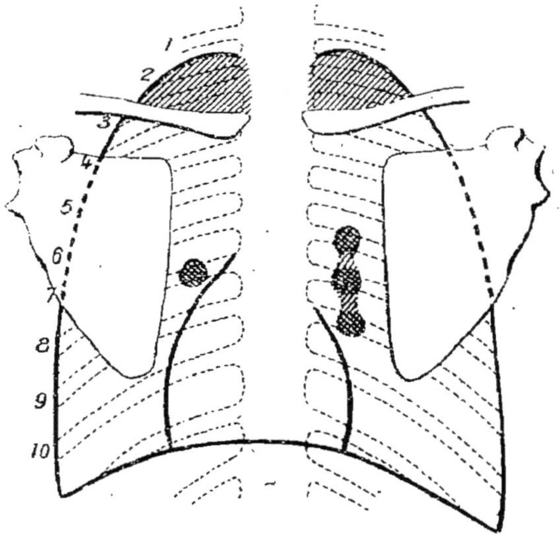

Fig. 39. — Examen postérieur. Même cas qu'à la fig. 38.

Les taches sombres qui répondent à des ganglions crétacés et scléreux indiquent, en réalité, une atteinte antérieure de tuberculose passée quelquefois inaperçue. Aussi leur constatation permet elle toujours d'établir un diagnostic rétrospectif et d'affirmer une *poussée pulmonaire tuberculeuse antérieure*. La bande sombre et floue, qui forme fond à ces taches, traduit l'inflammation évolutive actuelle.

La constatation d'une pareille image permettra
donc, en outre, de porter un *pronostic* relativement
favorable chez tout phtisique où elle sera rencontrée.
Et cela non seulement parce qu'elle montre que le
sujet a déjà guéri d'une atteinte antérieure, mais
encore et surtout parce que la poussée actuelle est
manifestement peu accusée. Si, en effet, les ganglions anciens sont visibles et nets, c'est que la
teinte générale de l'image est peu foncée.

3° Les *taches nummulaires*, noires, arrondies,
nettes et à contours bien définis, véritables mé-
dailles, répondent à des ganglions crétacés ou
scléreux, ou même fibro-caséeux, sans *poussée
inflammatoire actuelle* (fig. 37). Ce dernier type
n'est autre que celui des *tuberculoses latentes*.

III. Valeur séméiologique de l'examen radioscopique. — *En résumé* et comme *conclu-
sion*, les renseignements pratiques que la clinique
peut retirer de l'examen radioscopique des adénopathies tuberculeuses ont une valeur à la fois *diagnostique* et *pronostique* :

1° Cet examen permet seul le *diagnostic* desdites
adénopathies pulmonaires, qui, sans lui, passeraient inaperçues. Il contribue à en préciser la
nature (inflammatoire, scléreuse, crétacée, caséeuse).
En face d'une tuberculose pulmonaire, il sert au
diagnostic de la *forme clinique*. Enfin et surtout il
fournit un élément de diagnostic rétrospectif
dans les cas de tuberculose *latente*.

2° Au point de vue *pronostique*, il permet de
préciser la *modalité évolutive* de la maladie, soit en
fixant les degrés de l'acuité du processus bacil-

laire, soit en faisant le départ entre les lésions ganglionnaires *évolutives* et les lésions *stationnaires*

L'étude *analytique* et *séméiologique* des troubles fonctionnels et généraux de la tuberculose pulmonaire terminée, il nous faut aborder maintenant l'exposé *synthétique* des multiples *formes cliniques*, puis du *diagnostic* et du *pronostic* de cette maladie. Cet exposé constituera la *deuxième partie* de cet ouvrage.

DEUXIÈME PARTIE

FORMES CLINIQUES, DIAGNOSTIC, PRONOSTIC

Nous étudierons successivement :

1° Les *formes cliniques* de la tuberculose pulmonaire : phtisies chroniques et subaiguës, tuberculoses pulmonaires aiguës;

2° Le *diagnostic* de la tuberculose pulmonaire;

3° Le *pronostic* enfin et ses *éléments d'appréciation*.

LIVRE IV

LES FORMES CLINIQUES
DE LA TUBERCULOSE PULMONAIRE
ET LEUR CLASSIFICATION
LES PHTISIES CHRONIQUES
ET SUBAIGUËS

> « La grande difficulté pratique
> de la tuberculisation pulmonaire
> consiste dans la détermination
> des formes, et, à ce point de vue,
> la phtisiologie est encore à faire. »
> (M. Peter, Leçons de clinique
> méd. 1879.)

Avant d'aborder la description des multiples formes cliniques de la tuberculose pulmonaire, il nous faut en présenter d'abord une *classification*. Nous étudierons successivement ensuite : la *phtisie fibro-caséeuse commune*, les diverses *autres phtisies fibro-caséeuses*, les *phtisies fibreuses*, les *tuberculoses pulmonaires bénignes*, les *tuberculoses latentes* enfin.

CHAPITRE I

FORMES CLINIQUES DE LA TUBERCULOSE
PULMONAIRE
LEUR CLASSIFICATION

SOMMAIRE

I. *Multiplicité des formes cliniques.* — Importance et nécessité d'une classification. Insuffisance de la division classique.

II. *Classifications des auteurs et leurs différentes bases.* — Classifications pathogéniques, symptomatiques et anatomiques. Classifications de Turban; classification pour la statistique internationale de la tuberculose; classification de Küss.

III. *Classification de Bard,* fondée à la fois sur la localisation anatomique et sur l'évolution. — Adjonctions personnelles.

§ 1. — *Multiplicité des formes cliniques.*

« L'unité anatomique et pathogénique, dit Bard, que l'anatomie pathologique et la bactériologie des dernières années ont imposée à la tuberculose, ne se retrouve plus dans l'histoire clinique des localisations pulmonaires de la maladie.

« Les aspects cliniques si variés que présentent les tuberculeux pulmonaires ne résultent pas simplement des caractères différents que la maladie peut prendre aux diverses étapes de son évolution progressive ; ils résultent aussi de différences capitales qui, pendant tout le cours de cette affection, séparent entre elles les diverses catégories de malades, aux multiples points de vue qu'on est habitué à envisager en clinique. La symptomatologie et le diagnostic, les caractères de distribution et d'évolution des lésions, la marche et le pronostic de la maladie, les indications thérapeutiques elles-mêmes, tout concourt à démontrer la polymorphie étendue de la tuberculose pulmonaire, l'impossibilité de se contenter d'une description générale univoque, la nécessité d'établir et de préciser de multiples formes cliniques. » Ainsi s'exprime, au début de son magistral rapport sur les « Formes cliniques de la tuberculose pulmonaire », l'homme qui a fait le plus pour établir la multiplicité des formes cliniques de cette maladie, pour édifier, d'une façon définitive, un certain nombre d'entre elles, et en établir une classification, qui apparaît comme le vrai fil conducteur pour s'orienter en face des multiples aspects cliniques de la phtisie.

I. Importance et nécessité d'une classification des formes cliniques de la tuberculose pulmonaire. — La nécessité de dégager de l'observation des tuberculeux les types spéciaux à chacune des formes essentielles de la maladie et d'en établir une classification rationnelle s'impose à de multiples points de vue.

Elle s'impose tout d'abord pour fixer les idées, et permettre aux auteurs occupés à l'étude de la tuberculose pulmonaire, soit de comparer des faits comparables entre eux, soit de ne pas englober dans des groupes trop compréhensifs des types cliniques essentiellement différents. Au cours de l'étude précédente de séméiologie générale, nous n'avons cessé de montrer que la discordance si fréquente constatée entre les travaux des auteurs, la discordance même des résultats obtenus par eux-mêmes dans leurs études, étaient dus avant tout à l'insuffisance de cette analyse clinique.

Comment, d'autre part, poursuivre l'étude comparative des divers moyens thérapeutiques opposés à la phtisie, sans cette base rationnelle de l'étude des formes cliniques? Comment surtout en discuter scientifiquement les résultats?

La connaissance de types cliniques nets est indispensable enfin aux jeunes praticiens pour les guider dans le diagnostic exact, et plus encore le *pronostic* de cette maladie, la plus variée et la plus fréquente de toutes les maladies ; les formes cliniques sont alors autant de points de repère auxquels ils peuvent rattacher chaque cas particulier.

II. Insuffisance de la division classique.

— La grande majorité des auteurs se contentent, dans leurs descriptions, de distinguer : la *granulie*, la *pneumonie tuberculeuse* et la *phtisie chronique*. Quelques-uns vont toutefois plus loin et subdivisent cette dernière en *phtisie ulcéreuse* et en *phtisie fibreuse*.

Quant à la phtisie chronique, la plus fréquente, la plus polymorphe, les auteurs se contentent de la diviser en *degrés* ou en *périodes* qui sont loin, nous le verrons, de fixer les étapes évolutives de la maladie, et peuvent encore moins prétendre à être considérés comme répondant à une classification des formes cliniques.

§ 2. — *Classifications des auteurs et leurs différentes bases.*

Bien que cette étude des formes cliniques de la tuberculose pulmonaire ait été très négligée au cours de ces dernières années, aux dépens des problèmes pathogéniques et prophylactiques, plusieurs auteurs toutefois se sont essayés à une classification plus ou moins rationnelle. Les bases de ces classifications sont des plus variées et de valeur inégale. Elles ont été étudiées et critiquées par Bard.

I. Classifications pathogéniques. — Un certain nombre de ces classifications sont basées sur les *influences individuelles*, les *tempéraments* et les *diathèses associées.* C'est ainsi que Plicque admet des phtisies de quatorze ou quinze variétés : phtisies héréditaires, innées et accidentelles ; phtisies de l'enfance, de l'adolescence, de l'âge adulte et de la vieillesse; phtisies des arthritiques, des scrofuleux, des alcooliques, des diabétiques, des syphilitiques ; phtisie chez les hystériques ; phtisies et pneumoconioses; phtisies et affections cardiaques.

Il est manifeste que les diverses influences diathésiques ou étiologiques ont une influence certaine sur la fréquence plus ou moins grande de telle ou telle forme et chez les sujets qui leur sont soumis, et qu'ils peuvent modifier les caractères et l'évolution de la maladie; mais, comme l'estime Bard, il n'y a pas là les éléments d'une classification véritablement rationnelle et utile.

II. Classifications symptomatiques. — En face de ces classifications, fondées sur des données *pathogéniques* ou simplement *étiologiques*, on trouve les classifications *symptomatiques*. Les unes sont basées sur la *facilité plus ou moins grande du diagnostic*. C'est ainsi que Laënnec distinguait cinq catégories de cas : la *phtisie régulière* et *manifeste* ou phtisie des anciens ; la *phtisie irrégulière* et *manifeste*, se distinguant de la précédente par ce fait qu'elle paraît commencer dans un autre organe que le poumon ; les *phtisies latentes*, les *phtisies aiguës* et les *phtisies chroniques*. Marfan conserve une classification analogue, quand il divise la phtisie ulcéreuse chronique commune en formes *latentes*, formes *larvées*, formes *initiales* et formes *avérées*.

D'autres classifications reposent sur les *modes de début*. Plicque, pour qui il y a, en réalité, autant de formes de début qu'il y a de malades, décrit néanmoins les treize formes cliniques suivantes : formes commune, pleurétique, insidieuse, fébrile, dyspeptique, diarrhéique, chloro-anémique, dénutritive, catarrhale, coquelucho-ïde, nerveuse, dyspnéïque, hémoptoïque.

Certaines classifications, basées sur les *symptômes prédominants*, prennent pour base tantôt un groupement de symptômes, tantôt même un symptôme unique, plus ou moins prédominant. G. Sée, Damaschino, Plicque en ont fait les bases de divisions artificielles et que l'on peut étendre presque à l'infini.

Enfin, dans ces classifications symptomatiques, nous devons placer la classification de Pégurier (de Nice) qui prend pour point de départ la *façon dont l'organisme réagit contre ses lésions*, résistance qu'il apprécie par l'étude des *signes fonctionnels* et *généraux*. C'est ainsi qu'il distingue trois grands groupes de tuberculeux : les tuberculeux à *résistance organique franche*, les tuberculeux à *résistance organique fléchissante*, les tuberculeux à *résistance organique abolie*. Cette classification a le mérite d'appeler l'attention sur l'importance des troubles fonctionnels et généraux, trop négligés selon nous. Elle peut être utile au pronostic; mais les bases délimitatives de chaque groupe nous paraissent difficiles à établir avec précision et insuffisantes en clinique.

Toutes ces classifications symptomatiques sont, ainsi que le dit Bard, commodes pour faciliter les descriptions pathologiques; mais elles créent des groupes très artificiels, réunissant des cas qu'un détail nosologique commun rapproche violemment, sans qu'il y ait entre eux de véritable affinité.

III. Classifications anatomiques. — Parmi les *classifications anatomiques*, la première en date est celle de Bayle (1810), qui ne paraît pas à Bard avoir été surpassée, malgré les critiques que lui a adressées Laënnec. Bayle distinguait, en effet, les quatre formes anatomiques suivantes : les phtisies *tuberculeuses*, *granuleuses*, avec *mélanose* et *ulcéreuses*.

La division classique actuelle indiquée plus haut est bien proche parente de la division de Bayle; elle n'en diffère que par la subdivision de sa forme tuberculeuse en deux groupes : la pneumonie aiguë et la phtisie ulcéreuse-chronique.

Classification de Turban. — C'est aussi une classification anatomique que celle de Turban. C'est, en effet, uniquement sur *l'étendue apparente des lésions* et leur *gravité apparente* que s'appuie ce phtisiologue pour établir ses divisions. L'existence d'une expectoration bacillaire, d'une forte fièvre, d'une fièvre légère ou des diverses complications, est inscrite à part pour un cas donné ; mais l'indication primordiale, *celle qui décide de la place qu'un malade occupera dans la statistique*, est la notion du stade des lésions (Küss).

Nous donnons ici, d'après la traduction littérale de Küss, la description de Turban, fort peu connue des médecins français, bien qu'elle ait été adoptée par la première conférence internationale tenue à Berlin en 1902.

« Je distingue, dit Turban, trois stades dans la tuberculose pulmonaire :

Stade I : Lésions légères atteignant au plus, en étendue, le volume d'un lobe ;

Stade II : Lésions légères plus étendues que dans le stade I, mais ne dépassant pas le volume de deux lobes ;

Ou : Lésions graves intéressant au maximum le volume d'un lobe ;

Stade III : Toute lésion plus étendue que dans le stade II.

Dans l'appréciation de l'étendue des lésions, le volume d'un lobe est toujours synonyme du volume de deux demi-lobes, de trois tiers de lobe, etc. (Le volume d'un lobe, dans la pensée de Turban, signifie le volume du lobe supérieur droit.)

Sous *le nom de lésions légères*, je comprends

les foyers disséminés se révélant par une légère
matité, par une respiration vésiculaire rude ou
affaiblie, ou une respiration vésiculo-bronchique
ou broncho-vésiculaire, et par des râles fins ou
moyens.

Des modifications légères du bruit respiratoire
(respiration rude, expiration prolongée) sans modification du son de percussion et sans râles, ne
sont pas prises en considération, pas plus que les
matités pleurales de quelques centimètres de
hauteur; les pleurésies très étendues sont notées
comme complications.

Le *nom de lésions graves* s'applique aux infiltrations compactes et aux cavernes (forte matité,
tympanisme, respiration broncho-vésiculaire très
affaiblie, respiration bronchique ou amphorique,
râles moyens et gros à timbre spécial ou non). »

La classification de Turban n'a pas été
adoptée toutefois par l'Allemagne, qui trouvait un
grand avantage à se servir de la classification de
Gehrardt, aussi appelée classification de l'*Office
sanitaire impérial* allemand.

**La nouvelle classification pour la sta-
tistique internationale de la tuberculose.**
— Une commission de l'Association internationale vient de proposer à l'adoption définitive du
Congrès international de Washington une nouvelle classification qui s'inspire à la fois de celle
de Turban et de celle de Gehrardt. Elle reste
fondée sur la *détermination de la lésion pulmonaire
en étendue et en profondeur*. La voici avec ses
divisions toujours en trois stades :

I. Affection légère limitée à de petits territoires d'un lobe pulmonaire, par exemple ne descendant pas au-dessous de l'épine, de l'omoplate et de la clavicule si les lésions sont bilatérales, et limitées par la deuxième côte en avant si elles sont unilatérales ;

II. Affection légère, plus étendue qu'au premier degré, mais ne dépassant pas le volume d'un lobe pulmonaire, ou affection grave s'étendant au plus à un demi-lobe ;

III. Toutes les affections dépassant le deuxième degré, en particulier toutes les formes cavitaires.

Les termes affections *légères* et *graves* sont ici pris dans la même acception que dans la classification de Turban.

Le degré de la tuberculose doit être indiqué séparément pour chaque poumon. Le malade est classé par l'affection du poumon le plus atteint. Exemple : DII + GI = Degré II. (Morin.)

Critique des classifications fondées sur l'étendue des lésions. — Nous formulerons plusieurs critiques à l'égard de ces classifications de Turban-Gehrardt.

La première. c'est qu'il est assez difficile, de par les signes stéthoscopiques habituels, quels que soient l'habileté et les soins qu'on déploie à leurs recherches, d'apprécier d'une façon assez exacte l'*étendue des lésions*. Seul l'examen radioscopique peut y parvenir.

D'autre part, l'étendue, même exactement précisée, des lésions anatomiques a une signification essentiellement variable, suivant, notamment pour les formes chroniques, leur nature fibreuse ou caséeuse ; et la correction apportée par Turban à ce premier mode d'appréciation, par l'adjonction de la notion de la *légèreté* et de la *gravité* des lésions, est tout à fait insuffisante à ce point de vue, parce que trop simpliste. L'étendue des lésions ne peut donc prétendre à résumer, à elle seule, la condition essentielle qui régit l'évolution de la maladie. Ainsi que l'a fort bien dit Bard, « Ce qui importe presque toujours à la clinique, c'est moins le caractère actuel, *statique*, des lésions existant au moment de l'observation, que le devenir de ces lésions, leur caractère *dynamique*, fonction complexe de l'intensité et des qualités de leurs causes pathogènes, de leur tolérance par l'organisme et de la résistance que celui-ci leur oppose. »

Classification de Küss. — Cette notion de l'*évolution* des lésions a été fort bien comprise par Küss, qui fonde sa classification à la fois simultanément sur l'*étendue des lésions* et sur leur *tendance évolutive*.

« *Au point de vue de l'étendue des lésions*, la division de Turban en trois stades a été employée pour toutes les formes fibro-caséeuses et pour les formes scléreuses denses localisées. Pour les formes scléreuses diffuses, l'étendue des lésions a été appréciée indirectement par l'atteinte minime, moyenne ou intense de la fonction respiratoire.

« *Au point de vue de la tendance évolutive*, nous avons distingué les formes fibreuses, les formes fibro-caséeuses banales, enfin les formes fibro-caséeuses tout à fait torpides, spontanément

immobilisées dans leur évolution par une tendance
sclérosante manifeste. » (Küss.)

Les diverses catégories de malades (ne se rapportant d'ailleurs qu'aux *tuberculeux chroniques
apyrétiques*) sont réunies d'abord par Küss en
trois groupes :

Malades A : cas *à succès probable ;*
Malades B : cas *à succès douteux ;*
Malades C : cas *à succès improbable.*

Des subdivisions créent ensuite *douze catégories*
de tuberculeux chroniques apyrétiques.

Tout en constatant les progrès importants de
cette classification sur la précédente, en y louant
notamment la mise en évidence de la double tendance évolutive fibro-caséeuse des lésions, nous
devons cependant formuler contre elles quelques
critiques.

La première est une de celles déjà adressées à
Turban, relative à l'importance de l'étendue des
lésions, qui nous paraît tout juste capable, chez
des malades du même type clinique, et encore
seulement s'il s'agit de phtisiques caséeux ou fibro-
caséeux, d'apporter un élément d'aggravation relative et contribuer tout au plus à l'appréciation
du pronostic, pour chaque cas considéré.

De plus, dans l'intéressante classification de
Küss, s'il y a des groupements homogènes concernant des individualités cliniques bien distinctes,
il y a aussi, ainsi qu'il le reconnaît lui-même, « des
groupements absolument hétérogènes et sans signification précise, réunissant des cas un peu exceptionnels et particuliers. »

§ 3. — *Classification de Bard.*

Ses bases. — C'est ce dernier reproche auquel échappe justement la classification de Bard, qui n'aboutit à créer que des types cliniques fortement individualisés, à la fois par l'anatomie pathologique et par la clinique.

Cette classification se rattache aux classifications anatomiques, puisqu'elle prend pour unique base les caractères des lésions pathologiques. Elle s'appuie, en première ligne, sur les *différences de leurs localisations anatomiques*, et, en second lieu, sur les *différences de leur évolution* destructive ou réparatrice.

Caractères cliniques et caractères anatomiques sur lesquels sont fondés la séparation des formes de Bard sont ceux de la *période d'état* de la maladie. Les poussées ultimes, aussi bien que les modes de début, ont beaucoup moins de valeur. Au début, en effet, on ne prévoit qu'avec des difficultés plus ou moins grandes, parfois même insurmontables, la marche que prendra la maladie, la forme clinique à laquelle elle se rattachera. Les modes de terminaison ne sauraient non plus fournir un caractère essentiel pour la différenciation des maladies (Bard).

Le *siège anatomique et la distribution topographique des lésions* permettent d'établir quatre premières divisions qui correspondent à *quatre grands groupes* de formes cliniques, suivant la localisation sur tel ou tel système anatomique : lobule, tissu conjonctif, bronche, tissu sous-pleural : *formes paren-*

chymateuses, interstitielles, bronchiques et *post-pleu-rétiques.*

La *notion d'évolution* permet d'introduire en-suite dans chacun de ces quatre groupes naturels des subdivisions secondaires, qui répondent à des *formes cliniques* multiples, d'une signification cli-nique différente et d'un pronostic très opposé. Parmi ces formes cliniques individualisées par Bard, les unes répondent à des formes cliniques déjà connues et d'autres à des formes cliniques nouvelles.

Exposé de la classification de Bard. — Divisions d'ordre *anatomique* et subdivisions fon-dées sur les différences d'*évolution* conduisent à la classification suivante :

I. Les *formes parenchymateuses* les plus com-munes, dans lesquelles la tuberculose frappe l'unité élémentaire de l'organe, les lobules pulmonaires eux-mêmes. La structure et le mode de distribu-tion de ces lobules dominent le groupement des lésions tuberculeuses.

Au point de vue de leur évolution, elles se dis-tinguent en plusieurs formes :

a. La *forme abortive,* très atténuée, ne se tradui-sant que par des rhumes ou quelques hémopty-sies, et répondant à une sclérose cicatricielle discrète des sommets.

b. Les *formes caséeuses,* qui répondent à la *forme caséeuse lobaire (pneumonie tuberculeuse)* et à la *forme caséeuse extensive (phtisie galopante).*

Les *formes fibro-caséeuses* : la forme fibro-ca-séeuse *extensive* ou *forme commune classique ;* la forme *fibro-caséeuse congestive*, caractérisée par l'existence de poussées tuberculeuses actives, fébriles, souvent hémoptoïques, mais récidivant surtout sur place ; les formes *caséeuses cavitaires localisées*, constituées par la production de cavernes, succédant à la fonte d'une poussée parenchymateuse circonscrite, et qui se subdivisent en *forme cavitaire ulcéreuse* ou *localisée*, en *forme cavitaire stationnaire* et en *forme ulcéro-fibreuse cachectisante*.

c. Les *formes fibreuses*, qui se divisent en trois variétés : la *pneumonie hyperplasique fibreuse tuberculeuse*, pneumonie lobaire chronique, considérée ordinairement comme le passage à l'état chronique d'une pneumonie franche ; la *forme fibreuse par sclérose dense* ; la forme fibreuse par *sclérose diffuse avec emphysème*.

II. Les *formes interstitielles* ou *granuliques*, dans lesquelles les tubercules se répartissent plus ou moins uniformément dans les *espaces connectifs*, péri-lobulaires ou même péri-alvéolaires, écartant les alvéoles sans les englober à proprement parler.

On doit distinguer quatre formes cliniques de granulies : la *granulie généralisée classique* ; la *granulie suppurée*, à granulations vraiment suppurées ; la *granulie migratrice*, caractérisée par des poussées de granulations frappant successivement divers organes ; la *granulie discrète*, curable, empruntant le masque de l'embarras gastrique ou de la fièvre typhoïde.

III. Les *formes bronchiques*, dans lesquelles les lésions s'attaquent à l'*appareil bronchique*, et, par suite, empruntent à la distribution et à la structure de cet appareil lui-même leurs particularités anatomiques et les conditions de leur dissémination. Elles comprennent : la forme de *bronchite capillaire tuberculeuse*, la forme de *broncho-pneumonie tuberculeuse*, la forme de *bronchite chronique tuberculeuse profonde*, la forme de *bronchite chronique tuberculeuse superficielle*.

IV. Les *formes post-pleurétiques*, dans lesquelles la participation initiale des plèvres imprime aux lésions pulmonaires des caractères spéciaux. Elles se distinguent en *formes post-pleurétiques à lésions pulmonaires autonomes*, et en *pneumonie pleurogène tuberculeuse*.

Quelques reproches ont été adressés à la classification de Bard. Le premier est que cette classification est trop complète et que l'auteur y a apporté un nombre trop élevé de divisions. Comme Bard le dit lui-même, nous croyons plutôt que le nombre en est trop restreint; et notamment, les formes cliniques, dites post-pleurétiques, sont plus nombreuses que ne l'a indiqué cet auteur.

Le second, formulé par Pégurier, est qu'il s'agit plus d'une classification anatomique que d'une classification clinique. Bien au contraire, une expérience de cette classification vieille de tantôt quinze ans nous a montré à quel point elle est féconde sur le terrain de la pratique médicale, conduisant à des indications d'une précision très grande touchant le pronostic et le traitement.

Dumarest, dans son excellente *Statistique du sanatorium lyonnais d'Hauteville*, a adopté la classification de Bard, avec quelques modifications et notamment quelques subdivisions supplémentaires.

Pour nous, ayant, au début de notre internat, appris du professeur Bard lui-même les principes et l'application de sa classification, nous n'avons cessé d'examiner les tuberculeux de ce point de vue, et de nombreuses années de pratique phtisiologique n'ont pu que renforcer notre opinion sur la haute valeur de cette classification. Au surplus, des études faites sur divers points de la séméiologie de la phtisie nous ont montré que la division de Bard conduisait à l'établissement de distinctions fécondes, soit dans la morphologie du bacille de Kock, soit dans l'élimination des chlorures urinaires, par exemple : c'étaient là autant de confirmations de la valeur de cette classification.

Toutefois, ainsi que le prévoyait Bard lui-même, quelques espèces cliniques nous ont paru avoir une individualité clinique nette, qui n'ont pas été signalées par cet auteur. C'est d'abord la *forme pleurétique proprement dite,* qui répond à des poussées discrètes et répétées de *pleurite des sommets,* ou *des scissures,* ou des bases ; la fréquence des lésions pulmonaires sous-jacentes, toujours discrètes d'ailleurs, nous autorise à décrire cette forme au nombre des types cliniques de la tuberculose *pulmonaire.* Une autre forme post-pleurétique est celle qui aboutit à une symphyse pleurale uni ou bilatérale, avec sclérose légère sous-jacente : c'est la *forme corticale fibreuse.* D'autres fois, l'envahissement sous-pleural aboutit à la création d'une véritable pneumonie chronique : c'est la *pneumonie chronique pleurogène tuberculeuse.* Tout aussi autonome, plus encore peut-être, sont d'une part la *forme corticale fibro-caséeuse post-pleurétique.*

et d'autre part la *pleuro-pneumonie tuberculeuse* caractérisée par la coexistence d'une pleurésie aiguë avec épanchement et d'une poussée pulmonaire caséeuse.

Enfin nous décrirons : 1° les *tuberculoses pulmonaires latentes,* vu leur importance grandissante en phtisiologie et l'utilité de leur connaissance au point de vue du diagnostic de la tuberculose pulmonaire ; 2° les *tuberculoses septicémiques,* dont l'individualisation clinique nous paraît suffisamment établie à l'heure actuelle.

Voici donc la classification de Bard, avec les modifications et adjonctions sus-indiquées, que nous nous proposons de prendre pour guide.

CLASSIFICATION DES FORMES CLINIQUES
DE LA TUBERCULOSE PULMONAIRE
(CLASSIFICATION DE BARD MODIFIÉE)[1]

I. FORMES PARENCHYMATEUSES.

    A. **Forme abortive** : cicatricielle; lupus du poumon (*tubercules de guérison des autopsies; signes de début des classiques*).

    B. **Formes progressives :**

        1. *Formes caséeuses :* a. Lobaire; pneumonie tuberculeuse (*phtisie aiguë pneumonique*).
            b. Extensive (*phtisie galopante*).

        2. *Formes fibro-caséeuses :* a. Extensive, formes communes (*phtisie ulcéreuse commune*).
            b. Congestive (en partie : *spléno-pneumonie tuberculeuse de Grancher*).
            c. Cavitaire ulcéreuse localisée.
            d. Cavitaire stationnaire.
            e. Ulcéro-fibreuse cachectisante.

        3. *Formes fibreuses :* a. Pneumonie hyperplasique tuberculeuse.

[1] Avec indications en caractères italiques des formes classiques correspondantes.

b. Sclérose dense (*phtisie mélanotique de Bayle, phtisie arthritique*).

c. Sclérose diffuse et emphysème (*phtisie fibreuse chronique, bronchite chronique avec emphysème des auteurs*).

II. FORMES INTERSTITIELLES GRANULIQUES.

a. Granulie généralisée (*phtisie aiguë granulique*).

b. Granulie pulmonaire suppurée (*forme associée, infection mixte*).

c. Granulie migratrice.

d. Granulie discrète.

e. Typho-bacillose de Landouzy.

III. FORMES SEPTICÉMIQUES.

IV. FORMES BRONCHIQUES.

a. Bronchite capillaire tuberculeuse (*forme asphyxique de la phtisie aiguë granulique*).

b. Broncho-pneumonie tuberculeuse.

c. Bronchite chronique profonde, avec péri-bronchite et dilatations bronchiques (*dilatation bronchique tuberculeuse*).

d. Bronchite chronique superficielle avec emphysème (*phtisie bronchique, pseudo-asthmatiques*).

V. FORMES POST-PLEURÉTIQUES.

a. Forme pleurétique proprement dite (pleurite tuberculeuse à répétition).

b. Forme corticale fibreuse.

c. Pneumonie chronique pleurogène tuberculeuse.

d. Forme corticale fibro-caséeuse (pleuro-pneumonie tuberculeuse).

Quant aux *tuberculoses latentes*, complexus clinique d'attente, et relevant de lésions à localisation et évolution multiples, elles ne peuvent évidemment trouver place dans la classification anatomo-clinique rationnelle précédente.

Toutefois, nous plaçant ici exclusivement au point de vue des nécessités didactiques, et tenant compte surtout des rapprochements cliniques, nous adopterons dans notre description *l'ordre d'exposition* suivant (qui n'est évidemment plus une classification).

1° Les **phtisies chroniques** et **subaiguës**.

A. *Phtisies fibro-caséeuses :*
Phtisie fibro-caséeuse commune ;
Phtisie congestive ;
Phtisie corticale fibro-caséeuse post-pleurétique ;
Phtisie ulcéro-fibreuse cachectisante ;
Phtisie cavitaire ulcéreuse localisée ;
Phtisie cavitaire stationnaire.
B. *Phtisies fibreuses :*
Phtisie fibreuse-dense ;
Phtisie fibreuse disséminée avec emphysème ;
Pneumonie hyperplasique tuberculeuse ;
Tuberculose pulmonaire corticale fibreuse post-pleurétique, avec ou sans pneumonie chronique pleurogène tuberculeuse.
C. *Tuberculoses pulmonaires bénignes ou atté-nuées ou discrètes :*
Tuberculose pulmonaire abortive ;
Pleurite à répétition ;
Bronchite chronique superficielle avec emphysème ;
Bronchite chronique profonde avec péribron-chite et dilatations bronchiques.
D. *Tuberculoses latentes.*

2° Les **phtisies aiguës**.

A. *Phtisies caséeuses :*
Pneumonie tuberculeuse ;
Pleuro-pneumonie tuberculeuse ;

Phtisie galopante ;
Broncho-pneumonie tuberculeuse ;
Bronchite capillaire tuberculeuse.
B. *Granulies :*
Granulie généralisée ;
Granulie discrète ;
Typho-bacillose ;
Granulie migratrice ;
Granulie suppurée.
C. *Tuberculoses septicémiques.*

Telles sont les formes cliniques de la tuberculose pulmonaire, dont la multiplicité surprendra nombre de médecins attachés aux descriptions classiques. Mais nous sommes persuadé que ceux-là mêmes qui voudront prendre la peine de lire l'histoire anatomo-clinique qui va suivre de chacune de ces formes en reconnaîtront bientôt l'unité et l'autonomie relative : unité et autonomie relevant de l'évolution, du pronostic et de la marche propres à chacune d'elles. Toutefois, ainsi que le dit Bard, « il ne faut pas attendre d'une classification plus qu'elle ne peut donner, en exigeant que les formes adoptées soient assez tranchées pour qu'il ne puisse y avoir entre elles aucune forme de passage. Il est bien évident, au contraire, que les types les plus distincts et les plus conformes à la réalité des choses ne constituent néanmoins que des points de repère, autour de chacun desquels viennent se grouper un nombre plus ou moins considérable de cas, mais entre lesquels peuvent prendre place des cas mixtes, d'un classement plus ou moins difficile, et pour lesquels on ne saurait multiplier indéfiniment les formes. »

CHAPITRE II

LA PHTISIE FIBRO-CASÉEUSE COMMUNE

§ 1. — *Phtisie chronique vulgaire.*

C'est la forme la plus fréquente, celle à laquelle
se rapportent presque toutes les descriptions des
auteurs à propos de la phtisie. C'est également la
forme connue du public, qui qualifie de « poitrinaires » les malades qui en sont atteints.

Description trop extensive des auteurs.
— Mais malheureusement la conception clinique
trop synthétique de la tuberculose pulmonaire
chronique, qui a inspiré la plupart des auteurs

jusqu'à ce jour, a fait attribuer presque exclusivement à cette forme clinique beaucoup de caractères qui ressortissent plus justement à d'autres
types cliniques.

Il en est résulté une description classique par
trop simpliste à l'égard des faits si complexes de
l'observation clinique. La description, qui a sur-
vécu depuis tantôt un siècle, suivant trois périodes
ou degrés consécutifs (crudité, caséification, ramollissement), est loin d'être un cadre suffisant. Outre
qu'elle répond insuffisamment à l'observation des
faits, elle ne peut suffire à classer les innombrables modalités évolutives des phtisies chroniques
et subaiguës. « Lorqu'on suit de près les tuberculeux du poumon, dit excellemment Sabourin à ce
point de vue, on ne tarde pas à s'apercevoir qu'il
est fort difficile d'interpréter les phénomènes de
l'auscultation d'après les descriptions classiques de
la phtisie chronique. Ces descriptions, très simples
parfois, trop simples même, sont en réalité des
synthèses descriptives de notions, excellentes incontestablement, fournies par la clinique, l'anatomie pathologique, le microscope, la pathologie
comparée et la pathologie expérimentale. Mais il
est non moins indiscutable que les choses les plus
disparates y sont souvent groupées ensemble, et
réciproquement. »

C'est pourquoi il est nécessaire d'introduire
l'analyse clinique dans cette masse de faits complexes. Guidé par l'observation anatomo-clinique,
on ne tarde pas à constater, en effet, comme nous
le démontrerons, que la phtisie commune classique
répond, d'une part à un certain nombre de formes

cliniques, et en second lieu que, pour ce qui reste de la forme commune proprement dite, sa division en trois degrés anatomiques est une base clinique tout à fait insuffisante.

La phtisie chronique commune des auteurs répond, en réalité, à l'ensemble des formes *fibro-caséeuses* de Bard, groupe important des *formes parenchymateuses* de cet auteur. (V. p. 378.)

Caractères anatomiques des formes fibro-caséeuses. — Les formes fibro caséeuses sont caractérisées par l'entrée en scène, à côté de la caséification, de la tendance fibreuse, c'est-à-dire tout à la fois de la réaction périphérique d'enkystement autour des lésions et de la survivance de quelques unes des cellules conjonctives frappées par la fermentation, survivance qui se traduit par la production de tissu conjonctif nouveau, créant de la sclérose.

A l'*autopsie*, on constate, à côté des cavernes, à côté des zones caséeuses ramollies, des bandes de sclérose plus ou moins épaisses séparant les cavernes, en enkystant les zones caséeuses. Sans doute, les poussées ultimes purement caséeuses font rarement défaut dans les zones envahies les dernières, par le fait de la tendance de plus en plus progressive des poussées nouvelles; la présence de bandes fibreuses n'en sépare pas moins nettement ces formes des formes caséeuses que nous décrirons plus tard (Bard).

Les diverses formes cliniques fibro-caséeuses. — Néanmoins, les faits cliniques qui répondent à de pareilles lésions ne sont pas univoques : certains groupes de cas présentent entre eux des différences assez marquées et assez fixes pour permettre la création de subdivisions capables de s'élever au rang de formes cliniques.

En effet, par le fait même de la lutte des tissus contre la caséification et des péripéties de cette lutte, l'affection est complexe, et des différences assez marquées se présentent entre les divers cas. Il nous a paru utile de distinguer. avec Bard, cinq formes fibro-caséeuses : nous voulons dire cinq groupes naturels de faits, de très inégale fréquence d'ailleurs, dans lesquels viennent se classer les divers cas où l'on voit en œuvre la double tendance fibro-caséeuse qui caractérise en commun toutes ces formes.

a. La forme *fibro-caséeuse extensive*, qui est la forme la plus habituelle et répond plus spécialement à la phtisie commune des auteurs.

b. La forme *fibro-caséeuse congestive*, caractérisée par l'existence de poussées tuberculeuses actives, fébriles, souvent hémoptoïques, mais récidivant surtout sur place.

c. Les *formes caséeuses cavitaires localisées*, constituées par la production de cavernes succédant à la fonte d'une poussée parenchymateuse circonscrite.

Elles se divisent elles-mêmes en deux catégories très distinctes, que nous nous contenterons, pour l'instant, de citer : la *forme cavitaire ulcéreuse* et la *forme cavitaire stationnaire*.

d. La *forme ulcéro-fibreuse cachectisante* des gens âgés, avec ses lésions ulcéro-fibreuses et sa cachexie dominante,

§ 2. — *La phtisie chronique commune (forme fibro-caséeuse extensive). Définition.*

La phtisie chronique commune .répond à la forme *fibro-caséeuse extensive*. Elle est extensive, comme la forme caséeuse correspondante, par le fait de la succession des poussées qui envahissent successivement de nouvelles régions de l'organe.

Division classique de la phtisie chronique en trois périodes. Sa critique. — Les anciens phtisiologues, dès avant la découverte de l'auscultation, divisaient la phtisie chronique en trois périodes : *phtisis incipiens, confirmata* et *desperata*, en se fondant sur le plus ou moins de développement des phénomènes généraux. Laënnec a critiqué cette division et lui a substitué la distinction classique en *trois degrés anatomiques* répondant à trois périodes d'évolution : 1° Une période d'*accumulation des tubercules* ou *période de crudité* ; 2° une période de *ramollissement des tubercules* ; 3° une période d'évacuation complète de la matière tuberculeuse ou d'*excavation*.

Cette division est utile aux descriptions anatomo-pathologiques ; elle y introduit de la clarté et de la précision ; mais c'est à tort qu'elle a servi de base à une division clinique. Tout d'abord, chez un même malade, on rencontre presque toujours, dans les cas chroniques, des lésions aux trois stades ; dans les formes les plus bénignes, on peut rencontrer des cavernules, petites et stationnaires, mais se rattachant néanmoins au stade de ramollissement et d'évacuation. Par là, en bonne définition, il n'y aurait guère que des phtisies du troisième degré, à la seule exception des formes les plus graves, des granulies et des pneumonies caséeuses très aiguës, qui constitueraient seules les cas du premier et du deuxième degré. (Bard.)

En second lieu, il n'y a pas de parallélisme clinique réel entre le stade anatomique et l'aspect clinique des malades. Laënnec lui-même l'affirme nettement : « Les symptômes généraux ne sont presque jamais en rapport, ni avec l'état des crachats, ni avec l'étendue des désordres qui existent dans les poumons. » Et Peter a dit encore avec le bonheur d'expression dont il est coutumier : « Il suffit d'observer même un temps assez court, même un nombre assez restreint de malades, pour voir qu'un degré quelconque de l'évolution du tubercule est loin de correspondre toujours au même degré de l'évolution de la phtisie; en d'autres termes, qu'*il n'y a pas parrallélisme entre la lésion pathologique et l'altération de l'organisme*, c'est-à-dire que là encore la lésion n'est pas la maladie. »

La division en trois *périodes cliniques*, comme la formulaient les anciens, est, par contre, utile aux descriptions pathologiques et cliniques, comme la précédente aux descriptions anatomiques; par là même, et bien qu'elle ait subi les critiques de Laënnec, elle rend tous les jours des services réels aux praticiens.

C'est elle que nous adopterons dans l'exposé du tableau clinique de la phtisie commune, qui aura pour objet la description d'un cas moyen.

I. Tableau clinique de la phtisie commune. Période de début (phtisis incipiens).

— La maladie peut débuter par un *coryza* ou une *grippe* sans caractères spécifiques; mais c'est là le début habituel plutôt des tuberculoses bénignes. Le plus souvent, la phtisie commune commence par le complexus de *troubles fonctionnels* et *généraux* suivant, qui ne tarde pas à donner l'éveil.

La *toux* est un des premiers symptômes qui appellent l'attention de l'entourage du malade. Le plus souvent, d'ailleurs, lorsque les malades viennent s'en plaindre, ils l'attribuent à un « rhume négligé » qui dure depuis un mois ou deux. C'est une toux brève, sèche, composée d'une seule saccade ou de deux tout au plus, se produisant sans effort. Elle a lieu dans la journée et pendant le premier sommeil, elle cesse au milieu de la nuit, et recommence vers le matin, à *cinq heures* (*quinte*). Très souvent aussi elle se produit après le repas : c'est la *toux gastrique*, qui provoque alors des vomissements alimentaires ; c'est la *toux émétisante*, la *toux de Morton*, dont la valeur est si grande, nous l'avons vu déjà, pour le diagnostic de la phtisie commune.

La *fièvre* existe toujours au début de la phtisie commune. Le plus souvent on ne tient pas assez compte de ce signe, parce qu'on ne fait pas prendre la température des malades régulièrement aux mêmes heures, matin et soir, pendant plusieurs jours de suite. Le plus souvent, l'élévation de la température vespérale atteint 38°-38°,5, parfois déjà 39° ; le matin, la température rectale est souvent, par contre, au-dessous de la normale, à 36°,

5-36°,8. L'élévation thermique s'accompagne d'une *notable accélération du pouls* et d'un malaise parfois très vif, peu en rapport avec la faible élévation thermique. L'accès fébrile vespéral se détermine durant la nuit par des *sueurs* parfois très abondantes, et qui sont très marquées sur la poitrine. Le fébricitant garde toujours une *langue nette et humide*.

L'*anorexie*, tout au moins relative, est précoce elle aussi : l'appétit est irrégulier, capricieux ; les digestions sont pénibles.

L'*amaigrissement* est toujours rapide et prématuré : c'est un des phénomènes les plus frappants de la phtisie commune.

La *dyspnée*, quand on sait la rechercher, manque rarement : très légère, elle n'est appréciable, en effet, qu'à l'occasion de la toux, de la parole animée à voix haute, des efforts.

L'*expectoration* est très peu abondante, consistant en quelques crachats formés de salive mousseuse et d'un peu de mucus, avec parfois aussi de petites parcelles purulentes.

La présence du *bacille* de Koch dans cette expectoration est toujours un signe tardif. Ce microbe n'apparaît, en effet, d'après notre observation, qu'avec les premiers signes de ramollissement, qui se traduisent, nous allons le voir, par des craquements humides. La présence du bacille est constante dès que les crachats sont devenus muco-purulents ou purulents.

Mais, un fait intéressant à signaler, c'est qu'à cette période où l'examen microscopique est négatif, les crachats inoculés au cobaye déterminent la tuberculisation de cet animal : la date d'apparition du pouvoir tuberculigène précède donc celle de la constatation du bacille par la coloration au Ziehl.

L'examen montre qu'il s'agit toujours, en l'espèce, de *rares moniliformes longs* (V. fig. 2, Pl. I).

En résumé donc : la présence du bacille de Kock impose le diagnostic de tuberculose, mais son absence ne doit pas toujours la faire exclure ; c'est un signe tardif et qui manque dans les débuts, alors que le pouvoir tuberculigène est souvent tout initial.

L'*hémoptysie* (αἱμα, sang, et πτοσις, crachement) peut être le phénomène initial, l'accident révélateur, d'une phtisie chronique commune, mais assez rarement en réalité. L'hémoptysie, accident initial, est bien plus et surtout l'apanage de la *tuberculose pulmonaire abortive*, que nous décrirons bientôt. Elle est également plus fréquente dans cette forme de la phtisie chronique ulcéreuse que nous étudierons également plus loin sous le nom de *forme fibro-caséeuse congestive*, et dans la *spléno-pneumonie* de Grancher, qui est très voisine. Le plus souvent ici, l'hémoptysie consiste en quelques crachats teintés de sang ; lorsque le sang est expectoré à flots, il s'agit, le plus souvent, d'une des formes précédentes, surtout de la tuberculose abortive. Elle reparaît quelquefois tous les mois chez les tuberculeuses dont les règles sont supprimées. Cette hémoptysie, à l'inverse de celles qui se produisent souvent à la période des cavernes, n'est qu'exceptionnellement mortelle. Elle doit être attribuée, répétons-le, aux lésions pneumoniques tuberculeuses dans certaines conditions et non aux tubercules développés sur le trajet des vaisseaux (R. Tripier).

Les *douleurs thoraciques* signalées par les auteurs ne sont nullement caractéristiques de la phtisie commune. On les rencontre dans toutes les formes cliniques, car elles traduisent des poussées de pleurésie sèche localisées soit aux sommets, soit le long des scissures du poumon.

Signalons encore des symptômes d'*anémie*, la suppression ou l'irrégularité des *règles*, *l'abaissement marqué de la pression artérielle* à 12 à 14 mm. au sphygmomanomètre de Potain.

Cette période de début est en outre caractérisée, au point de vue urinaire, par *l'hyperchlorurie* (14 grammes en moyenne de NaCl par 24 heures, au lieu du chiffre normal de 10 grammes) (Piéry et Etienney) et de *l'hyperphosphaturie* (3 à 6 grammes d'acide phosphorique par litre au lieu de $2^{gr},50$ (J. Teissier).

L'ensemble des troubles fonctionnels et généraux précédents suffira, le plus souvent, pour le diagnostic d'une phtisie commune au début; en présence d'un pareil syndrome, on s'efforcera de confirmer le diagnostic par l'examen des *signes physiques*.

Ces derniers sont concentrés au niveau des sommets des poumons, où il faut plus spécialement les rechercher.

A *l'inspection*, on notera la dépression des creux sus et sous-claviculaires, des fosses sus et sous-épineuses, voire même la diminution de l'ensemble des masses musculaires scapulo-thoraciques. Ce qui confirmera l'existence d'une pareille atrophie musculaire. c'est l'existence soit de *contractions fibrillaires totales* étendues à toute la largeur de la fibre musculaire, soit de boules de *myo-œdème*, par la percussion brusque de ces divers muscles à l'aide du médius percutant en marteau, à petits coups secs. Nos observations déjà anciennes confirment sur ce point celles des auteurs, notamment celles de Boix.

A la *palpation*, en appliquant la main à plat sur les diverses régions du thorax pendant qu'on fait compter le malade, on constate que les *vibrations vocales sont augmentées* au niveau des fosses sous-claviculaires et sus-épineuses. Une notion à ne pas oublier, c'est que, normalement, les vibrations vocales sont plus marquées au sommet droit qu'au sommet gauche.

Dans les mêmes régions, la *percussion* décèle, signe de haute importance, un *son obscur et sub-mat* accompagné ou non de résistance au doigt. De plus, la percussion est souvent *douloureuse*.

L'*auscultation* fournit les meilleurs signes physiques en faisant entendre des *bruits adventices*. Ce sont des *craquements* se produisant en un point très limité de l'un des deux sommets; ils sont souvent uniquement inspiratoires. Ils demandent à être recherchés avec soin, et il faudra toujours *faire tousser* les malades. comme tout phtisique d'ailleurs qu'on ausculte; c'est le cas surtout ici de se rappeler, avec Peter, « qu'en auscultation il n'y a que les sensations fines qui comptent. » Le craquement. le *râle tuberculeux* des auteurs, est le signe décisif de la phtisie incipiens : il est d'ailleurs plus précoce qu'on ne le dit dans la vraie phtisie commune. Il consiste en une crépitation *irrégulière*, analogue à celle qu'on obtient en insufflant une vessie sèche ; il est composé de bulles peu nombreuses, séparées par des silences relativement prolongés les uns des autres ; quelquefois il se compose de deux ou trois bulles seulement au cours d'une respiration.

Au début, ce sont des craquements plutôt *secs*, fins, dispersés, que l'on perçoit ; mais à mesure que la maladie progresse, ces bruits deviennent *humides*, plus gros et plus nombreux. *craquements humides* ; l'oreille a la sensation d'un liquide qui traverse l'air en formant des bulles. Puis ces bulles elles mêmes deviennent plus grosses et plus humides ; ce sont des râles *cavernuleux*, puis des râles *caverneux* réalisant un véritable *gargouillement*.

Quant aux *modifications* du *murmure vésiculaire*, sur lesquelles a tant insisté Grancher (inspiration rude et expiration prolongée, respiration affaiblie et saccadée), elles s'appliquent plus exactement aux lésions abortives. D'après notre observation personnelle, nous ne pouvons guère admettre comme modifications du murmure vésiculaire que : 1° *l'obscurité de la respiration*, qui peut, en effet, précéder l'apparition des premiers craquements ; 2° un *souffle* à timbre varié, depuis le souffle doux jusqu'au souffle tubaire proprement dit, contemporain des bruits bullaires. C'est un point, d'ailleurs, sur lequel nous avons déjà insisté.

L'*examen radioscopique*, complété par l'*examen radiographique* ainsi que l'indique Béclère, sera des plus intéressants et pourra souvent fournir des signes importants : 1° la *diminution dans la clarté de l'image pulmonaire au sommet* ; 2° *l'abaissement du diaphragme* du côté malade (signe de Williams) ; 3° une image ganglionnaire consistant soit en une *bande homogène* floue (ganglions enflammés et hypertrophiés) (fig. 36), soit en une *bande moniliforme* (ganglions crétacés, joints à des ganglions enflammés) (fig. 38).

La *durée* de cette période de début est naturellement très variable. Il s'écoule généralement trois à quatre mois environ pour un cas moyen avant l'apparition des signes de la période d'état.

En résumé, il faut retenir que les meilleurs signes de début de la phtisie chronique commune sont : la *toux persistante*, la *fièvre vespérale*, l'*amaigrissement rapide*, les *sueurs nocturnes* et la *diminution de l'appétit*.

Diagnostic de la phtisie chronique commune à la période de début. — Ce diagnostic est en général plus facile qu'on ne le dit. La difficulté est plutôt non pas de diagnostiquer la tuberculose pulmonaire au début, — point sur lequel nous aurons spécialement l'occasion de revenir, — mais d'établir dès le début si l'on a bien affaire à la forme chronique ulcéreuse commune.

Dans le diagnostic on s'appuiera surtout, répétons-le, sur les *troubles fonctionnels* et *généraux*, souvent plus précoces que les signes physiques : de la fièvre, de la toux, un amaigrissement, de l'anorexie, qui durent sans cause depuis quelque temps ; voilà les éléments essentiels du diagnostic. Toutefois, beaucoup sont communs à plusieurs formes cliniques de la tuberculose pulmonaire. Il faut alors s'adresser aux signes stéthoscopiques, mais en se rappelant qu'il n'est guère que le *craquement limité au sommet*, et encore le craquement *humide*, qui ait la valeur d'un signe pathognomonique.

Le diagnostic différentiel de la phtisie chronique commune à la période de début doit être fait avec la *pleurésie sèche tuberculeuse des sommets*, avec la *poussée de bronchite tuberculeuse ou non à un sommet*, avec une *phtisie galopante au début*, la *granulie discrète*, avec la *tuberculose pulmonaire abortive*.

La *pleurésie sèche des sommets* est caractérisée par la prédominance des phénomènes douloureux, l'absence d'expectoration, la température nulle ou en tous cas moins élevée que dans la phtisie ulcéreuse commune. A l'auscultation, ce qu'on perçoit ce sont des frottements très secs, simulant parfois les râles crépitants ou sous-crépitants secs. Enfin l'état général est à peine touché, toujours bien moins que dans la forme commune. Néanmoins, en certains cas, on fera sagement d'attendre plusieurs jours avant de se prononcer, et notamment jusqu'à ce qu'on ait en sa possession une *courbe thermométrique* étendue à une huitaine de jours environ.

La méconnaissance d'une *poussée de bronchite, tuberculeuse ou non, à un sommet*, que l'on prend pour un foyer de ramollissement, est certainement l'erreur la plus souvent commise. Mais, dans le cas de simple bronchite, les râles muqueux perçus sont moins uniformes, mélangés à des ronchus;

ils sont dispersés sur une plus grande hauteur, et cela d'une façon uniforme, sans orientation concentrique autour d'un point central, comme cela arrive pour les craquements de la phtisie incipiens. Ici encore on s'appuiera sur les symptômes fonctionnels et généraux, et on ne se prononcera qu'après l'examen d'une courbe thermométrique de quelques jours.

Signalons enfin que l'étude de la *chlorurie urinaire* est capable de fournir ici des données importantes au diagnostic. Dans le cas d'une poussée de bronchite d'un ou des sommets, c'est une véritable crise de rétention chlorurée (moyenne nychthémérale : 4 et 5 grammes de NaCl) à laquelle on assiste, tandis que dans le second l'hyperchlorurie (14 grammes de NaCl par vingt-quatre heures en moyenne), ou en tout cas la chlorurie normale (10 grammes) est la règle.

Nous n'insisterons pas sur la méprise avec une poussée aiguë, qui ne serait pas la première chez un phtisique chronique. Une étude suffisante du malade montrerait l'existence des lésions antérieures.

Mais la phtisie qui débute, et que l'on a bien reconnue, ne risque-t-elle pas d'être une *phtisie galopante* ? En ce cas, le début aurait été plus bruyant, avec la brusquerie d'une maladie infectieuse, d'une broncho-pneumonie grippale, par exemple. La fièvre, dans la phtisie galopante, est toujours, en effet, précoce et élevée, la toux intense, la dyspnée très marquée. L'état général y est aussi rapidement altéré sous forme d'une grande dépression des forces, d'une dyspnée vive avec cyanose, plutôt que sous la forme d'amaigrissement et de consomption.

Une *granulie discrète* avec sa toux, sa perte des forces, son amaigrissement, sa fièvre persistante, une respiration rude et parfois sifflante au sommet, peut en imposer plus facilement encore pour une phtisie ulcéreuse au début. Ici c'est la surveillance minutieuse des sommets qui, au bout de plusieurs semaines, montrera l'invariabilité des signes antérieurement perçus, et notamment l'absence de tout craquement; c'est aussi l'examen bactériologique répété de l'expectoration qui, constamment négatif, rendra de plus en plus improbable l'idée d'une phtisie ulcéreuse commune.

Enfin la *tuberculose latente*, qui répond à des lésions assez minimes pour échapper à un minutieux examen clinique, peut donner lieu à des symptômes d'infection tuberculeuse : amaigrissement, anémie, fièvre, anorexie; s'il s'y joint la notion d'antécédents héréditaires, on aura tôt fait de porter le diagnostic de phtisie ulcéreuse au début. On évitera cette erreur par la constatation, comme dans le cas précédent, de l'absence de tous signes adventices (craquements notamment) à l'auscultation des sommets.

II. Symptômes de la phtisie commune à la période de confirmation ou d'état de la maladie. — Dès que la période de début est franchie et que la période d'état se caractérise, les zones envahies les premières, les sommets presque toujours, nous l'avons dit, présentent des modifications; simultanément aussi, ou ultérieurement, on voit apparaître un ou plusieurs foyers tuberculeux qui vont passer par les mêmes étapes stéthoscopiques que le foyer primitif.

Le sommet envahi le premier présente, en effet, maintenant les signes d'un mélange de lésions fibroïdes et de lésions caséeuses; les râles diminuent de nombre et font place à la rudesse et au souffle cavitaire; en même temps en note de la *pectoriloquie* et la *toux déchirante*. Lorsque la caverne se dessèche et commence même à se cicatriser, le *souffle* et la *voix* deviennent *amphoriques*.

Au niveau du ou des foyers nouveaux, nous assistons aux mêmes phases stéthoscopiques que pour le foyer initial. Les râles y dominent, le murmure vésiculaire persiste en quelque mesure, les souffles font encore plus ou moins défaut.

L'opposition qui se manifeste ainsi entre les régions envahies à des dates différentes comporte elle-même un enseignement important sur l'évolution des lésions; elle sert plus que tout autre à distinguer la forme fibro caséeuse extensive de la forme caséeuse similaire (Bard).

Les *symptômes fonctionnels* et *généraux* qui parfois, après la poussée du début, avaient un peu fléchi, vont maintenant s'accroître sous l'influence de l'infiltration nouvelle.

L'amaigrissement fait des progrès assez rapides et les forces s'affaiblissent. Les règles se suppriment tout à fait. L'appétit reste mauvais; parfois la dyspepsie initiale s'atténue et le malade peut manger et digérer, mais l'état général n'en profite guère.

Le teint est terreux, pâle, la peau sèche et bistrée; parfois il existe une coloration rouge intense des pommettes, qui s'exagère au moment des accès fébriles (*rougeur hectique des pommettes*).

La *fièvre* reprend une marche nouvelle. Le type en est le même qu'à la phase première : c'est une fièvre intermittente du *type quotidien*, parfois du type *double quotidien*. L'accès quotidien débute généralement de quatre à sept heures du soir et se termine au milieu de la nuit par des sueurs profuses. S'il s'agit d'une fièvre double quotidienne, le premier accès, très court, a lieu vers midi, le second, plus long, dans la soirée. La température, lors de ces divers accès, monte à 38°,5, 39°,5 et même 40°.

Le *pouls* est toujours accéléré, plus fréquent même que ne le comporte l'élévation de la température ; ce qui faisait dire à Lasègue que la fièvre des phtisiques est caractérisée bien plus par la fréquence du pouls que par l'élévation thermique. Souvent il existe un *dicrotisme* manifeste.

Des *sueurs* profuses, générales, toujours plus marquées la nuit, terminant l'accès fébrile, constituent un des symptômes les plus constants et les plus pénibles de cette phase de la phtisie commune. Ces *sueurs nocturnes des phtisiques* dégagent parfois une forte odeur d'acides gras assez caractéristique.

La *toux* devient plus fréquente, s'opposant même au sommeil. Elle n'est plus sèche comme au début, mais humide, catarrhale. Elle s'accompagne d'une *expectoration* plus abondante, composée de crachats *muco-purulents*. On y rencontrait, à la période précédente, des parcelles blanchâtres de matière caséeuse, ayant l'apparence du riz cuit ;

mais maintenant que la matière caséeuse est évacuée, tout au moins au niveau du foyer initial, les parcelles blanchâtres ont disparu et le muco-pus constitue tout le crachat. Au bout de peu de temps même, les crachats épais prennent dans le crachoir une forme arrondie comme celle d'une pièce de monnaie (*crachats nummulaires*), composés qu'ils sont de masses muco-purulentes nageant dans un liquide séreux d'apparence salivaire. Rappelons que le crachat nummulaire n'est nullement pathognomonique de la phtisie : on le rencontre aussi dans la rougeole, la grippe, la dilatation des bronches, et, d'une façon générale, dès qu'on fait expectorer dans un vase rempli d'eau des malades qui crachent du muco-pus. Ces crachats contiennent une grande quantité de phosphates et de chlorures.

. A l'examen microscopique, on note :

1° La présence de *fibres élastiques*, qui, en dehors de la phtisie, s'observent encore dans la grangrène du poumon, l'infarctus hémoptoïque, la pneumonie chronique, les laryngites ulcéreuses, la dilatation des bronches, rappelons-le.

2° La présence de *très nombreux* bacilles de Koch, dont la forme varie suivant la phase évolutive de chaque poussée caséeuse nouvelle, comme nous aurons l'occasion de le signaler ultérieurement à propos de l'*évolution* de la phtisie chronique (V. p. 420).

. Les *hémoptysies* sont assez rares. Elles ne prennent une importance réelle que dans la *forme fibro-caséeuse congestive*.

A cette période, si la *radioscopie* et la *radio-*

graphie ont bien perdu de leur utilité pour le diagnostic de la maladie, elle conservent cependant, ainsi que nous l'avons indiqué déjà, toute leur importance pour la *délimitation* des lésions et *l'appréciation de leur étendue.*

L'examen radioscopique fournit également ici d'utiles renseignements séméiologiques en permettant l'appréciation des *adénopathies pulmonaires concomitantes.* Les images diverses rencontrées ont, en effet, une signification variable et précise en rapport avec l'*évolution* même du processus pulmonaire, ainsi que nous l'avons montré en collaboration avec Jacques.

Dans les phtisies caséeuses, nous le verrons, les *masses ganglionnaires* apparaissent *diffuses, mais très développées,* en rapport direct avec l'acuité du processus.

Dans la phtisie commune, l'image ganglionnaire ne traduit pas seulement le degré de rapidité de l'évolution des lésions pulmonaires, elle est aussi la signature de *poussées tuberculeuses antérieures.* C'est ainsi que, dans les phtisies communes à marche progressive et plutôt subaiguë, les ganglions apparaissent sur l'écran, sous la forme d'une *bande homogène* peu accentuée, peu foncée, d'une teinte à peu près uniforme, et ne présentant *aucun point saillant;* ce sont des ganglions moyennement hypertrophiés, peut-être quelque peu caséeux.

Dans les phtisies chroniques à marche plus lente, avec rémissions nombreuses, et qui procèdent par *poussées successives,* l'image n'est pas plus grande, mais elle est beaucoup plus nette.

C'est à elle surtout que s'appliquent les termes de « moniliformes », de « bandes à contours festonnés », employés par Béclère et la plupart des auteurs pour décrire l'adénopathie bronchique. La bande ganglionnaire, en effet, au lieu de présenter, comme dans le cas précédent, une teinte uniforme, offre en certains points des *taches* plus foncées qui apparaissent comme en relief, et constituent à leur niveau comme une sorte de renflement. Les deux sciagrammes représentés dans les figures 38 et 39 (V. pages 356 et 357), en exagérant peut-être un peu les caractères, rendent bien compte de l'aspect que présentent ces images ganglionnaires avec leurs contours polycycliques et leurs ombres plus foncées en certains points. Les ombres plus foncées doivent être attribuées, par exclusion, à des scléroses ou calcifications ganglionnaires. Elles sont donc l'indice certain d'une poussée antérieure qui a guéri. Comme, à côté de ces anciennes lésions, nous avons des ganglions simplement inflammatoires, nous pouvons donc conclure, d'après la constatation d'une telle image, que nous avons affaire à une tuberculose à poussées successives.

L'ensemble des symptômes précédents, qui occupent la période d'état, a une durée des plus variables. Elle dépend, en effet, de l'intensité, du nombre et de l'intervalle de temps compris entre les *poussées tuberculeuses successives qui conditionnent essentiellement l'évolution normale d'une phtisie chronique*. Au point de vue anatomique, ces différences dans l'évolution de la phtisie commune se traduisent par une proportion respective variable dans l'étendue des lésions caséeuses et dans celle des lésions fibreuses. Sur la topographie et sur l'évolution de ces diverses poussées tuberculeuses, nous reviendrons longuement plus tard (V. p. 412).

C'est pourquoi une durée moyenne de la période d'état de la phtisie commune est impossible à fixer : elle varie, en effet, de six mois à deux, trois ou quatre ans.

Diagnostic de la phtisie commune à la période d'état.

— Le diagnostic différentiel de la phtisie commune à cette période est rarement bien difficile. C'est le diagnostic des lésions, de leur étendue, de leur modalité évolutive qu'il importe de bien préciser.

Les *congestions broncho-pulmonaires des cardiopathies* et *du mal de Bright*, avec leurs foyers de râles sous-crépitants, se distinguent en effet aisément par l'absence de bacilles de Koch dans les crachats, leur mobilité, leur siège indifférent à la base, à la région moyenne, au sommet, enfin et surtout par l'examen du cœur et des urines.

Une *pneumonie* ou une *broncho pneumonie* du sommet à évolution traînante, avec ses râles crépitants ou sous-crépitants persistants, se reconnaîtra par *l'absence des bacilles*, alors qu'à cette période les bacilles sont toujours présents dans l'expectoration.

La *pneumonie caséeuse*, la *phtisie galopante*, se trahiront par leur début brusque, leur évolution rapide et continue, l'intensité des phénomènes fonctionnels et généraux et des signes stéthoscopiques.

Les difficultés les plus grandes, et les erreurs

peut-être les plus fréquentes, consistent surtout dans la confusion de la phtisie chronique, tout au début de la période d'état, avec les *poussées de bronchite*, voire même avec celles de *pleurésie sèche* survenant au cours d'une *phtisie fibreuse* ou plus rarement d'une tuberculose pulmonaire abortive; d'autant qu'en ce cas les râles prennent un caractère métallique spécial et s'accompagnent de souffle et de bronchophonie. On peut même dire que c'est là l'erreur courante en matière de diagnostic de la tuberculose pulmonaire. Pour faire cette distinction, on s'appuiera d'abord sur le caractère des râles, sur lequel nous avons insisté déjà : râles muqueux, uniformément répartis sur une certaine hauteur du poumon, en cas de bronchite; râles plus fins, plus humides, en tout cas plus nombreux, en un point précis formant centre, dans le cas de foyer caséeux en voie de fonte. Les symptômes généraux toujours moindres, l'abaissement extrême du taux des chlorures urinaires à 3 et 4 grammes par vingt-quatre heures (au lieu de leur maintien à 8 et 10 grammes dans la phtisie chronique ulcéreuse), seront également des arguments sérieux en faveur de la bronchite surajoutée. Enfin, dans certains cas, il faudra, thermomètre en main, savoir attendre plusieurs jours avant de se prononcer.

Signalons aussi que souvent ces poussées de bronchite sont concomitantes du ramollissement d'un foyer caséeux. Elles sont alors un obstacle sérieux à la délimitation exacte de l'étendue du foyer en question. Là encore, il faudra savoir attendre l'extinction de la bronchite pour se prononcer.

Enfin, il faudra distinguer la phtisie commune de la *forme congestive;* en particulier, on ne confondra pas une poussée congestive de cette dernière (pneumonie de Tripier et de Sabourin) avec une simple poussée caséeuse commune. Nous reviendrons plus loin sur ce diagnostic.

III. Symptômes de la phtisie commune à la période terminale (phtisis desperata).
— Suivant la modalité évolutive plus ou moins rapide des lésions, c'est en quelques mois, parfois en un an ou deux, que le phtisique parvient à la période terminale caractérisée par l'étendue et l'intensité des lésions, et par l'état *consomptif* ou *cachectique* des malades.

A cette période, la *toux* augmente ; la *dyspnée* devient très vive habituellement, s'accompagnant de cyanose du visage à l'occasion des efforts. Les *crachats* restent parfois *muco-purulents;* mais souvent ils sont entièrement *purulents* et franchement *nummulaires;* parfois ils ont une *teinte gris sale,* ou bien encore ils constituent une *purée verdâtre* homogène entourée d'un liseré rose (dû à une petite quantité de sang). Ils fourmillent des bacilles de formes les plus variables, en rapport avec la multiplicité des lésions à des stades divers de leur évolution. Cette expectoration est en général très abondante, surtout le matin, où, quand le malade vide ses bronches, elle simule une véritable vomique. Dans les dernières heures de la vie ou pendant une maladie intercurrente, les crachats diminuent et disparaissent.

La *fièvre* augmente. Elle est, à cette période,

caractérisée par de grandes exacerbations vespérales atteignant 40°, alors que le matin la température est peu élevée ou même normale. C'est la *fièvre hectique* des anciens auteurs, la *fièvre de résorption* de Jaccoud. Les *sueurs* sont abondantes, surtout la nuit.

Le malade présente bientôt alors tous les signes de la *consomption* ou *cachexie tuberculeuse*.

L'*amaigrissement* fait des progrès effrayants : les joues se creusent, les pommettes sont saillantes et légèrement cyaniques, les orbites apparaissent trop grandes pour les yeux dont le regard devient fixe et brillant. La bouche est sèche, rouge, desquamée, souvent envahie par le *muguet*. La *diarrhée* est fréquente, incoercible et parfois sanglante (au cas d'ulcérations intestinales qui sont d'ailleurs presque la règle). Les malades qui, jusqu'alors, n'avaient pas tenu le *lit*, y restent spontanément confinés ; ce fait est important, car il n'y a que les phtisiques gravement atteints qui gardent volontairement le lit. Les *œdèmes* cachectiques, — *phlébites frustes* fréquemment, — font leur apparition ; des *eschares sacrées* se creusent.

Et, discordance frappante sur laquelle ont insisté tous les auteurs et les littérateurs surtout, à côté de cette ruine du corps, on note une intégrité parfaite de l'intelligence, qui garde toute sa vivacité, sa finesse ; le phtisique aime alors à caresser des projets d'avenir, en proie à un optimisme vraiment tout spécial à la phtisie consomptive, ainsi que nous l'avons déjà indiqué.

Durant cette période, les *signes stéthoscopiques*

sont caractérisés par leur nombre, leur variété et plus spécialement par leur caractère d'humidité. Il est rare notamment que l'on ne perçoive pas l'existence de *signes cavitaires* en deux et même trois ou quatre points du poumon : les deux sommets surtout, et l'un ou les deux sommets postérieurs généralement. Et, avec un peu d'habitude, les nuances mêmes présentées par les signes cavitaires permettent d'attribuer à chaque caverne son âge respectif; c'est ainsi qu'il y a toutes chances pour que la caverne à la voix et à la toux amphorique sans grands râles concomitants soit de date plus ancienne que la caverne dont le souffle cavitaire prend un timbre tubaire, *souffle tubo-creux*, au milieu d'un véritable gargouillement. Enfin, toujours dans les dernières semaines, on peut assister à la production de la poussée ultime de granulations tuberculeuses. Elles se traduisent par l'envahissement des dernières portions jusqu'ici respectées du poumon, par des bouffées de râles muqueux et bronchiques, avec parfois petit souffle tubaire concomitant.

La *durée* de cette période est difficile à *pronostiquer*. Marfan conseille fort justement, à ce propos, de ne jamais fixer de date précise. Il attache toutefois une grande importance à l'apparition de l'*œdème cachectique* qui annoncerait la mort *avant un mois*.

La *mort* survient au milieu des progrès de la cachexie, soit du fait, le plus souvent, de la *poussée de granulie* ultime que nous venons de signaler, soit plus rarement par une hémoptysie foudroyante par rupture d'un anévrysme faux, dit de

Rasmüssen [1], ou par une des *complications* sur les-quelles nous reviendrons.

Diagnostic de la phtisie chronique à la période consomptive. — Il est certain qu'une fois réalisé le tableau que nous venons d'esquisser, le diagnostic ne reste plus douteux pour personne, pas même pour les personnes étrangères à la médecine.

Néanmoins, le tableau peut ne pas être au complet, et des méprises peuvent encore, dans certaines circonstances, se produire avec des *phtisies caséeuses*, la *dilatation des bronches*, le *cancer du poumon*.

Avec les *phtisies caséeuses*, pneumonie ou phtisie galopante, on pourrait objecter que ce diagnostic n'a guère d'intérêt. Il en conserve un toutefois : c'est au point de vue de la *durée* à prévoir de la maladie. Une phtisie fibro-caséeuse commune peut encore, même à la période de consomption, subir des temps d'arrêt remarquables, repoussant à plusieurs mois une terminaison que l'on avait jugée fatale à quelques semaines. Le diagnostic de pneumonie tuberculeuse ou de phtisie galopante entraîne avec lui, au contraire, celui d'une évolution implacablement progressive. C'est principalement sur l'histoire antérieure de la maladie qu'on s'appuiera, sur le mode brusque et surtout la date récente du début.

Le *cancer du poumon* se différenciera aisément,

---

[1] Il semble définitivement établi à l'heure actuelle, répétons-le, qu'il s'agit bien en ce cas d'un *faux anévrysme* d'une artère de la paroi cavitaire (Tripier).

lui aussi, par l'*expectoration dépourvue de bacilles de Koch* et à aspect de gelée de groseille, et par l'absence de fièvre et de sueurs nocturnes.

Quand à la *dilatation des bronches*, synonyme le plus souvent de *syphilis pulmonaire* (Tripier), elle s'en distinguera aisément, quoi qu'on en dise, par l'*absence de bacilles de Koch*, l'altération toujours plus tardive et moins marquée de l'état général, l'unilatéralité véritable des lésions, le siège de ces dernières à la base avec intégrité des sommets (éventualité qui n'est pas très rare), les constatations positives tirées de la recherche de la syphilis.

Pronostic de la phtisie commune. — Sans entrer ici dans le détail de faits sur lesquels nous aurons à revenir à propos du *pronostic général* de la tuberculose pulmonaire (V. p. 671), contentons-nous de dire que cette forme entraîne un pronostic moins sévère que les formes caséeuses, en ce sens, en effet, qu'elle peut comporter une évolution moyenne de quelques années, au lieu de quelques mois comme ces dernières. Mais le pronostic est à peine moins sévère, au point de vue d'un avenir plus éloigné, parce que l'arrêt durable des lésions et leur évolution cicatricielle franche sont tout à fait exceptionnels.

CHAPITRE III

L'ÉVOLUTION DE LA PHTISIE FIBRO-CASÉEUSE COMMUNE
LA DISTRIBUTION TOPOGRAPHIQUE DES LÉSIONS

SOMMAIRE

I. Caractérisée essentiellement par une marche chronique avec poussées évolutives et phases de rémission intercalaires.

II. *Les signes physiques et fonctionnels d'une poussée évolutive.* — Les courbes thermiques, chloruriques, morphologiques et numériques bacillaires. Formule hémoleucocytaire.

III. *Localisation des poussées évolutives successives.* - Distribution topographique des lésions dans la phtisie chronique commune.

IV. *Poussées pneumoniques intercurrentes.* Leur symptomatologie.

V. *Durée et terminaison de la phtisie fibro-caséeuse commune.* — De la mort chez les phtisiques communs. Signes précurseurs de la mort.

Le rapide tableau clinique que nous venons de brièvement esquisser et auquel nous avons tenu à conserver son caractère *classique* et un peu schématique est loin de résumer l'ensemble des faits utiles à connaître sur la phtisie chronique commune.

A propos de la séméiologie générale de la

tuberculose pulmonaire, nous avons déjà, d'ailleurs, présenté une étude analytique des plus importants symptômes. Mais le point sur lequel nous voulons insister ici, c'est l'étude de l'*évolution* habituelle de la phtisie commune, et des moyens d'appréciation que nous avons à notre disposition. C'est ainsi que nous étudierons successivement : 1° les *caractéristiques de cette évolution*; 2° les *modifications des signes physiques et fonctionnels* qui la traduisent; 3° la *distribution topographique des lésions successives* de la phtisie chronique ; 4° les *poussées pneumoniques* qui souvent accidentent le cours de la maladie ; 5° enfin la *durée* et la *terminaison* de cette dernière.

§ 1. — *Les poussées évolutives avec phases de rémission intercalaires caractérisant l'évolution de la phtisie commune.*

Les descriptions classiques sont généralement très brèves sur l'étude pourtant essentielle de l'évolution de la phtisie commune.

C'est ainsi que Marfan se borne à signaler les temps d'arrêt que peut subir la maladie : les *trêves de la tuberculose.*

Grancher et Barbier distinguent bien aussi, à propos de l'étude de la marche générale de la maladie, des formes chroniques *avec trêves*, des formes chroniques *avec poussées subaiguës*, des formes chroniques *progressives*. Mais ce sont là aussi, pour eux, des modalités évolutives propres à certains cas, et, d'autre part, ils insistent sur la « marche capricieuse » habituelle de la maladie.

Nous croyons, au contraire, de par l'étude prolongée et assidue de nombreux phtisiques, que la phtisie commune a justement pour caractéristique clinique essentielle d'*évoluer par poussées évolutives, aiguës ou subaiguës, entrecoupées de périodes de rémission ou d'accalmie.* De l'intensité et de la durée respective de chacune de ces périodes dépendront justement la durée totale et, partant, le pronostic de chaque cas considéré.

Chacune de ces poussées évolutives a pour substratum anatomique un foyer d'infiltration tuberculeuse[1]. Né par germination et agglomération des tubercules, il ne tarde pas à passer au ramollissement par fonte caséeuse, élimination de la substance caséeuse et formation d'une excavation ; puis la caverne s'assèche, entre en voie de cicatrisation plus ou moins complète : c'est la fin de la poussée aiguë et le début de la période de rémission.

Or chacune de ces poussées aiguës se traduit par l'aggravation de la maladie ; consciemment ou inconsciemment, c'est par elle que le phtisique est amené à l'hôpital ou dans le cabinet du médecin. C'est donc cette poussée même que ce dernier aura à traiter plus spécialement, c'est donc elle que le praticien doit bien connaître dans son évolution et dans les symptômes spéciaux par lesquels elle se traduit.

Ces symptômes sont aussi bien des signes physiques que des signes fonctionnels et généraux.

---

[1] En clinique courante nous dénommons *poussée caséeuse* ce type commun de poussée évolutive pour la distinguer de la *poussée pneumonique.*

I. Les signes physiques d'une poussée évolutive. — Les signes physiques ont été admirablement étudiés par Laënnec, qui les a divisés en *signes de la période de crudité, signes de la période de ramollissement, signes de la période des cavernes*. Cette division, il l'appliquait, il est vrai, non pas à la description d'une poussée aiguë de la phtisie, mais bien à l'évolution tout entière de cette maladie. Ramenée à cette signification plus restreinte, les signes physiques de crudité, de ramollissement et d'excavation permettent, en effet, de suivre pas à pas les progrès de l'évolution anatomique de chaque poussée aiguë nouvelle atteignant le poumon. Chacune d'elles, en effet, à quelques variantes près, reproduit dans ses grandes lignes l'évolution de ces signes physiques telle qu'elle est actuellement décrite par tous les auteurs. La signification anatomique précise de ces divers signes physiques est donc des plus importantes pour le clinicien. C'est pourquoi nous ne craignons pas d'y revenir. Nous ne sommes pas, en effet, de l'avis de Grancher, qui ne trouve guère d'intérêt ou d'importance aux signes physiques qu'en temps qu'ils indiquent le début seul de la maladie ; nous croyons, au contraire, des plus utiles, soit au point de vue pronostic, soit au point de vue thérapeutique, pour le clinicien, de pouvoir suivre l'évolution anatomique de la maladie et pouvoir, en quelque sorte à chaque instant, en faire le diagnostic anatomique.

Les poussées aiguës de la phtisie chronique, avons-nous dit, *se répètent*. C'est pourquoi, si le médecin n'a pas souvent l'occasion d'assister aux premiers signes physiques de la phtisie, il est assez commun, par contre, d'observer le début d'une des poussées ultérieures qui accidentent normalement l'évolution de la phtisie chronique. Que la poussée aiguë soit la poussée princeps d'une phtisie qui débute, ou bien qu'elle soit plus tard venue, les signes de la *phase d'agglomération ou d'infiltration* sont les suivants :

1° La *submatité* à la percussion ;

2° L'*exagération des vibrations vocales* ;

3° La *respiration soufflante* ou l'*obscurité du murmure vésiculaire* ;

4° Les *craquements secs*, puis *humides*.

Grancher a fait, de plus, les notations très exactes suivantes : « Le murmure respiratoire, à cette période, dit-il, présente des caractères très différents suivant les cas : il peut être tellement faible qu'on a de la peine à l'entendre ; plus souvent, il est remplacé par du souffle dont le timbre varie depuis le souffle doux, jusqu'au souffle tubaire proprement dit ; mais le trait caractéristique de cette période, c'est la présence des bruits bullaires, dont la signification est presque absolue. Toutefois, l'étude de la respiration sous-jacente offre un sérieux intérêt, car elle indique jusqu'à un certain point la rapidité et le degré du ramollissement. En thèse générale, plus elle est faible et plus les bruits adventices sont importants et nombreux. Il peut même arriver que l'oreille ne perçoive absolument que ces bruits, tout souffle ou toute anomalie respiratoire ayant disparu. C'est le signal d'un ramollissement rapide, que confirment l'abondance et le volume des râles. Au contraire, la présence du souffle derrière les crépitations indique que l'induration persiste et que l'élimination des tubercules crétifiés marche lentement. »

La *phase de ramollissement* du foyer caséeux, qui répond en réalité à l'élimination des parties caséifiées, est caractérisée par l'apparition des *signes cavitaires humides*.

Les craquements secs ont complètement fait place aux craquements *humides;* ces derniers donnent de plus en plus, à l'oreille, la sensation de bulles de plus en plus volumineuses : ce sont les *râles cavernuleux;* un pas de plus, et l'on perçoit le *râle caverneux*, ou *gargouillement*. Quant au souffle, il passe peu à peu du timbre tubaire au timbre caverneux : c'est le *souffle tubo-creux* d'abord, puis le *souffle caverneux*, proprement dit. En même temps, la toux devient éclatante, caverneuse ; il existe une pectoriloquie aphone manifeste.

Enfin la caverne s'assèche, elle entre plus ou moins en voie de cicatrisation (*phase de cicatrisation de la caverne*). Stéthoscopiquement, cette période est caractérisée par ce que nous appelons les signes cavitaires *secs*, c'est-à-dire le plus souvent *amphoriques :* le gargouillement disparaît, il ne persiste plus que quelques râles à timbre sec, métallique ou argentin; le souffle, la toux et la voix prennent le caractère amphorique. Ou bien encore le souffle semble appartenir à une induration pulmonaire ou à une compression bronchique (*souffle bronchique*).

Ce sont ces signes cavitaires *secs* qui persisteront maintenant durant toute la *phase de rémission*, et même pendant toute la durée de la ma-

ladie, sauf les modifications que pourront lui faire
subir les poussées aiguës trop voisines ou bien les
poussées de bronchites surajoutées.

II. Les principaux signes fonctionnels de la poussée évolutive et de la période de rémission.

— Ce sont ceux que l'on rencontre
à des degrés variables dans toutes les modalités de l'infection tuberculeuse. Qu'ils débutent
en pleine santé ou sur le terrain déjà intoxiqué
d'une phtisie chronique à la période de rémission, on peut toujours, avec un peu d'attention, noter l'annonce du début, *dès avant
l'apparition des signes physiques* généralement :
l'anorexie, l'amaigrissement, la perte des forces,
la reprise ou l'accentuation de la toux. Le malade
se dit indisposé, fatigué, mal à son aise ; parfois il se couche de lui-même, un jour ou deux ;
il se sent fébrile. Les sueurs apparaissent non
seulement nocturnes, mais diurnes aussi. Parfois
le malade ressent un point de côté, et il survient
quelques hémoptysies. Ces signes vont ainsi persistant, parfois s'accentuant durant la phase d'agglomération et de ramollissement. A cette dernière
phase, la toux, qui était relativement sèche, devient
plus humide ; les produits de l'expectoration muqueux et mucopurulents deviennent purulents et
surtout augmentent de quantité. A la phase
d'assèchement, la plupart des signes fonctionnels
s'amendent : la toux et l'expectoration diminuent
notablement, l'appétit reparaît, l'amaigrissement
cesse de faire des progrès.

Mais il est quatre ordres de signes surtout qui

fixent d'une façon exacte sur le degré d'évolution de

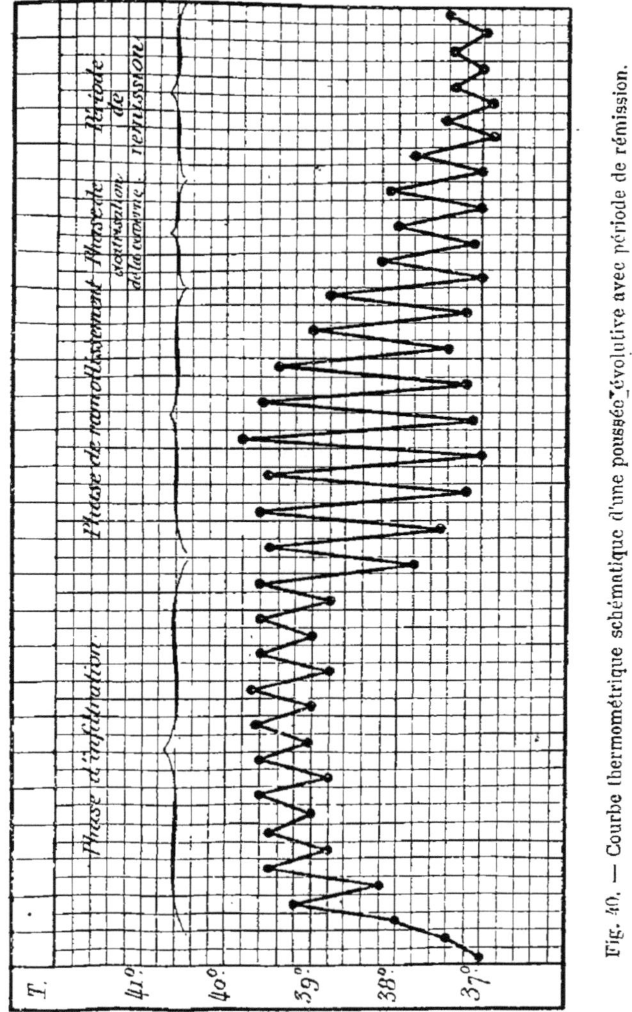

Fig. 40. — Courbe thermométrique schématique d'une poussée évolutive avec période de rémission.

la poussée aiguë envisagée : nous voulons parler de

la *courbe thermométrique*, des *variations morphologiques* et *numériques du bacille de Koch*, des variations des *chlorures urinaires*, enfin de la *formule
hémo-leucocytaire*.

A. Courbe thermométrique. — Dès les premiers jours (V. fig. 40), la *température* monte,
en vingt-quatre ou quarante-huit heures : en effet,
38° le matin, 39°,2-39°,5 le soir. Puis, durant
toute la phase d'infiltration, c'est à-dire pendant
une, deux ou plusieurs semaines, suivant l'importance de la poussée elle même, la température se
maintient en quelque sorte en plateau, tout au moins
avec des oscillations minimes de un degré environ
au voisinage de 39°. A la phase de ramollissement
apparaissent, au contraire, de grandes oscillations
thermiques : la température allant de 37°-37°,5 le
matin à 39°-39°,5 le soir. Mais déjà, la fièvre baisse
petit à petit. A la phase de cicatrisation de la
caverne, la température oscille toujours, irrégulière,
mais autour de 38° ; le matin elle descend régulièrement à 37°, et le soir elle remonte à 37°,8-38°,2.
Finalement, l'apyrexie s'établit, caractérisant la
période de rémission. La courbe thermique constitue donc un véritable graphique de la poussée
aiguë elle-même.

**B. Variations morphologiques et numé-
riques du bacille de Koch.** — L'*examen
bactériologique* permet de suivre, non moins fidèlement, l'évolution des lésions, — nous dirions
même : plus fidèlement encore, — car bien souvent
cet examen nous a permis de *prévoir*, quelques
jours d'avance, l'élévation ou l'abaissement ulté-

Fig. 8. — Fin de la phase de ramollissement d'une poussée évolutive au cours d'une phtisie commune cavitaire. Bacilles peu nombreux, moniliformes, courts, longs, paramoniliformes et homogènes courts. Formule (341) P. N.

Fig. 9. — Phase de cicatrisation de la caverne à la fin d'une poussée évolutive au cours d'une phtisie commune cavitaire. Bacilles homogènes longs et courts, peu nombreux. Formule (21) P. N.

Fig. 10. — Début de la période de rémission au cours d'une phtisie commune cavitaire. Bacilles homogènes courts et longs, rares. Formule (12) R.

Fig. 11. — Période de rémission au cours d'une phtisie commune cavitaire et phtisies fibreuses secondaires. Bacilles homogènes courts très rares. Formule (1) T. R.

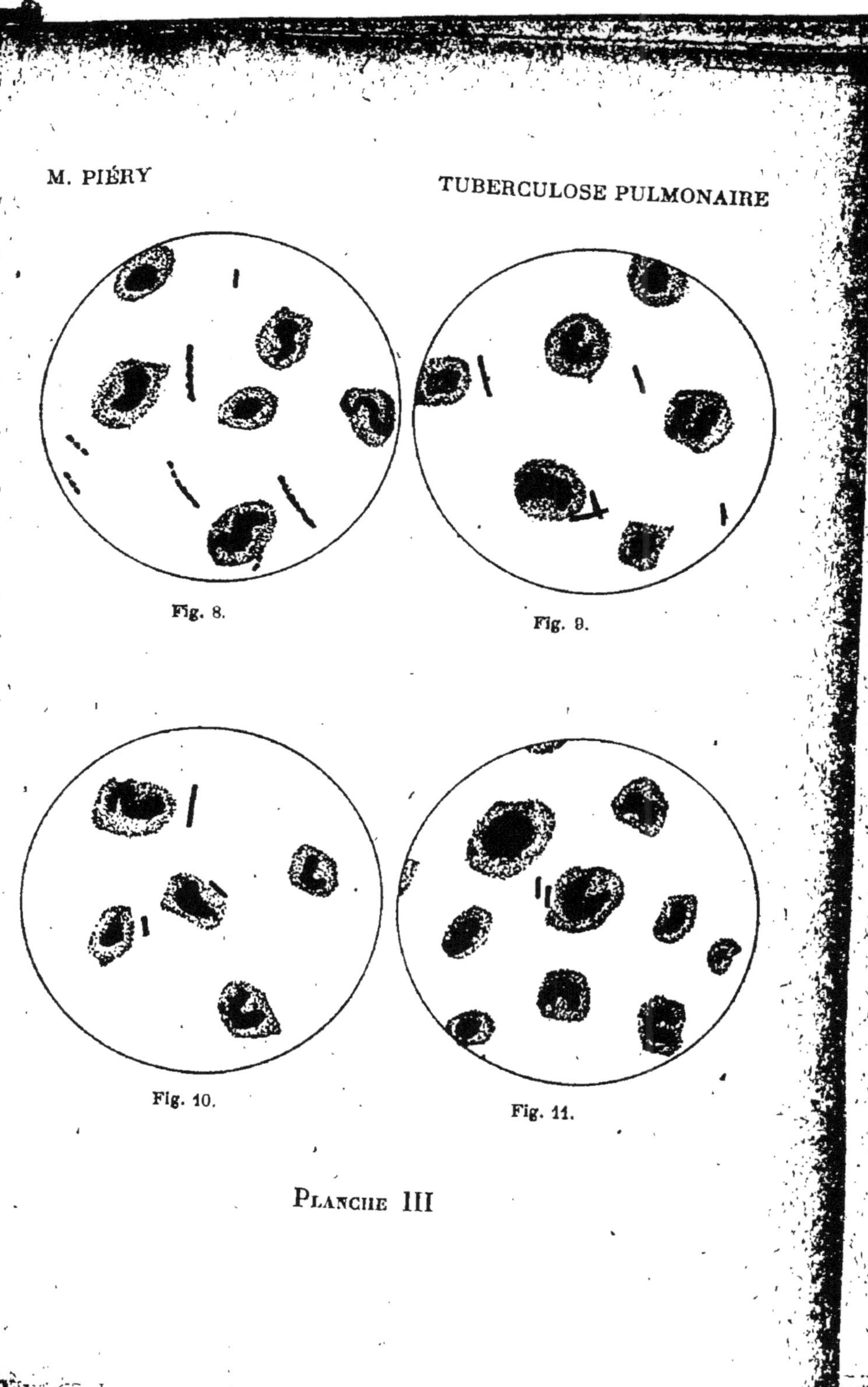

Fig. 8.

Fig. 9.

Fig. 10.

Fig. 11.

PLANCHE III

rieurs de la courbe thermique (Piéry et Mandoul).

Cet examen permet d'établir une série de *formules* correspondant à chacun des stades précédents.

A la *phase d'infiltration*, nous devons faire une distinction essentielle entre la *poussée initiale* et les *poussées consécutives*.

Lors de la *poussée initiale*, c'est-à-dire au début même de la tuberculose, ce sont de *rares bacilles moniliformes longs* qui font leur apparition (fig. 2. Pl. I).

La *phase d'infiltration* d'une poussée aiguë survenant, au contraire, chez un ancien tuberculeux présentant ou non déjà quelque caverne, est caractérisée par la *prédominance des bacilles homogènes courts*, souvent en diplo-bacilles homogènes, qui sont d'abord seuls, puis bientôt mélangés à quelques moniliformes longs. Cette phase voit se succéder deux formules : 1° La formule (1 TN), c'est-à-dire des bacilles *homogènes courts, très nombreux*; ils prennent souvent alors la disposition en amas colorés en rouge très intense (fig. 5. Pl. II); 2° La formule (114 TN), c'est-à-dire de *très nombreux homogènes courts avec quelques moniliformes longs* (fig. 6. Pl. II).

A la *phase de ramollissement (élimination des parties caséifiées)*, on voit se succéder également les deux formules suivantes, que caractérisent la *prédominance des moniliformes* :

1° La formule (41 N), c'est-à-dire de *nombreux moniliformes longs et homogènes courts* (fig. 7. Pl. II).

2° La formule (341 PN), c'est-à-dire des bacilles

moniliformes courts et *longs en petit nombre*, associés à des *homogènes courts*. Les moniliformes se chromatisent de plus en plus et deviennent des *paramoniliformes* (fig. 8. Pl. III).

La *phase de cicatrisation de la caverne* se caractérise par la présence des *seuls homogènes longs et courts* qui correspondent à la formule (21 PN), c'est-à-dire des *bacilles homogènes longs et courts en petit nombre* (fig. 9. Pl. III).

Les *périodes de rémission* ou *d'accalmie*, plus ou moins longues suivant l'acuité de l'évolution, sont caractérisées déjà, nous l'avons vu, par l'apyrexie, le retour de l'appétit et la reprise de l'embonpoint. La formule bactériologique traduit d'abord la présence *d'homogènes courts* et de *quelques homogènes longs* (12 R), (fig. 10. Pl. III), puis celle de quelques *très rares bacilles homogènes* (1 TR) (fig. 11. Pl. III). Si l'on voit le nombre des bacilles s'élever, on peut craindre une nouvelle poussée.

En *résumé*, donc, toute poussée aiguë au cours d'une phtisie chronique cavitaire est caractérisée successivement par la prédominance de *très nombreux homogènes* dans une première phase, par celle des *moniliformes* dans une seconde, puis retour, s'il y a guérison de la poussée, aux *homogènes courts*, mais *très rares*.

Les résultats précédents nous permettent maintenant d'interpréter le fait de l'apparition sous le type moniliforme du bacille de Koch rencontré pour la première fois dans l'expectoration d'un phtisique au début. C'est que, en ce cas, la phase d'infiltration est en quelque sorte latente par rapport à l'expectoration bacillaire : la tuberculose est encore fermée ; il n'y a pas de formule d'infiltration dans la tuberculose au début. Mais dès l'apparition des premiers craquements humides coïncidant avec l'élimination des parties caséifiées, nous assistons, comme pour les poussées aiguës ultérieures, à l'apparition des bacilles moniliformes. On peut donc dire que le bacille de Koch présente, à son apparition, le cycle morphologique d'une poussée aiguë dont on aurait retranché la phase d'infiltration.

Il en résulte cette notion pratique que, lorsqu'un malade présente, dans son expectoration la formule (1 R) ou (1 PN), c'est-à-dire une prédominance des *homogènes*, nous pouvons affirmer que ce ne sont pas les premiers bacilles qui paraissent dans l'expectoration, mais que la fonte caséeuse est achevée et que le malade présente tout au moins, à défaut de grandes cavernes, des cavernules souvent assez petites pour échapper à l'examen clinique et radiographique.

C. Variations des chlorures urinaires.

— L'étude de l'*élimination chlorurique* permet, elle aussi, de suivre à ses différentes phases la *poussée aiguë* d'un phtisique (V. fig. 41) (Piéry et Étienney).

Qu'il s'agisse ici de la poussée initiale qui marque le début de la phtisie ou des poussées ultérieures qui prennent naissance sur un terrain en imprégnation bacillaire effectuée, le début de la *phase d'infiltration* est toujours une *hyperchlorurie nette*. Mais, dans le premier cas, l'*hyperchlorurie* est bien plus nette, avec une moyenne de 14 grammes de NaCl par jour. Dans le second cas, l'hyperchlorurie n'est que *relative* (7 gr. 42 de chlorures en

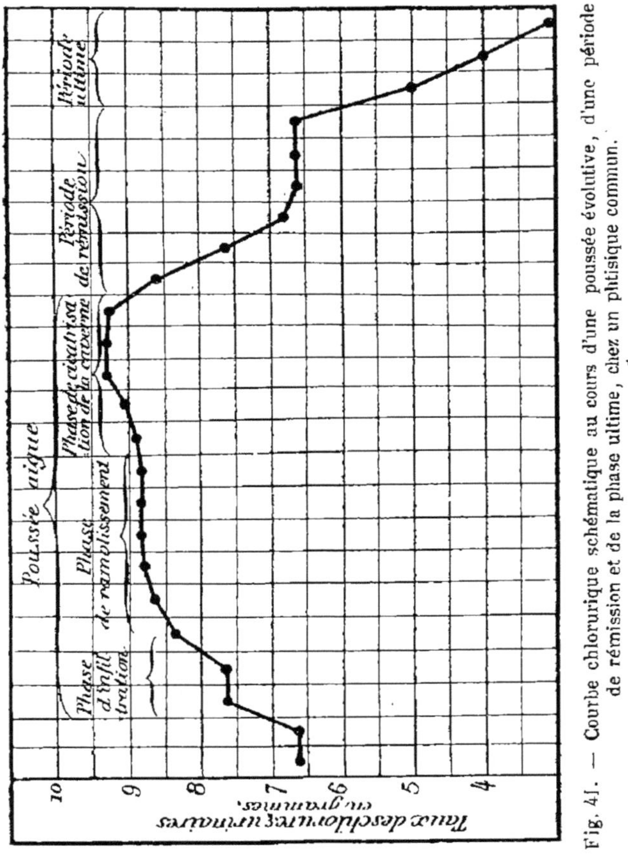

Fig. 41. — Courbe chlorurique schématique au cours d'une poussée évolutive, d'une période de rémission et de la phase ultime, chez un phtisique commun.

moyenne par jour) par rapport à l'*hypochlorurie* très accentuée de la *période de rémission* sur laquelle vient se greffer la poussée aiguë. C'est à cette phase intercalaire de l'évolution des phtisies chroniques que se constate, en effet, l'hypochlorurie la plus marquée. Le chiffre moyen de 6 gr. 66 est d'autant plus significatif, que les malades reviennent à ce moment à une alimentation plus substantielle. En résumé donc, le début de la poussée initiale de la phtisie chronique est annoncé par une *hyperchlorurie vraie*, celui des poussées ultérieures par une *hyperchlorurie relative* par rapport à la phase antérieure.

A la *phase de ramollissement*, qui fait suite à la phase précédente d'infiltration, la chlorurie continue à augmenter, et atteint 8 gr. 8o de chlorures en moyenne.

Enfin, à la *phase de cicatrisation de la caverne*, elle devient enfin normale, parfois même dépasse le taux moyen pour ébaucher une *crise d'hyperchlorurie légère*. Le taux moyen de 9 gr. 29 prend cette signification, — de même que tous les chiffres précédents, — seulement si on le rapproche de la quantité des chlorures ingérés, qui était notablement diminuée chez les malades soumis à notre observation.

Signalons enfin qu'une *hypochlorurie toujours considérable* caractérise la période terminale de la phtisie commune. Nous avons, en effet, dans de nombreuses observations, constaté que le chiffre des chlorures urinaires tombait quelques jours avant la mort, et presque sans transition de 6, 7 et 8 grammes à 5, 4 et 3 grammes. Ce phénomène se produit quelquefois pendant les quinze jours qui précèdent l'issue fatale. Ils paraissent donc conditionner la poussée de granulie ultime, qui emporte si souvent les phtisiques chroniques.

Ajoutons que cette hypochlorurie notable est un

fait commun à toutes les formes cliniques de la phtisie à leur période ultime. C'est là, d'ailleurs, un point qu'ont signalé tous les auteurs. Certains d'entre eux ont même ajouté qu'une telle hypochlorurie était le signe d'une mort prochaine. Nos résultats confirment pleinement leur opinion.

D. Formules hémo-leucocytaires. —
Voir page 185.

§ 2. — *Localisation des poussées successives et distribution topographique des lésions.*

Il ne suffit pas de savoir que la phtisie chronique commune évolue par poussées successives, et de savoir également en suivre cliniquement les étapes successives, il est encore nécessaire de savoir comment se distribuent dans les deux poumons les lésions successives de la phtisie chronique.

Les auteurs qui se sont occupés de la question, à part Fowler et Tripier, n'ont pas assez précisé, selon nous, cette *répartition* des lésions, qui se fait suivant une modalité assez uniforme. A part la loi de Louis : « Les altérations tuberculeuses se développent dans les poumons du sommet à la base, » nous ne trouvons dans les classiques aucune indication d'une marche habituelle des lésions de la phtisie.

Fowler (traduit par Tussau) a particulièrement bien étudié cette question, et le résultat de ses recherches concorde sur tous les points avec nos observations personnelles.

Tout d'abord, la tuberculose pulmonaire, dans son développement intra-pulmonaire, ne suit une marche habituelle, — une *trajectoire spéciale,* comme dit Fowler — que spécialement dans la phtisie chronique commune. Dans les formes *caséeuses*, la *distribution des lésions n'obéit, au contraire, à aucune loi particulière.*

Nous résumerons nos observations personnelles

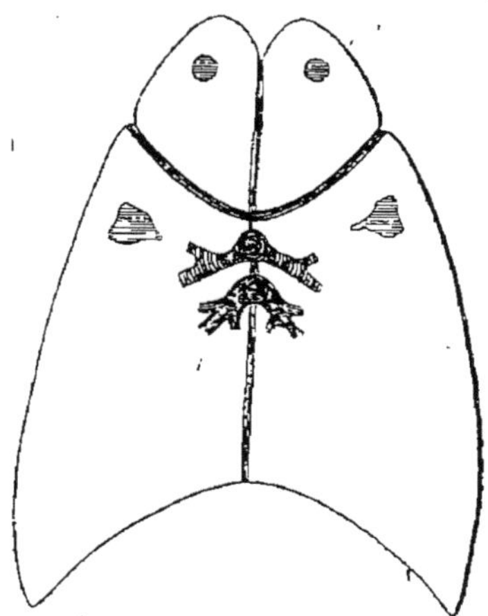

Fig. 42. — Le premier (lobe supérieur) et le second foyer (lobe inférieur) de la phtisie chronique (d'après Fowler).

et les données de Fowler et de Tripier de la façon suivante :

1° Le premier foyer de la phtisie chronique débute toujours à l'*un des sommets du poumon* [1].

[1]. Les auteurs ne sont guère d'accord sur le poumon le premier atteint. La majorité des auteurs déclarant que la tuberculose pulmonaire chronique débute par le sommet gauche. Courtois-Suffit et Lévi-Sirugue, et E. de Batz incriminent le sommet droit. C'est aussi le poumon droit qui serait le plus fréquemment atteint dans la pneumonie caséeuse pour Grancher et Hutinel. Les premières manifestations de la tuberculose sont, en réalité *doubles*, d'après Tripier ; mais l'emphysème compensateur développé au sommet du poumon le moins atteint masque les lésions en même temps qu'il s'oppose à leur évolution.

Elle n'en occupe jamais, d'ailleurs, le point le plus élevé.

Le plus souvent, la lésion initiale est située à deux centimètres et demi à quatre centimètres au-dessous du sommet lui-même, en un point surtout voisin de la *face postérieure* du poumon. Aussi l'examen de la *fosse sus-épineuse* donnera-t-il sou-

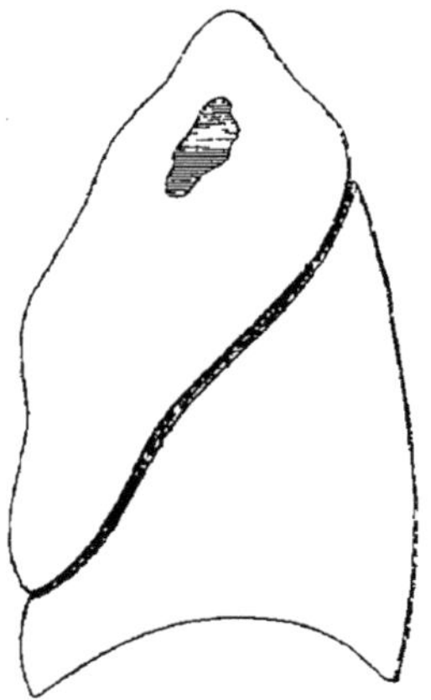

Fig. 43. — Autre siège de début de la phtisie chronique (face antéro-externe du lobe supérieur) (d'après Fowler).

vent des signes stéthoscopiques nets, alors qu'en avant on n'obtiendra que des signes douteux (Fowler (V. fig. 42). Ces signes sont, pour Tripier. une sonorité tympanique avec exagération des bruits respiratoires qui sont seulement un peu plus rudes et peuvent être accompagnés de râles sonores, surtout à une période plus avancée.

Fowler signale une seconde localisation de début, un peu moins fréquente : c'est en un point situé à la face antéro-externe du lobe supérieur du poumon. Il correspond aux premier et second espaces intercostaux, au-dessous du tiers externe de la clavicule (V. fig. 43). Cette seconde localisation est intéressante en ce qu'elle s'accompagne d'une *évolution plus rapide* de la maladie.

2° Le second foyer de la phtisie occupe généralement le *lobe inférieur du poumon le premier atteint*. Ce lobe est, d'ordinaire, affecté à une période très précoce de la maladie, notamment avant l'envahissement complet du lobe supérieur (fig. 42).

Le siège de ce foyer du lobe inférieur est situé à deux centimètres et demi à quatre centimètres au-dessous de l'extrémité supérieure et postérieure du *sommet du lobe inférieur*. Nous appelons, avec Fowler, « *sommet postérieur.* » ce sommet du lobe inférieur. Ce siège correspond à un point situé à la hauteur de la cinquième épine dorsale, à égale distance du bord interne de l'omoplate et de la ligne de sapophyses épineuses (Fowler).

L'infiltration du lobe inférieur à ce niveau, à une période avancée de la phtisie, est un des phénomènes les plus constants de l'anatomie pathologique de cette maladie[1]. L'existence d'une lésion à ce niveau, coïncidant avec les signes physiques du sommet, constitue, selon Fowler, une preuve presque positive de la tuberculose pulmonaire. Dans la majorité des cas, d'ailleurs, quand les signes physiques de l'affection sont suffisamment

---

[1] Les lésions tuberculeuses du côté en apparence le premier atteint se propagent donc en occupant toujours en premier lieu les parties *postéro-supérieures* des lobes; les parties *antérieures*, *postéro-latérales* et *inférieures* restent au contraire atteintes d'un *emphysème* compensateur. (Tripier.)

nets au sommet pour permettre d'affirmer le diagnostic de la phtisie, le lobe inférieur est déjà
atteint[1].

3° Lorsqu'un sommet et son lobe inférieur correspondant (sommet postérieur) ont été ainsi atteints, il est assez commun de constater un *arrêt*

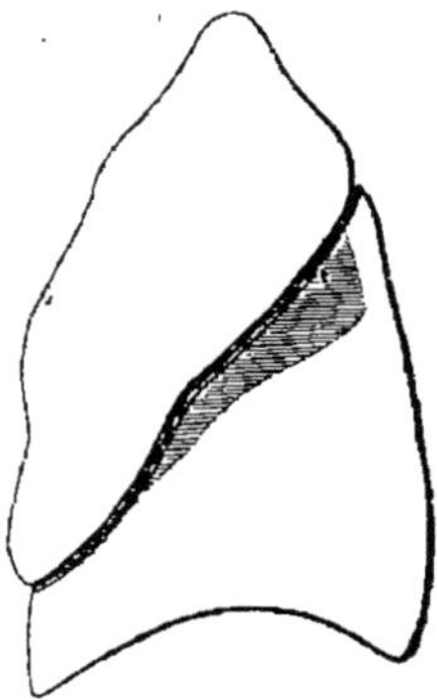

Fig. 44. — Ligne de propagation d'une lésion du lobe inférieur
le long de la scissure interlobaire (d'après Fowler).

dans l'évolution de la tuberculose pulmonaire. A
la reprise du processus tuberculeux, les lésions évoluent dans deux directions différentes : d'une part
et d'abord, latéralement *le long de la scissure interlobaire*, et d'autre part, *vers la base du poumon*.
On découvrira les lésions développées, *au dessous*

----

[1] Le *lobe moyen* du poumon droit est rarement le siège
d'une lésion tuberculeuse primitive. Il n'est presque inva-
riablement atteint qu'après le lobe supérieur du côté correspondant et d'habitude à une période avancée de la
maladie, alors que, la plupart du temps, celle-ci infiltre
toute l'étendue du poumon. Les lésions les plus communément rencontrées dans ce lobe sont celles de la pneumonie tuberculeuse. (Fowler.)

et *le long du sillon interlobaire*, en auscultant le long d'une ligne marquée approximativement par le bord interne de l'omoplate, quand la main une fois placée sur l'épine de l'omoplate du côté opposé le coude est élevé au niveau de l'épaule (V. fig. 44 et 45). Le mode d'extension *vers la base du pou-*

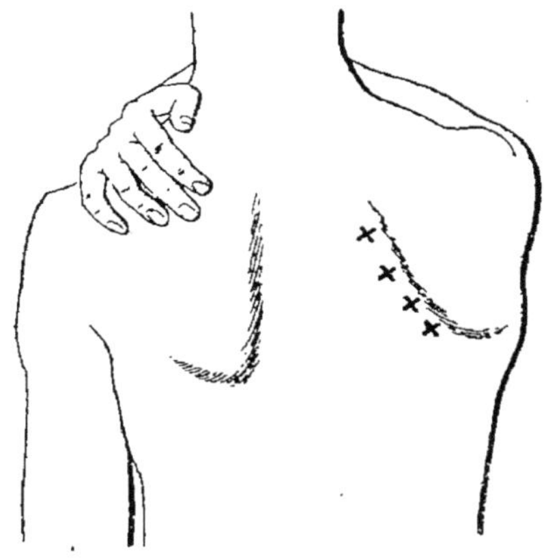

Fig. 45. — Position du bras pour que le bord vertébral de l'omoplate indique la ligne normale d'extension des lésions le long de la scissure interlobaire (d'après Fowler).

mon se fait, non pas suivant une ligne d'infiltration serrée, mais suivant des nodules souvent en forme de grappes (fig. 46).

4° *Le sommet opposé à la lésion du début est généralement atteint après le lobe inférieur du poumon le premier lésé.*

Les lésions de ce sommet occupent plutôt ici le *centre* du lobe que sa périphérie, siège habituel d'un emphysème compensateur; elles ont, par suite, tendance à un développement moins actif que du côté en apparence le premier atteint. (Tripier.)

Fowler signale un ｜second foyer, tout *près du sillon interlobaire*, à égale distance environ ,de ses extrémités supérieure et inférieure (fig. 47). Il correspond à la *partie supérieure de l'aisselle*, qu'il faudra donc toujours soigneusement explorer avant de déclarer indemne le poumon opposé à la lésion

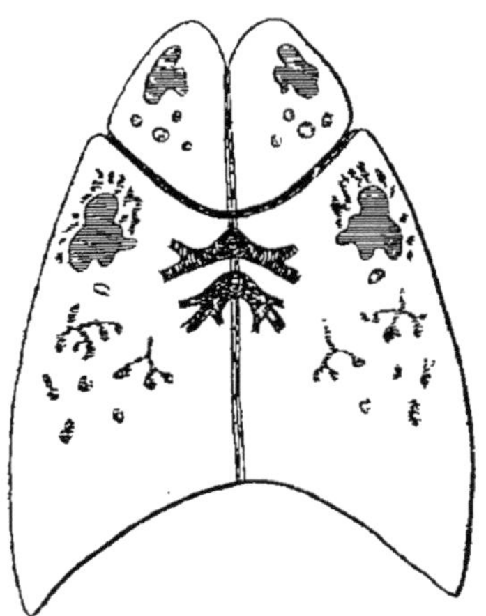

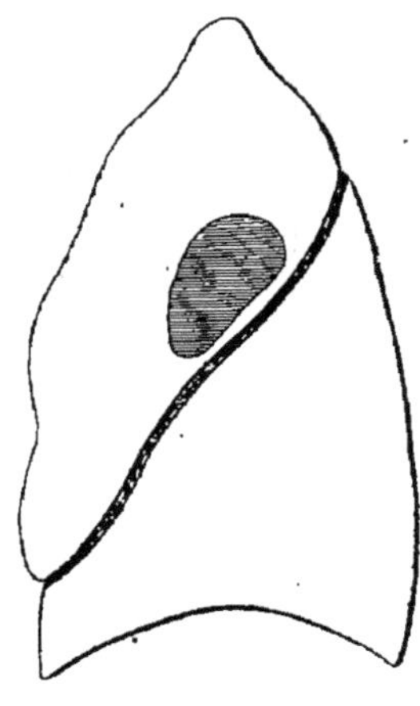

Fig. 46. — Mode d'extension des lésions vers la base du poumon (d'après Fowler).

Fig. 47. — Un des foyers de prédilection de la lésion dans le poumon opposé à celui où s'est fait le début de la tuberculose. (d'après Fowler).

du début. La distribution ultérieure des lésions se fait dans le *lobe inférieur* du même côté : cette extension est en tout semblable à celle que nous avons décrite pour le poumon le premier atteint.

5° Signalons enfin la *lésion croisée* possible *du lobe inférieur* (lésion croisée du sommet droit et du lobe inférieur gauche, par exemple). Il arrive parfois, en effet, que le lobe inférieur du poumon affecté en premier lieu échappe à l'infiltration et que la maladie se porte au lobe inférieur opposé; le siège de l'infiltration secondaire est alors au sommet postérieur (V. fig. 48 et 49). Il en résulte que, dans un cas de phtisie du sommet, il faudra examiner aussi attentivement l'un que

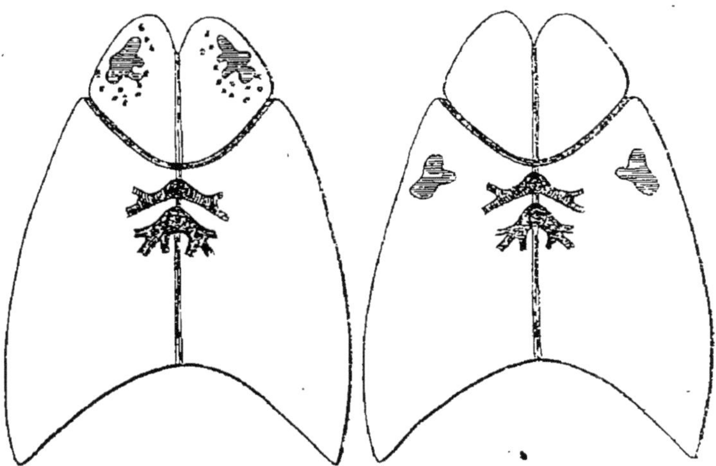

Fig. 48 et 49. — Lésion croisée du sommet droit et du lobe inférieur gauche (d'après Fowler).

l'autre les deux lobes inférieurs avant de s'arrêter à un diagnostic de phtisie confinée à un sommet.

§ 3. — *Poussées pneumoniques tuberculeuses intercurrentes.*

Tout processus tuberculeux, ainsi que le dit Tripier, est anatomiquement un processus pneumonique. Le plus souvent ce processus n'est pas décelable en clinique, en temps que manifestation pneumonique. Mais il est des cas où ce processus pneumonique s'exagère au point de constituer toute la scène clinique, avec les signes mêmes qui sont l'apanage de toute pneumonie[1]. Nous avons déjà eu l'occasion d'insister souvent sur le rôle joué par ces processus pneumoniques dans la séméiologie générale. Ce sont eux qui expliquent la plupart des hémoptysés, ce sont eux aussi qui viennent se surajouter aux signes physiques des poussées purement caséeuses, ou granuliques, pour les déformer en quelque sorte et y ajouter ces signes pneumoniques tels que le souffle tubaire, les râles crépitants ou sous-crépitants fins en foyer.

Au point de vue plus spécial qui nous occupe de l'évolution de la phtisie fibro-caséeuse, nous dirons que les poussées évolutives peuvent, dans certains cas, revêtir le caractère de poussées pneumoniques. Ce sont elles qu'a fort bien décrites Sabourin sous le nom de *pleuro-pneumonies nécrosantes*. Cette forme des poussées aiguës intercurrentes au cours de la phtisie chronique éclate, d'après cet auteur. chez les tuberculeux qui fatiguent, se *surmènent*, qui *forcent* leurs lésions pulmonaires. Elle peut siéger partout dans le poumon, mais son lieu d'élection c'est le *voisinage de la scissure pulmonaire* en arrière, au voisinage de la colonne vertébrale. Le foyer pneumonique occupe aussi généralement, *au-dessus* de la scissure, la moitié inférieure du lobe supérieur.

La symptomatologie de ces *poussées pneumoniques* est caractérisée par un début plus ou moins aigu, avec fièvre, point de côté, toux quinteuse, hémoptysie parfois. À la période d'état du processus on note, au niveau du foyer même, de la *matité*,

---

[1] Tous les intermédiaires existent entre une poussée *caséeuse* et une poussée *pneumonique*.

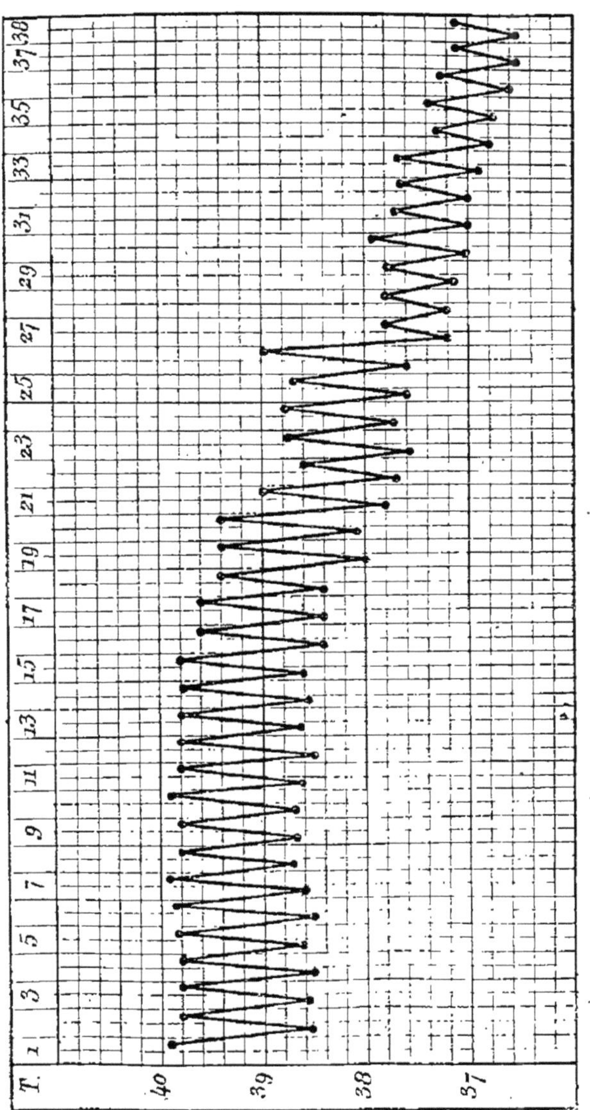

[Fig. 50. — Courbe thermométrique d'une poussée pneumonique intercurrente (d'après Sabourin).

de l'exagération des vibrations thoraciques, un souffle tubaire, des bouffées de râles crépitants, très secs et retentissants. L'expectoration est peu modifiée; on observe toutefois, le plus souvent, la dilution du pus par une sérosité qui peut rendre l'expectoration un peu mousseuse. L'acmé fébrile s'établit d'emblée entre 38°,5 et 39°,5, et se maintient un temps assez long, dix à vingt jours étant une durée ordinaire. Puis, plus ou moins graduellement, la fièvre baisse, de façon que la température matinale se rapproche de la normale à un moment donné (fig. 5o). Cela demande des semaines, mais souvent aussi des mois. Il est à remarquer qu'à l'opposé de ce qui se voit dans la pneumonie franche, les oscillations nycthémérales sont toujours notables, même au début, ce qui est assez en rapport avec les allures habituelles de la tuberculose.

La terminaison de ces poussées pneumoniques se fait soit par résolution, sans caséification centrale; soit par caséification et ulcération avec formation de cavernes qui sont soit les unes évolutives, soit les autres scléreuses.

Nous verrons, dans un instant, que ce même processus pneumonique, aux phases ultimes, est souvent une des causes de la mort des phtisiques.

§ 4. — *Durée et terminaison de la phtisie fibro-caséeuse commune.*

Quoi qu'il en soit de la fréquence ou de la modalité des *poussées* évolutives intercurrentes, la phtisie fibro-caséeuse commune aboutit toujours à la mort.

La *durée* de la maladie est variable. Sa *durée moyenne*, d'après Louis, est de un à trois ans. Ses variations sont conditionnées essentiellement par le rapport existant entre les deux modalités évolutives opposées, fibreuse et caséeuse. Cliniquement, elles se traduisent par des variations correspondantes de la durée des poussées évolutives et des phases d'accalmie intercalaires. Dans les cas de phtisie fibro-caséeuse prolongée répondant à des lésions à prédominance fibreuse, et évoluant en cinq, six ans et plus, les phases intercalaires s'allongent, constituant de véritables temps d'arrêt de la maladie. Ce sont les *trêves de la tuberculose*, qui peuvent durer parfois des années.

De la mort dans la phtisie fibro-caséeuse commune. — La mort est due à des causes variées, parmi lesquelles nous citerons :

1° Une *poussée de granulie ultime*, se traduisant par une *dyspnée* progressive avec cyanose[1], tachycardie et splénomégalie. Les phénomènes de percussion et d'auscultation sont, par contre, peu modifiés, non seulement dans la région antérieure, mais encore dans les parties postérieures et inférieures ; seulement, dans ces dernières régions, il y a ordinairement une diminution de la sonorité et des bruits respiratoires ; on perçoit des râles ronflants, sibilants et muqueux à raison d'un certain degré d'engouement du tissu pulmonaire, produit

---

[1] Cette *cyanose terminale* est bien liée directement à la présence en très grand nombre des granulations et des exsudats répandus dans tout le tissu intermédiaire, et non à l'emphysème qui existe dès le début des poussées tuberculeuses (Tripier).

à la longue dans les parties déclives. C'est pourquoi les phénomènes d'auscultation ne sont guère modifiés. Dans tous les cas, les bruits normaux et anormaux sont d'autant plus restreints. qu'il s'est produit des adhérences des plèvres auxquelles il faut toujours songer (Tripier).

2° Simultanément souvent, ou isolément, une poussée de *pneumonie tuberculeuse* peut être également la cause de la mort. Ces productions pneumoniques, au point de vue anatomique, ainsi que l'a indiqué R. Tripier, ne se présentent jamais sous la forme d'une hépatisation grise; c'est toujours de l'hépatisation rouge que l'on observe, avec plus ou moins d'engouement, seulement parfois avec des exsudats exagérées.

3° Une complication telle que le *pneumothorax*, rare ici (et s'observant plutôt dans les phtisies caséeuses extensives), une pleurésie purulente, un emphysème sous-cutané généralisé, etc.

4° La *mort subite,* dont les causes peuvent être : la rupture d'un faux anévrysme de Rasmüssen, la thrombose de l'artère pulmonaire, une vomique, une syncope de cause discutée.

Signes précurseurs de la mort. — Aux périodes ultimes de la phtisie commune, les malades sont inquiets, préoccupés, ils ont perdu tout optimisme.

Ils sont généralement en proie à une *dyspnée* des plus pénibles, qui détermine elle-même une angoisse continuelle : elle empêche le sommeil ou l'entrecoupe de cauchemars.

Des troubles circulatoires surviennent : des palpitations avec tachycardie, le refroidissement et les œdèmes des extrémités, le pouls veineux du dos de la main.

Les *œdèmes des membres inférieurs*, qui apparaissent souvent dans les dernières semaines, nous paraissent dus, plus souvent qu'on ne le dit, à des *phlébites* : le début unilatéral, la douleur à la pression, dans la majorité des cas par nous observés, militent en faveur de cette interprétation.

Pour la majorité des auteurs, ils sont dus soit à la rétention chlorurée, soit à la dyssystolie cardiaque (Sakorraphos).

La *pouls veineux du dos de la main* a été observé par Peter dans quatre cas de phtisie chronique à la phase ultime : les veines du dos de la main, bleuâtres, turgides, flexueuses, sont animées de battements synchrones au pouls. Ce phénomène est attribué par Peter à la parésie des muscles des artérioles sous l'influence de l'asphyxie.

Marfan a insisté sur la fréquence extrême de la gastrite terminale et sur sa très grande gravité. Le *muguet* s'installe, tenace, gênant beaucoup l'alimentation. La *dysphagie* est souvent très pénible, due fréquemment aussi à des ulcérations laryngées. On note souvent aussi du *météorisme* avec ou sans *ascite;* une *diarrhée* profuse, abondante.

Comme phénomène nerveux, on observe un *délire nocturne,* parfois une véritable attaque de *manie* (Peter). Après l'apparition de la plupart de ces symptômes, notamment de l'œdème des membres inférieurs et de la dyspnée avec cyanose des extrémités, la durée de la vie ne dépasse généralement pas un mois.

CHAPITRE IV

LES PHTISIES FIBRO-CASÉEUSES (*suite*)
LA PHTISIE FIBRO-CASÉEUSE CONGESTIVE
LA PHTISIE FIBRO-CASÉEUSE CORTICALE POST-PLEURÉTIQUE
LES PHTISIES CASÉEUSES CAVITAIRES LOCALISÉES
LA PHTISIE ULCÉRO-FIBREUSE CACHECTISANTE

SOMMAIRE

I. Confondues le plus souvent par les auteurs dans la description de la phtisie chronique commune, doivent encore être individualisées et diagnostiquées . la *phtisie fibro-caséeuse congestive* ; les *phtisies caséeuses cavitaires localisées* ; la *phtisie ulcéro-fibreuse cachectisante* ; la *phtisie fibro-caséeuse corticale post-pleurétique*.

II. *La phtisie fibro-caséeuse congestive.* — Description et diagnostic des poussées de pneumonie hémoptoïque successives.

III. *Phtisie fibro-caséeuse corticale post-pleurétique.* — Description : unilatéralité des signes. Diagnostic. Pronostic relativement bénin.

IV. *Les phtisies caséeuses cavitaires localisées.* — Phtisie cavitaire ulcéreuse et phtisie cavitaire stationnaire. Leur diagnostic.

V. *La phtisie ulcéro-fibreuse cachectisante.* — Son diagnostic avec le cancer latent.

§ 1. — *Description antérieure classique de la phtisie chronique commune.*

Sous le nom de phtisie chronique commune, les auteurs classiques décrivent un complexus symptomatique très vaste, qui répond, en réalité, à une série de formes cliniques. C'est pourquoi nous avons dû restreindre un peu le cadre des auteurs dans la description que nous avons donnée de la phtisie commune. En réalité, certains groupes de ces cas présentent entre eux des différences assez marquées et assez fixes pour permettre la création de subdivisions ayant la valeur de *formes cliniques*. Ces dernières viennent ainsi prendre place aux côtés de la phtisie commune, constituant le grand groupe des *phtisies fibro-caséeuses*.

Classification des formes fibro-caséeuses. — Les phtisies fibro-caséeuses sont caractérisées par la double tendance de leurs lésions à la caséification et à la production du tissu fibreux. Suivant la prédominance de l'une ou l'autre évolution, on aura non seulement une diversité des aspects anatomiques résultant de l'extension ou de la localisation des lésions, mais aussi des *évolutions cliniques différentes*. Ces dernières sont ici assez marquées et assez fixes, répétons-le, pour faire apparaître dans le groupe des phtisies fibro-caséeuses des subdivisions capables de s'élever au rang de formes cliniques. C'est ainsi qu'il nous paraît utile de distinguer *six* formes fibro-caséeuses, nous voulons dire six groupes naturels de faits, de très inégale fréquence d'ailleurs, dans lesquels viennent se classer les divers cas où l'on voit en œuvre la double tendance fibro-caséeuse, qui caractérise en commun toutes ces formes.

a. La *forme fibro-caséeuse extensive*, qui est la forme la plus habituelle, celle que nous venons de décrire sous le nom de *phtisie chronique commune ;*

b. La *forme fibro-caséeuse congestive*, qui est caractérisée par l'existence de poussées tuberculeuses actives, fébriles, souvent hémoptoïques, mais récidivant surtout sur place ;

c. Les *formes caséeuses cavitaires localisées*, qui sont caractérisées par la production de cavernes succédant à la fonte d'une poussée parenchymateuse circonscrite. Elles doivent être divisées elles-mêmes en deux catégories très distinctes : une *forme cavitaire ulcéreuse* et une *forme cavitaire stationnaire ;*

d. La *forme ulcéro fibreuse cachectisante :*

e. Enfin la *forme corticale fibro-caséeuse post-pleurétique.*

§ 2. — *Phtisie fibro-caséeuse congestive.*

Cette forme clinique de la phtisie chronique est caractérisée cliniquement par l'existence de poussées tuberculeuses actives, fébriles, souvent hémoptoïques, mais récidivant sur place. Elle répond à la *phlegmasie paraphymique avec infiltration caséeuse partielle* de Peter, à la plupart des faits de *spléno-pneumonie* décrits par Grancher, ainsi qu'à ceux décrits par Sabourin sous le nom de « *spléno pneumonies nécrosantes* ». Mais c'est à Bard surtout qu'elle doit une solide individualisation clinique.

I. Caractères anatomiques. — D'après Grancher, à l'autopsie, on constate l'aspect d'un poumon *splénisé :* le parenchyme turgescent, congestionné, flotte entre deux eaux, et laisse suinter à la pression un liquide sanguinolent. Au microscope, il s'agit de tubercules développés au sein d'un tissu présentant des lésions de *pneumonie desquamative* avec *congestion intense* des capillaires. Ces lésions peuvent passer à l'état chronique par l'organisation d'un tissu de *sclérose;* elles peuvent aussi s'ulcérer.

II. Étiologie. Cette forme se rencontre surtout chez les *adolescents,* chez les *jeunes gens.*

Elle peut y être *primitive;* mais elle est aussi, quoique plus rarement, parfois *secondaire.* On trouve, en effet, chez ces malades, à l'interrogatoire, des bronchites antérieures, et à l'examen des signes de lésions plus ou moins discrètes des sommets. Elle paraît éclater, d'après Sabourin, chez les tuberculeux qui fatiguent, qui *forcent* leurs lésions pulmonaires. En d'autres termes, le *surmenage* est la cause occasionnelle de la plupart des poussées congestives qui constituent la maladie. La *période menstruelle* nous a paru favoriser au plus haut point cette action du surmenage.

III. Description clinique. — Cette dernière

procède, en effet, par *poussées* qui s'éteignent d'ordinaire en quelques semaines.

Chaque poussée a souvent l'allure d'une pneumonie franche *atténuée* : le malade est pris brusquement du frisson classique, avec point de côté plus ou moins violent; le thermomètre monte brusquement à 39° ou 40°; la toux est intense, quinteuse, réveillant souvent la douleur du point de côté. D'autres fois, le début est plus calme, et les malades ne se mettent au lit qu'au bout de deux ou trois jours, pour le garder à moitié d'ailleurs, croyant avoir affaire à une simple grippe.

Signes physiques. — Ils sont rapidement

très accentués : ce sont ceux d'une *poussée pneumonique*.

Les lésions sont habituellement localisées dans la *partie inférieure du poumon* ou au *voisinage des scissures* du poumon. Dans ce dernier cas, le foyer est situé, en arrière, entre le bord interne de l'omoplate et la ligne des apophyses épineuses, au voisinage de la cinquième vertèbre dorsale environ ; en avant, au voisinage du mamelon.

Au niveau des lésions, on constate :

1° Une *matité plus ou moins franche* à la percussion ;

2° L'*augmentation* plus fréquente des vibrations thoraciques que leur diminution;

3° Mais surtout un *souffle* précoce, souvent intense, véritablement tubaire, parfois aussi doux, voilé, pleurétique;

4° Au centre du foyer également, un foyer de *râles sous-crépitants,* gros, humides, éclatants ;

5° Le retentissement de la voix qui se fait sous forme de broncho-phonie, de broncho-égophonie, de pectoriloquie aphone ;

6° Enfin, tout autour du foyer, existe une zone plus ou moins épaisse remplie de râles quelconques : c'est la *zone d'encombrement,* car il suffit généralement de quelques jours de repos pour en opérer le nettoyage (Sabourin).

Lorsque les poussées pneumoniques sont localisées à la base du poumon, elles y affectent alors la symptomatologie physique de la *spléno-pneumonie tuberculeuse* de Grancher.

On note l'immobilisation de l'hémithorax atteint, avec disparition des vibrations vocales, de la matité avec résistance au doigt, un souffle expiratoire aigre, de l'égophonie et de la pectoriloquie aphone. Souvent aussi, au tiers inférieur du poumon, il existe de fines crépitations, peu abondantes, fugitives, ne se produisant qu'à l'occasion de la toux.

Quelle que soit la localisation de chacune de ces poussées pneumoniques, leur caractéristique commune c'est la *persistance* des signes.

Signes fonctionnels. — La *fièvre,* assez élevée dès le début, se maintient durant la période d'état à 39° le soir et 38° le matin, en moyenne ; avec, par conséquent, des rémissions matinales plus nettes que dans la pneumonie, par exemple, et assez habituelles, nous l'avons vu maintes fois, aux lésions tuberculeuses. La courbe thermique peut se maintenir ainsi à ce niveau pendant une semaine environ, puis ensuite à 38° comme élévation vespérale. Elle tombe enfin tout à fait, après un laps de temps très variable, bien longtemps, en tout cas, avant que les signes physiques aient subi la plus légère modification.

Pendant toute la période fébrile, les *sueurs*, à la fois diurnes et nocturnes, sont souvent très abondantes.

D'après Sabourin, le début de l'affection ne s'accompagne d'aucune *expectoration* caractéristique ; assez souvent cependant, chez des tousseurs habituels, on observe l'augmentation du nombre des crachats, la dilution du pus habituellement expectoré par une sérosité qui peut rendre l'expectoration un peu mousseuse. Quand les premiers râles humides paraissent au centre du foyer, les crachats sont formés de *petits blocs de pus déchiquetés*. Mais bientôt le bloc purulent est rendu en entier ; le crachat matinal a souvent alors la forme d'une amygdale anfractueuse (*crachat amygdalien*) ou d'une bourse arrondie dont la cavité est circonscrite par un rebord épais, gaufré, godronné (*crachat bursiforme*) (Sabourin).

Au début, l'*hémoptysie* est fréquente ; elle l'est souvent un peu moins dans la suite, mais toujours très influencée par la série des causes *externes* (fluctuation barométrique, vent et insolation. etc.) et *internes* (menstruation, surmenage). D'abondance moyenne généralement, elle peut être très marquée, à répétition, faisant craindre parfois pour la vie même du malade. Grancher a signalé également de véritables *accès de suffocation* concomitants des poussées.

IV. Évolution et pronostic. — Après chaque poussée, on peut assister à la *restitutio ad integrum*. Mais souvent aussi les poussées se reproduisent avec une certaine fréquence et souvent sur le même point du poumon. Le danger d'aggravation est grand alors. Mais ces poussées sont très influencées par les causes occasionnelles, dont des précautions convenables peuvent défendre le malade. Une poussée congestive soignée dès le début par la cure de repos guérit bien vite. La maladie elle-même s'apaise alors et aboutit à un état cicatriciel favorable. Quand l'aggravation survient, le caractère des accidents se modifie; les poussées changent de région, les lésions s'ulcèrent et se creusent de cavernes; et la forme rentre dans la phtisie ulcéreuse commune par le fait de l'extension et de l'ulcération, progressives l'une et l'autre (Bard).

La *gravité* de la phtisie fibro-caséeuse congestive est donc généralement un peu moindre que celle de la phtisie commune. C'est ce que montre la statistique de Sabourin. Sur une *centaine* de cas de *pleuro-pneumonie* nécrosante, qui paraissent répondre, pour la plupart, à la forme que nous avons en vue, Sabourin trouve une *trentaine de guérisons parfaites* (y compris neuf cavernes).

V. Diagnostic. — Une des erreurs les plus fréquemment commises, c'est la confusion de la phtisie fibro-caséeuse congestive avec la *grippe* compliquée de bronchite, congestion pulmonaire ou broncho-pneumonie. Les étapes successives de la phtisie sont prises pour deux ou trois attaques de grippe se succédant à de courts intervalles. Et l'erreur, ainsi que le fait remarquer Sabourin, est d'autant mieux acceptée, qu'il est de notion courante que l'influenza laisse souvent après elle des formations tuberculeuses. L'épidémicité, la chute en V de la température au second jour, l'accentuation des phénomènes généraux ne suffiront pas toujours à éviter l'erreur.

Le diagnostic n'est pas moins difficile avec la *spléno-pneumonie simple* de Grancher, que d'aucuns, à l'heure actuelle, considèrent comme, le plus souvent d'ailleurs, de nature tuberculeuse. En présence des symptômes d'une condensation pulmonaire diffuse et unilatérale, il sera toujours difficile de se prononcer avant l'apparition toujours tardive des bacilles (qui n'apparaissent qu'après la fonte caséeuse des lésions). On pensera à la tuberculose s'il existe des antécédents personnels ou héréditaires, si l'affection est survenue à l'occasion d'un surmenage, s'il existe des signes de lésions antérieures au sommet, si l'ophtalmo-réaction ou le séro-diagnostic sont positifs.

Le point de côté, la matité, le souffle doux, voilé, au cas de localisation à la base, feront songer également à une *pleurésie aiguë séro-fibrineuse*. On établira l'existence de la spléno-pneumonie en se basant sur la conservation de la sonorité de l'espace de Traube, l'absence de déplacement de la pointe du cœur ou d'abaissement du foie, la constatation d'un foyer de râles en plein centre de la zone de matité, enfin la ponction exploratrice négative.

Mais lorsqu'il s'agit d'un foyer congestif tuberculeux *juxta-scissural*, comme cela est si courant, les difficultés du diagnostic avec la *pleurésie séro-fibrineuse interlobaire* (fréquemment tuberculeuse elle aussi), sont encore plus grandes, et nous avons vu l'erreur ne pas être évitée même avec le secours de l'examen radioscopique.

Le diagnostic de la phtisie congestive n'est pas moins délicat parfois avec certaines *autres formes cliniques* de la tuberculose pulmonaire.

C'est ainsi qu'elle peut être confondue passagèrement avec un *foyer caséeux récent*, au cours ou au *début d'une phtisie commune*. En ce cas, en effet, pour peu qu'on ait affaire à un malade surmené, la lésion souffle un peu plus qu'à l'ordinaire. Mais ici il suffira d'attendre généralement quelques jours de repos du malade pour voir disparaître le souffle, de constater des craquements humides bien nets pour éviter l'erreur.

Enfin la *pneumonie tuberculeuse* s'accompagne de symptômes fonctionnels et généraux qui rapidement frappent par leur gravité ; l'expectoration est souvent rouillée. Là encore, nous nous souvenons de cas où le diagnostic a été pendant plusieurs jours fort hésitant. Notamment chez un malade, nous avons vu se produire successivement, à chaque base, un foyer de pneumonie, le premier ayant évolué comme une pneumonie caséeuse, le second comme une spléno-pneumonie.

Le processus pneumonique dans la tuberculose pulmonaire. — A côté des faits précédents, où les poussées de spléno-pneumonie successives, souvent hémoptoïques, passées les unes à la résolution, les autres à la caséification, constituent une véritable forme clinique : la *phtisie congestive* ou *spléno-pneumonie à répétition*, il est toute une autre série de faits qui répondent à des *poussées pneumoniques isolées* survenant à titre d'épisodes intercurrents ou de complications au cours des diverses formes cliniques de la tuberculose pulmonaire. Nous les avons vus survenir notamment au cours de la tuberculose abortive, de la phtisie fibro-caséeuse commune et de la forme que nous allons maintenant décrire.

§ 3. — *Phtisie fibro-caséeuse corticale post-pleurétique.*

Les nécessités de l'exposé didactique, l'utilité notamment d'un rapprochement, aux fins du diagnostic, avec les formes fibro-caséeuses précédentes, nous font décrire ici, la *phtisie corticale fibro-caséeuse post-pleurétique*. Rationnellement, dans la classification de Bard, cette forme clinique prend place avec un certain nombre d'autres dans le grand groupe des *formes post-pleurétiques* (Voir le tableau ci-dessus. p. 380). Suivant la tendance évolutive générale : *caséeuse, fibreuse* ou *abortive* de chacune d'elles, nous avons cru préférable, dans cet exposé exclusivement clinique, de les placer respectivement avec les phtisies fibro-caséeuses, fibreuses, bénignes, qui absorbent ainsi tout le groupe des phtisies post-pleurétiques; ce dernier toutefois est à retenir comme groupement anatomique et clinique à autonomie propre des formes cliniques de la tuberculose pulmonaire.

I. Caractéristique anatomique. — La *phtisie corticale fibro-caséeuse post-pleurétique* est constituée par des lésions pulmonaires et pleurales étroitement associées, survenues simultanément et restées solidaires dans leur évolution ultérieure. « Elle tire, dit Bard, sa caractéristique de ce fait, que les lésions se localisent dans les *couches corticales du poumon*, qu'elles *s'étalent* en surface, sans pénétrer profondément, tout en se propageant en quelque mesure le long des travées cloisonnantes de l'organe. Les lésions des couches corticales présentent, d'ailleurs, une évolution variable suivant les cas. Le plus souvent, l'évolution fibreuse domine, et c'est alors que cette forme présente son individualité la plus marquée. »

Enfin, l'*unilatéralité* longtemps conservée des lésions, avec un emphysème compensateur très prononcé du côté opposé, achève de caractériser cette forme clinique au point de vue anatomique.

II. Description clinique. — Cette forme, qui paraît répondre à la *tuberculose à début cortico-pleural* de Morel-Lavallée, succède tantôt à une pleurésie avec épanchement, tantôt à une simple pleurésie sèche. Cette pleurésie avec épanchement présente le plus souvent elle-même des caractères spéciaux qui permettent d'en prévoir l'évolution ultérieure. C'est cette forme de pleurésie aiguë que Bard décrit sous le nom de *pleurésie tuberculeuse aiguë locale à forme profonde*, et Josserand et Pallasse sous celui de *pleurésie à pseudo-gros épanchement*. Les caractères cliniques spéciaux à cette pleurésie sont, d'après Josserand : début insidieux, période antérieure d'amaigrissement, épanchement d'abondance moyenne, égophonie et souffle constant, généralement accusés et à maximum près de la base, frottements pleuraux au-dessus de l'épanchement, râles muqueux plus ou moins éclatants, qualifiés autrefois de pseudo-tuberculeux, expectoration purulente. L'abondance de l'épanchement est moyenne, et pourtant on note une déviation du cœur, une dyspnée assez vive pour commander la thoracentèse ; mais jusqu'à la base on a des vibrations conservées, le murmure vésiculaire, des râles muqueux plus ou moins éclatants.

Le malade guérit de sa pleurésie, mais jamais le médecin ne constate une restitution *ad integrum* de la plèvre et du poumon. Après un temps variable survient de la toux, avec expectoration et amaigrissement, de la fièvre ; le malade vient consulter, et, dans les cas les plus accentués, on note l'existence de râles humides nombreux répartis de haut en bas et jusqu'à l'extrême base, qui font croire au premier abord à des lésions considérables. D'autres fois, ce sont des râles sous-crépitants secs, fins, inspiratoires, répondant aux *frottements-râles* de Damoiseau, ou bien encore des frottements fins, toujours existant sur une grande étendue de l'un ou des deux poumons. En dehors des poussées, on note de l'obscurité respiratoire, de la submatité, et parfois aussi de la dépression inspiratoire des espaces intercostaux et une déformation thoracique, c'est-à-dire des signes d'adhérences pleurales ou de symphyse unilatérale plus ou moins généralisée. L'emphysème est fréquent; fréquents aussi les signes d'induration des sommets.

Au moment de ces poussées congestives, on note, au point de vue des *troubles fonctionnels* et *généraux*, une toux tantôt sèche, tantôt avec expectoration; les bacilles de Koch apparaissent tardifs et peu nombreux, traduisant alors l'existence de lésions caséeuses en voie d'élimination. Il existe un peu de dyspnée avec fréquent point de côté. Mais une des caractéristiques, c'est la *conservation relative de l'embonpoint de ces malades,* ainsi que nous l'avons déjà signalé. Ainsi que le montrent les intéressantes observations de Dumarest (*in* Thèse de Darmezin), une partie des malades, avant leur entrée au sanatorium d'Hauteville, jouissaient d'un embonpoint au-dessus de la moyenne; quant aux autres, qui avaient maigri auparavant, ils ne tardaient pas à reprendre leur embonpoint. C'est dans les cas les plus bénins de cette forme clinique de la phtisie pulmonaire que nous avons personnellement observé quelques obèses.

III. Diagnostic. — « L'uniformité des râles sur une grande hauteur, leur superficialité, la conservation d'une amplitude presque normale du murmure vésiculaire, la constatation des signes de la symphyse pleurale, l'intégrité plus ou moins parfaite du côté opposé malgré l'extension des lésions du côté atteint, sont les caractères propres, qui permettent de faire le diagnostic de la forme que j'indique. » (Bard.)

La connaissance de ces signes permettra, en général, de ne pas confondre la phtisie fibro-caséeuse corticale post-pleurétique avec les *phtisies fibreuses* et les formes *bronchitiques*. Mais l'erreur la plus facile est encore, au moment d'une poussée congestive, de croire à l'infiltration de tout un poumon, et partant, d'être entraîné à formuler un pronostic très sombre bientôt démenti par la disparition de la poussée intercurrente.

IV. Pronostic. — Le *pronostic* de cette forme clinique de la tuberculose pulmonaire est relativement bénin; je veux dire qu'en règle générale il l'est toujours plus que ne tendraient à le faire croire l'extension et l'intensité apparente des signes physiques. Ici comme pour toutes les formes fibro-caséeuses, d'une façon générale, ce qu'il faut poursuivre c'est l'appréciation de la part respective prise par chacun des processus *fibreux* et *caséeux*, telle qu'elle résulte de l'étude attentive et comparative des signes physiques (foyers de *craquements vrais*) et des signes fonctionnels (bacilles de Koch) et généraux (fièvre). Daremberg et Morel-Lavallée admettent, eux aussi, la curabilité possible de cette forme de tuberculose à début cortico-pleural.

Ajoutons enfin que l'*unilatéralité* prolongée des lésions est ici, comme toujours en matière de tuberculose pulmonaire, un élément favorable de pronostic. De plus les tuberculeux à lésions unilatérales peuvent, dit Tripier, vivre pendant plusieurs années, plutôt *lorsque le poumon gauche est tout d'abord affecté*, peut-être parce que le poumon droit plus volumineux peut mieux s'acquitter de son rôle compensateur.

§ 4. — *Phtisies caséeuses cavitaires localisées.*

Définition. — Ces formes sont constituées par la production de cavernes succédant à la fonte d'une poussée parenchymateuse circonscrite. L'évacuation de la substance caséeuse une fois produite, ces cavernes prennent une certaine autonomie; elles affectent le caractère de lésion locale, et un état stationnaire peut persister longtemps avant que de nouvelles poussées viennent compromettre la survie. On peut les considérer comme des phtisies primitivement fibro-caséeuses et devenues *secondairement fibreuses* par opposition aux *phtisies fibreuses proprement dites* qui sont d'emblée et primitivement fibreuses.

Subdivision en deux formes cliniques. — Les formes cavitaires localisées doivent être divisées elles-mêmes en *deux catégories très distinctes* :

1° La *phtisie cavitaire ulcéreuse;*
2° La *phtisie cavitaire stationnaire.*

I. La phtisie cavitaire ulcéreuse. Caractéristique anatomique. — Dans la première, *forme cavitaire ulcéreuse,* les cavernes présentent une marche envahissante de dedans en dehors; leur face interne est recouverte par une couche suppurante ou crémeuse, riche en micro-organismes de toutes espèces, et qui tend à creuser en profondeur. La caverne s'accroît, sans l'intervention de poussées tuberculeuses nouvelles à sa périphérie, par un mécanisme comparable à celui du phagédénisme des chancres mous ou à celui des plaies diphtéroïdes. Il s'agit sans doute, en pareil cas, d'infections secondaires de surface, créant par elles-mêmes une *intoxication continue* (Bard).

Symptômes. — Le début est celui d'une phtisie commune : il se fait une poussée caséeuse à un sommet avec tous les signes habituels d'infiltration, de ramollissement et de fonte caséeuse. Une caverne se constitue sans que l'autre poumon se prenne et avant qu'il y ait extension ultérieure aux parties sous-jacentes.

A la *période d'état,* on note des signes cavitaires assez intenses, moins humides que ceux d'une caverne récente de la forme commune, mais moins amphoriques que ceux de la phtisie cavitaire stationnaire.

La température est normale ou peu élevée, l'état général médiocre. Le malade est amaigri, pâle, cachectique ; on note des contractions fibrillaires nombreuses sur les muscles thoraciques.

Marche. — La *marche* est progressive. Elle est due aux progrès de la cachexie et de la consomption. Plus rarement, l'affection s'aggrave par suite de poussées de bronchites surajoutées, ou de poussées parenchymateuses nouvelles. Notons aussi la généralisation tuberculeuse possible, lorsque la caverne affecte la disposition signalée par Tripier, c'est-à-dire lorsque la communication de la bronche n'a lieu qu'avec la partie supérieure de la caverne, ce qui entraîne la rétention des produits septiques cavitaires.

Le *pronostic* est mauvais, à peine moins sombre

que celui de la phtisie commune. La possibilité
de la *granulie* précoce doit également entrer ici en
ligne de compte.

II. Phtisie cavitaire stationnaire. Caractères anatomiques et définition.

— Dans
des cas tout différents, *forme cavitaire stationnaire*, les cavernes sont sèches, à parois fibreuses
et lisses ; non seulement elles sont absolument
stationnaires, mais aucune sécrétion purulente ne
vient altérer l'état général. Ces cavernes correspondent aux *géodes* de Cruveilhier ; elles sont susceptibles de passer à l'état de *fistules cicatricielles*
de Laënnec ; en tout cas, elles sont compatibles
avec une longue survie. Cette forme constitue le
passage des formes fibro-caséeuses aux formes
fibreuses : la caverne témoigne de l'existence antérieure d'une évolution caséeuse marquée, mais ce
détail seul les sépare des formes fibreuses proprement dites (Bard).

Symptômes. — Schématiquement, en quelque
sorte, le phtisique cavitaire stationnaire est un
malade d'aspect général assez satisfaisant, qui vit
de la vie commune, et chez lequel, à l'occasion
d'un petit refroidissement, on a la surprise de
découvrir des signes amphoriques à l'un des sommets. De plus, souvent, c'est à peine si, dans l'interrogatoire, on découvre la notion d'une bronchite
ou d'une grippe antérieures. Mais tous les cas
intermédiaires existent entre ce type devenu nettement fibreux, en apparence presque d'emblée, et
ceux qui ont évolué un certain temps comme une
phtisie commune, puis ont tourné brusquement à

Tuberc. pulm.   13*

l'évolution fibreuse que souvent rien ne faisait prévoir; c'est plus spécialement à ces cas que s'applique la qualification de *forme fibreuse secondaire*.

Cliniquement, cette évolution s'affirme par la prolongation de la phase apyrétique de la phtisie commune; les poussées sont moins longues et de plus en plus espacées, pour finir par ne plus se reproduire du tout.

Que le début réponde ainsi à l'histoire affirmée d'une phtisie évolutive antérieure, ou bien, au contraire, qu'on en retrouve difficilement la trace à travers des symptômes plus ou moins flous de diverses bronchites antérieures d'allure banale, dans les deux cas, disons-nous, on est en présence de malades qui présentent à un sommet le plus souvent, parfois aux deux, les signes d'une caverne spacieuse et sèche. Ce sont les *signes cavitaires secs*. Ils consistent essentiellement en un *souffle amphorique* avec *toux* cavitaire ou amphorique, quelques râles métalliques allant jusqu'au tintement métallique proprement dit. A la percussion : de la matité, du bruit de pot fêlé. A l'examen radioscopique, souvent, un trou clair au milieu d'une zone sombre.

L'état général est relativement satisfaisant : l'embonpoint est conservé, il n'existe pas d'amaigrissement, et, en tout cas, pas de contractions fibrillaires des muscles thoraciques. Il n'existe pas de fièvre. On note parfois des palpitations, ainsi que des hémoptysies répétées, mais peu abondantes. Ces derniers symptômes peuvent être en relation avec un *rétrécissement mitral pur*, acquis au cours de l'évolution de la phtisie elle-même, ainsi que nous l'avons noté dans quelques observations personnelles. Là comme ailleurs, il est lui-même la *résultante* et non la cause de la tendance fibreuse du processus tuberculeux.

L'expectoration de ces malades est nulle ou réduite à peu de chose. Néanmoins, on peut y rencontrer, — assez fréquemment même, — des *bacilles de Koch*. Ils y sont en *très petit nombre* et toujours sous la forme de bacilles homogènes. La formule (1 TR) (V. fig. 11, Pl. III) se rencontre aussi dans les formes fibro-caséeuses, mais depuis longtemps apyrétiques, c'est-à-dire à prédominance fibreuse. On ne trouve jamais, dans l'expectoration des phtisiques cavitaires stationnaires, les bacilles moniliformes ou paramoniliformes, ni même les homogènes longs qui appartiennent aux phases fébriles de la phtisie commune.

Le pouvoir tuberculigène de l'expectoration peut manquer lorsque la caverne est bien asséchée, c'est-à-dire lorsque la cicatrisation de la caverne paraît établie; mais il existe généralement *pour le cobaye et non pour le lapin* : c'est là une preuve de l'atténuation du virus tuberculeux d'après Arloing et Denys. Le séro-diagnostic d'Arloing et P. Courmont est également, dans ces cas, très nettement positif.

Évolution et pronostic. — L'état peut rester *stationnaire* de très longues années. Le malade, néanmoins, reste exposé à des poussées de bronchite hibernales, ainsi qu'à des poussées caséeuses nouvelles, ces dernières ayant généralement tendance à se faire suivant le type *fibro-caséeux cortical* sur le même poumon.

Quoi qu'il en soit, c'est une affection généralement compatible avec une longue survie.

III. Diagnostic des phtisies cavitaires localisées. — Distinguons d'abord ces formes cliniques des *affections qui peuvent les simuler;* nous les distinguerons ultérieurement entre elles.

Le diagnostic se fera tout d'abord avec une *caverne de la phtisie commune évolutive.* On notera, en ce cas, l'existence de signes de ramollissement ou de tout autres lésions de voisinage, particulièrement au sommet postérieur du même côté ou au sommet opposé, des signes cavitaires *humides* avec gargouillement marqué, un état plus fébrile et moins cachectique.

Les poussées de bronchite sont assez fréquentes au cours des phtisies cavitaires localisées : ici encore on ne les confondra pas avec une *poussée caséeuse* récente, dont le pronostic serait bien différent.

C'est bien avec une caverne, généralement vaste comme celles de la phtisie cavitaire ulcéreuse ou stationnaire, que l'on peut confondre un *pneumothorax partiel.* On se rappellera qu'au niveau d'une caverne, surtout ancienne, le thorax est ordinairement rétracté, affaissé, et non pas voussuré comme dans le pneumothorax; que les vibrations vocales sont conservées à ce niveau, et non abolies comme dans le pneumothorax; que le tintement métallique et surtout la succussion y sont exceptionnels.

On éliminera également les *pleurésies purulentes*

interlobaires en voie d'évacuation, notamment celles qui siègent en arrière près du sommet, par l'existence de vomiques, ou en tout cas une expectoration d'une abondance et d'une teinte anormales, par l'existence d'une fièvre vive.

La *syphilis pulmonaire* revêt volontiers l'allure d'une forme cavitaire à évolution chronique avec ou sans poussée aiguë. La nature syphilitique, dans ces cas, sera surtout basée sur la notion de syphilis antérieure ou sur la présence de lésions en évolution, sur l'absence répétée de bacilles dans l'expectoration, sur la longue durée de l'évolution (Bériel).

La *dilatation bronchique*, d'origine syphilitique ou non, avec sclérose de voisinage, est d'un diagnostic bien difficile si les lésions siègent au sommet. Toutefois, on se basera principalement sur l'abondance et les caractères bien spéciaux de l'expectoration bronchectasique, la recherche négative des bacilles, le séro-diagnostic négatif.

Quant au *diagnostic différentiel entre les deux formes de phtisies caséeuses cavitaires localisées*, on se rappellera que la *forme cavitaire ulcéreuse* est caractérisée par de la cachexie avec amaigrissement, l'altération de l'état général, les contractions fibrillaires des muscles thoraciques, une légère élévation de température. La *phtisie cavitaire stationnaire* ne présente aucun de ces signes fonctionnels ou généraux, et d'autre part les signes physiques cavitaires sont caractérisés par leur intensité et leur sécheresse.

§ 5. — *Phtisie ulcéro-fibreuse cachectisante.*

I. Définition et caractères anatomiques.

— Il s'agit, là encore, d'une forme qui fait la transition entre les phtisies fibro-caséeuses et les phtisies fibreuses. Isolée par Bard, elle est des plus intéressantes à connaître pour le clinicien, car la cachexie qui l'accompagne et la caractérise, inexplicable par les lésions dès l'abord constatées, entraîne à de fréquentes erreurs de diagnostic et de pronostic, comme nous l'expliquerons plus loin.

Il s'agit de lésions fibro-caséeuses étendues et très torpides. La sclérose domine, mais elle contient d'assez nombreuses cavernules suppurantes ; ces dernières ne parviennent pas à entamer le tissu fibroïde qui les entoure, mais, par leurs sécrétions, elles entretiennent un état cachectique très marqué capable de réaliser une véritable forme *pseudo-cancéreuse* de la phtisie.

II. Symptomatologie.

— Assez rare, cette forme clinique fibro-caséeuse survient exclusivement chez les *gens âgés.*

Il est bien difficile d'en préciser le début chez ces vieux tousseurs ou catarrheux ; parfois cependant le début a été un peu plus net, et l'on trouve les signes plus sévères de la poussée initiale qui s'est accompagnée de fièvre, de toux notable, d'amaigrissement et de perte des forces. Depuis cette époque, d'ailleurs, ces phénomènes n'ont fait que s'accroître progressivement.

A l'examen, ce sont des signes d'induration

mélangés à quelques bruits cavitaires que l'on note aux sommets. C'est ainsi qu'il existe, dans ces régions, de la matité avec résistance au doigt, une augmentation des vibrations vocales; à l'auscultation on perçoit du souffle, de timbre tout à la fois caverneux et bronchique, de la bronchophonie ou un retentissement cavitaire de la toux; cette dernière est, en tout cas, éclatante. Souvent aussi on note un gargouillement localisé; toujours des râles muqueux, éclatants, à timbre plus ou moins métallique.

L'expectoration est purulente, épaisse, d'aspect spécial : composée de grumeaux épais, vert clair, brillants et translucides (*crachats porcelainiques*).

La température est souvent normale; parfois aussi oscillant autour de 38°.

Mais c'est surtout l'aspect du malade qui est caractéristique : c'est celui d'un *cachectique*, avec cette particularité que les forces sont relativement conservées. C'est qu'en effet c'est surtout l'amaigrissement qui domine : la peau, sèche, est collée sur les os; tous les muscles, et particulièrement ceux du thorax et des membres supérieurs, sont frappés d'atrophie musculaire; et il n'est guère de muscle qui, à la percussion digitale, ne donne la réaction du myœdème ou de la contraction fibrillaire. L'anémie est manifeste et il existe une anorexie rebelle.

De plus il est habituel, comme chez les vieux fibreux, et plus encore que chez eux, de trouver des symptômes traduisant la *sclérose des principaux organes :* une hypertension plus ou moins notable des radiales sinueuses, de l'albuminurie, etc. Cette sclérose est due, sans doute, à l'action toxique prolongée des suppurations chroniques pulmonaires.

III. Évolution et pronostic. — L'évolution est généralement plus lente que dans la phtisie commune ; elle se fait en plusieurs années, comme les phtisies fibreuses, mais d'une façon *progressive* jusqu'à la mort, qui est fatale.

IV. Diagnostic. — Le diagnostic que l'on fait tout d'abord en présence de pareils malades, c'est celui de phtisie fibreuse, de bronchite chronique avec induration des sommets. Mais alors, en face de la cachexie de ces malades âgés, de leur amaigrissement, de leur anorexie, de leur pâleur, tous phénomènes qui ne semblent pas pouvoir se rattacher simplement aux lésions pulmonaires observées, c'est à un *cancer plus ou moins latent* que l'on songe, au cancer gastrique le plus souvent. C'est à de très nombreuses reprises que nous avons pu vérifier l'absence de toute tumeur chez des malades généralement considérés comme cancéreux ; ils n'offraient, à l'autopsie, que les lésions fibro-caséeuses de la phtisie ulcéro-fibreuse cachectisante, diagnostic que nous avions été souvent seul à faire durant la vie.

CHAPITRE V

LES PHTISIES FIBREUSES

SOMMAIRE

I. *Définition et caractéristique anatomique des phtisies fibreuses.* — Distinction avec les lésions cicatricielles. Quatre formes cliniques.

II. *Phtisie fibreuse diffuse avec emphysème.* — Étiologie; symptômes : ceux du catarrhe avec emphysème des auteurs; phase pulmonaire proprement dite et phase cardio-pulmonaire; évolution et terminaison; diagnostic.

III. *Phtisie fibreuse dense.* — Symptômes et évolution propres. La phtisie fibreuse des Allemands; forme de transition avec la phtisie fibro-caséeuse. La tuberculose pulmonaire anthracosique; simple variété. Diagnostic.

IV. *Pneumonie hyperplasique fibreuse tuberculeuse.* — Description anatomique. Allure clinique d'une pneumonie aiguë prolongée. Pronostic plus grave que celui, bénin, des formes précédentes.

V. *Pronostic des phtisies fibreuses.* — Artério-sclérose et brightisme d'origine tuberculeuse.

VI. *Tuberculose pulmonaire fibreuse progressive post-pleurétique avec ou sans pneumonie chronique pleurogène tuberculeuse.* — Signes accentués de symphyse pleurale. Son diagnostic avec les autres formes cliniques accompagnées de symphyse. Pouvoir tuberculigène de l'expectoration.

§ 1. — *Définition et caractéristique anatomique
des phtisies fibreuses.*

I. Définition de la phtisie fibreuse. —

Le tubercule, ainsi que l'a si bien dit Grancher, a
une double tendance évolutive : *fibreuse* et *caséeuse*.
Il en résulte la formation tantôt de lésions exclusivement *caséeuses* et ulcératives (*phtisies caséeuses*
que nous étudierons bientôt), tantôt, au contraire,
de *tissu fibreux* sans nécrobiose ni ulcération ; en
ces derniers cas, il s'agit des *phtisies fibreuses*
que nous allons maintenant étudier ; tantôt, enfin,
nous venons de le voir, il en résulte un mélange
des deux évolutions : ces cas mixtes constituent
les *phtisies fibro caséeuses* ou phtisies communes.

II. Distinction essentielle entre les lé-sions fibreuses et les lésions cicatricielles.

— Les deux qualificatifs de *fibreux* et de *cicatriciel*
sont loin d'être synonymes et de s'adresser au même
ordre de lésions, comme on l'admet communément. Une lésion *cicatricielle* est une lésion éteinte,
sans qu'il y ait eu cependant *restitutio ad integrum*.
La *tuberculose fibreuse*, au contraire, est une lésion
torpide, très faiblement progressive, donnant naissance à une prolifération conjonctive et à de la
sclérose, mais, en somme, toujours active et inflammatoire. Les premières de ces lésions se rencontrent
dans toutes les formes un peu lentes de la
maladie ; elles sont la base exclusive de la tuberculose abortive que nous décrirons ultérieurement.
Le caractère sclérogène d'emblée, au contraire,
n'appartient qu'aux formes fibreuses (L. Bard).

III. Caractères anatomiques des phtisies fibreuses. —

On peut donc dire que les formes fibreuses sont caractérisées par ce fait que, des deux tendances fibreuse et caséeuse du processus tuberculeux, la première seule s'est manifestée. Toutefois cela ne signifie pas qu'il n'y ait jamais eu trace d'ulcération ou de caséification : on y trouve parfois quelques petits blocs caséeux enkystés ou quelques cavernules sèches; mais l'importance de ces dernières lésions est effacée et dominée de beaucoup par l'évolution fibreuse.

Les *lésions trouvées à l'autopsie* sont, en effet, des bandes fibreuses étendues, des blocs ardoisés, des oblitérations fibroïdes des alvéoles. *Microscopiquement*, il s'agit d'infiltration embryonnaire, de zones fibreuses, de cellules géantes rares, larges et surchargées d'anthracose, sans cellule épithélioïde autour d'elles, sans caséification apparente.

Les lésions sont ici *progressives* et même envahissantes, mais elles ne sont *jamais destructives* (Bard).

La tuberculose fibreuse a donné lieu à de nombreux travaux. Citons, au point de vue anatomique, ceux de Cruveilhier, Grancher, Renaut, Cornil, Thaon; au point de vue clinique, les descriptions de Morton, qui décrit la *phtisie arthritique*, de Lancereaux, sur la *phtisie herpétique*, de Quinquaud sur la *phtisie des scrofuleux*. Mais le travail le plus important est la thèse inaugurale de Bard. Ce travail, devenu classique, envisage en effet, contrairement aux recherches précédentes, la phtisie fibreuse, non plus comme un mode de terminaison banal des cas favorables, mais comme représentant des *formes anatomo-cliniques spéciales dès leur origine.*

Et c'est là une notion de première importance pour le clinicien, qui pourra d'assez bonne heure établir le diagnostic et fixer le pronostic de ces formes spéciales de la tuberculose pulmonaire chronique.

Depuis la thèse de Bard, signalons les recherches de Sokolowski, de Lemoine et de son élève C.-F. Martin, de Bernheim, de Hirtz, de P.-E. Martin, enfin la thèse de Bériel, sous l'inspiration de Tripier.

IV. Distinction de la phtisie fibreuse en trois formes cliniques (Bard). — Ultérieurement, Bard, entrant plus avant dans l'analyse clinique de la phtisie fibreuse, a décrit trois variétés de cette affection :

1º La forme fibreuse par *sclérose diffuse avec emphysème ;*

2º La forme fibreuse par *sclérose dense ;*

3º La *pneumonie hyperplasique tuberculeuse.*

Pour des nécessités didactiques et cliniques, nous décrirons à la suite la *tuberculose corticale fibreuse post-pleurétique,* bien que rationnellement, par sa localisation initiale sur un système anatomique différent (plèvres), elle appartienne aux *formes post-pleurétiques* de Bard, au même titre d'ailleurs que nous avons décrit la *phtisie corticale fibro-caséeuse post-pleurétique* avec les phtisies fibro-caséeuses.

§ 2. — *Phtisie fibreuse diffuse avec emphysème.*

I. Caractéristique anatomique. — C'est la forme la mieux étudiée, encore que bien souvent méconnue, non seulement en clinique sous la rubrique de « bronchite chronique avec emphysème », mais encore à l'autopsie. C'est que si, assez souvent, en effet, on note des zones de sclérose assez vastes, toujours, toutefois, disséminées et non compactes, bien souvent n'apparaissent à première vue que les lésions d'un emphysème généralisé avec la bronchite chronique. On note seulement alors de petites taches anthracosiques légèrement saillantes, beaucoup plus confluentes aux sommets, et dont Bériel a récemment démontré la nature tuberculeuse.

Signalons comme lésions concomitantes, à cause de leur fréquence, les *adhérences pleurales*, la *dilatation du cœur droit*, des *lésions scléreuses localisées* (suite d'infarctus antérieurs) ou *diffuses* des *reins*, le *goitre* (Tripier).

II. Étiologie. — La *phtisie fibreuse disséminée* avec *emphysème*, dite encore *sclérose pulmonaire discrète tuberculeuse* par Tripier et Bériel, serait, d'après Bard, plutôt une tuberculose *acquise* qu'une tuberculose héréditaire. Elle s'observe avec un maximum de fréquence entre quarante et cinquante ans, bien qu'on puisse l'observer même chez les enfants; elle paraît bien plus fréquente chez l'homme que chez la femme. Tripier a signalé sa fréquence chez les *gibbeux* (mal de Pott du jeune âge). Autrefois, on faisait jouer un rôle important aux *poussières charbonneuses* dans la production de la phtisie fibreuse. Les recherches de Tripier, confirmées par celle de Claisse et Josué, de Kerdrel, ont définitivement établi le rapport inverse : la tuberculose pulmonaire créatrice d'anthracose pulmonaire. La question qui se pose alors est de savoir si le rôle de ces poussières charbonneuses ne serait pas atténuateur sur le processus tuberculeux, et n'aurait pas alors une influence déterminante sur l'évolution fibreuse de ce processus.

Signalons enfin, comme cause prédisposante, la *syphilis* antérieure, ainsi que l'ont établi récemment Sergent et Chabbert.

III. Symptomatologie. — A. Mode de début.

— Le *mode de début* est particulièrement lent et insidieux. Ce sont des affections respiratoires légères que l'on retrouve dans les antécédents toujours mal précisés par les malades. Il faut interroger longuement les malades et savoir tomber sur le mot familier pour leur rappeler une « congestion », une « grippe », des « rhumes prolongés ». Ceux qui se souviennent insistent sur la toux fréquente, les oppressions intermittentes à l'occasion de « froids »; mais beaucoup ne précisent rien : ils s'enrhumaient « comme tout le monde » (Bériel).

B. Phase pulmonaire proprement dite.

— Aussi, le plus souvent, les malades ne viennent-ils consulter que beaucoup plus tard, lorsqu'ils ont une bronchite plus intense que les précédentes avec ou sans accès d'asthme. L'*asthme tuberculeux*, avec toutes les allures de l'asthme essentiel, apparaît, en effet, ainsi que nous l'avons montré, dans toutes les formes de tuberculose pulmonaire fibreuse, mais plus particulièrement au cours de la sclérose discrète tuberculeuse, d'où la méconnaissance si fréquente de l'origine tuberculeuse de nombre d'asthmes regardés comme « essentiels ».

A *l'examen*, lorsque les malades entrent à l'hôpital ou viennent consulter sous l'influence de cette aggravation de leur état, ils offrent un facies vultueux, parfois cyanosé; leur oppression est manifeste, maintenant permanente, allant parfois jusqu'à l'orthopnée, voire même jusqu'à la réalisation de ces accès d'asthme francs dont nous venons de parler.

Le thorax apparaît tantôt régulièrement bombé (*thorax en barillet* des emphysémateux), tantôt offrant à un examen un peu attentif un méplat sus et sous-claviculaire, un retard inspiratoire de l'un des sommets. Les *signes physiques* sont, d'une façon générale, ceux de l'*emphysème* des classiques; la sclérose tuberculeuse est souvent ici trop discrète pour posséder des signes propres révélateurs. C'est ainsi que les vibrations sont diminuées dans toute l'étendue du thorax; le son de percussion est généralement augmenté particulièrement dans les régions antérieures; mais par place, notamment aux sommets, existent des zones de submatité avec résistance au doigt (zone de sclérose pulmonaire ou d'adhérence pleurale). A l'auscultation, la respiration est obscure, surtout aux sommets, l'inspiration brève, humée, l'expiration prolongée; de plus, au moment des exacerbations, la poitrine est encombrée de râles bronchiques sibilants et ronflants. L'examen radioscopique révèle l'image habituelle propre à l'emphysème; c'est-à-dire la plus grande étendue de cette image, sa clarté plus vive; une moindre ascension du diaphragme pendant l'expiration; parfois sclérose ou adhérences plaquent de petites opacités, des zones moirées sur l'écran. L'expectoration est muco-purulente : c'est l'expectoration du catarrhe bronchique; parfois elle réalise de la bronchorrée. Les bacilles de Koch sont le plus souvent absents, sauf dans les phases avancées de la maladie, s'il survient un point de caséification. L'hémoptysie, si fréquente dans la phtisie fibreuse dense, est ici l'exception.

Malgré des phénomènes pulmonaires souvent très accusés et très pénibles pour le malade, l'état général se maintient même longtemps satisfaisant; l'amaigrissement fait peu de progrès, les fonctions digestives, demeurées indemnes, suffisant à réparer les pertes.

B. Phase cardio-pulmonaire. — L'affection peut persister longtemps dans un état stationnaire, la phtisie demeurant en quelque sorte latente dans l'intervalle des poussées bronchitiques ou exsudatives intercurrentes. Mais, le plus souvent, bien que la marche soit lente, elle est progressive, particulièrement sous l'influence de ces dernières. Ainsi que nous l'avons dit, la persistance des exsudats bronchiques et alvéolaires, jointe bien souvent à l'existence d'une symphyse pleurale, crée la permanence de la dyspnée (Bériel). Puis cette gêne respiratoire engendre à son tour la fatigue et la *dilatation du cœur droit* avec *asystolie* progressive. La dilatation du cœur droit se reconnaît alors à ses signes habituels : l'élargissement de la matité cardiaque, l'extension plus grande du choc de la pointe et sa déviation en dehors de la ligne mamelonnaire, les battements épigastriques, l'exacerbation du point douloureux épigastrique, et, en fait, quand l'insuffisance tricuspide est constituée, le pouls veineux et le souffle tricuspidien systolique. Alors apparaissent les œdèmes passifs et permanents, surtout aux membres inférieurs, distincts de l'œdème cachectique que l'on trouve dans les formes évolutives de la phtisie, l'ascite, l'hydro-thorax.

C. Complications. Terminaisons. — La *mort* par *asystolie* est la terminaison habituelle de ces malades. Elle peut aussi se faire par *poussées tuberculeuses nouvelles.*

A cette dernière période, aux poumons, si l'on constate toujours une sonorité tympanique en avant, il existe de la matité en arrière, le plus souvent des deux côtés, mais avec prédominance, en général, du côté en déclivité suivant la position habituelle du malade. Ce phénomène est en rapport avec des lésions pleuro-pulmonaires variables (sclérose, infarctus) mais constantes dans la période ultime de la maladie (Tripier).

Le plus rarement, ce sont des *poussées caséeuses* banales; plus fréquents sont les *processus pneumoniques*[1], et surtout les *poussées granuliques.* Dans ce dernier cas, fait curieux signalé par Bard et que nous avons personnellement vérifié, on voit disparaître les phénomènes asystoliques, les œdèmes rétrocèdent, le cœur se régularise. Ce

[1] Ces processus pneumoniques se produisent dans les régions avoisinant les tubercules ou dans les portions postérieures du parenchyme; ils s'accompagnent généralement d'exsudats d'œdème considérables. (Bériel.)

fait est à rapprocher de la donnée de Tripier, qui a insisté sur le défaut de parallélisme entre l'évolution progressive de la tuberculose et l'asystolie des cardiaques endocarditiques.

Enfin les malades peuvent être emportés par des accidents dus aux *lésions cardio-rénales* si fréquemment associées à l'affection pulmonaire Ce sont ces faits sur lesquels a insisté Josserand dans une revue d'ensemble sur les artério-scléreux de l'hôpital de la Croix-Rousse, à Lyon, qui presque toujours sont en même temps des tuberculeux fibreux. Ce sont ces faits qui posent nettement la question de l'origine tuberculeuse des *bronchites des cardiaques et des albuminuriques*, des *œdèmes des sommets* de ces mêmes malades, et enfin de l'*artério-sclérose* elle-même.

Diagnostic. — Le diagnostic de la *phtisie fibreuse discrète avec emphysème* doit être envisagé successivement au moment d'une *poussée de bronchite* et à la *période d'asystolie.*

Au moment d'une *poussée de bronchite*, l'erreur consiste soit à méconnaître la nature tuberculeuse, soit à croire à une *phtisie fibro-caséeuse commune* si l'on soupçonne la tuberculose.

En fait, il faudra toujours soupçonner la nature tuberculeuse d'une *bronchite avec emphysème*, puis rechercher systématiquement tous les signes qui pourront appuyer ce diagnostic. La prédominance des râles de bronchite aux sommets, de la submatité ou de la rétraction des sommets, seront attentivement recherchés.

L'erreur inverse, qui consisterait à croire à une

infiltration caséeuse d'un sommet, en présence notamment de signes de bronchite plus nombreux, plus fins, plus éclatants à un sommet, sera évitée par la recherche des bacilles de Koch, généralement absents, l'évolution thermique (quelques jours de température au dessus de 38° et non pas la courbe persistante et oscillante entre 37°.7 le matin et 39° le soir), un état général et un embonpoint relativement conservés, enfin les signes marqués d'emphysème.

Lorsque la *sclérose pulmonaire discrète avec emphysème* arrive à la période d'asystolie, la difficulté n'est pas de méconnaître les signes d'asystolie, mais bien leur *nature tuberculeuse*. C'est ainsi qu'on sera tenté d'attribuer les signes relevés chez le malade à une *néphrite interstitielle*, pour peu que les phénomènes pulmonaires soient assez discrets, et surtout si l'asystolie a entraîné de l'albuminurie. On s'appuiera surtout alors, pour éviter l'erreur, sur l'existence prédominante des signes de *dilatation du cœur droit*, l'absence de galop gauche, l'existence de lésions plus ou moins anciennes des sommets.

§ 3. — *Phtisie fibreuse dense.*

I. Caractéristique anatomique. — La forme fibreuse par *sclérose dense* est aussi fréquente que la forme précédente. Elle a été vue déjà par Bayle, qui la décrivit sous le nom de *phtisie mélanotique*. Cet auteur avait déjà signalé, en effet, que cette forme de phtisie est toujours de longue durée ; que les sujets qui la présentent ont rare ment moins de cinquante ans; que les crachats auxquels elle donne lieu sont « ordinairement rares et un peu opaques, qu'ils nagent presque toujours dans une grande quantité de pituite diffluente. » C'est cette forme qu'on observe chez les *arthritiques* et les *herpétiques* (*phtisie arthritique de Morton* et *phtisie herpétique de Lancereaux*) avec, alors, poussées fébriles et congestives, et chez les *scrofuleux* (*phtisie scrofuleuse de Bazin*) avec allure torpide.

Les lésions sont très compactes, très dures, d'aspect ardoisé; les bronches dans la zone scléreuse sont rouges, épaissies, atteintes d'inflammation chronique, souvent dilatées. Cette sclérose dense se constitue surtout par la production de *poussées granuliques discrètes*, qui laissent après elles des formations fibreuses et dont la succession crée les blocs étendus. Aussi trouve-t-on le plus souvent, en pareil cas, à l'autopsie, de nouvelles poussées granuliques du même type, et est-ce là le mode le plus habituel de l'aggravation et de la terminaison de cette forme (Bard).

II. Symptomatologie. — La description précédente de la phtisie fibreuse *discrète* nous permettra d'être ici plus bref, nombre de symptômes étant communs aux deux formes. D'une façon générale, on peut dire que la phtisie fibreuse *dense* se différencie de la forme précédente par des signes de densification pulmonaire nets au sommet, la réduction de l'emphysème, des signes de tuberculose plus nets (l'expectoration parfois bacillaire, etc.).

La maladie survient dans les mêmes conditions étiologiques que la forme précédente. Son début est, lui aussi, larvé. À la période d'état, les malades apparaissent, eux aussi, comme des bronchitiques, mais avec dyspnée souvent moins vive et des crises asthmatiques plus rares. L'expectoration, moins abondante, est plus caractéristique : c'est *l'expectoration porcelainique*, caractéristique de la phtisie fibreuse. Elle consiste en grumeaux purulents, épais, vert clair et surtout translucides et brillants, qui nagent dans une grande quantité de sérosité. Cette expectoration, lorsqu'elle répond à une petite ulcération caséeuse, présente, moins rarement que la précédente, des bacilles de Koch.

L'hémoptysie est assez fréquente dans les premières périodes des phtisies fibreuses denses; quelquefois elle acquiert une abondance considérable et se répète à toutes les périodes. Ce sont les *hémoptysies de la phtisie arthritique* ou *congestive* des auteurs.

Le retentissement sur le cœur est à peu près constant, mais il reste d'ordinaire modéré, et la dilatation du cœur droit allant jusqu'à l'asystolie de cause pulmonaire n'y est pas aussi fréquente que dans la phtisie fibreuse discrète avec emphysème (Bard).

Les *signes physiques* sont ceux d'un *foyer de sclérose au sommet*. On note, en effet, de la matité, de l'exagération des vibrations vocales, de la bronchophonie avec pectoriloquie aphone, et un souffle bronchique plus ou moins intense à peu près caractéristique. Les râles font à peu près défaut, si ce n'est quelques râles bronchiques fugaces et rares. Les signes d'un emphysème généralisé sont souvent absents ; mais on note, par contre, des signes d'emphysème *localisé* supplémentaire sur quelques points. La radioscopie fait apercevoir un bloc sombre.

III. Évolution. — L'aggravation ne se fait plus ici par dilatation progressive du cœur droit, mais surtout par des *poussées granuliques*. Ces dernières sont caractérisées par l'apparition d'une *fièvre* qui peut être très élevée et sans apyrexie le matin ; de plus, fait caractéristique, l'élévation de température du soir est à peine ressentie par le malade. La toux est sèche, modérée, passant d'ailleurs inaperçue chez ces tousseurs habituels que sont les tuberculeux fibreux. L'état général est peu touché et le malade ne quitte pas ses occupations ; à la longue seulement la perte des forces, l'anorexie, l'amaigrissement attirent l'attention. Le pronostic de ces poussées est souvent favorable. Dans quelques cas un état cachectique s'établit par le passage à la forme *ulcéro-fibreuse cachectisante*.

IV. Phtisie fibreuse des auteurs allemands. — A. Fraenkel décrit avec les Allemands, sous le nom de *phtisie fibreuse*, une forme de tuberculose pulmonaire qui nous paraît constituer comme la forme intermédiaire entre la *phtisie fibreuse dense* telle que nous l'avons décrite, et la *phtisie fibro-caséeuse faiblement extensive* ou à prédominance *fibreuse*. Cette forme débute, en effet, comme une phtisie vulgaire, par la poussée aiguë d'un sommet, parfois même de tout un lobe. A la période d'état, comme pour la forme précédente, les signes physiques sont ceux d'une sclérose pulmonaire, auxquels s'ajoutent de nombreux signes de bronchite. De plus, mais tardivement, surviennent des ulcérations tuberculeuses consécutives à de petites infiltrations caséeuses; elles donnent naissance à une expectoration plus abondante dans laquelle on peut apercevoir à l'œil nu des fragments de tissu pulmonaire reconnaissables à leur teinte noirâtre, et dont le volume varie entre le volume d'un pois et celui d'un grain de mil. Les hémoptysies ne sont pas rares, parfois mortelles (A. Fraenkel).

V. Tuberculose pulmonaire anthracosique.

— L'anthracose des mineurs, des ouvriers travaillant à la lampe fumeuse, n'est, dans l'immense majorité des cas, qu'une *tuberculose pulmonaire anthracosique*. De plus, celle-ci n'est que la forme fibreuse dense de la tuberculose, mais chez les sujets susceptibles d'inhaler une grande quantité de poussières charbonneuses (Tripier). Nous n'en présenterons donc pas une description séparée; le *crachat noir* ou *noirâtre* (particules charbonneuses éliminées sous l'influence des affections inflammatoires ou même de simples bronchites) la distinguera toujours, en tout cas, de la simple phtisie chronique fibreuse.

VI. Diagnostic.

— De par la différence de leur évolution et de leur mode d'aggravation, il importe de bien distinguer la phtisie fibreuse dense de la *phtisie fibreuse discrète avec emphysème*. Dans ce dernier cas, on se rappellera que le tableau clinique est, avant tout, celui du catarrhe avec emphysème des auteurs, et que l'on ne constate jamais de signes de sclérose dense des sommets. La phtisie fibreuse dense donne bien plus, au contraire, d'emblée, l'impression d'une tuberculose pulmonaire, avec ses signes des sommets, ses hémoptysies, ses poussées fébriles en dehors des poussées de bronchite, etc.

C'est pourquoi le diagnostic avec la *phtisie fibro-caséeuse commune* est ici un peu plus difficile que pour la phtisie discrète. Néanmoins, la plus grande intensité des signes généraux (amaigrissement, pâleur, anorexie, persistance d'une fièvre nettement rémittente) et fonctionnels (bacilles de Koch plus nombreux et plus fréquents), l'existence de signes d'infiltration et d'ulcération, caractérisés surtout par *l'humidité* des bruits de râles, le caractère plus tubaire que bronchique des souffles, permettront généralement le diagnostic de la phtisie commune. Toutefois, ce dernier pourra être hésitant plusieurs jours, en présence, par exemple, d'une poussée bronchique ou granulique au niveau d'un sommet induré, mais creusé parfois de quelques cavernules fibreuses. La sécheresse des bruits de râles, même cavitaires, joints à l'absence ou à la rareté des bacilles, seraient, là encore, les éléments décisifs du diagnostic.

Le diagnostic de la *forme ulcéro-fibreuse cachectisante* reposera sur la double constatation des signes de cachexie (émaciation générale) et des signes cavitaires, qui souvent sont marqués et humides.

Quant au diagnostic de la *poussée de granulie*, il n'est possible qu'avec le thermomètre, et encore est-il généralement méconnu, et les symptômes attribués aux lésions fibreuses torpides.

Nous devons signaler, en terminant, cette notion mise en évidence récemment par Sergent et P. Chabbert (que nous n'avons pu encore contrôler) de la *valeur séméiologique de la tuberculose pulmonaire fibreuse dans la recherche de la syphilis*. Pour ces auteurs, en effet, la constatation, chez un sujet, d'une tuberculose pulmonaire fibreuse, devra faire suspecter la syphilis et inviter le médecin à en rechercher les stigmates.

§ 4. — *Pneumonie hyperplasique fibreuse tuberculeuse.*

I. Définition. — C'est une forme rare, à marche relativement aiguë, caractérisée par une hépatisation lobaire ardoisée, à peine parsemée de points plus clairs. Elle se rapproche beaucoup, au point de vue clinique comme au point de vue anatomique, de la pneumonie hyperplasique ordinaire décrite par Tripier et Bret.

II. Caractéristique anatomique. — La description anatomique en a été donnée par Cornil. Sur la coupe, c'est tout un lobe qui apparaît transformé en un tissu brun ardoisé; un fragment de ce tissu dense et compact gagne le fond de l'eau. Au miscroscope, il existe un épaississement des travées interalvéolaires aboutissant à l'effacement des alvéoles. Cet effacement a lieu soit sous l'influence de la compression de ces travées interalvéolaires épaissies, soit par la production de *bour-*

geons fibreux intra-alvéolaires déjà décrits par Bret, Ziegler, Letulle dans la pneumonie interstitielle ordinaire. C'est à peine si l'on trouve quelques rares tubercules élémentaires fibroïdes. Souvent ils font défaut, et seules les lésions tuberculeuses siégeant en d'autres points du poumon permettent de reconnaître la véritable nature de l'affection.

Tout récemment, au Congrès de Washington (1908), Tripier a insisté sur l'existence et le mécanisme de production de la *pneumonie hyperplasique tuberculeuse*, et sur le fait de sa production à la suite d'une hépatisation rouge prolongée.

III. Symptômes. — Le plus souvent, il s'agit déjà d'un tuberculeux fibreux ancien qui est frappé tout d'un coup, soit d'une congestion pulmonaire, soit d'une pneumonie lobaire. C'est, tout au moins le diagnostic que l'on porte; mais on s'aperçoit que la résolution ne se fait pas, et l'on perçoit les signes d'une sclérose persistante étendue à tout un lobe (matité, souffle bronchique ou tubaire, bronchophonie, etc.).

La mort survient en six mois ou un an, ou bien on assiste à la survie avec persistance des signes de sclérose.

Si l'affection survient chez un malade atteint de tuberculose fibreuse plus ou moins évidente, le diagnostic est à faire avec les *processus pneumoniques* intercurrents si fréquents au cours de la phtisie. C'est l'absence seule de résolution du processus qui fera songer à la pneumonie hyperplasique tuberculeuse.

Si le malade, au contraire, n'est pas soupçonné de tuberculose, c'est le diagnostic de *pneumonie franche*, puis de *pneumonie chronique* qui sera successivement porté, et l'erreur presque inévitable.

§ 5. — *Pronostic des phtisies fibreuses.*

Les formes fibreuses n'ont aucune tendance à la production d'ulcérations. Si l'on fait exception pour la pneumonie hyperplasique, assez souvent mortelle en quelques semaines, elles permettent des survies souvent indéfinies; mais elles n'en créent pas moins une véritable maladie chronique, constituant souvent un état valétudinaire bien marqué. Elles sont, d'ailleurs, progressives et susceptibles de conduire lentement à la mort par des mécanismes qui leur sont propres, ainsi que nous l'avons vu, sans même tenir compte des cas, somme toute un peu plus rares qu'on ne le croirait au premier abord, dans lesquels des poussées tuberculeuses d'un nouveau type, caséeuses, fibro-caséeuses ou bronchiques viennent changer la marche de la maladie (Bard).

Phtisies fibreuses, artério-sclérose et brightisme. — Les tuberculeux discrets avec emphysème, plus encore les phtisiques fibreux denses, ainsi que les phtisiques ulcéro-fibreux avec cachexie, présentent avec une très grande fréquence, répétons le, au voisinage de la cinquantaine, comme complication, des signes d'*artério-sclérose* et plus particulièrement de *sclérose rénale;* les *brightiques tuberculeux* sont légion, et dans le milieu ouvrier et pauvre qui fréquente les hôpitaux, nous serions tenté de dire qu'ils sont l'immense majorité[1].

Entre quarante et cinquante ans, l'artério-sclérose de ces tuberculeux fibreux se manifeste, d'après Daremberg, par des congestions de la gorge, de la raucité de la voix et souvent des petits crachements de sang après des excès de parole, de légers saignements de nez et même de faibles hémorragies intestinales ou utérines. Les extrémités se refroidissent après les repas. « Quand vous voyez les gens aller se chauffer les jambes après le dîner, vous pouvez être certain qu'ils sont artério scléreux. » (Daremberg.)

« Le malade, cependant, engraisse, est vaillant et n'a pas de fièvre. Mais, s'il se promène pendant deux ou trois jours, ce malade s'enrhume, a de la fièvre : c'est la grippe, dit-on. Et l'on va ainsi pendant quelques mois. Puis la fatigue arrive, l'appétit diminue, la petite fièvre quotidienne s'installe; c'est la rechute de la quarantaine. Elle est due à la fermeture d'une portion de l'émonctoire rénal par la sclérose des artères du rein...

« Un grand nombre de tuberculeux, de vieux tuberculeux artério-scléreux, qui vivent longtemps sans être complètement guéris, ont souvent un très mauvais caractère; ils s'irritent facilement, ne sont jamais contents de rien, et prétextant une impétueuse franchise, ils ne savent pas modérer l'expression de leur pensée, froissant les suscepti-

[1] La fréquence de l'origine tuberculeuse, de *l'artério-sclérose* et du *mal de Bright* a été soutenue surtout par Josserand, A. Pic et Bonnamour, Tripier.

bilités des uns, décourageant les bienveillantes attentions des autres. Ils sont plus malheureux que coupables. La sclérose du rein a commencé son œuvre chez eux. » (Daremberg.)

À un degré plus accentué, le tuberculeux fibreux devient un *brightique vrai*. Sa tension artérielle s'élève, bien que tuberculeux originel; un galop apparaît, pendant que les urines claires et mousseuses révèlent un disque net d'albumine. Alors, le plus souvent, au point de vue pulmonaire, on assiste à ceci : des râles pulmonaires fugaces, mais parfois aussi fixes s'installent aux sommets, plutôt bulleux et secs, éclatants d'ailleurs, l'expectoration devient muco-purulente. Le diagnostic le plus souvent porté alors, c'est celui de néphrite chronique avec tuberculose évolutive des sommets. En réalité, et une autopsie récente de Nordmann et Wies le démontre, il s'agit d'une tuberculose fibreuse avec œdème et congestion vaso-motrice ou infectieuse localisés au niveau des anciens foyers. Le tuberculeux fibreux est devenu un brightique et doit être traité comme tel. Ainsi que le dit Daremberg, « le grand danger qui menace les tuberculeux qui cicatrisent leurs lésions pulmonaires par sclérose, c'est de faire de la *sclérose des reins*. J'ai pu observer plusieurs tuberculeux franchement guéris qui ont été emportés par la néphrite albumineuse vers quarante ans. D'autre part, j'ai observé des tuberculeux qui supportaient admirablement bien une tuberculose pulmonaire bénigne, succomber rapidement dès que leurs reins, atteints par la sclérose, fonctionnaient mal. »

§ 6. — *Tuberculose pulmonaire fibreuse post-pleurétique avec ou sans pneumonie chronique pleurogène tuberculeuse.*

C'est bien encore une forme fibreuse, au sens anatomique comme au sens clinique du mot, que cette forme clinique de tuberculose pulmonaire. La localisation des lésions, l'étroite association des lésions pleurales et pulmonaires la classent rationnellement toutefois dans le groupe des *formes post-pleurétiques* de Bard, au même titre que la *phtisie corticale fibro-caséeuse* post-pleurétique, que nous avons décrite avec les phtisies fibro-caséeuses.

I. Caractéristique anatomique. — Les lésions consistent, d'une part en une symphyse pleurale épaisse, dense, fibreuse et en lésions scléreuses pulmonaires sous-jacentes, étalées en surface mais localisées surtout aux couches corticales du poumon. Parfois, cependant, la sclérose gagne très vite la profondeur du parenchyme pulmonaire comprimé et atélectasié par la pleurésie primitive ou contemporaine; elle se propage le long des cloisons interlobulaires et sur les parois alvéolaires voisines de ces parties, toujours avec prédominance près des vaisseaux et des bronches (Tripier). Il en résulte alors la constitution d'une véritable *pneumonie chronique pleurogène,* décrite par Charcot.

II. Symptômes. — Cette forme fibreuse post-pleurétique débute, le plus souvent, par une pleurésie avec épanchement dont les caractères sont assez voisins de ceux qui caractérisent la pleurésie initiale de la forme fibro-caséeuse post-pleurétique. Toutefois, plus souvent que dans cette dernière forme, elle peut succéder à une *pleurésie sèche*. adhésive d'emblée, et passée souvent inaperçue. Barth (cité par Grancher) a publié une intéressante observation caractéristique de cette pleurésie tuberculeuse chronique sèche et végétante.

C'est dans cette forme corticale fibreuse post-pleurétique que l'on constate les signes habituels de la *symphyse pleurale* portés à leur maximum (que nous avons décrits en détail à propos des signes physiques), et qui consistent en rétraction du thorax, submatité et surtout obscurité respiratoire. Mais de plus, dans les cas de pneumonie chronique pleurogène, on perçoit, vers l'angle inférieur de l'omoplate, un *souffle*. intermédiaire entre le souffle bronchique et le souffle tubaire.

Les troubles fonctionnels sont variables : dans certains cas de symphyse totale, surtout avec sclérose pulmonaire, il existe une *dyspnée continue* et paroxystique pseudo-asthmatique qui peut aboutir à une période terminale de *cyanose* et d'asphyxie, véritale asystolie d'origine pulmonaire.

Le danger, pour ces malades. vient aussi de ce que le poumon symphysé est le siège de prédilection. le lieu d'appel en quelque sorte des processus de pneumonie ou d'œdème aigu. On sait enfin que tout individu porteur d'adhérences pleurales étendues est un candidat à la mort subite (Lacassagne et Martin).

III. Diagnostic. — Le diagnostic de la sym physe pleuro-pariétale est ordinairement très facile. *Toute oppression persistante avec troubles de la circulation veineuse fera soupçonner des adhé rences symphysaires des plèvres.*

Il est plus difficile d'établir l'état du parenchyme pulmonaire sous-jacent et surtout de prévoir le sens : résolution ou pneumonie chronique, dans lequel évoluera la sclérose. Un moyen que nous conseillons, et qui permettra en tout cas d'affir mer que les lésions pleurales ne sont pas en cause, c'est *l'inoculation des crachats au cobaye :* chez plusieurs tuberculeux fibreux post-pleurétiques, nous avons, avec Mandoul, en effet, constaté le *pouvoir tuberculigène* de ces derniers, alors que la recherche des bacilles était constamment négative.

La *pneumonie hyperplasique tuberculeuse* se distinguera par la connaissance du stade de pneu monie aiguë et non de pleurésie antécédente, par la fièvre persistante et irrégulière, par l'abondance de râles sous-crépitants et par une expectoration muco-purulente plus riche.

La *bronchite chronique tuberculeuse,* les *formes fibreuses discrètes* et *denses* qui s'accompagnent, les unes et les autres, d'adhérences et de sym physes pleurales totales souvent très caractérisées, seront-elles facilement distinguées de la tuberculose corticale fibreuse post-pleurétique? Difficilement, en tant que *symphyses pleurales :* tout au plus peut-on dire que les symptômes en seront beau coup moins accusés dans le premier cas (sym physe pleuro-viscérale de Grancher) que dans le second (symphyse pleuro-pariétale). Mais ce sont les symptômes concomitants de bronchite bilatérale et d'emphysème, c'est l'unilatéralité des signes de symphyse. ce sont les anamnestiques qui trancheront le diagnostic.

La syphilis (Lépine et Petit), la dilatation bronchique (le plus souvent elle-même syphilitique [Tripier]) peuvent réaliser des scléroses : la recherche minutieuse de la syphilis dans les antécédents personnels et héréditaires. la constatation des signes habituels de la bronchectasie contribueront à fixer le diagnostic étiologique.

CHAPITRE VI

LES TUBERCULOSES PULMONAIRES BÉNIGNES

SOMMAIRE

I. *Tuberculose pulmonaire abortive.* — Définition. Caractères anatomiques. Symptômes généraux effacés. Hémoptysies abondantes à répétition. Examen radioscopique. Rétrécissement mitral, chlorose, albuminurie, goitre concomitants. Évolution. Pronostic bénin. Diagnostic.

II. *Pleurite tuberculeuse à répétition.* — Forme nouvelle, bénigne entre toutes. Localisation pleurale de la tuberculose inflammatoire de Poncet. Signes de la poussée de pleurite. Ses localisations apexienne, scissurale et basilaire. Symphyses consécutives. La plus bénigne des formes cliniques de la tuberculose pulmonaire.

III. *Bronchites chroniques tuberculeuses.* — Ses deux formes : bronchite chronique tuberculeuse superficielle et bronchite chronique tuberculeuse profonde avec ou sans dilatation bronchique. Soupçonner la syphilis en ce dernier cas. Pronostic et diagnostic.

Nous décrirons, sous le titre un peu flou de tuberculoses pulmonaires *bénignes* ou *atténuées*, un certain nombre de formes cliniques ayant en commun le caractère faiblement évolutif ou stationnaire de lésions, capable d'aboutir même à la guérison. De ce fait elles s'opposent, dans une certaine mesure, aux autres formes cliniques de la tuberculose pulmonaire, dont les lésions ont toutes une marche plus ou moins progressive.

C'est ainsi que nous décrirons successivement :

1° La *tuberculose pulmonaire abortive* ;

2° La *pleurite tuberculeuse à répétition* ;

3° La *bronchite chronique superficielle tuberculeuse* ;

4° La *bronchite chronique tuberculeuse profonde*.

§ 1. — *Tuberculose pulmonaire abortive.*

Cette forme dont la connaissance est cependant capitale en phtisiologie, ainsi que nous le montrerons, semble n'avoir attiré jusqu'ici que faiblement l'attention des auteurs, « peut-être trop exclusivement préoccupés, comme dit Peter, de la conception anatomique de la maladie et de l'évolution de la lésion en trois phases dont la succession assez rapide est considérée comme nécessaire. »

Le premier, Andral paraît l'avoir distinguée. Peter, avec sa sagacité clinique remarquable, en a donné la première description nette sous le nom de « *forme hyperémique sans fièvre* ». Pollock, G. Sée l'ont eue également en vue. Mais c'est Bard qui l'a nettement isolée sous le nom de tuberculose abortive et en a dégagé avec précision toute la haute signification clinique. Plus récemment, F. Bezançon et son élève Billard en ont présenté une bonne étude clinique (*tuberculose pulmonaire hémoptoïque à étapes éloignées*).

I. Définition. — « Cette forme, dit Bard, est caractérisée par ce fait que la lésion, ordinairement très limitée, peu bruyante et très souvent latente, se cicatrise franchement et ne se révélera plus aux autopsies que sous la forme de cicatrices plus ou moins étendues, d'ordinaire situées à l'extrême sommet, cicatrices dans lesquelles la lésion est d'ailleurs parfaitement éteinte et dont l'extension. la progression ne sont plus à redouter.

« L'expression de forme abortive est prise ici dans un sens un peu différent de celui que l'usage lui a donné en pathologie; je ne veux pas entendre par là des cas à début normal et à évolution avortée. mais simplement des cas dans lesquels la lésion, frappée en quelque sorte de débilité congénitale, a avorté au lieu de poursuivre son évolution normale. »

L'existence anatomique et les caractères des lésions de cette forme clinique sont bien connus; seule l'histoire en est mal connue et discutée.

II. Caractères anatomiques. — Les lésions se présentent sous trois aspects principaux :

1° Des *cicatrices froncées des sommets*, déterminant à la surface du poumon des dépressions plus ou moins profondes et entourées de vésicules emphysémateuses. Ces formations contiennent souvent. d'après Bériel, soit de simples nœuds fibreux, soit des nodules caséeux, crétacés ou calcaires. On retrouve aussi des cicatrices du même genre dans le parenchyme (*cicatrices étoilées du parenchyme*).

2° Des *granulations fibreuses ou calcaires* iso-lées, à formations nodulaires également nettes. Elles occupent tantôt la plèvre et le tissu sous-pleural, sous la forme de *taches blanches de la plèvre*, réalisant une très légère induration perçue par le doigt passé à la surface de la séreuse, et, à la coupe, un léger épaississement lenticulaire de la séreuse et quelquefois un petit nodule sous-pleural, gros comme un grain de millet; tantôt, situées en plein parenchyme, elles réalisent les *grains de plomb*, que l'on sent à la main beaucoup mieux qu'on ne les voit (Bériel).

3° Un bloc dense de *pneumonie chronique ardoi-sée*, contenant le plus souvent à son centre un ou plusieurs foyers calcifiés, enkystés, quelquefois même une dilatation bronchique ou une cavernule lisse.

Il est vraisemblable que si les deux premiers types de lésions sont le fait de nodules tuber-culeux envahis par la sclérose, les blocs denses plus étendus répondent à de la pneumonie hyper-plasique, qui est le passage habituel à l'état chro-nique de *processus pneumonique* à exsudats fibri-neux plus ou moins étendus, décrit par Tripier. Ce sont ces pneumonies à type hémorragipare qui sont une des causes des hémoptysies à répé-tition (Tripier), si fréquentes au cours de cette forme clinique.

III. Symptômes. A. Début. — Comment

débute cette intéressante forme clinique? Les minu-tieux détails cliniques appliqués par Tripier au *début* de toute tuberculose pulmonaire nous paraissent se rapporter surtout aux formes bénignes, et plus particulièrement encore à la tuberculose abortive. L'affection débute ordinairement à la suite d'un refroidissement lorsque le corps était en sueur ou simplement en moiteur. Cette circonstance, qui passe souvent inaperçue, peut, en général, être retrouvée facilement comme étant survenue vingt ou quarante-huit heures auparavant, rarement plus tôt ou plus tard, et jamais au delà de trente-six heures.

Il se produit d'abord un peu de sécheresse des fosses nasales et de l'arrière-gorge, à laquelle ne tarde pas de succéder l'écoulement anormal caractérisant un *coryza*. Celui-ci se termine au bout d'une semaine, ou bien, souvent, il est suivi de troubles du côté de l'appareil respiratoire vers le cinquième ou sixième jour, quelquefois plus tôt. Les malades toussent et expectorent des crachats mucopurulents, en éprouvant au début une douleur rétrosternale vive. La température est normale ou, le plus souvent, modifiée. Le malade ressent des malaises indéterminés, une sensibilité particulière au roid et au chaud, ou même de petits frissons, une courbature, de la céphalalgie; la langue est saburrale, l'appétit diminué. Ces malades ne gardent la chambre et le lit que si la température arrive aux environs de 39".

Si le médecin est appelé, ou bien il ne constate aucun phénomène anormal du côté de la poitrine, ou bien, dans les cas plus intenses, surtout dans les cas de *bronchite à répétition*, il perçoit une légère consonance musicale accompagnant le murmure respiratoire vers l'un des sommets, plutôt en arrière, et encore d'une manière souvent passagère. D'autre fois, on entend une sibilance plus accusée ou un ronchus sonore, tout à fait exceptionnellement avec quelques râles indéterminés ou muqueux, sans que le murmure vésiculaire soit modifié d'intensité ou de rythme, sans modification appréciable de la voix et avec la persistance de la sonorité sur tout le thorax. Les bronchites se répétant, des lésions de sclérose et d'emphysème s'installent, qui caractérisent la période d'état.

B. Période d'état. — A cette période, la tuberculose abortive ne donne lieu qu'à des *phénomènes stéthoscopiques* légers, peu précis; parfois même ils restent complètement latents. « La plupart des signes, dit Bard, que Grancher donne comme appartenant aux lésions de début, en vue d'un diagnostic précoce, s'appliquent beaucoup plus exactement aux lésions abortives. » Ces signes sont, nous l'avons déjà vu : l'inspiration rude et l'expiration prolongée, l'affaiblissement de la respiration et la respiration saccadée. D'après notre observation, c'est principalement ici l'inspiration rude et l'expiration prolongée que l'on recherchera, la diminution du murmure vésiculaire et surtout la respiration saccadée nous paraissant caractériser plus particulièrement la forme clinique que nous décrirons bientôt et que nous avons appelée *pleurite tuberculeuse à répétition.*

A côté de ces modifications du murmure vésiculaire, on note dans certains cas, au sommet de la *submatité*, en même temps que l'*exagération des vibrations vocales*, une *bronchophonie légère* ou, plus souvent encore, de la *pectoriloquie aphone* : en dehors des poussées bronchitiques ou hémoptoïques, les bruits de râles et, à plus forte raison, les craquements font défaut.

L'examen radioscopique, qui devra toujours être pratiqué en ce cas, pourra fournir des données extrêmement importantes. Assez souvent, mais non toujours, on constatera une *diminution de la transparence* normale du poumon à son sommet ; rappelons qu'au cas d'examen radioscopique négatif, une *radiographie* montrerait de façon sûre, précise et impersonnelle, ce que l'écran n'aurait pas révélé (Béclère). Mais toujours on constatera une *adénopathie pulmonaire* : sur une bande à teinte uniforme et peu foncée (inflammation actuelle fort légère) se distinguent des taches sombres et arrondies particulièrement nettes (ganglions scléreux et crétacés anciens). Dans les tuberculoses en évolution, au contraire, le fond de la teinte étant sombre (inflammation actuelle), les lésions ganglionnaires anciennes sont souvent difficiles à déceler (Piéry et Jacques).

Les *symptômes généraux* sont ici, et ce n'est pas la caractéristique clinique moindre de cette forme, très peu marqués, effacés. Comme le dit Peter, ce sont des tuberculeux qui mangent bien, qui digèrent bien ce qu'ils mangent et qui n'ont *jamais de fièvre*, ou, en tout cas, des poussées fébriles légères, sans sueurs. Toutefois ces sujets sont ordinairement maigres, et nous ajouterons même qu'ils l'ont toujours été et le resteront.

Même atténuation, à part l'hémoptysie, des *troubles fonctionnels* ; on y note, de plus, le caractère intermittent. A certaines périodes, en effet, on observe une *toux* sèche, légère, qui n'est d'ailleurs pas signalée par le malade. Cette petite toux, souvent habituelle aussi, ne s'accompagne pas d'expectoration, sinon du rejet insignifiant de rares crachats muqueux ou salivaires.

Nous n'avons jamais, avec Mandoul, rencontré de bacilles de Koch dans cette expectoration. Il s'agit donc bien d'une véritable tuberculose *fermée*. Quant au *pouvoir tuberculigène* recherché par l'inoculation au cobaye, il est variable : négatif dans les tuberculoses très anciennes, il est positif au cas de lésions récentes. La séro-réaction d'Arloing et P. Courmont est très intense généralement, bien qu'elle puisse manquer quand tout processus tuberculeux est éteint.

Les *hémoptysies* sont fréquentes, et souvent elles sont le seul signe fonctionnel, l'unique témoin de la tuberculose pulmonaire. Le crachement de sang survient, le plus souvent, au cours d'une santé en apparence excellente, sans prodromes, sans signes prémonitoires, et le malade, dit Billard, est aussi surpris qu'effrayé. Cette hémoptysie est constituée par du sang rutilant plus ou moins abondant, venu par gorgées ; elle est unique ou de courte durée ; elle ne s'accompagne pas de poussée congestive, la température reste normale ; il n'y a pas de douleurs, pas de recrudescence de la toux ; l'auscultation reste plus ou moins négative (Bard). Ces hémoptysies ne s'accompagnent jamais de la présence de bacilles de Koch, ainsi que nous l'avons constaté avec Mandoul et Ortal. F. Bezançon a obtenu les mêmes résultats négatifs.

Elles sont volontiers à répétition, à des intervalles éloignés, sans que le pronostic soit aggravé pour cela ; elles sont manifestement ulcératives, c'est-à-dire liées à la rupture d'un petit vaisseau ectasié, à une sorte d'anévrysme capillaire (Bard).

Toutefois il nous a été donné, à plusieurs reprises, chez des tuberculeux abortifs, de constater un autre type d'*hémoptysie*, manifestement alors sous la dépendance d'un processus de pneumonie hémorragique décrit par Tripier, et qu'avait déjà décrit Peter sous le nom de congestion périphymique. D'après la description qu'il en donne, les hémoptysies des tuberculeux de Peter semblent plutôt relever de ce processus que . de l'ulcération d'une petite artériole.

Au moment de l'hémoptysie, nous avons noté chez quelques-uns de nos malades, en même temps qu'une élévation thermique au voisinage de 38°, l'existence d'un petit foyer pneumonique souvent des plus discrets, mais se traduisant par ses signes habituels : foyer de râles crépitants (craquements secs de Peter), petit souffle tubaire ; ces foyers nous ont paru se développer avec une prédominance remarquable au *voisinage immédiat des scissures pulmonaires,* le long desquelles il faudra toujours les rechercher. Pas plus que les précédentes, ces hémoptysies ne s'accompagnent de la présence du bacille de Koch. Toutefois un cas récent, où, un mois après la première hémoptysie révélatrice, les bacilles, absents jusque-là, ont fait leur apparition en petit nombre, nous engage à des conclusions moins fermes.

Comme causes prédisposantes à ces hémoptysies, Peter indique les *excès sexuels ;* il faut y joindre la *période cataméniale* et la *suralimentation* (Sabourin).

Quoi qu'il en soit du type de ces hémoptysies, l'intervalle de temps qui les sépare n'a rien de fixe. Il est des sujets chez qui l'hémoptysie s'arrête pour ne plus revenir jamais ; d'autres fois, les étapes sont tellement éloignées, que les malades en ont, sinon perdu le souvenir, tout au moins ont abandonné toute préoccupation à cet égard ; chez d'autres enfin, chez les femmes notamment, l'hémoptysie revient aux époques menstruelles (*hémoptysies dites supplémentaires* des anciens auteurs).

IV. Affections concomitantes. — Il est plusieurs affections concomitantes, — nous ne dirons pas des complications, car il s'agit bien de détermination parallèle du même virus atténué, — que l'on observe dans la tuberculose abortive. C'est, d'une part, le *rétrécissement mitral,* et, d'autre part, la *chlorose.* Cette dernière association, dont nous avons recueilli maintes observations, a été récemment fort bien décrite par Landouzy et Labbé sous le nom de « *tuberculose à forme chlorotique* ». Une autre association fréquente, que nous avons observée avec Pic chez les candidats aux écoles normales d'instituteurs et d'institutrices du Rhône, c'est l'*albuminurie* : nombre d'entre ces tuberculeux abortifs atteints d'albuminurie présentaient en outre de l'*anémie* et de l'*hypertrophie thyroïdienne.*

V. Évolution et pronostic. — La bénignité de ces hémoptysies avait tellement frappé les

anciens cliniciens, qu'ils en faisaient des hémoptysies *arthritiques* et un brevet de bonne santé.
Quant aux tuberculeux abortifs, et ce sont encore
les plus fréquents, qui n'ont jamais présenté
d'hémoptysie, ce sont des tuberculeux *qui ne sont
pas phtisiques*, dit Peter; leur histoire est celle,
dit-il, de bien des gens du monde dont on dit
qu'ils ont une « poitrine délicate » et une
« fâcheuse tendance à s'enrhumer ». « Ces
malades vivent encore avec leurs tubercules et ne
semblent pas près d'en mourir. Peut-être même
n'y succomberont-ils pas et mourront-ils d'autre
cause, comme il arriva à ce vieillard dont parle
Andral dans ses annotations à Laënnec, qui,
« après avoir eu depuis l'âge de vingt ans jusqu'à
celui de quatre-vingts (pendant *soixante* ans !) des
hémoptysies qui se répétaient sans cesse, succomba,
peu de temps après avoir atteint ce dernier âge, à
une maladie étrangère à l'appareil respiratoire. »
« Qui de nous, dit encore G. Sée, ne connaît des
condisciples ou des clients qui ont, dans leur jeunesse, craché le sang à pleines cuvettes, à plusieurs reprises, pendant des mois et des années, et
qui se trouvent au bout de vingt, trente et même
quarante ans, complètement guéris. »

La tuberculose abortive est donc, en résumé (après
toutefois la forme pleurale suivante), l'une des formes
les plus curables de la tuberculose pulmonaire.
« Sans doute, dit Bard, le porteur d'une lésion
abortive pourra présenter, par la suite, de nouvelles
poussées similaires ou différentes, suivant les causes
efficientes dans chaque cas; mais il n'y aura aucun
lien saisissable entre les deux poussées, séparées sou-

vent par de longues années. Le tuberculeux guéri est devenu tuberculeux comme aurait pu le faire un sujet normal, et ce serait trop exiger de la tuberculose abortive que d'en repousser l'individualité, sous le prétexte qu'elle ne confère pas l'immunité définitive aux sujets qui l'ont présentée. » Dans la plupart des cas, c'est bien d'*immunité véritable*, croyons-nous, qu'il s'agit, puisque nous avons vu nombre de ces sujets résister soit aux fatigues du service militaire, soit à celles, plus sérieuses encore en l'espèce, de la grossesse.

IV. Diagnostic. — Les difficultés du diagnostic sont évidemment différentes, suivant qu'il y a eu ou non hémoptysie.

Lorsque le malade a eu une hémoptysie, la difficulté, ainsi que le fait remarquer Bard, n'est pas de reconnaître une *lésion tuberculeuse* dont le diagnostic s'impose, mais surtout de discerner la *forme clinique* à laquelle on a affaire. Comment distinguer, en effet, qu'une hémoptysie est symptomatique d'une tuberculose abortive ou d'une *phtisie fibro caséeuse commune* ? Dans ce dernier cas, on notera toujours une élévation thermique notable et persistante, d'où le conseil que nous donnons de toujours exiger une courbe thermique d'au moins huit jours et plus, avant de se prononcer, en présence de toute hémoptysie. Il faut toujours se méfier des hémoptysies fébriles. L'hémoptysie est également moins abondante, la toux est plus fréquente, émétisante, l'expectoration peut présenter déjà quelques bacilles de Koch, l'amaigrissement est précoce. Quant aux signes physiques, il ne faut pas compter sur eux pour le diagnostic.

Quant aux lésions abortives *sans hémoptysie*, elles passent souvent inaperçues, et c'est là qu'il faudra mettre en œuvre tous les moyens dont nous disposons pour le diagnostic des tuberculoses *latentes*. Au surplus, on se trouvera toujours bien de suivre le conseil que donne Tripier : toujours soigner tous les malades qui commencent à tousser comme s'il s'agissait d'un commencement de *tuberculose*.

§ 2. — *Pleurite tuberculeuse à répétition.*

Il s'agit là d'une forme bénigne entre toutes, et qui, sur plus d'un point, se confond avec la forme précédente. Cette confusion, nous l'avons commise longtemps ; mais plusieurs observations fort nettes[1] et suivies, plusieurs depuis tantôt huit ou dix ans, nous ont conduit à isoler cette forme clinique, intéressante, on va le voir, à plus d'un point de vue[2].

I. Caractéristique anatomique. — Anatomiquement, elle répond à des poussées de pleurite qui aboutissent, les unes à la résolution,

---

[1] Ces observations figurent dans les thèses de nos collaborateurs : Jacques, Malmonté, Mandoul et Ortal.

[2] L'histoire clinique, plus pulmonaire que pleurale, la constance des lésions pulmonaires minimes, et l'utilité diagnostique du rapprochement nous ont fait admettre au nombre des formes cliniques de la tuberculose *pulmonaire*, cette localisation surtout pleurale de la tuberculose.

le plus grand nombre, lorsqu'il s'agit du sommet, des scissures ou de la base, à des symphyses lamelleuses peu épaisses, avec participation légère mais constante du parenchyme sous-jacent. Ce sont elles qui, notamment, soudent les inter-lobes.

A un point de vue plus général, elle nous paraît représenter plus spécialement la localisation pleurale de la *tuberculose inflammatoire* de Poncet. Nous l'avons vue survenir, en effet, chez des malades, des femmes jeunes plus souvent, qui avaient présenté ou ont présenté diverses manifestations de cette « petite tuberculose », du rhumatisme tuberculeux, de l'endocardite de la mitrale, de l'entéro-côlite muco-membraneuse, de l'albuminerie, un goitre. Nombre de ces sujets nous ont paru entachés d'hérédité tuberculeuse.

II. Symptômes. — Cliniquement, cette pleurite tuberculeuse est caractérisée par des *poussées de pleurite à répétition*, survenant l'hiver de préférence, à l'occasion des refroidissements. Chaque poussée se caractérise par un point de côté plus ou moins léger, s'exacerbant à l'occasion des inspirations fortes ou de la toux, par une petite toux sèche qui peut même faire défaut, par une température à 37°,8, 38° au maximum. A l'auscultation, qu'il faut pratiquer systématiquement avec l'idée de ce que l'on cherche, on perçoit : soit de l'obscurité respiratoire (le malade immobilisant son côté douloureux), soit de petits bruits secs inconstants, soit des frottements-râles, soit un bruit net de frottement; ces bruits siègent généralement un peu au-dessus et en arrière de la région siège du point de côté[1].

Il est trois *sièges d'élection* pour ces poussées de pleurite : le sommet (surtout en arrière), les scissures interlobaires et la base du poumon. Ce sont des poussées de pleurite basilaires actuelles, jointes à des signes de symphyse du sommet, qui nous paraissent répondre à cette *combinaison spéciale de signes* trouvés simultanément au sommet et à la base, par Fernet, au début de la tuberculose.

La poussée de pleurite éteinte en une ou deux semaines, il persiste généralement à sa suite, au lieu même où l'on aurait antérieurement constaté les bruits pleuraux, de *l'obscurité respiratoire* le plus souvent, parfois aussi une *respiration saccadée* et même une submatité légère.

Les cas de pleurite les plus accentués nous paraissent devoir réaliser cette *forme de pleurésie adhésive d'emblée* décrite par R. Bernard au début de la tuberculose pulmonaire. La symphyse pleurale réalisée, prédominant aux bases, peut être soupçonnée par la constatation des signes précédents ; mais elle n'apparaît bien que dans l'examen radioscopique, qui montre alors de légères opacités pleurales, une amplitude très réduite et parfois même une immobilisation du diaphragme.

III. Diagnostic. — Le diagnostic n'est difficile, ici, que par la discrétion des symptômes, par ce

1 En réalité, les adhérences des plèvres au sommet, comme ailleurs, ne correspondent bien manifestement qu'à une diminution de la respiration dans la région où elles existent, et les divers bruits anormaux doivent être considérés comme produits par les lésions du tissu pulmonaire correspondant (Tripier).

fait aussi que trop souvent, après une auscultation sommaire, on se contente du diagnostic de « point de côté ». La nature *tuberculeuse* de la poussée de pleurite sera soupçonnée par la localisation au sommet, le long des scissures, l'absence ou le peu d'intensité du mouvement fébrile, l'habitus général du malade, la recherche des localisations habituelles de la tuberculose inflammatoire dans ses antécédents, et l'emploi des procédés courants pour déceler les tuberculoses latentes. Nous conseillons plus spécialement ici l'emploi de la radioscopie, d'abord parce qu'elle permettra seule le diagnostic de la symphyse pleurale consécutive, notamment à la base, puis parce qu'elle fera apercevoir des *taches ganglionnaires* le plus souvent très sombres et très nettes (*taches nummulaires*), révélatrices de ganglions pulmonaires plus ou moins crétacés ou calcifiés (Piery et Jacques).

Comme diagnostic différentiel, il sera quelquefois malaisé de faire la distinction avec la *tuberculose pulmonaire abortive*, qui présente la même atténuation des phénomènes fonctionnels et généraux. Une hémoptysie antérieure, les signes d'une induration légère du sommet, l'absence de frottements, plaideraient en faveur de cette dernière forme clinique.

Les *points de côté fébriles* de Sabourin, qui répondent à de petits *processus pleuro-pneumoniques superficiels*, ne seront pas confondus avec la simple pleurite tuberculeuse. Les symptômes sont aussi plus accentués : frottements et crépitations plus intenses, avec souffle léger, pectoriloquie aphone, poussée fébrile appréciable, et surtout expectoration muco-purulente avec bacilles de Koch.

Ultérieurement, s'il se constitue une symphyse plus ou moins généralisée, le diagnostic se fera encore avec la *forme fibreuse post-pleurétique*, par ce fait que, dans la pleurite tuberculeuse, la symphyse reste toujours latente, demandant l'usage des rayons X pour être révélée, alors que, dans la sclérose pleurogène, ainsi que nous l'avons dit, les déformations thoraciques, la déviation des organes imposent le diagnostic.

IV. Pronostic. — Cette forme de pleurésie est extrêmement bénigne, *la plus bénigne* de toutes les formes cliniques de la tuberculose pulmonaire. Toutefois, en tant que localisation fréquente de la tuberculose inflammatoire, la métastase du virus tuberculeux peut réaliser une endocardite mitrale, par exemple avec le pronostic attaché à cette lésion cardiaque.

§ 4. — *Bronchites chroniques . tuberculeuses.*

Ces formes fréquentes sont importantes à connaître, parce qu'elles comportent, elles aussi, un pronostic particulièrement favorable. Souvent associées aux formes précédentes, ayant une symptomatologie voisine au point de n'en pas toujours permettre le diagnostic, nous avons cru devoir placer ici leur description, dans le groupe des tuberculoses *bénignes*.

I. Caractères généraux. — Pour faire porter le diagnostic de bronchite chronique tuberculeuse.

il ne suffit pas qu'il y ait quelques phénomènes bronchiques plus ou moins marqués, associés aux lésions parenchymateuses et subordonnés à ces dernières ; il faut que le caractère bronchique prédominant des lésions soit mis en évidence par l'intégrité du parenchyme, par l'absence de signes d'induration ou de collapsus des sommets. En pareil cas, on constate la conservation de l'amplitude respiratoire, tandis que les phénomènes dominants sont : des ronchus disséminés, le plus souvent très étendus ; une expectoration muqueuse peu abondante, malgré une toux fréquente, toux « d'irritation », suivant une expression chère au public ; des signes d'emphysème et de retentissement sur le cœur droit ; le tout avec une marche très lente et une apyrexie presque complète. Le plus souvent, le pharynx et le larynx participent à la maladie, mais superficiellement, sous forme d'inflammation granuleuse le plus souvent, en tous cas sans ulcérations ni inflammation profondes. Les bacilles sont en général présents, mais fort rares dans les crachats (Bard).

Dans la pratique, on rencontre deux formes un peu différentes de cette bronchite chronique : 1° *La bronchite chronique tuberculeuse superficielle ;* 2° *La bronchite chronique tuberculeuse profonde avec ou sans dilatations bronchiques.*

II. Bronchite chronique tuberculeuse superficielle. — La lésion est ici une inflammation limitée à la *muqueuse* et s'accompagne d'*emphysème.*

Ce sont d'abord, dans des conditions tout à fait

semblables à celles que nous avons longuement décrites à propos du début de la tuberculose abortive, des poussées fugaces de bronchite des sommets à l'occasion de *rhumes plus ou moins négligés :* on note alors, dans les parties supérieures et postérieures de l'un ou des deux poumons, quelques râles secs ou indéterminés mobiles. Ce n'est qu'au bout d'un certain temps, d'un certain nombre de bronchites, que les râles se généralisent et qu'il y a notamment des râles muqueux aux bases, avec une diminution des mouvements respiratoires, qui indiquent sûrement les adhérences pleurales et la persistance définitive des lésions, à un degré qui peut toutefois varier suivant l'état général des malades et la plus ou moins grande fréquence des exacerbations de ces lésions (Tripier). La respiration est humée, mais ample ; les crachats, rares, se détachent difficilement, avec des accès de toux plus ou moins quinteuse. Ce sont là les symptômes de la *bronchite sèche,* du catarrhe sec de Laënnec. C'est la *bronchite sibilante,* compagne habituelle de l'*asthme tuberculeux,* réputé à tort *essentiel* par les auteurs.

III. Bronchite chronique profonde avec ou sans dilatations bronchiques. — Ici l'inflammation tuberculeuse pénètre en profondeur, elle intéresse les *parois* mêmes de la bronche, elle peut aller jusqu'à s'accompagner de *péribronchite* et parfois même de *dilatations bronchiques.*

Existence de la dilatation bronchique tuberculeuse. — Jusqu'en ces dernières années, les auteurs ne faisaient aucune difficulté, avec

Grancher, d'admettre l'existence d'une dilatation bronchique d'origine tuberculeuse. Mais, plus récemment, on a vu Nothnagel admettre comme un principe fondamental que, si la bronchectasie peut se compliquer de tuberculose, la tuberculose, en revanche, ne favorise pas la bronchectasie. Tripier, allant plus loin, a établi la notion capitale de la fréquence, sinon de *l'origine syphilitique* de la dilatation bronchique. Toutefois, cet auteur admet l'existence de *petites dilatations bronchiques des sommets* d'origine tuberculeuse. L'histoire des dilatations bronchiques d'origine tuberculeuse est donc à reprendre à la lumière de cette notion toute récente de l'influence habituelle de la syphilis dans leur production. Ayant maintes fois déjà vérifié la justesse de cette donnée, nous serions tenté de formuler ici le conseil que donnent Sergent et Chabbert pour la phtisie fibreuse, à savoir que *la constatation, chez un tuberculeux, de dilatations bronchiques devra toujours faire suspecter la syphilis* et imposer la recherche des stigmates de cette maladie.

Symptômes. — Dans les cas de *bronchite chronique tuberculeuse profonde* simple, les bronches sont plus humides, les crachats plus épais et plus abondants, la toux plus grasse ; par contre, la respiration est plus obscure, avec une sonorité conservée ; la respiration manque de profondeur, et le murmure vésiculaire est très affaibli. Ce sont, en somme, les symptômes de la bronchite muco-purulente vulgaire, du *catarrhe muqueux* de Laënnec.

L'association de la *bronchectasie (forme bron-chectasique* des Allemands) est caractérisée par ce fait que, comme dans la dilatation des bronches ordinaire, il existe des symptômes d'un catarrhe diffus assez intense, avec périodes d'expectoration abondante alternant avec des périodes de catarrhe plus modéré. Puis, lorsque cette symptomatologie dure depuis un certain temps, des années le plus souvent, les périodes d'exacerbation se rapprochent, à l'occasion des refroidissements ou des attaques d'influenza.

L'expectoration puriforme s'élève alors à plusieurs crachoirs par jour, contenant très peu de bacilles de Koch ; les râles sonores sont nombreux, et progressivement s'installe une dyspnée avec orthopnée nocturne, puis diurne ; les quintes de toux deviennent incessantes. Finalement ces malades succombent dans l'épuisement et l'insuffisance respiratoire.

IV. Pronostic des bronchites chroniques tuberculeuses. — Ces deux formes comportent toutes les deux, et surtout la première, un pronostic assez bénin ; c'est pourquoi il importe d'autant plus de les bien connaître. « J'ai vu commettre presque toujours en pareil cas, dit Bard, des erreurs de pronostic parfois très préjudiciables aux intérêts matériels ou moraux du malade... Les erreurs de pronostic se commettent d'ailleurs ici avec la même facilité dans les deux sens : quand on ne remarque que les caractères bronchiques des accidents et qu'on méconnaît la nature tuberculeuse, on y attache une importance insuffisante ;

au contraire, le jour où la nature tuberculeuse est reconnue, on passe à l'extrême inverse, et on impose volontiers aux malades des résolutions hors de proportion avec la réalité des choses. »

V. Diagnostic des bronchites chroniques tuberculeuses.

— Pour éviter la première erreur, — la méconnaissance de la nature tuberculeuse de la bronchite, — on devra soupçonner cette dernière chez tout individu ayant soit des bronchites à répétition ou traînantes, soit des signes physiques localisés ou prédominants aux sommets; on mettra, de plus, en jeu tous les moyens dont nous disposons à l'heure actuelle pour faire la preuve d'une tuberculose latente (V. p. 519 et chapitre Diagnostic). Enfin l'existence d'un *asthme* concomitant avec les caractères de l'asthme *essentiel* des classiques trancherait pour nous le diagnostic en faveur de la tuberculose.

La grande erreur serait de prendre une bronchite chronique tuberculeuse pour une *phtisie fibro-caséeuse commune*. Les lésions apexiennes en foyers nets, les craquements, les souffles, les bacilles de Koch constants et plus nombreux dans les crachats, l'altération de l'état général, l'examen radioscopique permettraient de reconnaître l'existence des foyers caséeux de la phtisie commune.

CHAPITRE VII

· LES TUBERCULOSES LATENTES

SOMMAIRE

I. Groupe de faits à conditions cliniques semblables, plutôt
que forme clinique. *Aspects anatomiques.* Distinction
essentielle entre tuberculose latente, active et inactive.
Leur fréquence respective. Statistique de Naegeli.

II. *Étude clinique.* Tuberculoses latentes durables et temporaires. Diagnostic de la tuberculose latente, puis de
son état d'activité ou de guérison. Signes de la tuberculose
latente inactive ou guérie (stigmates de l'imprégnation
tuberculeuse antérieure ou stationnaire). Signes de la
tuberculose latente ou active (stigmates de l'imprégnation tuberculeuse active ou actuelle).

§ I. — *Lésions latentes, actives et torpides.*

I. Définition. — La tuberculose latente est
caractérisée par des lésions assez minimes pour
échapper à l'examen clinique le plus minutieux, et
qui n'entraînent pas de trouble bien apparent dans
l'état général.

Il ne peut s'agir, à proprement parler, d'une
forme clinique, d'abord parce que, par définition,
sa symptomatologie est muette ; ensuite parce que,
ainsi que nous le verrons, elle répond à des lésions

variées et surtout de *valeur évolutive* inégale. Néanmoins, à cause de sa bénignité fréquente, parce que aussi, en certains cas, elle englobe nombre des lésions qui sont à la base des formes cliniques précédentes, nous avons cru devoir la présenter à cette place.

A l'histoire de la tuberculose latente, dont on n'a guère saisi toute l'importance qu'en ces dix dernières années, se rattachent les noms de Natalis Guillot, de Maragliano, de Naegeli. Citons les revues plus récentes de Balme et surtout de F. Bezançon.

II. Aspect anatomique des tuberculoses latentes.

— Les lésions observées sont des plus variables. Toutes les lésions *pulmonaires* qui caractérisent les différentes tuberculoses bénignes que nous venons d'étudier : tuberculose abortive, pleurite, bronchite chronique, peuvent s'observer, car souvent, nous l'avons vu, ces diverses formes cliniques sont latentes, soit d'une façon durable, soit d'une façon temporaire ou intermittente seulement.

Mais, de plus, il faut y joindre ici les lésions de *tuberculose ganglionnaire*. Signalons qu'au point de vue des rapports des lésions ganglionnaires avec les lésions pulmonaires, une distinction essentielle est à faire, ainsi que nous l'avons montré avec Jacques entre les adénopathies des ganglions *pulmonaires* (ganglions disséminés le long des bronches intra-pulmonaires) et celles des *ganglions trachéo-bronchiques* (groupes pré et inter-trachéo-bronchiques). Les premières s'accompagnent, le plus souvent, de lésions pulmonaires concomitantes; les secondes, au contraire, existent isolées. Ce sont donc les adénopathies tuberculeuses *trachéales* qui forment le grand contingent des lésions tuberculeuses ganglionnaires *latentes*. Des adénopathies tuberculeuses périphériques (*micropolyadénopathies* de Legroux, *axillaires* et *inguinales*) peuvent aussi réaliser une tuberculose latente. Tous ces ganglions peuvent être atteints de lésions d'infiltration tuberculeuse (granulations et tubercules), de lésions de sclérose; ils peuvent être fibro-caséeux, caséeux et enfin crétacés.

Mais la distinction essentielle à faire ici, ainsi que l'a bien montré Maragliano dans toutes ces lésions de tuberculose latente, c'est la séparation des lésions *actives* et des lésions *inactives*.

Les lésions tuberculeuses *inactives* sont des lésions devenues stationnaires, ou mieux encore cicatricielles. Elles sont constituées, d'après Naegeli, par les adhérences pleurales des sommets et par les concrétions calcaires pulmonaires et ganglionnaires. Les lésions *en activité* sont représentées par les lésions reconnues progressives par tous, les lésions pulmonaires caséeuses notamment et les tuberculoses ganglionnaires à cellules géantes, avec métamorphose hyaline homogène. En réalité, un critérium est encore à trouver qui permettra, à l'autopsie, un départ certain entre tuberculose latente active et inactive. Pour Bezançon, ce sont les bacilles vivants et virulents qui caractérisent les lésions en activité. Naegeli, par contre, n'admet pas comme tuberculoses actives des caséifications récentes lorsque le foyer est enkysté : et pourtant

l'on sait que Dejerine a trouvé des bacilles dans
de vieux foyers ganglionnaires, même calcifiés en
grande partie, et que Martin et Haushalter ont
prouvé que les bacilles, même enfermés dans une
écorce complètement crétacée, conservent leur
virulence.

III. Fréquence des tuberculoses latentes actives et inactives.

— Naegeli, dans un
travail remarquable par la rigueur et la méthode
d'observation (5oo autopsies au cours desquelles
les lésions tuberculeuses furent recherchées sur des
coupes en série et aussi par l'examen microscopique),
a montré que 97 pour 100 des adultes des villes
présentaient des lésions tuberculeuses.

Cette fréquence, — de même que celle des tuberculoses latentes actives et inactives (V. fig. 51),
— est variable aux différents âges. La tuberculose. nulle chez les nouveau-né. très rare avant
un an. reste rare de un à cinq ans; mais. à
cette période de la vie, elle n'est presque jamais
latente, mais a au contraire une évolution clinique très redoutable. De cinq à quatorze ans,
on trouve des lésions tuberculeuses sur le tiers
des cadavres; mais, dit Naegeli, les trois quarts
de ces tuberculoses sont des tuberculoses évolutives susceptibles de donner la mort; un quart
seulement sont latentes, mais latentes *actives*.
De dix-huit à trente ans. le chiffre des tuberculóses
latentes, presque toutes actives, s'élève jusqu'à
deux tiers des sujets. De trente à quarante ans,
pendant que le nombre des cas de tuberculose
latente active baisse rapidement, le nombre des

cas de tuberculose latente inactive augmente pro-

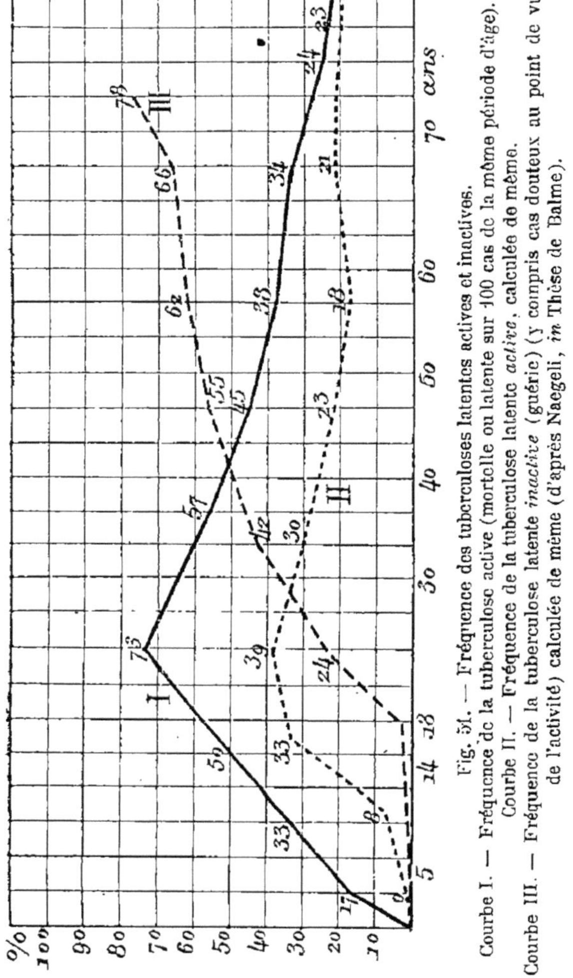

Fig. 51. — Fréquence des tuberculoses latentes actives et inactives.

Courbe I. — Fréquence de la tuberculose active (mortelle ou latente sur 100 cas de la même période d'âge).

Courbe II. — Fréquence de la tuberculose latente *active*, calculée de même.

Courbe III. — Fréquence de la tuberculose latente *inactive* (guérie) (y compris cas douteux au point de vue de l'activité) calculée de même (d'après Naegeli, *in* Thèse de Balme).

gressivement. Dans la vieillesse, on ne rencontre

surtout que des foyers guéris ou inactifs; leur proportion considérable, dépassant 9o pour 100, témoigne de l'extrême fréquence de l'infection tuberculeuse latente, bénigne et, la plupart du temps, ignorée.

En résumé, la tuberculose latente *active* (V. fig. 51, courbe II) augmente progressivement à partir de dix ans, pour atteindre un pourcentage élevé entre dix-huit et trente ans, puis progressivement et lentement décroître jusqu'à cinquante ans, en gardant à partir de ce moment un taux sensiblement égal. La tuberculose latente *inactive* (V. fig. 51, courbe III) ne s'accroît guère qu'à partir de dix-huit ans, mais pour le faire alors d'une façon à peu près régulièrement progressive jusqu'à un âge avancé.

§ 2. — *Étude clinique.*

I. Évolution clinique. — Les tuberculoses latentes se divisent, au point de vue de leur évolution clinique, d'après Maragliano, en tuberculoses latentes *durables* et en tuberculoses latentes *temporaires.*

A. Les *tuberculoses latentes durables* sont celles dans lesquelles l'infection ne se laisse jamais dévoiler par des signes certains. Elles tendent peu à peu vers la guérison, laquelle, ainsi que l'a montré Naegeli, a lieu dans l'âge moyen de la vie. Par définition, elles n'ont pas d'histoire clinique et sont, le plus souvent, des trouvailles d'autopsies. Un certain nombre de signes expressément recherchés pourraient cependant parfois les révéler.

B. Les *tuberculoses latentes temporaires* sont celles dans lesquelles l'infection, après être demeurée latente plus ou moins longtemps, éclate d'une façon manifeste, par exemple sous forme d'une hémoptysie ou d'une pleurésie. Ce sont les formes les plus habituelles, et elles sont, bien souvent, la première étape des tuberculoses communes, d'après les idées actuelles. « L'habitude s'était enracinée, dit fort bien Maragliano, de confondre le début de l'affection tuberculeuse avec le moment où l'on a fait attention à la maladie, alors que, dans la réalité, le foyer qui vient d'apparaître provient d'un autre plus ancien qui devient tout d'un coup actif et dangereux après un long repos. » Grancher avait bien montré que le début apparent de la tuberculose n'est, en réalité, que la deuxième phase d'une infection dont le début peut remonter à la deuxième enfance. Seulement, cet auteur a eu le tort de ne pas dire assez clairement que la période de germination ne précédait pas immédiatement la période d'induration et de ramollissement, et, de plus, de donner comme signes essentiels à cette période de germination ou de tuberculose latente, des signes que l'on doit rapporter, cela ne peut faire aucun doute, soit à la tuberculose abortive, soit à la pleurite tuberculeuse des sommets.

La notion de ces réveils d'une tuberculose jusque-là latente explique un grand nombre de faits cliniques : la tuberculose des jeunes soldats par fatigue et surmenage (Kelsch), la phtisie qui succède aux maladies infectieuses (coqueluche, grippe, fièvre typhoïde), celle qui succède au traumatisme (au cours, notamment, des accidents du travail) (Mosny).

II. Diagnostic des tuberculoses latentes.

— Un diagnostic complet comprend les deux étapes suivantes : 1° Existe-t-il une tuberculose *latente?*

2° Cette tuberculose latente, est-elle en *activité ou guérie?*

1° *Existe-t-il une tuberculose latente?* On la soupçonnera, plus souvent que ne le disent les auteurs, en tenant compte de tous les signes qui ont été donnés par les auteurs sous le nom de *signes de la prétuberculose* (Voir au chapitre : Diagnostic). On tiendra notamment compte, tout d'abord des *signes généraux :* de la maigreur habituelle du sujet, de l'aspect du thorax, de « l'habitus phtisique » des auteurs, de sa pâleur, d'une anorexie habituelle, de l'état psychique particulier propre aux tuberculeux et qui semble appartenir plus spécialement aux tuberculeux latents, tous symptômes sur lesquels nous avons insisté à la « Séméiologie ».

Rappelons toutefois que le syndrome : *anémie, albuminurie intermittente et hypertrophie thyroïdienne,* chez l'adolescent notamment, a la plus haute importance pour le diagnostic d'une tuberculose latente. Ce syndrome impose l'examen minutieux des sommets qui, presque toujours, révèle alors des signes de sclérose discrète ou de pleurite du sommet droit (Pic et Piéry). Enfin on n'oubliera pas la recherche, au niveau soit du cou, soit des aines ou des aisselles, de ganglions durs et multiples (*micro-polyadénopathie* de Legroux[1]).

[1] La plupart de ces signes de tuberculose latente se retrouvent chez les enfants de tuberculeux, caractérisant *l'hérédo-tuberculose.* Cette coïncidence ne serait-elle pas

Mais on pourra encore demander confirmation de l'existence d'un foyer de tuberculose latente à l'*examen radiologique* et aux *procédés de laboratoire*.

a. L'*examen radioscopique*, ainsi que nous l'avons observé avec Jacques sur de nombreux sujets atteints de tuberculose latente, révèle en ces cas avec un sommet légèrement gris (rarement les deux), des altérations ganglionnaires sensibles. Ces adénopathies, pour la plupart péribronchiques et intrapulmonaires, sont le plus souvent bilatérales et prédominent très nettement du côté droit[1].

Personnellement, nous ne pouvons donner une statistique précise sur la fréquence de ces adénopathies bronchiques latentes, étant donné que nos études n'ont porté que sur des malades d'hôpital. La statistique de Kelsch et Boisson est justiciable des mêmes reproches. Par contre, Salle, examinant 286 recrues d'un bataillon de chasseurs à pied, tous, par conséquent, des hommes robustes et bien portants, a trouvé à la radioscopie 31 fois des troubles de transparence des sommets et 30 fois des ombres médiastines.

J. Roux et Th. Josserand (de Cannes), examinant 588 enfants des écoles, à Cannes, en combinant l'auscultation systématique et la radioscopie,

---

due à ce fait que beaucoup de ces tuberculoses latentes qui remontent au premier âge sont d'origine héréditaire plutôt qu'acquises?

[1] C'est ainsi que sur 88 sujets observés, nous avons trouvé 56 adénopathies bilatérales contre 32 unilatérales. De plus, 35 occupaient le côté droit et 6 le côté gauche dans le cas de prédominance d'un côté; 26 à droite, et 6 à gauche, quand il s'agit de lésions unilatérales.

ont trouvé que 119 avaient des lésions pulmonaires tuberculeuses au sommet, presque toujours aux deux, et que 144 avaient des sommets anormaux.

b. Injections sous-cutanées de tuberculine. Elles ont été très souvent employées dans le but de dépister la tuberculose latente. Maragliano, Beck, Eric, Franz, France ont donné des statistiques qui montrent la fréquence extrême de la tuberculose latente. Sur des recrues destinées à servir à Vienne, Ludwig a trouvé 61 pour 100 de réactions positives.

c. La *cuti-réaction* de Von Pirket, si sa valeur diagnostique n'est pas démentie un jour, paraît être une méthode extrêmement sensible. C'est ainsi que, *chez des sujets paraissant sains,* Wolff-Eisner a obtenu un résultat positif dans 50 pour 100 des cas ; et, chez des *sujets suspectés cliniquement de tuberculose,* ce même résultat dans 80 pour 100 des cas.

d. L'ophtalmo-réaction de Wolff-Eisner et de Calmette paraît moins sensible, puisque le premier de ces auteurs, chez les mêmes sujets que ceux soumis à la cuti-réaction, a obtenu 18 pour 100 de cas positifs chez les sujets paraissant *sains,* et 60 pour 100 chez les sujets *suspects.*

e. Le *séro-diagnostic d'Arloing et Courmont* a donné à P. Courmont, Boisson et Messerer, opérant sur des recrues d'un régiment de cuirassiers, un pourcentage de 43 pour 100 de cas positifs.

2° La deuxième étape du diagnostic, avons-nous dit, est la réponse à la question : la lésion tuberculeuse latente existante est-elle en rapport avec une *tuberculose en activité*, ou est-elle une *cicatrice de guérison?*

Les lignes suivantes de Grancher et Barbier résument parfaitement les signes qui traduisent une tuberculose latente *active :* « Quand, chez un sujet prédisposé ou non, on voit *sans cause* survenir assez vite de l'amaigrissement, de l'affaiblissement, de la diminution de l'appétit, de l'anémie, des douleurs vagues, etc., nous croyons qu'il faut se méfier, et si les urines donnent un excès d'Az et de Ph, nous pensons qu'il y a tuberculose en jeu. De combien de malades jeunes n'entend-on pas parler ainsi : on ne sait pas ce qu'il a eu, il a passé un mauvais hiver? et on énumère les signes précédents. Ces états durent un mois, deux mois, quelquefois davantage, il s'y ajoute parfois de la fièvre vespérale, des sueurs. Et ils se remettent. Qu'ont-ils eu? On dit fatigue, dyspepsie, neurasthénie, anémie, etc. Dans ces cas on méconnaît, croyons-nous, souvent une période d'inoculation tuberculeuse; et quand on interroge les tuberculeux confirmés, on retrouve souvent dans leurs antécédents des phénomènes analogues à ceux que nous venons de décrire. » *Amaigrissement, fièvre, anorexie, anémie* constituent bien, en effet, ce que l'on peut appeler les *stigmates de l'imprégnation tuberculose active* ou *actuelle.* Ce sont, d'ailleurs, les *signes de toute poussée tuberculeuse* initiale (réputée *grippe* souvent alors), ou secondaire, ainsi que nous l'avons vu à propos de l'évolution de la phtisie chronique, ainsi que nous le montrerons encore à propos du diagnostic du début de la tuberculose pulmonaire. Nous disons stigmates de l'imprégnation tuberculeuse *active* ou *actuelle*, par opposition aux stigmates d'une imprégnation *antérieure* et *stationnaire*, imprégnation hérédi-taire ou acquise antérieurement; ces derniers signes paraissent répondre plus spécialement aux signes de *prétuberculose* ou de *prédisposition* des auteurs.

Les trois méthodes de laboratoire précédentes se disputent à l'envi, également, le privilège d'éta-blir le diagnostic, non plus seulement de tuber-culose latente, mais aussi de tuberculose latente *active*. L'injection de tuberculine, d'après Bezançon, serait une méthode de choix. Balme, à côté de la tuberculine, place le séro-diagnostic, notamment parce que la courbe des agglutinations positives aux différents âges suit de très près celle des tuber-culoses actives, établie par Naegeli à l'autopsie des malades. Enfin Wolff-Eisner, cité par Küss, pense que si la cuti-réaction révèle l'existence d'un foyer tuberculeux qui peut être encapsulé, inactif, guéri, l'ophtalmo-réaction, au contraire, indique un foyer en activité ou en demi-activité.

Ces *assertions* diverses appellent de nouvelles recherches spécialement orientées en vue de ce diagnostic différentiel, — l'un des plus importants en phtisiologie, — de la tuberculose latente *active* et de la tuberculose latente *guérie*.

LIVRE V

LES TUBERCULOSES PULMONAIRES AIGUËS.
PHTISIES CASÉEUSES
GRANULIES,
ET SEPTICÉMIES TUBERCULEUSES
LA FAMILLE TUBERCULEUSE

Au nombre des *tuberculoses pulmonaires aiguës* nous décrirons successivement :

1° Les *phtisies caséeuses;*

2° Les *granulies;*

3° Les *septicémies tuberculeuses,* bien que, le plus souvent, pour ces deux derniers groupes, il s'agisse, en réalité, de tuberculoses généralisées.

Nous terminerons par une étude des rapports de la tuberculose *pulmonaire* avec les *diverses autres localisations* bacillaires.

CHAPITRE I

CLASSIFICATION DES PHTISIES AIGUES OU CASÉEUSES
LA PNEUMONIE CASÉEUSE.

SOMMAIRE

I. *Définition et classification des tuberculoses pulmonaires aiguës, des phtisies aiguës ou caséeuses.*

II. *La pneumonie caséeuse.* — Définition. Absence de données étiologiques précises. Symptomatologie. Évolution et pronostic. Le diagnostic et ses difficultés.

§ 1. — *Définition et classification des tuberculoses pulmonaires aiguës, des phtisies aiguës ou caséeuses.*

Sous le nom de *tuberculoses pulmonaires aiguës*, nous réunissons, dans un même et vaste groupement clinique, toutes les modalités de tuberculose pulmonaire à marche rapide, pour les différencier des tuberculoses pulmonaires *chroniques* que nous venons d'étudier.

Les tuberculoses pulmonaires aiguës comprennent deux groupements anatomo-cliniques essentiellement différents : les *phtisies aiguës* et les *granulies*. Nous y ajouterons les *septicémies tuberculeuses*, intéressantes formes cliniques nées d'hier.

Les *granulies* sont l'infection générale de l'organisme par le virus tuberculeux, se traduisant sous la forme presque exclusivement *nodulaire*. Cliniquement, la mort survient ou la maladie s'arrête sans que les conditions créant la consomption, c'est-à-dire la phtisie, soient réalisées. Il en va autrement de la plupart des tuberculoses localisées dans le poumon à leur origine. Ces tuberculoses engendrent en effet, dans ce cas, des *phtisies*. Ces phtisies sont plus ou moins rapides dans leur évolution. *Aiguës*, elles conduisent en peu de semaines, à travers une période de fièvre continue, un individu sain d'apparence à l'état cachectique du phtisique excavé, et la mort a lieu à brève échéance. *Chroniques*, les phtisies établissent lentement dans le poumon un ensemble de lésions dont les unes sont dégénératives, les autres fibro-formatives (Renaut).

Sur le terrain purement anatomique[1], les phtisies aiguës se distinguent aisément des granulies par la lésion fondamentale, le tubercule caséeux, massif, qui s'oppose à la granulation grise miliaire, mais surtout par la prédominance de leur évolution caséuse et extensive avec nécrose destructive du parenchyme pulmonaire. D'où l'appellation que nous leur donnons de formes *caséeuses*, pour les distinguer des phtisies chroniques *fibro-caséeuse* et *fibreuse*.

Si la distinction est tranchée, sur le terrain clinique comme sur le terrain anatomique, entre les

---

[1] On ne sait rien encore, en réalité, au point de vue de l'origine et de l'histogénèse respective des granulies et des phtisies aiguës.

granulies et les phtisies aiguës, elle devient moins nette entre ces dernières et les phtisies chroniques. En clinique, d'une part, on observe tous les intermédiaires entre les phtisies aiguës et les phtisies chroniques (phtisies subaiguës), et, d'autre part, également, dans le cours des phtisies chroniques, on observe souvent des épisodes aigus de durée variable, qui accélèrent la marche de la maladie et peuvent d'ailleurs, soit guérir, soit évoluer ensuite lentement, soit précipiter la terminaison de la maladie.

Les formes cliniques des phtisies aiguës ou caséeuses. — Les phtisies aiguës, qui sont donc caractérisées anatomiquement par la prédominance des lésions caséeuses et cliniquement par une évolution rapide, comprennent plusieurs types cliniques que nous décrirons successivement :

1° La *pneumonie tuberculeuse* ou forme *caséeuse lobaire*;

2° La *phtisie galopante* ou forme *caséeuse extensive*, qui sont les formes caséeuses parenchymateuses proprement dites;

3° La *pleuro-pneumonie tuberculeuse*, forme pleuro-pulmonaire constituée par l'association d'une pleurésie aiguë avec épanchement à des lésions pulmonaires caséeuses;

4° La *broncho-pneumonie tuberculeuse*, forme bronchique aiguë;

5° La *bronchite capillaire tuberculeuse*, autre forme bronchique aiguë, assez rare d'ailleurs.

§ 2. — *La pneumonie caséeuse.*

I. Synonymie. Définition. — Synonymie :
Infiltration tuberculeuse (Laënnec), pneumonie
scrofuleuse (Virchow), pneumonie desquamative
(Bühl), tubercule pneumonique (Grancher), nodules
tuberculeux péribronchiques agglomérés (Charcot),
tubercule massif ou géant (Hanot), phtisie aiguë
(Marfan).

Cette forme clinique de la phtisie aiguë est
caractérisée, au point de vue anatomique, par une
infiltration tuberculeuse du poumon de forme
massive lobaire ou pseudo-lobaire, et cliniquement
par un complexus grave et aigu qui se rapproche
jusqu'à un certain point de la pneumonie aiguë.

II. Caractères anatomiques. — La pneumonie tuberculeuse est caractérisée par la production
simultanée d'une lésion massive très étendue,
occupant tout ou presque tout un lobe (*forme
caséeuse lobaire*). Constituée d'abord par une
hépatisation semblable à celle de la pneumonie
franche, elle tend à se caséifier et à se ramollir;
suivant son degré d'acuité et sa durée, la mort
peut survenir au stade d'hépatisation avant tout
ramollissement notable; le plus souvent, cependant, la caséification a le temps de se produire et
la mort ne survient qu'après le début d'un ramol-
lissement diffus, après la formation d'ulcères
sinueux qui se creusent au sein du bloc caséeux.

Tuberc. pulm.   15*

III. Données étiologiques. — Il faut l'avouer.

nous ne savons que bien peu de choses sur les causes qui font qu'un sujet prendra une phtisie chronique ou une phtisie aiguë.

La misère, le surmenage, les difficultés de l'acclimatement, pour le paysan, à la vie des villes, sont les conditions prédisposantes que nous relevons plus spécialement à l'origine de nos observations de pneumonie tuberculeuse.

IV. Symptomatologie de la pneumonie tuberculeuse.

— La pneumonie tuberculeuse est heureusement peu fréquente, relativement aux autre formes cliniques de la tuberculose, surtout si l'on prend soin de la distinguer de la phtisie galopante, qui est certainement d'une fréquence plus grande.

Son histoire clinique est assez bien connue, et plus individualisée encore, à notre avis, que ne le disent beaucoup d'auteurs, dont la description se ressent encore des efforts anciens des dualistes cherchant à rapprocher la pneumonie tuberculeuse de la pneumonie franche.

A. Tableau clinique.

— Un individu entre à l'hôpital, se plaignant d'un point de côté qui date de quelques jours; cette douleur a rendu d'abord le travail très pénible, puis l'a forcé à s'aliter, en même temps qu'apparaissaient la toux, des frissons et la fièvre.

A l'examen, le malade est dyspnéique, l'expectoration est visqueuse, jaune, adhérente au crachoir. Au niveau même du point de côté, l'exploration physique révèle les signes nets d'un foyer de pneumonie : matité, exagération des vibrations vocales, râles crépitants et sous-crépitants, souffle tubaire. — La température est à 40°, le pouls à 130, la respiration à 50, la langue saburrale ; bref, tous les symptômes physiques fonctionnels et généraux s'accordent pour faire songer à une pneumonie franche.

Mais, les jours suivants, on reprend l'examen, on interroge plus minutieusement le malade, et voici ce qu'on apprend. Ce n'est pas à cinq jours que remonte, en réalité, le début de l'affection : il y a un mois déjà, à l'occasion d'un refroidissement, le malade avait été pris de quelques frissons avec courbature, et depuis ce moment il s'était pris à tousser, avait perdu l'appétit, avait maigri, et ne continuait son travail qu'à grand peine. D'autre part, ce n'est pas dès leur apparition que l'ont arrêté frissons et points de côté, et le malade a pu aller avec eux quelques jours encore.

La température, qui était à 40°, ne s'est pas maintenue : elle est descendue le lendemain à 39°, avec légère détente dans les phénomènes généraux, pour remonter, il est vrai, les jours suivants, au voisinage de 40° et s'y maintenir désormais.

Les signes physiques, eux aussi, ont bien quelques traits particuliers : le souffle tubaire entendu sur une grande étendue a un timbre quelque peu cavitaire, et les râles crépitants deviennent chaque jours de plus en plus gros et plus humides. L'état général est franchement mauvais.

Mais nous voici à la fin du deuxième septénaire de la maladie (même en ne faisant remonter ce dernier qu'au jour de l'alitement) : la défervescence ne s'effectue pas; la fièvre descend bien le matin à 38°,5, mais pour remonter le soir à 39°,5; *l'état général s'altère de plus en plus;* le malade fond à vue d'œil; l'expectoration est muco-purulente, et à l'auscultation on note des râles et des souffles caverneux. S'agirait-il donc d'une pneumonie *grise*, d'un abcès pulmonaire post-pneumonique, ou peut-être encore d'une pneumonie caséeuse?

On fait une nouvelle analyse des crachats, qui jusqu'à ce jour n'avaient montré que quelques rares pneumocoques, et, dans un coin de l'une des préparations, on découvre enfin un unique bacille de Koch, qui donne la clef de la situation.

D'ailleurs, les phénomènes généraux semblent avoir perdu de leur acuité, sinon de leur intensité : la fièvre est irrégulière, à grandes oscillations, les sueurs sont profuses, il existe de la diarrhée, et l'œdème apparaît aux membres inférieurs. Les forces diminuent de jour en jour, mais la maladie semble n'agir plus que lentement sur le malade, qu'elle mine sourdement; et c'est bien seulement lorsqu'elle aura conduit ce dernier à une déchéance profonde, qu'au bout de quelques semaines encore elle l'emportera au milieu des phénomènes d'une hecticité croissante. La maladie a duré un mois à six semaines.

B. Analyse des symptômes. — Il nous faut maintenant reprendre en détail les principaux symptômes précédents.

1° Début. — Et d'abord le *début*, loin d'être univoque comme dans la pneumonie franche, est essentiellement variable.

Quand on y regarde de près, nous l'avons dit déjà, il est rare que ce *début* ait l'allure aiguë, solennelle de celui de la pneumonie franche, avec son point de côté brusque, son frisson unique et la température montée brusquement à 40°.

D'autre part, ces signes de début aigu se font, non pas chez un individu en pleine santé apparente, mais chez un tousseur habituel depuis quelques mois, qui avait en même temps maigri légèrement et vu tomber son appétit.

Signalons le début de l'affection par une hémoptysie abondante qui a au moins l'avantage d'éclairer d'emblée la situation.

D'autres fois, enfin, le début est *progressif, insidieux*, avec tous les prodromes d'une maladie infectieuse : la céphalée, l'abattement, la courbature précédant la toux, puis la dyspnée.

2° Symptômes fonctionnels. — A la *période d'état*, les *symptômes fonctionnels* sont : la *toux*, l'*expectoration*, la *dyspnée* et le *point de côté*.

La *toux* est constante, intense, particulièrement pénible, d'abord sèche et quinteuse, puis accompagnée d'une *expectoration* d'aspect variable. Tantôt les crachats sont rouillés, aussi nets, aussi typiques que dans la véritable pneumonie franche; parfois couleur gelée d'abricot, peu abondants, visqueux, adhérents au vase, striés de bulles d'air. D'autres fois ils sont simplement muqueux. Plus rarement les crachats sont sanglants, avec du sang formant stries ou taches à la surface du crachat lui-même. La véritable hémoptysie est rare.

Quoi qu'il en soit de l'aspect des crachats pendant la période d'état, plus tard, lorsque la lésion se ramollit, les crachats deviennent muco-purulents, puis franchement purulents.

La recherche du bacille de Koch est généralement négative, tout au moins jusqu'à la production de la fonte caséeuse. Dans deux observations personnelles, l'expectoration ne renferma aucun bacille pendant toute la durée de la maladie chez l'un d'eux; quant à l'autre, l'examen ne fut positif qu'au bout d'un mois d'évolution. Citons les examens négatifs durant toute la maladie de Riel, et le cas Déjerine et Babinski. Grancher et Barbier signalent, toutefois, que les crachats peuvent contenir des bacilles dès le neuvième jour, du douzième au quinzième jour pour Dreyfus, Brisac et Bruhl.

La *dyspnée*, comme dans tous les cas où le malade est en poussée tuberculeuse aiguë, est très précoce et très prononcée, continue généralement; elle peut être paroxystique.

Le véritable *point de côté* est assez rare, et, bien plus souvent, ce sont des douleurs diffuses des masses musculaires de la poitrine.

3º Symptômes généraux. — Les *symptômes généraux* de la pneumonie tuberculeuse sont plus importants encore que les troubles fonctionnels, car ils sont un élément précieux pour le diagnostic de la maladie.

Au début, ils ont beau rappeler, dans une certaine mesure, ceux d'une inflammation franche du poumon, et plus tard revêtir le caractère typhoïde, ces symptômes généraux sont, au fond, les symptômes spécifiques de l'infection tuberculeuse. Les principaux sont : l'*affaiblissement des forces*, l'*ano-rexie*, l'*amaigrissement*, la *fièvre*, les *sueurs*.

L'*affaiblissement des forces* est précoce et rapide, et bientôt même la simple auscultation a tôt fait d'excéder les forces du malade.

L'*anorexie*, elle aussi, est précoce et va de pair avec l'*amaigrissement*. Ce sont même là deux signes qui devancent le début de la pneumonie et en sont les avant-coureurs habituels. La maigreur s'accentue d'ailleurs très vite, faisant fondre en quelques jours. quelques semaines, graisse et masses musculaires.

Souvent la *fièvre* débute subitement et garde le caractère continu, comme dans la pneumonie franche. Mais, généralement, elle ne tarde pas à prendre le caractère *intermittent à grandes oscilla-tions*, avec parfois des oscillations de 2° à 3°. Ces accès fébriles s'accompagnent de *sueurs* pro-fuses, d'*accélération* et d'*affaiblissement* du pouls, qui n'est jamais plein et vibrant comme dans la pneumonie franche. Dans les derniers temps, enfin, les vomissements, la diarrhée, le délire, l'œdème des membres inférieurs font leur apparition et vont s'accentuant jusqu'à la mort du malade.

Nous avons dosé les *chlorures urinaires* au cours de l'évolution de deux pneumonies tubercu-leuses. Le *début* s'est caractérisé par une *hyper-chlorurie* relativement considérable, ainsi d'ailleurs que le début de toutes les formes fibro-caséeuses et caséeuses. Mais, à la période d'état, contraire-ment aux phtisies chroniques, dont l'élimination chlorurée est caractérisée par des crises de réten-tion chlorurée, chez nos deux malades la chlorurie urinaire est restée normale (9^{gr},46 de NaCl par vingt-quatre heures, en moyenne), allant même jusqu'à l'hyperchlorurie relative (si l'on rapporte le chiffre des chlorures éliminés aux chlorures ingérés). A la période ultime, enfin, nous avons noté une hypochlorurie considérable (Piéry. et E. Etienney).

Signalons enfin que Debove et Jousset ont insisté sur l'existence de *bacilles dans le sang,* recherché par l'inoscopie (quatre fois sur cinq) avec *bacillurie* concomitante. Cette fréquence de la *bacillémie* au cours de la pneumonie tuberculeuse serait à opposer, d'après ces auteurs, à la rareté de ce même symptôme au cours des autres formes de tuberculose pulmonaire. Il semble, dit Jousset, que « la bacillémie soit bien plus fonction de l'étendue des lésions pulmonaires que de leur profondeur[1] ».

4° Signes physiques. — *L'exploration physique* est différente dans la première et dans la seconde partie de la maladie.

Pendant quelques jours seulement, pendant une ou deux semaines parfois, ce sont tous les signes physiques d'une hépatisation pulmonaire.

Ces signes, à première vue, sont absolument ceux de la pneumonie fibrineuse (matité, augmentation des vibrations thoraciques, râles crépitants, bronchophonie). Toutefois ils présentent, dans la plupart des cas, quelques caractères anormaux pou-

---

[1] Rappelons toutefois que, d'après les toutes récentes recherches de Rosenberger, la bacillémie serait la règle dans la tuberculose.

vant mettre le clinicien sur la voie du diagnostic exact.

Et d'abord, ces signes d'hépatisation ont quelques *caractères spéciaux :* soit qu'on y note la dissociation des signes physiques (Renaut et Riel), soit que ces derniers soient associés parfois avec des *signes insolites surajoutés (satellites anormaux)* étrangers à la pneumonie d'Audral.

C'est à la *base et en arrière,* plus souvent à droite, que siègent les signes de la pneumonie tuberculeuse. Le souffle n'y a jamais le caractère aussi franchement tubaire que dans la pneumonie franche, il peut revêtir quelquefois aussi le caractère *amphorique;* la voix et la toux ne sont jamais aussi retentissantes non plus que dans l'hépatisation rouge. Le degré de la *matité* s'accroît également à mesure que la maladie progresse. Il s'agit en réalité, aussi, le plus souvent, non pas de vrais râles crépitants, mais de râles sous-crépitants plus ou moins fins et secs, accompagnés de quelques ronchus sonores. A mesure que la lésion progresse, le souffle peut disparaître et être remplacé par un *silence respiratoire* complet.

C'est cette absence d'évolution parallèle des signes physiques (souffle et matité discordantes, succession et non-simultanéité des signes physiques) qui caractérise la *dissociation des signes physiques* particulière à la pneumonie tuberculeuse.

Dans un second cas, il existe un signe *satellite anormal :* c'est, le plus souvent, la *bronchite* diffuse du côté opposé, qui contraste avec l'intégrité parfaite, le plus souvent, du poumon opposé dans la pneumonie franche. D'autres fois, on constate l'existence d'une *pleurite sèche* du côté opposé, avec bouffées de râles crépitants pendant la toux.

Un autre satellite fréquent et absolument caractéristique est l'existence aux sommets des *signes d'ancienne tuberculose* plus ou moins fibreuse. C'est l'existence de ces anciennes lésions du sommet qui explique la transformation remarquable que subissent parfois, dans la pneumonie tuberculeuse lobaire, le souffle tubaire et la bronchophonie : timbre amphorique du souffle tubaire et caractère nasillard de la bronchophonie. Ces transformations sont dues fréquemment à la présence d'anciennes cavernules guéries ne donnant plus lieu à aucun signe stéthoscopique distinct, mais agissant simplement comme résonnateurs (Riel).

A la *période terminale*, la fonte caséeuse s'est produite, et ce sont des *signes cavitaires* qui apparaissent. On note alors, tout d'abord, des râles humides sous-crépitants et cavernuleux, puis un véritable gargouillement, enfin un souffle caverneux, parfois amphorique.

V. Évolution. — La pneumonie caséeuse peut, au point de vue évolutif, se comporter de trois façons différentes.

Le plus souvent, c'est le cas que nous avons eu en vue dans la description précédente, le foyer caséeux se ramollit et s'ulcère : ce sont les phénomènes d'hecticité, les crachats purulents et bacillifères, les signes cavitaires qui traduisent cette évolution, laquelle se termine par la mort en un mois et demi ou deux mois.

Dans une forme plus rapide, qui aboutit à la terminaison fatale en trois ou quatre semaines seulement, la caséification seule se produit *sans fonte ni élimination caséeuses*. Les signes stéthoscopiques demeurent les mêmes, et le malade succombe aux phénomènes d'intoxication et d'adynamie.

Exceptionnellement, enfin, la pneumonie caséeuse, au bout d'un mois ou deux, ralentit son évolution et se met à évoluer comme une phtisie chronique ou galopante.

VI. Pronostic. — Il est, on l'a vu, toujours *fatal*, soit, le plus souvent à *brève échéance*, en un mois ou deux, soit, plus rarement, après une période de quelques mois de phtisie subaiguë.

VII. Diagnostic de la pneumonie caséeuse. — Le diagnostic, si important, on le voit, de la pneumonie tuberculeuse est surtout difficile les premiers jours, en particulier à cause de la confusion facile avec la *pneumonie franche*.

Nous résumerons les signes diagnostiques propres à chacune de ces deux affections dans le tableau suivant :

SIGNES DIFFÉRENTIELS DE LA PNEUMONIE CASÉEUSE	SIGNES DIFFÉRENTIELS DE LA PNEUMONIE FRANCHE
Signes prémonitoires de l'infection tuberculeuse (anorexie, amaigrissement, perte des forces, toux).	Bonne santé antérieure.
Début insidieux : absence ou faible intensité du point de côté et du frisson initial.	Début brusque par point de côté, commandant l'alitement immédiat.

Signes physiques modifiés : soit par caractères surajoutés et insolites (souffle tubaire à timbre amphorique, etc.), soit par signes concomitants de bronchite, de pleurésie ou de lésion tuberculeuse antérieure, soit par la persistance anormale de ces signes d'hépatisation.	Signes physiques classiques d'hépatisation.
Signes généraux de l'infection tuberculeuse : intensité de la dyspnée, de l'amaigrissement, de la perte des forces, œdème des membres inférieurs, etc.	État général relativement conservé, malgré l'intensité de l'état fébrile.
Irrégularité du tracé thermique et absence de la défervescence critique.	Tracé d'une fièvre continue, en plateau et cyclique.
Bacilles de Koch inconstants, à la phase terminale.	Absence constante de bacilles de Koch.
Chlorurie normale.	Hypochlorurie.

Ces caractères différentiels, d'ordinaire suffisamment tranchés pour permettre le diagnostic au bout de quelques jours d'examen, perdent toutefois de leur netteté chez les *cachectiques* et chez les vieillards. Il en est de même de certaines *pneumonies grippales*, de ces *pneumonies infectantes* répondant à de l'hépatisation grise, et qui ne se différencieront guère que dans les cas heureux où l'on aura pu parfois colorer quelques bacilles de Koch.

La *pleurésie aiguë séro-fibrineuse* se distinguera de la pneumonie caséeuse par l'étendue de la matité, l'*abolition constante des vibrations vocales*, le souffle doux, voilé, lointain de la région moyenne, avec le silence respiratoire à la base du poumon, la pectoriloquie aphone, le déplacement des organes, une expectoration simplement gommeuse et des phénomènes généraux de moindre intensité. Néanmoins, dans certains cas, il sera utile d'avoir recours soit à l'examen radioscopique, soit à la ponction à l'aide de la seringue de Pravaz.

Mais, chez un *phtisique chronique*, on peut voir survenir soit une *pneumonie franche*, soit une *poussée pneumonique tuberculeuse bénigne*.

Dans le premier cas, qui, en somme, est très rare, les processus pneumoniques tuberculeux étant, au contraire, fréquents, le diagnostic est souvent des plus délicats. En dehors de certains cas de pneumonie franche, à début bien caractérisé chez un tuberculeux chronique, nous croyons le diagnostic seulement possible les premiers temps, à l'aide du dosage des chlorures urinaires : augmentés au début de la pneumonie caséeuse (au voisinage de 10 grammes et plus), ils sont, au contraire, fortement diminués à 2 grammes et même moins par vingt-quatre heures dans la pneumonie franche.

La phtisie chronique commune est, ainsi que nous venons de le dire, souvent traversée de *poussées pneumoniques tuberculeuses (pleuro-pneumonie nécrosante* de Sabourin, *poussées hypérémiques périluberculeuses* des auteurs). On ne confondra pas un épisode pareil avec une pneumonie caséeuse, en s'appuyant sur la notion des phénomènes pulmonaires antérieurs, toujours ici bien caractérisés : toux, hémoptysies, signes de lésions antérieures anciennes nettes, absence d'expecto-

Tuberc. pulm.   16

ration rouillée, mais surtout intensité moindre
des phénomènes généraux. Toutefois, tous les intermédiaires peuvent être observés entre ces petits processus pneumoniques et la véritable pneumonie
caséeuse.

La *splénopneumonie tuberculeuse* de Grancher,
dont le pronostic est relativement bénin, représente justement l'un de ces cas intermédiaires. Les
symptômes de cette affection sont ceux, en effet,
d'une pneumonie franche *atténuée*. La fièvre
dépasse rarement 39° et ne se maintient qu'un
jour ou deux à cette hauteur; elle oscille ensuite
autour de 38° et tombe tout à fait, bien longtemps avant que les signes physiques aient subi
la plus légère modification. Le souffle est doux,
pleurétique et très persistant, quand il existe. La
bronchophonie devient de la broncho-égophonie.
Enfin, les signes fonctionnels : toux, dyspnée, accès
de suffocation, hémoptysies, disparaissent après
quinze jours ou trois semaines, et l'état général
s'améliore tout à fait.

La conclusion, c'est que c'est surtout à la faible
intensité des phénomènes fonctionnels et généraux
qu'il faudra demander la clef du diagnostic.

CHAPITRE II

LA PHTISIE GALOPANTE
LA BRONCHO-PNEUMONIE TUBERCULEUSE
LA BRONCHITE CAPILLAIRE TUBERCULEUSE
LA PLEURO-PNEUMONIE TUBERCULEUSE

§ I. — *Phtisie galopante.*

I. Définition et caractères anatomiques de la phtisie galopante. — La phtisie galopante, dite encore *phtisie caséeuse aiguë lobulaire ulcéreuse*, correspond à la *forme disséminée ulcéreuse* des Allemands. Quelques auteurs l'appellent encore improprement *broncho-pneumonie tuberculeuse*. Elle est caractérisée par un début plus localisé que celui de la pneumonie tuberculeuse, siégeant presque toujours à un sommet, et par l'*envahissement progressif de zones nouvelles* à intervalles plus ou moins éloignés (*forme caséeuse extensive*).

La caséification, contrairement à ce que nous savons de l'hépatisation tuberculeuse, est bientôt, ici, suivie de *ramollissement* et *d'ulcérations cavitaires*; mais le parenchyme réagit peu contre la lésion envahissante; aucune tendance à la production de tissu fibreux ne se révèle, ou du moins elle ne s'accuse qu'à l'état d'ébauche plus ou moins négligeable.

Au moment de l'*autopsie*, les sommets atteints les premiers sont en pleine fonte, creusés de cavernes anfractueuses, irrégulières, communiquantes, à parois infiltrées et inégales; les zones moyennes sont constituées par des infiltrations caséeuses étendues, parsemées de points ramollis; les parties inférieures ne présentent que des grappes lobulaires caséeuses irrégulièrement disséminées dans un parenchyme congestionné.

II. Conditions étiologiques. — « Nous ignorons absolument, dit Debove, pourquoi certaines phtisies sont galopantes. On a invoqué, sans donner de grandes raisons à l'appui de cette hypothèse, une virulence particulière du bacille infectant. J'estime qu'on peut aussi bien invoquer, comme on le fait si facilement quand il s'agit de maladie infectieuse, l'état du terrain. Autant dire que nous ne savons rien. »

Au point de vue des causes prédisposantes et occasionnelles, il faut toutefois signaler la fréquence de la phtisie galopante dans la seconde enfance, de deux à six ans, et au début de l'adolescence. On l'observe notamment chez les collégiens et chez les jeunes filles qui quittent la campagne pour venir habiter la ville (Lancereaux). Elle est fréquente à la suite de la rougeole, de la coqueluche, de la grippe surtout. On l'observe également chez les *alcooliques*, les *diabétiques* et dans la *grossesse* et ses suites (allaitement) (A. Fraënkel).

III. Symptomatologie. — « La physionomie de la phtisie galopante, ainsi que le disent excellemment Grancher et Barbier, est contenue dans la formule suivante : c'est une phtisie vulgaire ulcéreuse qui marche avec rapidité, et qui aboutit à la consomption en quelques mois. Selon l'heureuse expression de MM. Grancher et Hutinel, c'est une *phtisie qui brûle les étapes.* » Nous trouverons donc ici tous les signes de la phtisie chronique que nous avons déjà décrits en détail. Nous insisterons plutôt sur la marche des accidents et la difficulté du diagnostic qui est le propre de ce second type de phtisie caséeuse.

Le *début* clinique est toujours assez bruyant; la

fièvre est précoce et élevée, la toux intense la dyspnée très marquée. Le malade se plaint d'une céphalée et d'une courbature très intenses. On ausculte : les deux côtés de la poitrine sont couverts de râles sibilants et de râles muqueux qui prédominent toutefois en un point du poumon. Pour peu qu'on soit en temps d'épidémie grippale, c'est le diagnostic de *broncho-pneumonie grippale* que l'on porte tout d'abord.

Les jours suivants, quelques nuances symptomatiques attirent l'attention. L'état général est franchement mauvais, avec pâleur mélangée d'un peu de cyanose de la face, la fièvre toujours vive, mais avec des oscillations très marquées et des sueurs très abondantes. De plus, au bout d'une dizaine de jours, la maladie, loin de se résoudre, poursuit son évolution sans trêve, et voilà d'ailleurs que les signes physiques, diffus au début, se localisent davantage : les râles deviennent plus humides, donnent du gargouillement, et en deux ou trois semaines on a sous l'oreille tous les signes cavitaires classiques.

Et, durant ce temps, symptômes fonctionnels et généraux surtout s'accentuent et le malade présente à un haut degré le facies du tuberculeux avéré : le teint pâlit rapidement, les pommettes se colorent, la fièvre monte, avec des oscillations de plus en plus fortes, caractéristiques de la fièvre hectique. Finalement, des symptômes de cachexie apparaissent, avec de la diarrhée, des vomissements, de l'œdème des membres inférieurs. La mort survient dans le marasme, avec cyanose et subdélire, au bout de deux à cinq mois.

Revenons sur quelques-uns de ces signes *physiques, fonctionnels* et *généraux*.

A l'*auscultation*, les caractères dominants sont la grande humidité des lésions, l'abondance des râles, leur inégalité de volume suivant les zones, dues aux inégalités des ulcérations, liées elles-mêmes aux étapes différentes du processus dans les divers points successivement envahis. La respiration reste bruyante, bien perçue; les râles lui sont superposés ; du souffle peut exister par places, tubaire sur les points de caséification, plus dense ou caverneux sur d'autres ; il ne constitue jamais le caractère dominant. Ces signes présentent enfin la propriété d'être fixes; ils ne présentent jamais la mobilité qu'on observe dans la véritable broncho-pneumonie tuberculeuse.

Presque dès le début, les malades *expectorent* des crachats visqueux, adhérents, colorés en rouge brun, d'aspect pneumonique parfois; mais bientôt, à mesure que la fonte caséeuse s'opère, ils deviennent jaunâtres, épais, franchement purulents. L'examen histologique y révèle la présence de fibres élastiques.

Au point de vue *bactériologique*, chez de nombreux malades, nous avons fait, avec Mandoul, les constatations suivantes : Dès que la maladie est nettement constituée, l'expectoration fourmille de bacilles de Koch. Les bacilles homogènes courts y prédominent avec quelques rares bacilles moniliformes longs. (V. fig. 6, Pl. II) répondant à la formule (114 TN). Cette même formule, nous le verrons, peut se rencontrer à une phase donnée du cycle bactériologique des tuberculoses chroniques;

mais ce qui caractérise essentiellement ces formes fibro-caséeuses, c'est que cette formule est transitoire et que le temps où on l'observe est plus ou moins long, suivant l'acuité du processus, tandis qu'il est *permanent* dans la phtisie galopante.

L'examen radioscopique sera ici, généralement, d'un secours moindre que dans la pneumonie tuberculeuse, d'une part, et les phtisies chroniques, de l'autre. L'hépatisation et les foyers scléreux, qui donnent par essence des teintes sombres, n'existent pour ainsi dire pas ici, en effet : d'où le peu de netteté des signes radioscopiques dans ces conditions. Çà et là quelques taches sombres, et c'est tout le processus actuel, du moins dans les premières périodes. Signalons toutefois le volume considérable des *adénopathies pulmonaires*, sur lequel nous avons insisté avec Jacques, donnant une image *homogène* et *floue*. Cette image, due aux ganglions enflammés, est d'ailleurs d'autant plus étendue que le processus pulmonaire est plus aigu.

Les lésions tuberculeuses anciennes pourront, en outre, fournir d'utiles renseignements au diagnostic.

Ajoutons un signe dont nous avons observé la précocité dans la phtisie galopante : c'est le *myœdème* au niveau des masses musculaires thoraciques et scapulo-humérales. Ce phénomène consiste, nous l'avons dit, en la production de nœuds musculaires ou de contractions fasciculaires totales à la percussion digitale du muscle.

L'état général, très précocement frappé, s'altère rapidement de plus en plus, mais sous la forme de dépression des forces, de grande dypsnée, de cyanose, voire même d'œdèmes cachectiques, plutôt que sous celle d'amaigrissement et de consomption : le malade paraît plus intoxiqué qu'émacié.

La *fièvre* présente des accès violents, répétés plusieurs fois par jour; à chaque fois, la température monte à 40°, voire 41°, pour tomber tantôt au-dessous de la normale, tantôt seulement à 39° (*fièvre hectique*).

Au point de vue de la *chlorurie urinaire*, l'observation de ces malades nous a conduit avec Etienney à la formule suivante, qui est la même, d'ailleurs, que celle de la pneumonie caséeuse. La phtisie galopante présente, au début, une hyperchlorurie notable; à la période d'état, une chlorurie faiblement diminuée ou normale, et, à la période ultime, une hypochlorurie considérable. La chlorurie de la période d'état, seule caractéristique de cette forme, se rapproche d'autant plus de la normale, que l'évolution de la maladie est plus rapide.

Signalons encore, comme dans la pneumonie tuberculeuse, l'existence possible de la *bacillémie* appréciée par l'inoscopie de Jousset.

Enfin, mentionnons la fréquence relative du *pneumothorax* par perforation de la plèvre, complication qui semble bien spéciale à cette forme de la tuberculose pulmonaire et qui souligne encore le caractère extensif et destructeur du processus de la phtisie galopante.

La *mort* survient généralement en trois à cinq mois, à moins que des hémoptysies, une méningite ou une granulie n'interviennent encore pour précipiter le dénouement.

**Forme hémoptoïque des auteurs alle
mands**. —. Baümler et A. Fraënkel décrivent,
parmi les formes de phtisie aiguë, ce qu'ils
appellent la *forme hémoptoïque* et qui nous paraît
être la variété hémoptoïque de la phtisie galopante. Ces auteurs l'attribuent à l'aspiration du
sang et des sécrétions d'un foyer primitif par
l'ensemble de l'arbre bronchique et des alvéoles.

Après une forte hémoptysie initiale, on assiste
au développement rapide de foyers caséeux multiples. Les symptômes dominants sont alors une
abondante expectoration sanglante durant des
jours et des semaines, mais qui peut, à certains
moments, devenir simplement rouge brique ou
pneumonique, accompagnée de dyspnée et de
fièvre vive. A l'auscultation, on note des foyers
assez étendus de râles crépitants à petites bulles.

Si l'hémoptysie s'arrête, on peut voir la fièvre
diminuer et même disparaître, et une rémission
temporaire se faire. Mais, d'autre part, on peut
également voir la mort survenir en une ou quelques
semaines, avec dyspnée progressive. Nous avons
observé un cas typique de cette variété clinique,
avec mort survenue en six semaines.

IV. Diagnostic de la phtisie galopante.
— Ce n'est guère que pendant la première semaine
que les difficultés du diagnostic sont grandes.

Dans des cas assez nombreux, le début, quelque
marqué qu'il soit au point de vue de l'état général, est parfois assez longtemps latent à l'auscultation; le diagnostic peut, de ce fait, rester quelque
temps hésitant entre une phtisie caséeuse à début

latent et les diverses *granulies* que nous allons étudier. Plus ou moins vite la rudesse du sommet, un peu plus tard du souffle, et enfin des râles humides, clairs et gros viennent lever tous les doutes.

Mais, le plus souvent, c'est encore avec la *broncho-pneumonie*, surtout la *broncho-pneumonie grippale*, que l'erreur est possible. Teissier et son élève Egger, Chatin et Collet ont insisté sur les difficultés de ce diagnostic. Ces auteurs ont montré, en effet, la tendance des localisations grippales à se manifester au sommet. Ils rapportent, de plus, des observations de grippe ayant évolué avec tous les signes d'une tuberculose aiguë : *signes pseudo-cavitaires* des sommets, râles humides, gargouillements, souffle caverneux, crachats purulents (*grippe pseudo-phymique* de Teissier). Ils insistent sur quelques particularités qui, en dehors de l'examen bactériologique (capital en l'espèce, puisque, dès le début presque, il peut donner des signes certains), peuvent mettre sur la voie : manifestation du côté des muqueuses nasale et pharyngienne, brusquerie du début, purulence précoce des crachats, hypertrophie de la rate, cycle thermique enfin. Teissier a montré, en effet, que la température, dans la grippe, s'élève rapidement, aboutit à 39° ou 40°, parfois 41°, puis présente un abaissement ; elle se relève vers le troisième jour, donnant à cette première partie de la courbe la forme d'un V.

Encore ici, il faudra éviter de confondre avec une phtisie galopante une *poussée aiguë nouvelle chez un tuberculeux*. Les commémoratifs d'une tuberculose évolutive antérieure, l'intensité bien moindre des phénomènes fonctionnels et généraux seront les éléments principaux du diagnostic.

La *syphilis pulmonaire* peut, elle aussi, présenter des poussées ou des débuts aigus simulant une phtisie galopante. L'étude des antécédents, la gravité toujours moindre des phénomènes généraux, l'existence parfois de lésions concomitantes spécifiques, mais surtout la recherche des bacilles, toujours négative, permettront généralement le diagnostic.

Quant à la différenciation de la phtisie galopante avec la *pneumonie caséeuse*, elle se fera principalement par les signes physiques ; dans la pneumonie tuberculeuse, on note les signes très fixes d'une hépatisation massive (souffle tubaire surtout), alors que, dans la phtisie galopante, les signes stéthoscopiques sont disséminés avec râles humides prédominants et souffle tubaire, léger et fugace lorsqu'il existe.

V. Évolution et pronostic.

— Mais en quelques semaines, la *période d'état* de la phtisie galopante est atteinte et le diagnostic s'impose, et ce dernier non seulement entraîne un pronostic fatal, mais encore fait présager une impuissance thérapeutique absolue. De fait, la marche de la maladie est invinciblement progressive, avec ralentissement parfois, mais sans rémission nette du cours de la maladie.

Il va de soi que, tout en répondant à des caractères généraux communs, les divers cas de phtisie galopante présentent, sous des influences secon-

daires d'âge, de milieu, d'état diathésique, etc.,
des différences d'évolution qui peuvent faire varier
la durée dans certaines limites. Il y a des phtisies
galopantes, *lentement, moyennement* et *rapidement
progressives* ; restant entendu, toutefois, que ces
derniers termes ne sont que relatifs, et que les
formes caséeuses lentement progressives évoluent
néanmoins plus vite que les formes subaiguës et
chroniques que nous avons antérieurement décrites
(Bard).

§ 2. — *Broncho-pneumonie tuberculeuse.*

Définition. — Cette forme est beaucoup moins
fréquente que ne pourrait le faire croire la fréquence de l'emploi de cette dénomination pour les
formes subaiguës les plus diverses de la tuberculose.

I. Caractères anatomiques. — Elle répond
en réalité à des lésions de *broncho-pneumonie
lobulaire tuberculeuse*, présentant d'ailleurs les
plus grandes ressemblances cliniques et anatomiques avec les formes de ces affections relevant
d'autres virus pathogènes (Bard).

Fraënkel, dans son récent *Traité des maladies des
poumons*, a décrit les lésions suivantes, à cette
forme clinique qu'il dénomme : *tuberculose aiguë
péribronchique* ou *nodiforme*. On aperçoit, à
l'autopsie, de petits blocs solides de la grosseur
d'un pois ou d'une noix de galle, qui n'aboutissent
jamais à la fonte caséeuse. Au centre de ces foyers,
on aperçoit une bronche dont les parois sont
caséifiées. On noterait, de plus, aux sommets, des

lésions tuberculeuses anciennes, notamment des cavernes.

L'intéressante description de Grancher complète le tableau anatomique de la façon suivante : « Quand les bacilles pénètrent dans les bronches en nombre considérable, comme la chose est possible après l'ouverture d'un foyer ganglionnaire dans les voies aériennes, les nodules broncho-pulmonaires sont confluents et peuvent se présenter sous deux formes distinctes. Dans quelques cas, plus fréquents chez l'enfant jeune que chez l'adulte, ils sont disséminés dans le poumon sous forme d'innombrables nodules gris ou blanchâtres, situés aux extrémités des bronches dont ils obstruent presque toutes les terminaisons. Ils sont indépendants les uns des autres, mais serrés et tassés dans les lobules auxquels ils donnent un aspect granulé. Si ce n'était leur volume, qui atteint celui d'un grain de millet ou d'un grain de chènevis, leur coloration, d'abord blanchâtre, puis jaune, leur peu de dureté, leur caséification rapide, leur siège aux extrémités des bronches et leurs terminaisons en trèfles dans les lobules, on les prendrait pour des granulations d'origine métastatique, tant ils sont nombreux et pareils les uns aux autres. Il s'agit là d'une tuberculose broncho-pulmonaire à forme miliaire et rapide. Pourtant, si les lésions sont cantonnées dans un département peu étendu du poumon, la maladie peut s'arrêter dans son évolution, et l'on voit les tubercules miliaires subir isolément la transformation fibrocaséeuse. Mais, ordinairement, les tubercules entourés d'un parenchyme congestionné ne tardent pas à s'étendre, à se fondre, à former des blocs homogènes, pour peu qu'ils soient cohérents : la caséification envahit alors un lobe entier ou une partie plus ou moins étendue d'un lobe, et l'on se trouve en présence d'une tuberculisation broncho-pneumonique confluente, pseudo-lobaire et rapide, qui aboutit à la transformation du poumon en un bloc caséeux. »

Les deux auteurs précédents s'entendent, on le voit, pour considérer la broncho-pneumonie tuberculeuse comme secondaire, soit à une lésion cavitaire, soit à l'ouverture d'un ganglion caséeux dans les bronches ; même topographie des lésions pour Fraënkel et Grancher ; mais, au point de vue évolutif, l'auteur allemand n'admet pas la fonte caséeuse, considérée comme possible et même fréquente par l'auteur français. Nous croyons qu'il n'y a pas opposition entre ces deux conceptions, et que tout dépend de la durée de la survie, qui a donné ou non le temps à l'évolution caséeuse de se produire. A l'autopsie d'une broncho-pneumonie tuberculeuse, sur le même poumon existent souvent les deux types de lésions : nodules broncho-pneumoniques crus, et nodules caséeux confluents.

II. Symptômes. — Cette forme s'observe avec une fréquence beaucoup plus grande dans l'enfance que chez l'adulte, où elle est assez rare[1]. Nous ne décrivons ici que la broncho-pneumonie tuberculeuse de l'*adulte*.

---

[1] Voir, pour la broncho-pneumonie tuberculeuse de l'enfance, le livre de Weill et Péhu : *Tuberculose infantile* in *Bibliothèque de la Tuberculose*, et la thèse de Mouriquand, *Recherches sur le diagnostic de la broncho-pneumonie tuberculeuse infantile*. Lyon, 1906.

Le *début* est brusque, caractérisé par une *dyspnée* qui augmente progressivement d'intensité; cette dyspnée est d'ailleurs le symptôme le plus caractéristique. La respiration est à 40 par minute; la face est livide, cyanosée. La toux est intense, fréquente, pénible, souvent quinteuse. L'expectoration, parfois absente, est peu abondante, purulente.

L'*examen cytologique* serait caractéristique pour Renaut. Lorsque les crachats, en effet, d'après cet auteur, montrent, « englobés au sein du mucus, des globules rouges, de grandes cellules rouges phagocytaires, des hématies, enfin des globules blancs nombreux, et en *même temps des réseaux de fibrine*, il faut savoir que, neuf fois sur dix, et quand bien même les crachats ne renfermeraient pas de bacilles, on est en présence d'une bronchite capillaire et d'une broncho-pneumonie *tuberculeuses*. La broncho-pneumonie tuberculeuse est, en effet, la seule qui soit fibrineuse et catarrhale à la fois. »

L'*examen bactériologique*, négatif les premiers jours, montre, lorsque l'expectoration est devenue franchement purulente, de rares moniliformes longs (formule (4R) (fig. 2, Pl. I). Comme pour les phtisies fibro-caséeuses, le cycle bactériologique commence donc, ici aussi, à la phase d'élimination des nodules caséifiés. Quant aux broncho-pneumonies évoluant depuis longtemps, elles suivent le même cycle que les formes fibro-caséeuses communes.

Les *symptômes généraux* revêtent une assez grande intensité. La *fièvre* est élevée, atteignant 39°,5 et 40°, mais avec des rémissions matutinales assez prononcées, allant parfois, mais rarement, jusqu'à la réalisation du type hectique. Le pouls est rapide, fréquent, à 120-130 par minute ; il est faible et dépressible.

Les *signes physiques* ont ici comme d'ailleurs, dans les autres broncho-pneumonies aiguës, cette double caractéristique qu'ils sont, d'une part, hors de proportion avec la dypsnée, et, d'autre part, mobiles, fugaces, disséminés. Ces signes sont, de plus, bilatéraux et généralisés à toute la poitrine.

Ce sont des râles sous-crépitants, fins, secs ou humides, uniformes et très abondants dans des régions très étendues ; simultanément, on ne constate aucun signe d'indurations ou de cavernes aux points maximum de confluence des râles. A. Fraënkel insiste, lui aussi, sur l'absence de matité à la percussion.

Pour Renaut, un grand et important caractère de la bronchite diffuse et de la broncho-pneumonie tuberculeuses consiste dans ce qu'il appelle les *associations paradoxales des signes physiques*. « Avec des râles exclusivement sonores à une base, ou sous l'aisselle, ou en avant, on trouve un peu de matité, et, au contraire, de l'exagération légère des vibrations thoraciques. Ou bien c'est un peu de voix aphone et pas d'égophonie. D'autres fois, il y a peu de souffle bronchique voilé par des râles sonores, et nul retentissement de la voix, etc. Je pourrais multiplier ces exemples ; ceux-ci suffisent pour définir ce que j'appelle l'association paradoxale, c'est-à-dire celle des signes de bronchite, d'induration parenchymateuse, de pleurite même, qui ne se complètent pas les uns par les autres, ne fournissent que des soupçons vagues de lésions, et, en somme, ne concordent pas entre eux. »

III. Pronostic. — La broncho-pneumonie tuberculeuse est grave; elle évolue en quelques semaines ou en quelques mois.

IV. Diagnostic. — « Toute broncho-pneumonie qui ne fait pas sa preuve (corps étranger des voies aériennes, coqueluche, rougeole, diphtérie...), n'est que monnaie de tuberculose, » disent Landouzy et Queyrat. De plus même, ces auteurs considèrent comme tuberculeuses « maintes de ces broncho-pneumonies, simples d'aspect, dites *a frigore* ou rubéoliques ».

Il s'agit, en effet, d'un diagnostic toujours des plus délicats. « Je ne saurais mieux caractériser le syndrome clinique en pareil cas, dit Bard, qu'en disant que les phénomènes d'auscultation sont tout à fait semblables à ceux qui existent dans les broncho-pneumonies subaiguës grippales ou morbilleuses, par exemple, de telle sorte que le diagnostic reste en suspens et exige souvent, pour être posé avec certitude, l'examen bactériologique des crachats. Par contre, cet examen donne, en pareil cas, une certitude absolue, quel qu'en soit le résultat: l'expectoration purulente abondante, habituelle à cette forme, étant incompatible avec la latence bacillaire des lésions tuberculeuses. A ce point de vue, j'ai coutume de dire que c'est la forme dans laquelle l'examen bactériologique est le plus nécessaire, mais que c'est aussi celle pour laquelle il est le plus sûrement efficace. »

C'est donc l'examen bactériologique seul qui, le

plus souvent, en présence des signes d'une broncho-pneumonie aiguë, permettra d'en reconnaître la nature.

Quant au diagnostic différentiel de la broncho-pneumonie tuberculeuse, il se fera surtout avec la *phtisie galopante*. L'unilatéralité habituelle des signes physiques, la fixité des râles, leur dissémination moindre et leur conglomération en foyer, avec souffle tubaire léger ou cavitaire sous-jacent bientôt surajoutés, l'intensité moindre de la dyspnée feront habituellement reconnaître la phtisie caséeuse extensive. Ce diagnostic, difficile les deux premières semaines, s'impose ensuite par l'existence de signes cavitaires particulièrement évidents.

Le diagnostic peut être plus difficile avec une *granulie généralisée à forme de bronchite* plus ou moins dyspnéisante. Une expectoration moindre, manquant totalement de bacilles de Koch (s'il n'y a pas de foyer caséeux ancien), une rate plus volumineuse, une cyanose plus prononcée, plaideront en faveur de cette dernière forme de la tuberculose.

§ 3. — *Bronchite capillaire tuberculeuse.*

Confondue, par la plupart des auteurs, avec la broncho-pneumonie tuberculeuse, dont elle représenterait le stade initial, cette forme clinique a été peu étudiée par les auteurs. C'est à elle, d'après Bard, qu'il faut rapporter les *granulies suraiguës asphyxiques*, qui méritent d'être séparées de la granulie généralisée dont elles ne sont pas une simple variété symptomatique.

Plus fréquente chez l'enfant, elle s'observe néanmoins chez l'adulte, et les bronchites capillaires à pneumocoques, observées par Duflocq et Ménétrier chez les phtisiques pulmonaires, ne sont vraisemblablement que des bronchites capillaires tuberculeuses. Ne sait-on pas maintenant que l'expectoration de la pneumonie tuberculeuse la plus légitime fourmille de pneumocoques, ces microbes « à tout faire » des infections broncho-pulmonaires?

Symptômes. — Les symptômes sont ceux de la bronchite capillaire ordinaire ou catarrhe suffocant. L'affection peut être primitive, survenant chez un sujet en apparence sain, ou secondaire, chez un phtisique avéré.

Le *début* est rapide, brutal. En quelques heures, en une demi-journée, survient une dyspnée extrême ; la respiration est à 60-80 ; le pouls à 150, la température atteint 40°. La toux est violente, quinteuse, accompagnée d'une expectoration muco-purulente. Les bacilles manquent très souvent et même le plus souvent (Renaut) ; par contre, les pneumocoques, comme dans toute affection aiguë des voies respiratoires, y apparaissent en grand nombre.

Les *signes physiques* sont les suivants : la *percussion* du thorax donne une sonorité normale ou tympanique ; il n'y a pas de signe de condensation du parenchyme pulmonaire. A l'*auscultation*, on entend souvent, mélangés les uns aux autres, des râles sibilants aigus et des râles sous-crépitants fins. Cet ensemble de bruits, très caractéristique, est ce que Récamier a appelé le *bruit de tempête*.

La *mort* survient en trois ou quatre jours, parfois précédée de quelques heures d'une accalmie trompeuse.

Diagnostic. — Il est des plus délicats, qu'il s'agisse de distinguer la bronchite capillaire tuberculeuse de la *bronchite capillaire ordinaire*, de la *broncho-pneumonie tuberculeuse*, de la *granulie à forme suffocante*.

On éprouve les mêmes difficultés pour séparer la *bronchite capillaire ordinaire* de la bronchite capillaire tuberculeuse, que pour isoler les broncho-pneumonies tuberculeuses et non tuberculeuses. Les stigmates tuberculeux antérieurs, l'exploration des sommets, pourront seuls faire soupçonner la nature tuberculeuse de l'affection.

La *broncho-pneumonie tuberculeuse* présente une dyspnée moins vive, une marche moins rapide. Vers le troisième ou le quatrième jour, de plus, si l'on constate un ou plusieurs foyers de condensation pulmonaire (submatité et souffle) avec poussées successives, on pourra affirmer la broncho-pneumonie.

La *granulie à forme suffocante*, ou *asphyxie tuberculeuse aiguë* de Graves, est plus dificile à distinguer; un seul fait frappe : l'absence presque complète de signes stéthoscopiques coïncidant avec une dyspnée extrême et une cyanose très marquée.

§ 4. — *Pleuro-pneumonie tuberculeuse.*

Cette forme aiguë de la tuberculose pulmonaire est caractérisée par une pneumonie lobaire ou lobulaire caséeuse, succédant à une pleurésie aiguë avec épanchement.

I. Symptômes. — L'affection débute par une pleurésie aiguë à épanchement bruyant, plus abondant en apparence qu'il ne l'est en réalité, par le fait de la densification du poumon qui plonge. Les signes physiques en sont profondément modifiés : l'épanchement ne dépasse guère le mamelon en avant et l'épine de l'omoplate en arrière, et à ce niveau on note un souffle net avec râles muqueux plus ou moins éclatants, parfois des signes pseudo-cavitaires (souffle amphorique et râles caverneux). La fièvre est accentuée; la dyspnée est vive et décide à faire la ponction. Mais le soulagement n'est pas celui qu'on attendait de l'opération. La fièvre ne cesse pas, et la température présente une courbe très irrégulière, la température allant de 38°-38°,5 le matin, à 39°,8 ou 40° le soir. On voit déjà que ce ne sont pas les allures d'une pleurésie simple et franche. Et ce qui n'est pas moins remarquable que cette marche de la température, c'est la fréquence du pouls, qui est toujours entre 120 et 130.

Bientôt des signes non équivoques viennent donner corps aux inquiétudes du médecin, surpris de ne pas assister à la défervescence simultanée de tous les symptômes au cours de la quatrième ou de la cinquième semaine ; en effet, en même temps que diminuent les signes de l'épanchement, les signes fonctionnels et généraux persistent : l'amaigrissement se prononce, la toux devient grasse et s'accompagne d'une expectoration purulente, où l'on notera bientôt des bacilles de Koch ; enfin les signes d'hépatisation pulmonaire s'accusent, puis se transforment progressivement, *in situ*, en signes cavitaires humides. Désormais, la tuberculose pulmonaire va évoluer avec les allures d'une phtisie à marché rapide, intermédiaire, comme durée et gravité, à la pneumonie caséeuse et à la phtisie galopante.

II. Diagnostic. — A la période de *pleurésie*, au début de l'épanchement surtout, il est bien difficile de prévoir que la pleurésie est symptomatique d'une poussée pulmonaire aiguë. La quantité moyenne de l'épanchement, les signes de congestion pulmonaire sous-jacente, la dyspnée hors de proportion avec l'abondance du liquide, l'altération de l'état général, devront faire soupçonner une pleurésie *symptomatique*.

L'examen du sommet, l'absence de signes de congestion à ce niveau, écarteront alors l'idée d'une *pleurésie symptomatique d'une tuberculose pulmonaire au début*. L'accentuation des signes de congestion pulmonaire à la limite de l'épanchement, leur transformation, *in situ*, en signes cavitaires, préciseront, au contraire, le diagnostic de *pleuropneumonie tuberculeuse*.

La *pneumonie tuberculeuse* ne présente pas de signes habituels d'épanchement, — en tout cas ce dernier, s'il existe, garde, par sa faible quantité, une existence douteuse. — La *spléno-pneumonie tuberculeuse* sera plus difficile à distinguer : on y songera en présence de la conservation de l'espace de Traube, de l'égophonie et d'un souffle moins accentués, l'examen radioscopique témoignant de l'absence d'un épanchement, mais surtout la ponction exploratrice négative.

CHAPITRE III

LA GRANULIE GÉNÉRALISÉE COMMUNE
ET SES FORMES SYMPTOMATIQUES

§ I. — *Formes cliniques et formes symptomatiques de la granulie.*

I. Définition. — La *granulie* ou *tuberculose miliaire aiguë*, ou *phtisie aiguë granulique* est caractérisée anatomiquement par l'existence de granulations tuberculeuses miliaires aiguës (granulations grises) disséminées dans les poumons et la plupart des organes [1]. Son aspect clinique est celui d'une maladie infectieuse générale, les phénomènes généraux prédominant sur les phénomènes locaux.

II. Pluralité et classification des formes cliniques de la granulie. Formes symptomatiques et formes cliniques.

— La granulie revêt une symptomatologie très variable; aussi les auteurs ont-ils cru devoir distinguer un grand nombre de formes cliniques à cette maladie. Nous ne rapporterons ici que les deux classifications de Dreyfus-Brisac et Brühl et celle de Marfan.

Dreyfus-Brisac et Brühl [2], dans leur excellente monographie, divisent les variétés cliniques de la granulie en deux groupes, suivant la prédominance des accidents *infectieux* ou des accidents *pulmonaires*. Voici leur classification :

Granulie
- à forme de pyrexie.
  - Forme typhoïde.
  - Forme de pyrexie atténuée.
- à forme d'affection thoracique.
  - Forme suffocante.
  - Forme de broncho-pneumonie.
  - Forme pleurétique.

Marfan [3] y ajoute quelques formes rares dans la classification suivante :

[1] La localisation pulmonaire n'est jamais unique et n'est pas toujours la principale. Nous conformant à l'usage, nous décrirons néanmoins ici la granulie, en insistant sur ses déterminations pulmonaires.

[2] Dreyfus-Brisac et Brühl, *la Phtisie aiguë*. Bibliothèque Charcot-Debove. Paris, 1892.

[3] Marfan. Art. Granulie. *Traité de médecine*, édit. 1893, t. IV, p. 736.

Tuberc. pulm. 16*

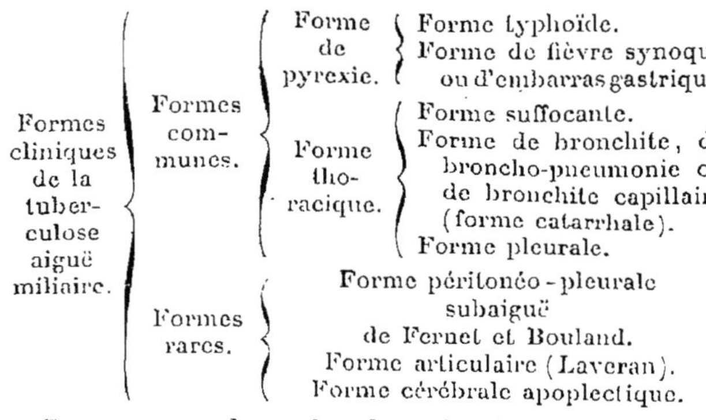

Comme on le voit, les classifications précédentes ont toutes ce caractère commun de s'appuyer uniquement sur les symptômes prédominants : ce sont, en réalité, des *divisions symptomatiques* et non pas des formes cliniques.

Pour répondre vraiment à ce nom et pouvoir rendre de réels services, il faut, en réalité, que les formes ainsi mises à part ne possèdent pas seulement un caractère symptomatique commun, ni même simplement une apparence générale commune; il faut que chacune d'elles possède, de par son évolution, son pronostic, sa marche générale, une véritable unité lui conférant la possession d'une certaine autonomie.

C'est pour répondre à ces desiderata que Bard a distingué les quatre grandes formes cliniques vraies de granulie qui suivent :

1° La *granulie généralisée* classique, décrite par Empis ;

2° La *granulie suppurée*, caractérisée par la suppuration des granulations miliaires, se traduisant par un type fébrile pyohémique ;

3° La *granulie migratrice*, constituée par des poussées de granulations miliaires subintrantes et passagères sur les divers organes;

4° Enfin la *granulie discrète*, qui répond à une poussée de granulations fines et discrètes, généralement curable ;

5° A ces quatre formes cliniques de la granulie, nous ajouterons la *typho-bacillose* de Landouzy, forme intermédiaire entre la granulie généralisée et la granulie discrète.

Enfin, au point de vue de l'intérêt diagnostic qui s'y attache, bien qu'il ne s'agisse pas, à proprement parler, d'une forme clinique de la tuberculose pulmonaire, nous décrirons ensuite la *tuberculose septicémique* de Poncet.

§ 2. — *Granulie généralisée commune.*

C'est la plus connue des granulies ; elle est généralement décrite sous le nom de *granulie à forme de fièvre typhoïde.*

I. Conditions étiologiques. — La granulie généralisée commune est toujours secondaire à une lésion tuberculeuse locale plus ou moins ancienne (loi de Brühl). Ce foyer primitif est parfois perceptible, mais il reste le plus souvent *latent*[1].

---

[1] « Dans tous les cas de tuberculose miliaire généralisée, soumis à notre observation, nous avons aussi recherché particulièrement la présence d'un foyer caséeux antérieur, et dans presque tous les cas nous l'avons rencontré sous la forme d'un amas caséeux ramolli et surtout ulcéré, siégeant soit dans les poumons ou dans d'autres organes, soit au niveau des muqueuses, soit dans les ganglions ou dans

Toutefois, en clinique, on peut distinguer les *granulies primitives*, en apparence écloses secondairement à une tuberculose passée inaperçue, et les *granulies secondaires* à une première localisation tuberculeuse évidente.

Les granulies *primitives en apparence* surviennent toutes, en général, chez des sujets ayant les apparences d'une tuberculose plus ou moins *latente*, présentant l'habitus qualifié, suivant les auteurs, de *prétuberculeux*, de *tuberculeux héréditaire*. De fait, bien souvent, on peut, à un interrogatoire minutieux, retrouver la tuberculose dans les antécédents héréditaires, collatéraux ou personnels du malade. Et quand il ne s'agit pas de manifestation tuberculeuse, c'est la notion d'une coqueluche surtout, ou encore d'une rougeole dont on retrouve les anamnestiques.

Signalons encore que la granulie primitive peut sévir sous *forme épidémique* (Leudet) chez les militaires vigoureux mais fatigués (Colin), dans les premiers mois de l'été particulièrement (Virchow). Ces faits ne doivent pas être attribués à une infection directe du virus tuberculeux, mais plutôt à des épidémies antérieures de grippe, de rougeole, etc., qui ont réveillé l'activité de foyers tuberculeux latents et ont provoqué la septicémie bacillaire (Fraënkel).

les os et les articulations, etc. *Le rapport de la tuberculose miliaire avec des lésions antérieures est aussi constant que celui des lésions septico-pyohémiques disséminées dans divers organes avec un foyer primitif préexistant, et ne doit pas être davantage mis en doute. »* (Tripier, *Traité d'anatomie pathologique générale*. Paris, Masson, 1904, p. 548.)

La *cause occasionnelle*, dans ces cas, c'est généralement le *surmenage* sous toutes ses formes, et surtout le surmenage *physique;* et peut-être doit-il être incriminé aussi plus spécialement dans les épidémies de caserne. Le passage de la vie libre à la vie confinée des villes, des lycées, des casernes a été également accusé. Mais pourquoi ces tuberculeux latents ont-ils fait de la granulie plutôt qu'une phtisie chronique, qu'une phtisie galopante? Quelles sont les conditions déterminantes qui transforment une tuberculose latente tantôt en granulie généralisée, tantôt en phtisie caséeuse? On ne possède aucun renseignement sur ces points.

La granulie *cliniquement secondaire* survient dans les trois circonstances principales suivantes :

1° Au cours d'une *tuberculose pulmonaire* caséeuse ou fibro-caséeuse. Tripier dit avoir spécialement rencontré la granulie chez des sujets ne présentant que des lésions scléreuses anciennes des sommets, avec une seule petite caverne située à ce niveau et, en général, à la partie postérieure et interne du lobe supérieur, remplie en grande partie d'un pus caséeux dont l'écoulement devait mal se faire par suite de la communication de la caverne avec une très petite branche, et seulement vers sa partie moyenne. C'est ainsi qu'un tuberculeux, qui pourrait vivre longtemps avec des lésions ainsi très limitées, est parfois rapidement emporté par une granulie, alors que des lésions beaucoup plus considérables peuvent permettre une survie plus longue avec l'envahissement graduel des poumons.

2° Litten incrimine beaucoup la résorption ou l'évacuation trop rapides des *grands épanchements pleuraux*. La suppression brusque de la pression pleurale déplace vraisemblablement alors de petits thrombus bacillifères de la paroi des vaisseaux, et les lance dans la circulation générale. Charrier a vu également une granulie éclore à la suite de l'ouverture spontanée d'un empyème.

3° Le *traumatisme* ou les *opérations chirurgicales portant sur les foyers tuberculeux* sont aussi fréquemment à la base de l'éclosion d'une granulie. Très discutée, cette influence demande à être précisée. On voit en effet la granulie survenir, rarement il est vrai, après une résection de tumeur blanche, la scarification d'un lupus, voire même à la suite du simple redressement d'une articulation atteinte d'arthrite tuberculeuse. Pourquoi, en ces cas, la généralisation a-t-elle éclaté? C'est qu'il s'agissait de tuberculoses en *pleine poussée évolutive*. Voici un malade atteint d'une tumeur blanche du genou depuis six mois; s'il entre à l'hôpital, c'est que son état vient de s'aggraver dans les derniers temps, qu'il est survenu un peu de fièvre. Deux ou trois jours après son entrée. on l'opère et l'on ouvre ainsi les vaisseaux à l'invasion d'un foyer en pleine virulence. Ces données comportent d'ailleurs d'importantes déductions prophylactiques, sur lesquelles nous aurons l'occasion de revenir[1].

Parmi les *causes prédisposantes*, signalons l'*héré-*

---

[1] Rappelons la fréquence des granulies écloses sous l'influence de l'injection de la première tuberculine de Koch faite à des phtisiques dans un but curateur.

dité tuberculeuse, qui est fréquente, l'*enfance* et l'*adolescence*[1].

II. Symptômes de la granulie généralisée : forme commune.

— La granulie généralisée, dans sa forme la plus fréquente, revêt les allures d'une maladie générale se rapprochant plus ou moins de la fièvre typhoïde : c'est la *granulie à forme de fièvre typhoïde* des auteurs.

La *période d'invasion* dure une dizaine de jours environ. Le malade se plaint de courbature, de céphalalgie, d'insomnie, de quelques vertiges. Il présente parfois quelques épistaxis, de petits frissonnements. Il n'a plus d'appétit, et en quelques jours on constate de l'amaigrissement. Souvent aussi, dès le début, on note un peu de toux avec une dyspnée légère.

A la *période d'état*, on a le tableau complet de l'état typhoïde, rappelant d'assez près celui d'une dothiénentérie à la fin du premier septenaire.

La *fièvre* est un des symptômes les plus constants. Elle affecte plusieurs types.

Le plus fréquemment, ce sont des *accès irrégu-*

[1] La pathogénie de la granulie est loin d'être encore établie. Notamment au point de vue de l'action du bacille de Koch, il existe des granulies sans bacilles; on a pu également provoquer des granulies expérimentales sans bacilles par l'injection intra-veineuse d'une émulsion de granulations miliaires dépourvues de bacilles de Koch (Middendorpf); enfin l'injection intra-veineuse de bacilles tuberculeux tués par la chaleur a produit chez l'animal la tuberculose miliaire aiguë (Straus). Disons également que l'origine vasculaire de la granulie, considérée comme lui appartenant en propre, lui est en réalité commune avec toutes les formes de tuberculose (Aufrecht, Tripier).

liers, avec les mêmes caractères, d'ailleurs, que ceux des poussées aiguës dans le cours des phtisies chroniques ou des formes caséeuses aiguës. Si, au lieu de prendre la température matin et soir seulement, on met le thermomètre en place au moins toutes les deux heures, ainsi que le conseille H. Barbier, on constate l'existence de grands accès thermiques journaliers, ou bi-quotidiens, ou tri-quotidiens, avec maximum à 39°-40° le plus souvent de midi à trois heures, et dans la nuit de neuf heures à minuit. Ces accès sont séparés par des intervalles variables sur les tracés, pendant lesquels la température peut descendre au voisinage de 37° et même au-dessous, déterminant ainsi un véritable collapsus léger et passager (Barbier).

D'autres fois, on a une courbe analogue à celle de la *fièvre typhoïde,* c'est-à-dire un type subcontinu à cycle régulier.

Enfin on peut se trouver en présence du *type inverse* de Brünniche, avec température à 39° le matin et 37°,5 le soir, par exemple, absolument comme dans le paludisme. Certains auteurs ont attaché une grande importance diagnostique à ce type, survenant à la période d'acmé de la maladie. Senator a protesté, et pour lui le type inverse n'est pas constant dans la tuberculose miliaire, et ne manque pas toujours dans la dothiénentérie. Fraënkel l'a vu en ce cas, notamment lorsque, après la défervescence, se produit quelquefois une recrudescence. Barbier voit, dans le type inverse, une interprétation erronée due à une méthode thermométrique insuffisante.

La *fréquence du pouls* est généralement accrue à la période d'état, et cette accélération est *proportionnellement plus élevée que le chiffre thermique.* C'est l'inverse, notons-le, dans la dothiénentérie, où le pouls est médiocrement fréquent et la température très élevée. Le *dicrotisme* est également moins marqué dans la granulie que dans la fièvre typhoïde.

La *fréquence des mouvements respiratoires* est toujours augmentée, et cela dès le début : cinquante à soixante respirations par minute ne sont pas rares. Cette accélération ne concorde pas forcément avec de la dyspnée, c'est-à-dire avec participation des muscles respiratoires accessoires ; plus tard, toutefois, celle-ci manque rarement.

Presque aussi constante que la dyspnée est la *cyanose,* qui prête à la maladie une physionomie spéciale. Elle est en relation avec l'accélération respiratoire et les signes objectifs de la dyspnée. Quelquefois on note de la *pâleur* précédant la cyanose, ou marchant de pair avec elle. En ce dernier cas, le masque du visage est assez caractéristique : la cyanose ne porte pas seulement sur les lèvres et les joues, mais avant tout sur la *région unguéale des doigts.*

La *splénomégalie* est fréquente (Fraënkel). L'extrémité antérieure de la rate est nettement perceptible sous les côtes dans les inspirations profondes. Chez l'adulte, toutefois, elle n'atteint pas tout à fait le même volume que dans la fièvre typhoïde ; mais chez les enfants elle peut dépasser le rebord costal d'un travers de main.

L'*hépatomégalie* est aussi fréquente. Fraënkel et

Wagner ont vu, chez l'enfant, le bord inférieur du foie affleurer au voisinage de l'ombilic. L'hypertrophie hépatique est moins fréquente chez l'adulte. Toutefois, pour Fraënkel, la *tuméfaction douloureuse du foie* est un signe en faveur de la granulie lorsqu'on hésite entre la fièvre typhoïde et la granulie. Plusieurs fois ce dernier auteur a noté un *ictère* assez intense concomitant.

L'*albuminurie* est presque constante et s'accompagne d'*oligurie* et d'*hypochlorurie*[1]. On constate également la présence de la diazo réaction d'Ehrlich à des degrés divers. Dans deux cas de granulie, Kletchelow a trouvé le bacille de Koch dans les urines.

Les *signes pulmonaires* manquent rarement. Ils sont parfois légers, surtout au début, et il est nécessaire de concentrer toute son attention sur le poumon dans les cas où l'accélération anormale de la respiration et la cyanose précoce rendent le diagnostic de fièvre typhoïde douteux. On tiendra alors grand compte : 1° de la constatation, à l'une ou aux deux bases, d'obscurité respiratoire avec un peu de submatité, symptômes qui font songer à un *épanchement pleural* qu'on n'hésitera pas à confirmer sur-le-champ par une ponction exploratrice. Comme Joussel, nous pensons, en effet, que la présence d'une sérosité limpide, surtout si elle est constatée symétriquement, est presque pathognomonique de la granulie. Inutile de recourir à un examen bactériologique : ni la grippe, ni la dothié-

---

[1] La granulie est la forme clinique de la tuberculose pulmonaire qui présente la plus faible élimination urinaire de chlorures (Piéry et Etienney).

nentérie ne se comportent ainsi; 2° de la présence de *râles catarrhaux* dans les parties supérieures, et principalement à un sommet; 3° de l'existence de *râles plus ou moins fugaces à fines bulles* dans divers points du thorax. Ces symptômes de catarrhe *en foyer* ne s'observent pas, en effet, dans la dothiénentérie. Assez souvent encore on peut percevoir, à l'oreille et à la main. aux deux temps de la respiration, des *frottements pleuraux*, voire même des râles crépitants dans une assez grande étendue. Ils sont dus, d'après Jürgensenn et Litten, à l'existence de très nombreuses granulations pleurales en saillie sur la plèvre viscérale.

L'expectoration est nulle ou insignifiante. Dans deux observations, nous n'avons pas rencontré le bacille de Koch. Nous croyons, avec Graucher, que, dans cette forme de la tuberculose pulmonaire, la présence d'un foyer caséeux ou d'une cavernule[1] concomitante de la poussée granulique est la condition essentielle de l'apparition du bacille.

Par contre, le bacille de Koch paraît exister assez fréquemment dans le sang. Jousset l'a rencontré dans deux cas de granulie sur cinq examens.

Le *séro-diagnostic tuberculeux* donne une réaction inconstante, le plus souvent négative. Sur quatre granulies examinées à ce point de vue, Bard a néanmoins obtenu trois réactions positives. Chez l'enfant, dans les cas de granulie généralisée à prédominance pulmonaire, Descos a toujours trouvé la séro-réaction tuberculeuse négative. Dans

[1] Observation I de la thèse de Cochez. Paris, 1883.

les cas de méningite tuberculeuse, au contraire, la séro-réaction s'est montrée presque toujours positive, mais à un faible degré.

Les *symptômes nerveux* sont bien moins développés chez l'adulte que chez l'enfant. Chez ce dernier, on note souvent, en effet, la participation anatomique fréquente des méninges. Chez l'adulte, que nous avons plus particulièrement en vue, ces symptômes se bornent à de la *céphalée,* une légère *obnubilation* et un *sommeil* agité avec parfois *délire* nocturne. Empis a insisté sur l'*hyperesthésie cutanée*, surtout marquée au niveau des parois thoraciques (Bouchut). « Cette hyperesthésie, dit Empis, ne se rencontre guère dans d'autres maladies fébriles accompagnées d'état typhoïde que dans la granulie. Elle indique la poussée méningitique, et les malades la manifestent par une contraction grimaçante de la physionomie que je n'ai encore rencontrée nulle part ailleurs. »

Fréquemment (39 fois sur 52 cas de granulie), d'après Litten, il existe de la *photophobie.* Elle est due à des *tubercules de la choroïde,* visibles à l'ophtalmoscope (Bouchut, Litten). Leur nombre peut apparaître considérable ; d'habitude on en voit trois ou quatre dans le voisinage de la papille ; ils apparaissent sous la forme de taches rondes, blanc-jaunâtre, serties souvent par un fin vaisseau de la rétine. Quelquefois elles se développent si rapidement, qu'en douze ou vingt-quatre heures elles sont reconnaissables (Stricker). En général, leur développement s'observe dans la granulie confirmée.

Enfin, signalons d'intéressants *symptômes cutanés,* d'ailleurs fort rares. Il existe parfois de véritables taches rosées, du purpura, de l'herpès. Reinhold a rencontré un cas d'érythème noueux avec rhumatisme articulaire terminé brusquement par une méningite. Heller et Leichtenstern ont également décrit des éruptions métastatiques de tubercules dans la peau, consistant tantôt en bulles et vésicules à contenu séreux, hématique ou trouble, aboutissant à l'ulcération (Heller), tantôt en vésicules arrivant à constituer des pustules de la grosseur d'un grain de pavot à celle d'un grain de chanvre (Leichtenstern).

III. Évolution. Durée. Terminaison. —

Les divers symptômes précédents évoluent dans un laps de temps généralement compris entre une et cinq semaines. La mort est la terminaison habituelle de la maladie. Elle survient au milieu d'un coma méningitique ou d'une asphyxie rapide.

II. Diagnostic. — La granulie généralisée,

dans sa forme symptomatique typhoïde, est souvent confondue avec la *dothiénentérie*. On évitera néanmoins l'erreur et on pensera à une granulie en présence des signes *principaux* et *inconstants* suivants :

Signes principaux : la dyspnée, la cyanose avec pâleur, l'accélération du pouls, la tuméfaction douloureuse du foie, l'irrégularité de la courbe thermique avec ses grands accès fébriles, des signes de pleurésie légère aux bases, la localisation des signes d'auscultation, surtout au sommet, consistant en râles plus fins, plus fugaces que dans la dothiénentérie, en frottements et en râles crépitants parfois, l'amaigrissement précoce.

Jousset a particulièrement insisté, enfin, sur la triade symptomatique constituée par la juxtaposition : *fièvre atypique*, *traces d'albumine* (0,50 au maximum) et *polypnée* soit continue, soit paroxystique (*crises respiratoires*).

Signes inconstants : l'absence de taches rosées, lenticulaires, de diarrhée, les sueurs, la tuberculose choroïdienne découverte à l'ophtalmoscope, l'apparition du syndrome méningé : photophobie, douleur à la pression et tension des globes oculaires, strabisme ou inégalité pupillaire, ponction lombaire avec recherche du bacille de Koch positive dans près de la moitié des cas (Jousset), la présence de bacilles de Koch dans l'expectoration, dans le sang, les urines, le séro-diagnostic de Widal négatif, le séro-diagnostic de S. Arloing et P. Courmont nettement positif à 1 pour 15, ou au moins à 1 pour 10[1], les signes d'une tuberculose locale, les commémoratifs d'une tuberculose familiale. Enfin l'existence d'une première atteinte de dothiénentérie nous paraît, ainsi qu'à Grancher et Barbier, — fait en apparence paradoxale, — militer plutôt en faveur d'une granulie antérieure : la dothiénentérie ne récidive qu'exceptionnellement, et ces prétendues dothiénentéries, surtout de l'enfance, ne sont souvent que des attaques de *granulie discrète* (voir plus loin).

[1] Le séro-diagnostic tuberculeux est généralement, en effet, positif dans la fièvre typhoïde, et ne peut, par conséquent, servir à trancher le diagnostic entre granulie et dothiénentérie. Il en serait également de même pour le séro-diagnostic typhique que Kreucker a trouvé positif 8 fois sur 26 cas de tuberculose grave. Herman a constaté des faits semblables.

Quant au diagnostic *différentiel* de la granulie généralisée, nous l'aborderons avec plus de fruit à propos de l'étude des diverses *formes symptomatiques* de cette affection.

§ 3. — *Les formes symptomatiques de la granulie généralisée.*

Nous décrirons successivement la *granulie à forme de pyrexie atténuée*, qui, avec la granulie commune, constitue le groupe des granulies à forme de pyrexie; puis la *granulie à forme catarrhale*, la *granulie à forme suffocante* et la *granulie à forme pleurale*, toutes granulies à forme thoracique.

I. Granulie à forme de pyrexie atténuée.

— *Synonymie*. Elle est riche, et les dénominations de cette forme symptomatique sont nombreuses : *Tuberculose miliaire aiguë à forme gastrique* (Marfan); *Forme latente* (Leudet); *Tuberculose infectieuse à forme atténuée* (Grancher et Hutinel). La granulie commune que nous venons de décrire est caractérisée, nous l'avons vu, par sa marche rapidement progressive et l'intensité des phénomènes typhoïdes et généraux. La granulie à forme de pyrexie atténuée n'évolue plus, au contraire, que sous le couvert d'un embarras gastrique fébrile, d'une typhoïdette, d'une grippe; d'autre part, vers la fin, la maladie s'amende, paraît guérir, mais pour être suivie, à échéance plus ou moins longue, par une nouvelle poussée aiguë de granulie rapidement mortelle, soit d'une méningite tuberculeuse. Il s'agit donc souvent d'une forme atténuée de typho-bacillose.

Généralement, la maladie parcourt son évolution en deux temps :

Dans une *première période latente*, l'on fait presque fatalement le diagnostic d'embarras gastrique. La fièvre est irrégulière; mais elle peut aussi faire défaut[1]. Le malade accuse de la céphalée, de la courbature; la langue reste humide. Il n'y a pas de diarrhée, plutôt de la constipation. Le foie et la rate sont souvent augmentés de volume. Les signes pulmonaires sont nuls ou insignifiants. Rarement on constate des frottements pleuraux ou un léger épanchement à l'une des bases.

Cet état, à prédominance gastrique, traîne deux ou trois semaines, mais déjà avec un amaigrissement, une perte des forces, une pâleur qui pourraient attirer l'attention d'un observateur prévenu.

L'amélioration des symptômes se fait lentement, et là encore on est frappé par la lenteur de la convalescence proportionnée à l'intensité de la maladie.

D'ailleurs, la convalescence n'a pas le temps de s'achever; brusquement « la tuberculose jette le masque », disent Dreyfus-Brisac et Brühl, et sous l'influence d'une nouvelle poussée granulique suraiguë, le malade est emporté au milieu d'acci-

---

[1] La maladie simule alors une affection cachectisante, un cancer latent, comme nous venons d'en observer un cas récent. C'est ainsi que Leichtenstern, cité par Dreyfus-Brissac et Brühl, rapporte l'histoire d'un vieillard chez qui la granulie était restée absolument latente, à tel point que, malgré son dépérissement, il se sentait à peine malade et jouait encore aux cartes la veille de sa mort survenue subitement.

dents méningés le plus souvent, ou bien d'une asphyxie suraiguë, d'une hémoptysie soudaine, et la mort survient en quelques heures, en un jour ou deux au maximum.

Diagnostic. — Le diagnostic de cette forme est donc capital, en raison surtout de la gravité immédiate des symptômes, par laquelle le médecin devra éviter, autant que possible, de se laisser surprendre.

On pense, en effet, à une grippe, à un embarras gastrique, à une typhoïdette. Mais, ainsi que le disent Grancher et Barbier, c'est en recherchant avec soin les symptômes d'imprégnation tuberculeuse : l'amaigrissement, l'anémie, la perte des forces, la dyspepsie, l'accélération du pouls, que le diagnostic pourra le plus souvent être affirmatif. Ce sont là toutefois des symptômes propres aussi à la *granulie discrète*, généralement curable. C'est un point sur lequel nous reviendrons après l'étude de cette dernière maladie. A la seconde période, le diagnostic s'impose par les signes évidents d'une méningite ou par la survenue d'une hémoptysie.

II. Granulie à forme catarrhale (Empis). — Nous réunissons sous ce nom les formes décrites par les auteurs sous les noms de phtisie aiguë à forme de *bronchite*, à forme de *bronchite capillaire*, à forme de *broncho-pneumonie* (*tuberculose aiguë à forme broncho-pulmonaire* de Dreyfus-Brisac et Brühl).

Elles sont, le plus souvent, *secondaires* et surviennent au cours d'une phtisie chronique, d'une pneumonie caséeuse, après la grippe, la coqueluche, la rougeole.

Les symptômes fonctionnels sont ceux d'une bronchite ; l'expectoration est rare, muqueuse ou mucopurulente, parfois rouillée même. La toux est très intense, et, de plus, le malade se plaint de douleurs thoraciques, d'hyperesthésie des parois, surtout au sommet et à l'occasion de la percussion. Mais c'est surtout la *dyspnée* qui frappe, accompagnée d'un peu de *cyanose*, hors de proportion qu'elle est avec les signes physiques constatés.

A la percussion, suivant les régions, on note tantôt des zones de *submatité* (foyers congestifs), tantôt des zones de *tympanisme* (emphysème). A l'auscultation, on perçoit tantôt des râles ronflants et sibilants, abondants surtout aux sommets, tantôt des bouffées de râles crépitants en foyers multiples. Tous ces râles sont essentiellement mobiles et fugaces.

Les symptômes généraux vont s'aggravant de jour en jour : l'amaigrissement, la faiblesse s'accentuent, la dyspnée et la cyanose croissent aussi ; on note également de l'albuminurie et, comme dans toutes les granulies, de l'hypertrophie splénique. La température est irrégulière, souvent à maximum vespéral. Il existe des cas où elle fait défaut : Leichtenstern et Joseph ont vu, dans ces formes apyrétiques, des symptômes de faiblesse cardiaque et d'hydropisie, particulièrement chez les vieillards.

Souvent ce sont ces symptômes asystoliques qui emmènent le malade ; mais parfois aussi l'asphyxie, une hémoptysie, la méningite, un emphysème sous-cutané (Chatin et Piéry).

En dehors de quelques rémissions passagères, d'ailleurs rares, la marche est fatalement progressive, et la mort survient en cinq à six semaines.

Une *bronchite simple*, une *bronchite grippale* seront toujours, quoi qu'on en dise, aisément distinguées d'une granulie catarrhale. Il suffira de se rappeler que les signes physiques n'ont pas ici grande signification, mais que les symptômes fonctionnels et généraux indiquant l'imprégnation tuberculeuse priment ici en importance. La dyspnée et la cyanose indiqueront, de plus, le caractère de généralisation du processus et feront porter le diagnostic de granulie.

Diagnostic. — Le diagnostic entre la *bronchite capillaire* et la granulie à forme catarrhale reste néanmoins toujours un problème des plus délicats, particulièrement chez l'enfant.

Enfin il importera aussi, dans une certaine mesure, de distinguer une granulie catarrhale d'une *broncho-pneumonie tuberculeuse proprement dite*, sinon dans sa forme *aiguë* (le diagnostic n'ayant plus qu'un intérêt théorique, la broncho-pneumonie tuberculeuse aiguë évoluant également en quatre ou cinq semaines), du moins dans sa *forme subaiguë*, qui n'évolue qu'en trois à quatre mois. Les signes d'une lésion fixe localisée, soit au sommet, soit à la base (signes d'induration, puis d'excavation), la présence constante de bacilles de Koch dans l'expectoration permettront, dans certains cas, ce diagnostic entre deux formes cliniques nettement distinctes sur le terrain anatomique, mais parfois confondues sur celui de la clinique.

III. Granulie à forme suffocante. — C'est

la *forme asphyxique de la phtisie aiguë* d'Andral,
l'*asphyxie tuberculeuse aiguë* de Graves. noms qui
montrent bien que l'asphyxie est le phénomène
prédominant du tableau morbide.

Cette variété de la tuberculose miliaire aiguë
est due au développement simultané, dans le poumon, d'une quantité colossale de granulations
grises.

Fréquente de deux à cinq ans. elle est rare dans
la seconde enfance, et très fréquente, à nouveau,
de vingt à trente ans. C'est elle qui, plus spécialement, réalise les épidémies de granulie que nous
avons signalées déjà chez les militaires. La granulie suffocante peut survenir d'emblée; mais souvent aussi elle éclate au cours d'une phtisie chronique.

Après un ou deux jours de fièvre subcontinue
à 39°,5. soudain apparaît une dyspnée violente,
progressive, avec orthopnée et menace de suffocation, et cela sans point de côté, sans toux, sans
expectoration. On songe à une attaque d'*asthme*
ou à une crise d'*asystolie*.

Les signes stéthoscopiques pulmonaires sont
loin, d'ailleurs, de fournir l'explication d'une
pareille asphyxie. Le murmure vésiculaire est
seulement affaibli, aboli par place ; c'est à peine
si l'on perçoit quelques râles ronflants ou sibilants
fugaces. L'expectoration est nulle, muqueuse.

Le pouls est rapide, faible. la fièvre élevée,
irrégulière. l'amaigrissement progressif. la cyanose
considérable. tous signes communs, d'ailleurs,
aux diverses variétés de granulie généralisée.

La mort par asphyxie survient en huit ou dix jours chez l'enfant, en vingt à trente jours chez l'adulte.

Le tableau clinique, avons-nous dit, est celui de l'*asystolie* ou de l'*attaque d'asthme*.

Les résultats négatifs de l'examen du cœur écarteront la première hypothèse; quant à l'*accès d'asthme*, sa durée est moindre, et l'état général n'offre jamais la gravité de celui de la granulie suffocante. Dans le même ordre d'idées, l'*œdème aigu du poumon* sera également éliminé devant l'expectoration abondante, mousseuse, saumonée qui le caractérise. La *bronchite capillaire* présente des râles aigus en grand nombre dans toute l'étendue des poumons. Enfin la *carcinose miliaire aiguë du poumon*, plus rare encore que la granulie, survient chez des individus âgés; son évolution est moins rapide; elle s'accompagne, le plus souvent, d'une expectoration gelée de groseille et d'une adénopathie indolore et ligneuse du creux sus-claviculaire gauche.

IV. Granulie à forme pleurale. — La localisation de la granulie sur la plèvre peut être un simple épiphénomène, nous l'avons vu, au cours des diverses variétés de granulie généralisée que nous venons de décrire. Mais cette localisation pleurale peut survenir d'emblée et occuper seule la scène durant un certain temps, réalisant la granulie pleurale.

Le *début* a lieu par de la fatigue, de l'anorexie, de la céphalalgie, avec insomnie, fièvre et toux. D'autres fois, ce sont les signes d'une pleurésie diaphragmatique, avec ses phénomènes douloureux si caractéristiques dans leur localisation et sa dyspnée concomitante, qui ouvrent la scène.

A la période d'état, on note les signes d'un *petit épanchement*, *bilatéral* le plus souvent et *variable*. Le liquide est séreux ou séro-fibrineux, parfois séro-purulent ou hémorragique.

L'amaigrissement, ici encore, est rapide; il existe une fièvre irrégulière, intermittente, une dyspnée vive qui tranche avec le faible volume de l'épanchement.

Bientôt d'ailleurs les symptômes s'aggravent, prennent une allure typhoïde, et le malade succombe au milieu de phénomènes méningitiques ou asphyxiques. Cette dernière transformation serait, d'après Litten, favorisée par les ponctions évacuatrices répétées.

Le diagnostic de la *nature tuberculeuse* de la pleurésie, qui se fera ici par les moyens habituels, est bien moins important que celui qui consiste à distinguer l'épanchement mortel à brève échéance de la granulie pleurale de celui de la *pleurésie aiguë primitive*, dite *a frigore*.

Empis a insisté sur les caractères essentiels de la granulie pleurale : les phénomènes généraux qui précèdent, accompagnent ou suivent les manifestations pleurétiques, la prédominance alternative de l'épanchement de l'un et l'autre côté du thorax, sa prompte disparition, et parfois sa réapparition soudaine et inattendue.

Dans la pleurésie aiguë séro-fibrineuse, l'épanchement est, au contraire, unilatéral, plus abondant, relativement fixe pendant de nombreux jours. La température est moins élevée, l'état général bien moins touché.

Telle est, avec ses multiples formes symptomatiques, la granulie généralisée, la granulie d'Empis, toujours mortelle à brève échéance ; il nous reste à étudier une série d'autres formes cliniques isolées plus récemment, et où l'on en a rappelé du pronostic fatal attaché au terme même de *granulie*.

CHAPITRE IV

LA GRANULIE DISCRÈTE

§ 1. — *Données anatomiques, pathogéniques et étiologiques.*

I. Définition et fréquence de la granulie discrète. — Quoiqu'elle soit la plus fréquente de toutes les formes de granulie, elle est presque toujours méconnue. Elle passe, en effet, devant le médecin, comme la granulie à forme de pyrexie atténuée, sous le masque d'une grippe, d'un embarras gastrique fébrile, d'une typhoïdette, et, de plus, *elle guérit*. Elle a été isolée nettement et décrite pour la première fois par Bard en 1898, et a fait depuis l'objet de la thèse inaugurale de son élève Pallard, où se trouvent rassemblées dix-huit observations caractéristiques de cette forme clinique

de granulie. Cet excellent travail nous servira de
guide ici.

II. Caractéristique anatomique. — Autant
que la rareté des autopsies permet de l'affirmer, la
lésion consiste dans une éruption de granulations
fines, probablement régulièrement réparties dans
les poumons, mais très discrètes. Elles aboutissent
soit à la résolution complète, soit à la production de
points de sclérose, qui s'unissent à ceux des pous
sées précédentes pour donner naissance, à la longue,
à des scléroses denses plus ou moins étendues.

III. Pathogénie. — Le terme de granulie
entraînant avec lui, pour la majorité des auteurs,
l'idée d'une maladie fatale à brève échéance, rien
d'étonnant à ce que la granulie discrète ait passé,
jusqu'à la description de Bard, à peu près inaperçue.

Nous pensons néanmoins que beaucoup de ces
états infectieux mal définis, décrits sous les noms
divers de *fièvre éphémère* (Kiener), de *fièvre de croissance* chez les enfants, de *fièvre de fatigue* ou *de
surmenage* (Peter), *d'états fébriles prolongés d'origine obscure* (Munzer), sont, en réalité, des cas de
granulie discrète.

Nous en dirons de même des *typhoïdelles* sans
taches rosées, où le séro-diagnostic est négatif, des
embarras gastriques fébriles à allure languissante,
des *grippes infectieuses*. Certains des cas décrits par
Landouzy sous le nom de *typho-bacillose*, ceux du
moins qui se sont terminés par guérison; les cas
de *fièvre prégranulique* de Cuffer, ceux de *fièvre
infectieuse tuberculeuse aiguë* de Jeannel, ceux de
tuberculose abortive de Billet, rentrent pour partie

dans la granulie discrète. Nombre aussi de ces faits, à la vérité, ressortissent, ainsi que nous le verrons, à la tuberculose septicémique de Poncet.

Quoi qu'il en soit, l'interprétation soutenue par Bard et Pallard, c'est que, dans la majorité des faits précédents, c'est l'idée de la *granulie* qu'il faut invoquer. En effet, dans les cas rares où le sujet a succombé, on a *toujours* trouvé à l'autopsie des granulations discrètes pulmonaires. Sans doute elles étaient très rares, très discrètes et ne donnaient aucun signe stéthoscopique, mais enfin Landouzy reconnaît lui-même qu'il en a trouvé dans ses autopsies.

Ce n'est pas à dire, toutefois, qu'il faille nier l'existence de la tuberculose septicémique. Il est même probable que ces deux modalités de la tuberculose sont unies entre elles, ainsi qu'à la tuberculose granuleuse, par tous les intermédiaires, et qu'elles représentent chacun des termes de la « trilogie anatomique et clinique de l'infection bacillaire », ainsi que l'admet Poncet (V. p. 622).

IV. Notions étiologiques. — Les poussées de granulie discrète surviennent presque exclusivement chez les tuberculeux fibreux, et elles ont pour conséquence d'engendrer des scléroses denses. Elles peuvent aussi se faire chez des sujets restés indemnes jusque-là de tuberculose, mais le fait est plus rare que chez les tuberculeux fibreux. Du reste, les poussées granuliques sont presque toujours le réveil d'une ancienne poussée qui a guéri, qui n'a pas été diagnostiquée, qui a évolué sous le masque d'un embarras gastrique fébrile ou d'une grippe.

§ 2. — *Étude clinique.*

I. Tableau symptomatique d'une granulie discrète. — Les choses se passent d'ailleurs, dans la majorité des cas, de la façon schématique suivante :

Il s'agit, le plus souvent, d'un malade dans l'âge moyen de la vie, qui consulte ou entre à l'hôpital pour une céphalée, avec abattement, anorexie, perte des forces et fièvre à 39°-39°.5. Interrogé sur le début, il le précise avec peine : c'est depuis un mois, deux mois et plus qu'à la suite d'une grippe, d'une bronchite, d'un embarras gastrique d'autres fois, qu'il est toujours allé mal, ne s'étant jamais complètement remis; c'est à cette affection antérieure qu'il fait obstinément, et malgré le médecin souvent, remonter tout le mal actuel. Voici en tout cas que, depuis trois semaines ou un mois, il a la peau chaude le soir, le sommeil difficile et agité, une diminution notable de l'appétit, avec amaigrissement et perte des forces. Il continuait toutefois à vaquer à ses occupations, et ce n'est que l'augmentation de la faiblesse, de l'anorexie et de l'amaigrissement qui l'ont engagé à se faire soigner.

En fouillant systématiquement les antécédents de ce malade, on retrouve, le plus souvent, soit un père ou une mère morts de phtisie, un frère ou une sœur, d'autres fois un enfant morts de méningite tuberculeuse. Personnellement d'ailleurs, le malade est sujet aux rhumes, aux bronchites l'hiver, accompagnés ou non de points de côté thoraciques.

Si c'est une femme, à seize ans elle a eu une anémie persistante ; d'autres fois le patient a souffert d'un rhumatisme articulaire, qui ne l'a d'ailleurs immobilisé que quelques jours ; plus rarement ce sont les accidents caractéristiques et hautement indicateurs d'une ou plusieurs hémoptysies, d'une pleurésie antérieure, d'une fistule à l'anus, d'une adénite cervicale ; enfin, parfois, c'est un état analogue à l'état actuel qualifié par le médecin alors de fièvre muqueuse, d'embarras gastrique fébrile, de fièvre typhoïde même, dont on retrouve l'histoire en interrogeant le malade sur son passé pathologique. En tout cas, la caractéristique de ces divers états pathologiques antérieurs, auxquels le malade, plus perspicace que le médecin, fait remonter souvent le début de son affection, c'est la longue durée des accidents, la convalescence traînante, c'est aussi la perte des forces, l'amaigrissement l'anorexie, l'anémie qui ont fait cortège aux accidents principaux pulmonaires, gastriques ou autres.

On examine le malade : il est pâle surtout, avec une teinte un peu plus colorée des pommettes ; on note une amélioration de la respiration en même temps que celle du pouls ; le malade se défend d'ailleurs énergiquement d'être essoufflé ; il ne tousse pas non plus, dit-il. Ses plaintes sont d'ailleurs peu précises : il est abattu et a mal partout.

La langue est saburrale ; l'abdomen un peu météorisé, avec du gargouillement dans la fosse iliaque droite ; le malade n'accuse d'ailleurs pas toujours une diarrhée concomitante.

La rate est perceptible, à la percussion tout au

moins, et il peut même arriver que la percussion du foie, sur un travers de doigt au-dessous du rebord inférieur des fausses côtes, réveille un peu de douleur en même temps qu'elle décèle une légère submatité.

Aux poumons, le symptôme prédominant c'est une obscurité respiratoire marquée correspondant, à la percussion, à un très léger degré de submatité: parfois on note un peu de respiration saccadée ou quelques petits râles secs ou sibilants. Ces signes, fait à noter, sont presque toujours bilatéraux et non prédominants d'un seul côté.

Cependant il peut arriver que l'on trouve, de plus, à l'un ou l'autre des deux sommets ou à tous les deux, un souffle tubaire sec témoignant d'un bloc de sclérose dense. C'est là la trace révélatrice de poussées de granulie discrète antérieure: le diagnostic rétrospectif s'impose. Le souffle peut être d'ailleurs si intense, qu'il simule celui de la pneumonie; le diagnostic, avec cette dernière affection, est souvent délicat, parfois impossible dans les cas ou le malade est *fébrile*, sous l'influence d'une nouvelle poussée discrète.

Ces signes pulmonaires s'accompagnent bien de toux, renseignements pris auprès de l'entourage. Mais cette toux est, en général, modérée et sèche; l'expectoration est rare, peu épaisse, à moins de bronchite concomitante. De même que dans toutes les formes de granulie, *on n'y trouve jamais de bacilles de Koch*. Lorsque l'examen en décèle, on peut être assuré qu'il existe concomitamment une lésion caséeuse en un point quelconque des poumons.

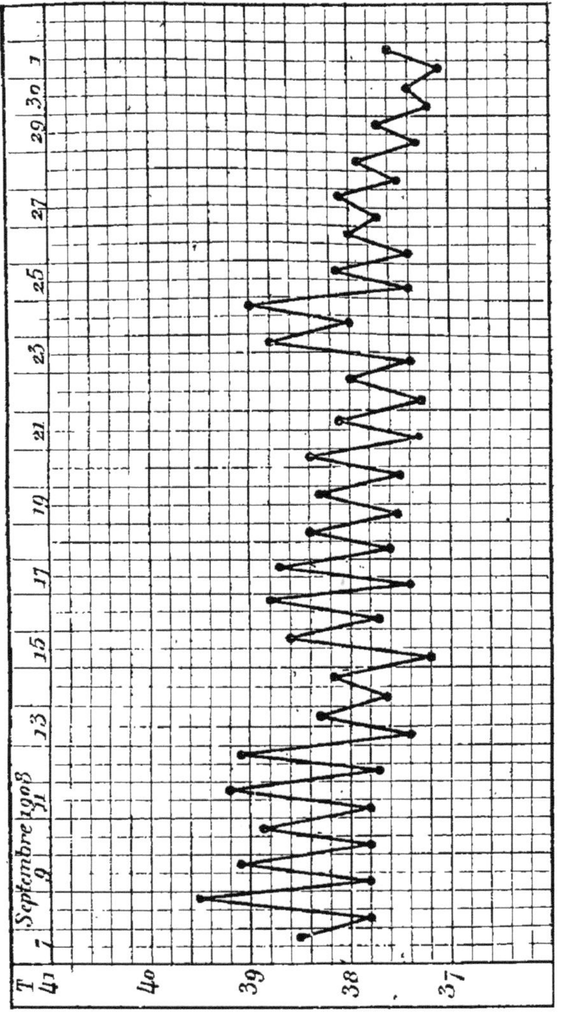

Fig. 52. — Tracé thermométrique d'une granulie discrète simulant une fièvre typhoïde.

Au cours d'une poussée de granulie discrète, on

peut parfois constater de très petites hémoptysies,
mais le fait est rare.

Il existe de la *fièvre*. Elle est le caractère essentiel de la maladie, car elle existe toujours, même
quand il n'y a pas d'autres signes (fig. 52, 53 et 54).

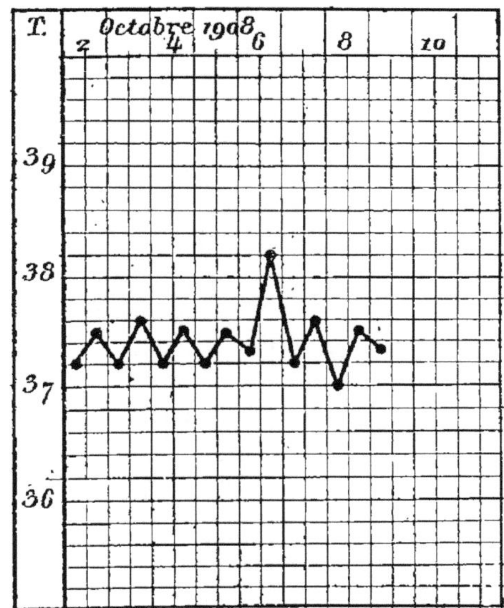

Fig. 53. — Continuation du tracé précédent.

Elle peut être très élevée, même dans les cas curables
L'écart entre la température du matin et celle du
soir n'est, en général, pas considérable; quand la
fièvre est légère, il y a même fréquemment apyrexie le matin; quand, au contraire, elle est élevée,
l'élévation du soir est à peine ressentie par la
malade. Cette fièvre cède parfois très bien au
gaïacol (Voir fig. 55).

Devant l'ensemble de ces symptômes, c'est à une
fièvre typhoïde que l'on songe d'abord. On fait le
séro-diagnostic typhique, souvent positif à 1 pour
10; il cesse de l'être à 1 pour 30, à 1 pour 40. Dans
quelques cas, Bard a recherché la réaction ther-

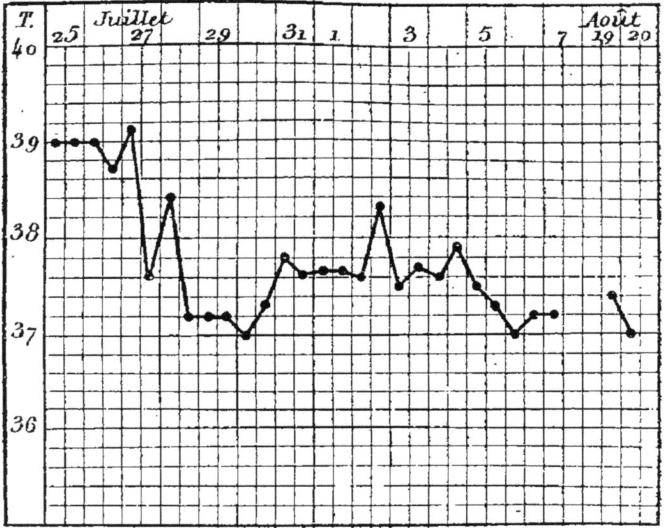

Fig. 54. — Tracé thermométrique d'une granulie discrète
à masque typhoïde.

mique provoquée par l'injection sous-cutanée de
50 centimètres cube de sérum physiologique et a
obtenu un résultat nettement positif.

La maladie semble d'ailleurs peu grave : l'état
dure cinq à six semaines, avec persistance de la
fièvre, anorexie, amaigrissement. La défervescence
est lente; au lieu de guérir rapidement et franchement, la maladie traîne en longueur; on ne sait

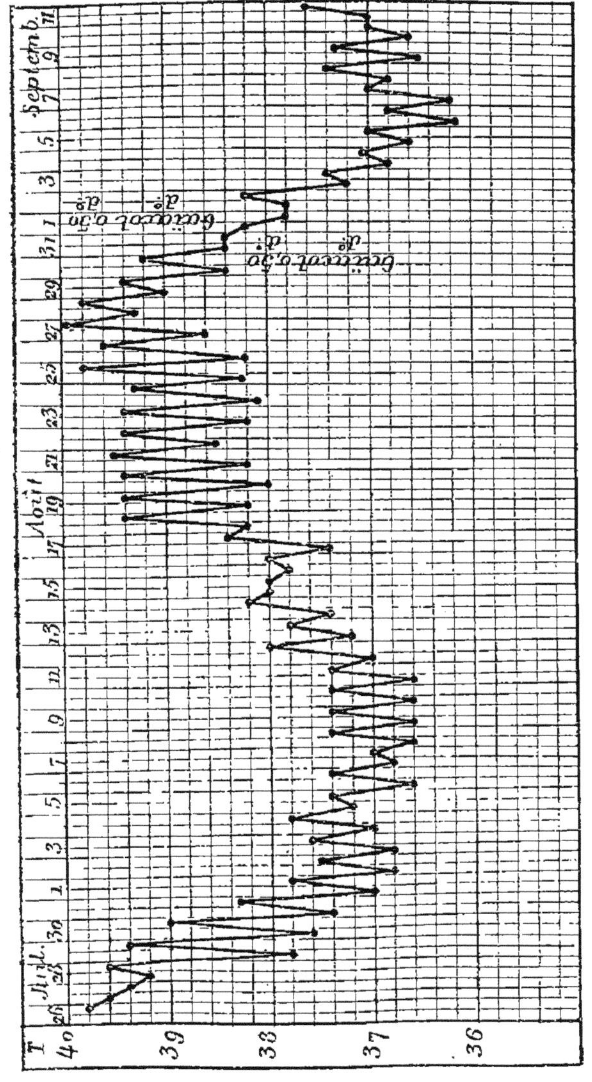

Fig. 55. — Granulie discrète à rechute, simulant une fièvre typhoïde.
Influence antipyrétique des badigeonnages de gaïacol. Fragment de courbe (d'après Pallard).

quand la convalescence commence, et, en tout cas, cette dernière se prolonge. Néanmoins le malade finit toujours par *guérir*, pour *récidiver* bien souvent d'ailleurs (fig. 55).

II. Variations symptomatiques et localisations diverses de la granulie discrète. —

Telle est la description d'une granulie discrète dans sa forme la plus habituelle. Mais cet aspect assez net, bien que larvé, de la maladie, est loin d'être la règle. Les variations dans le tableau clinique tiennent le plus souvent aux localisations diverses des poussées granuliques. Tous les tissus de l'organisme n'ont pas une égale aptitude à subir l'infection. Entre les membranes séreuses et le poumon, pour lesquels la granulie a une extrême affinité, et les muqueuses, pour lesquelles elle n'en a presque aucune, il existe un grand nombre d'organes tels que le poumon, la rate, le rein, les ganglions lymphatiques, pour lesquels l'affinité de l'infection se manifeste à des degrés divers.

Empis niait les poussées granuliques *articulaires*. Elles sont réelles, et la fréquence du *rhumatisme articulaire tuberculeux aigu et subaigu* nous paraît grande, ainsi que l'a établi le professeur Poncet.

On peut observer des poussées granuliques sur le *larynx*. Bard en a observé trois fois sur la *conjonctive*, — dont le premier cas alors que nous avions l'honneur d'être son interne, — et a pu en suivre l'évolution jusqu'à résolution complète.

Sur les *méninges*, la poussée granulique discrète

se révèle par une violente céphalalgie, un état *méningitique* sans qu'il y ait de méningite. On observe des monoplégies ou des hémiplégies transitoires, des troubles oculaires passagers, de l'exagération des réflexes, etc. ; tous ces troubles sont temporaires, fugaces, mobiles ; il y a des alternatives d'amélioration et d'aggravation, puis finalement tout rentre dans l'ordre et la poussée se termine par résolution. Tout cela ne dure que quelques jours et n'aboutit pas à la méningite tuberculeuse classique.

Sur le *péritoine*, sur l'*intestin*, la poussée granulique provoque du ballonnement, du météorisme, de la diarrhée, des douleurs sourdes qui contribuent aux erreurs de diagnostic fréquentes avec la fièvre thyphoïde bénigne, surtout chez les enfants. D'une façon générale, il faut avoir une défiance extrême des soi-disant *récidives* de fièvre typhoïde (nous disons *récidives* et non pas *rechutes*).

Sur le *rein*, les poussées granuliques, des troubles légers, fugaces, de l'anurie transitoire, des traces d'albuminurie. Elles ne provoquent jamais d'hématuries.

Sur les *capsules surrénales*, l'étude de la poussée granulique discrète est des plus intéressantes à suivre, parce qu'elle produit, d'une façon tout à fait transitoire, le syndrome addisonnien. Bard a eu l'occasion d'en observer deux cas, dont l'un confirmé à l'autopsie. Il s'agit, en l'espèce, d'une suppression *fonctionnelle* et *inhibitrice* des fonctions glandulaires, non d'une suppression causée par des *lésions*, celles-ci étant en l'espèce nulles, ou

trop minimes pour produire des troubles[1] (Pallard).

III. Durée. Récidives. Pronostic. — Le
pronostic de la granulie discrète, à l'encontre de
celui des autres formes cliniques de la granulie,
est en général *favorable*.

La poussée de granulie discrète guérit habituellement en quatre à six semaines, parfois en trois
semaines lorsqu'elle est bénigne. Elle laisse du tissu
de sclérose, mais jamais ne produit de lésions pulmonaires ulcéreuses, si petites soient-elles.

Il ne s'agit pas, bien entendu, de guérison seulement *clinique*, mais bien aussi de guérison *anatomique*; souvent les granulations disparaissent.
Nous n'en voulons pour preuve que celles de la
conjonctive oculaire, que nous avons vues naître,
évoluer et disparaître sans trace apparente.

Les granulations ont des chances de guérir, précisément parce qu'elles sont mobiles et qu'il se fait
simultanément des poussées sur différents organes.
En effet, l'explosion d'une poussée granulique sur
plusieurs organes à la fois est plus bénigne que si
elle les envahit les uns après les autres; car, dans
ce dernier cas, l'infection se continue, se trans-
porte, prend un caractère migrateur. Dès que la
granulie devient *migratrice* (voir la description plus
loin, p. 614), elle a beaucoup moins de chances
de guérir. Lorsque, au contraire, elle envahit plusieurs organes à la fois, elle guérit et tout est fini

---

[1] Nous estimons, avec Bard, que beaucoup des cas
publiés de maladie d'Addison guérie ont été, en réalité,
des cas de granulie capsulaire discrète. Voir le cas de Edel
(*Münich. med. Wochenschrift*, Dez., 1900).

par là ; il ne se fait pas d'auto-infection. A *intensité égale, les poussées successives sont plus graves
que les poussées simultanées* (Pallard).

Toutefois, il ne faut pas se le dissimuler, la
granulie discrète est une maladie à *récidives*. La
granulation guérit toujours, même si le malade ne
guérit pas. A l'autopsie, on trouve des granulations scléreuses ; mais il s'en fait toujours de nouvelles, et ce sont celles-là qui empêchent la guérison.

La granulie discrète revient volontiers chez ses
premiers hôtes ; et elle est plus grave à chaque nouvelle atteinte. Même quand le malade est parfaitement guéri, le danger de nouvelles poussées est
toujours là, et ce danger est d'autant plus réel qu'il
est, le plus souvent, impossible de soustraire le
malade aux conditions dans lesquelles s'est produite la première poussée granulique. Cependant,
le passage des granulations à l'état fibreux, la possibilité qu'elles ont de suspendre indéfiniment leur
évolution, doivent faire rejeter le caractère fatal
qu'on attribue encore volontiers à la granulie.
D'une façon générale, *le pronostic est d'autant plus
favorable qu'on rencontre des scléroses plus denses
et plus anciennes* (Pallard).

Un élément non moins important de pronostic
est constitué par l'institution ou non d'un *traitement*. Les granulies discrètes comportent, en effet,
un pronostic favorable lorsque les malades sont
mis au repos absolu et qu'ils sont convenablement
traités. C'est dans ces formes que Bard a eu l'occasion d'observer des cas, nombreux aujourd'hui,
de disparition rapide de la fièvre, et de guérison

consécutive par un petit nombre de badigeonnages de gaïacol, deux ou trois au plus chez les mêmes malades (Pallard).

§ 3. — *Le diagnostic de la granulie discrète et ses difficultés.*

L'aggravation régulière d'une granulie discrète méconnue nous montre bien toute la nécessité de connaître et d'apprendre à diagnostiquer cette forme clinique de la granulie.

Le diagnostic est très généralement méconnu, parce que cette forme, non classique encore, reste ignorée des praticiens.

Les erreurs sont de trois ordres : tantôt on attribue tous les accidents à quelque autre maladie ou lésion manifeste; tantôt on ne sait à quoi rattacher les phénomènes généraux; tantôt, enfin, on soupçonne une infection tuberculeuse, mais on diagnostique une forme clinique dont l'évolution, le pronostic et le traitement sont bien différents.

A. Comme pour la granulie généralisée, l'erreur de diagnostic le plus souvent commise dans le premier cas est de rattacher les phénomènes observés à une *fièvre thyphoïde :* ici, c'est plus spécialement avec la typhoïdette que le diagnostic se pose.

Il est d'autant plus délicat, que les signes positifs habituels de la dothiénentérie bien caractérisée font habituellement, ici, défaut : les taches rosées et la séro-réaction de Widal, notamment. On étudiera tout d'abord le *tracé thermique :* il offre des oscillations plus considérables et plus irrégulières dans la granulie. Les rémissions matinales y sont également plus marquées que dans la fièvre typhoïde.

Le *pouls* fournit aussi des renseignements précieux : il est toujours plus rapide dans la granulie que dans la fièvre typhoïde; il n'est jamais dicrote. Il est surtout plus rapide que ne le comporte la température du malade, dont il ne suit pas les fluctuations.

On s'appuiera également sur un certain nombre de symptômes, spécifiques en quelque sorte de l'infection tuberculeuse, et sur lesquels nous avons insisté déjà à propos du diagnostic de la granulie généralisée commune : la *dyspnée,* qui est constante; l'*amaigrissement,* qui débute souvent avant la fièvre, et est donc beaucoup plus précoce que dans la dothiénentérie; le *masque du visage,* caractérisé par la pâleur générale avec parfois ébauche de teinte cyanique des pommettes et des lèvres; des *points de côté* (points de pleurite sèche), répondant aux scissures pulmonaires, et parfois aussi une *hyperesthésie* généralisée; enfin des signes de sclérose assez fréquents à l'un des sommets.

Quant aux procédés dits de laboratoire, parmi eux les séro-diagnostics tuberculeux et typhiques sont ici, généralement, en défaut. Le premier en effet, souvent positif dans la dothiénentérie (Arloing et Courmont), est inconstant dans la granulie discrète[1]; le séro-diagnostic de Widal fait défaut souvent dans les fièvres typhoïdes bénignes.

On peut s'adresser cependant aux injections de

---

[1] Dans deux cas de granulie discrète que nous venons de récemment observer, le séro-diagnostic tuberculeux fut positif dans un cas, négatif dans l'autre.

tuberculine, à celles de sérum artificiel, à l'ophtalmo-réaction. L'emploi de la *tuberculine* est si délicat dans certains cas où la fièvre est élevée, que nous préférerions, avec Bard, expérimenter le sérum artificiel préconisé par Hutinel pour le diagnostic de la tuberculose latente des jeunes enfants [1]. Nous considérons le sérum artificiel comme ayant presque autant de valeur que la tuberculine et comme infiniment moins dangereux; le procédé n'est pas infaillible. mais il est inoffensif.

Quant à l'*ophtalmo-réaction*, les résultats positifs obtenus jusqu'ici par les auteurs en cas de *synovite, arthrites* et *pleurésie* engagent à la rechercher dans le cas de granulie discrète soupçonnée. Toutefois. dans les deux derniers cas de granulie discrète par nous observés, l'ophtalmo-réaction fut négative dans les deux cas à la première épreuve, positive à la seconde dans le cas ou l'on réitéra l'épreuve.

Répétons qu'il faut se défier beaucoup des soi-disant *récidives* de fièvre typhoïde, qui sont le plus souvent des poussées à répétition de granulie discrète méconnues. Disons également que nombre de cas dans lesquels on considère la tuberculose comme consécutive à une fièvre typhoïde ont été des poussées granuliques dès le début.

Non moins délicat que le diagnostic de la fièvre typhoïde est celui des *septicémies cryptogéniques*

---

[1] Nous avons, en effet, observé, dans la Clinique du Professeur Bondet, une *méningite aiguë* transitoire chez une anémique à sommets suspects, survenue quarante-huit heures après une injection de tuberculine (trois dixièmes de milligramme).

(Bard et Pugnat). Dans cette hypothèse, on s'attachera tout d'abord à trouver quelque vieux foyer suppuratif latent, du côté des systèmes osseux et ganglionnaire surtout, d'où aurait pu partir l'infection; de même que pour la granulie, ce sont les signes d'une tuberculose antérieure que l'on recherche. Le diagnostic se basera, en outre, principalement sur la courbe thermique, qui est plus irrégulière au cas de septicémie cryptogénique. La fièvre est souvent élevée pendant cinq ou six jours, puis s'amende momentanément et reprend au bout de deux ou trois jours. De plus, cette fièvre est *ressentie* par le malade qui a des frissons et des sueurs; cela ne se voit pas dans la granulie discrète, dont la fièvre est ignorée du malade lui-même, quand elle est légère tout au moins. On s'adressera enfin à l'*hémoculture*.

Cependant il y a des cas où le diagnostic de granulie discrète est *impossible* de par la seule observation clinique : ce sont ceux où l'on trouve des lésions endocarditiques souvent torpides et cicatricielles, et où l'on met à tort tous les accidents sur le compte d'une endocardite septique en évolution. C'est ainsi qu'à plusieurs reprises, par exemple, Bard et Pallard ont vu attribuer la dyspnée et l'affaiblissement à des lésions mitrales ou myocardiques anciennes et cliniquement latentes; de là des erreurs de pronostic et de traitement qu'il est facile de comprendre. En ces cas, on devra soumettre les malades à l'épreuve de la tuberculine, ou mieux encore à celle du sérum artificiel.

B. Dans une seconde alternative, avons-nous dit, le médecin, de par les signes de l'imprégnation tuberculeuse manifeste (amaigrissement, pâleur, dyspnée, fièvre), songe bien à la tuberculose pulmonaire, mais il hésite entre les *différentes autres formes cliniques* de cette maladie et la granulie discrète.

Pour résoudre ce problème, on s'attachera à trouver des signes de lésions tuberculeuses antérieures. Si l'on trouve un bloc de sclérose dense, un sommet soufflant, fibreux, on pourra être presque certain qu'il s'agit d'une poussée de granulie discrète. On interrogera minutieusement le malade sur son passé pathologique, en portant une attention particulière sur les états infectieux qui auront pu l'atteindre : grippe traînant en longueur, embarras gastrique, etc.

Les *formes ulcéreuses* banales ou *fibro-caséeuses* peuvent avoir un début latent et ne point fournir de signes stéthoscopiques pendant un temps assez long. Toutefois elles ont une marche plus rapide, des accidents plus précoces, des hémoptysies. Il y a, de plus, des phénomènes pulmonaires beaucoup plus accusés que dans la granulie discrète : la toux est plus tenace, la fièvre plus élevée, la dyspnée et l'amaigrissement sont plus marqués. On se rappellera enfin que les poussées granuliques sont, la plupart du temps, *bilatérales;* elles ne donnent jamais d'induration en un temps rapide : il leur faut plusieurs mois pour arriver à créer un foyer de sclérose dense.

Néanmoins, il est telle circonstance où le diagnostic est bien délicat, quoique possible encore. C'est le cas, par exemple, d'un jeune homme ayant eu auparavant une ou deux bronchites avec hémoptysies et qui est pris de fièvre avec toux plus marquée; chez lequel, à l'examen, on note les signes d'une sclérose légère à un sommet et quelques râles sibilants à l'autre. Sommes-nous en présence d'une poussée tuberculeuse caséeuse qui donnera lieu à la production d'une caverne, et marquant l'entrée ou le retour du malade dans une tuberculose pulmonaire ulcéreuse avec son pronostic relativement grave, ou bien encore le malade réalise-t-il simplement une poussée de granulie discrète, dont nous savons nous rendre maître?

Récemment, dans un cas semblable, nous avons reconnu une granulie discrète, en notant plus spécialement chez notre malade : la pâleur du visage avec taches cyaniques ébauchées, une *tachypnée* manifeste qui échappait au malade, une hypertrophie de la rate et du foie, des signes de pleurite de la base. La question se compliquait de la présence de bacilles de Koch dans les crachats; mais il s'agissait uniquement de *bacilles moniliformes assez nombreux* avec quelques rares *bacilles homogènes*, formule bactériologique qui ne se rencontre guère que dans les vieilles lésions ulcéreuses. Nous conclûmes à une granulie discrète greffée sur une tuberculose pulmonaire à prédominance fibreuse, et l'évolution ultérieure nous donna pleinement raison.

La *forme fibro-caséeuse congestive*, caractérisée, nous l'avons vu, par l'existence de poussées tuberculeuses actives, fébriles, souvent hémoptoïques et récidivant presque toujours sur place, peut aussi, à un examen sommaire, en imposer pour une poussée granulique. On observe cette forme chez les jeunes gens de préférence; chaque poussée s'éteint en quelques semaines; mais, au moment où elle se produit, les signes stéthoscopiques sont très marqués; ce sont ceux d'une turgescence congestive, souffle assez intense, râles humides nombreux, le tout accompagné d'une fièvre modérée.

Les *formes caséeuses* et *bronchiques* ne sauraient prêter à l'hésitation puisqu'elles fournissent des signes stéthoscopiques grossiers, une toux intense, une expectoration riche en bacilles de Koch.

La *pneumonie hyperplasique fibreuse tuberculeuse* peut causer quelques hésitations de diagnostic; mais son début est aigu, comme celui d'une pneumonie franche, son évolution clinique est rapide, et la terminaison fatale est l'affaire de trois à quatre semaines.

Avec les autres formes cliniques de la granulie, le diagnostic est plus délicat. Pour ce qui est de la *granulie généralisée commune,* ses allures bruyantes et rapides la caractérisent suffisamment. Il en est de même de la symptomatologie des granulies *suffocante, catarrhale* et *pleurale.* Quant à la *granulie à forme de pyrexie atténuée,* qui évolue, nous l'avons vu, ainsi que la granulie discrète, sous la forme d'un embarras gastrique ou d'une typhoïdette, pour se terminer brusquement, en vingt-quatre ou quarante-huit heures, par l'asphyxie ou la méningite, il n'est, croyons-nous, jusqu'à l'apparition de ces accidents terminaux, aucun moyen de la distinguer de la granulie discrète. Fort heureusement, c'est une forme clinique exceptionnelle à côté de la granulie discrète, la plus fréquente des granulies. Quant à la *granulie migratrice* et à la *granulie suppurée,* c'est un diagnostic sur lequel nous reviendrons quand nous aurons appris à connaître ces deux nouvelles formes de la granulie.

C. Dans une troisième alternative, enfin, la plus fréquente peut-être, à la poursuite du diagnostic de la granulie discrète, le clinicien a rejeté non seulement dothiénentérie, septicémie cryptogéniques, mais encore toute autre modalité clinique de la tuberculose : *il ne sait à quoi rattacher les phénomènes généraux* en présence desquels il se trouve. C'est qu'il ignore la granulie discrète, à laquelle il faudra toujours songer en présence d'un embarras gastrique fébrile et après élimination successive de la dothiénentérie, de l'embarras gastrique lui-même et de la grippe. L'étude de la courbe fébrile, les signes d'imprégnation tuberculeuse, l'épreuve de la tuberculine, du sérum artificiel, la recherche du séro-diagnostic d'Arloing et Courmont, celle de l'ophtalmo-réaction de l'intra-dermo-réaction confirmeront alors l'hypothèse en question.

CHAPITRE V

LA TYPHO-BACILLOSE. LA GRANULIE MIGRATRICE
LA GRANULIE SUPPURÉE. LA SEPTICÉMIE
TUBERCULEUSE

§ 1. — *Typho-bacillose.*

**I. Définition et caractéristique anato-
mique.** — A égale distance de la granulie généralisée, d'une part, et de la granulie discrète, de
l'autre, se place la *typho-bacillose* de Landouzy.
De la première, elle a le caractère de gravité
fatale; de la seconde, elle se rapproche par son
apparence de bénignité, guérissant souvent en tant

qu'infection généralisée aiguë. On peut dire également qu'elle est à la granulie à forme de pyréxie atténuée, ce que certains embarras gastriques fébriles sont à la dothiénentérie.

Décrit pour la première fois en 1883, par Landouzy, puis à nouveau au récent congrès de Washington (1908), par ce dernier auteur, ce type clinique a reçu sa confirmation expérimentale des recherches de Yersin et surtout de celles toutes récentes de Gougerot.

L'autopsie ne montre que des lésions congestives et dégénératives communes à toutes les grandes septicémies : lésions diffuses, sans majoration sur aucun viscère. C'est à peine si l'on trouve parfois quelques très rares et minimes granulations du volume de la pointe ou de la tête d'une épingle, isolées, grises et translucides, bien insuffisantes pour créer une symptomatologie locale, tout juste suffisantes pour donner à la maladie sa signature (Landouzy).

II. Description. — Voici la description qu'en donne Landouzy :

La typho-bacillose se dénonce exclusivement par un état typhoïde avec fièvre continue et splénomégalie sans signes de localisations viscérales.

À première vue, plus encore peut-être ici que pour la granulie à pyrexie atténuée ou la granulie discrète, la ressemblance est frappante avec la fièvre typhoïde éberthienne. Seules des nuances symptomatiques permettront de les différencier.

C'est, d'abord, l'irrégularité de la courbe thermique; celle-ci, pour être continue comme dans la fièvre eberthienne, montre des oscillations plus considérables, avec des irrégularités d'un jour à l'autre ou d'une semaine à l'autre.

C'est, en second lieu, la dissociation du pouls et de la température, le pouls étant, d'ordinaire, plus accéléré que chez les eberthiens. C'est encore, et surtout, l'absence de signes de localisations viscérales : absence de catarrhe pharyngé et bronchitique (constant chez les eberthiens); absence de catarrhe intestinal aussi bien que de constipation ; absence enfin de taches rosées lenticulaires, dont l'importance est telle qu'il faut, selon Landouzy, tenir pour suspecte toute fièvre typhoïde dans laquelle a manqué l'exanthème.

III. Évolution et pronostic. — Tandis que la granulie d'Empis est toujours rapidement mortelle, la typho-bacillose guérit le plus souvent, du moins momentanément et en tant qu'infection généralisée aiguë. Landouzy déclare n'avoir guère vu, en vingt-cinq ans, mourir plus d'une dizaine de typho-bacillaires pendant la période de typhisation.

Dans l'immense majorité des cas, après trois à quatre semaines d'une fièvre continue accompagnée de prostration plus ou moins accusée, allant habituellement jusqu'à l'état typhoïde avéré, avec sécheresse de la langue, avec hypertrophie plus ou moins nette de la rate (état pour lequel on porte, suivant l'intensité des manifestations, le diagnostic de fièvre typhoïde, de typhoïdette ou d'embarras gastrique fébrile), le malade entre en convalescence.

Mais, généralement, cette convalescence n'est pas

franche; le malade ne reprend pas son entrain; le
bel appétit des dothiénentériques convalescents ne
se manifeste pas; l'amaigrissement persiste. Au bout
de quelques semaines ou de longs mois, apparaissent brusquement ou sourdement des signes
d'une localisation tuberculeuse, pulmonaire, péritonéale ou pleurale le plus souvent, assez fréquemment méningée chez l'enfant [1].

Le *pronostic* de la typho-bacillose doit donc être
fait en deux temps : *quoad vitam* et *quoad futurum*;
et ce dernier apparaît le plus important, la mort
étant rare pendant le premier acte de la maladie.

On doit donc se souvenir que le typho-bacillaire,
convalescent ou apparemment guéri, est toujours en
imminence de déterminations tuberculeuses; ce qui
a pu faire dire à Landouzy qu'en somme, à envisager le pronostic de la typho-bacillose *quoad vitam*,
il est moins sévère que celui de la dothiénentérie,
tandis qu'il est singulièrement plus grave à l'envisager *quoad futurum*.

Diagnostic. — Ici comme pour toutes les
formes cliniques de granulie, on s'efforcera d'étayer
le diagnostic par le résultat positif de l'une au moins
des méthodes de laboratoire récentes : l'inoculation
au cobaye du sang recueilli dans la veine, la séro-
réaction de S. Arloing et P. Courmont, l'oculo-
diagnostic de Calmette et Guérin, la cuti-réaction
de Von Pirket, l'intra-dermo-réaction de Mantoux, l'inoscopie de Jousset. Le diagnostic de la

[1] Voir : E. Weill et G. Mouriquand. *Typho-bacillose de
Landouzy et localisations tardives de l'infection tuberculeuse aiguë chez l'enfant. (Presse méd.,* 27 nov. 1909.)

Tubercr. pulm.   18

dothiénentérie se fondera, d'autre part, sur la présence du bacille d'Éberth dans les fèces, la séro-réaction de Widal, et surtout l'hémoculture.

Mais, de plus, étant données les différences essentielles de pronostic qui séparent la granulie généralisée, de la granulie discrète et de la typho-bacillose, il serait essentiel d'établir le diagnostic de ces trois formes cliniques. Malheureusement, nous ne possédons, à ce jour, aucun signe précis en dehors des données qui ressortissent à l'intensité des phénomènes généraux. Ce sera, espérons-le, l'œuvre de l'avenir, que l'étude comparative des diverses méthodes de laboratoire dirigées non plus exclusivement dans un sens diagnostic, mais orientées d'une façon plus fructueuse encore vers l'établissement du pronostic.

La longue étude que nous avons faite de la granulie discrète nous dispensera d'entrer dans d'amples développements sur la description des granulies *migratrice* et *suppurée* qu'il nous reste maintenant à décrire.

§ 2. — *Granulie migratrice.*

I. Sa définition. Sa distinction avec la granulie discrète. — Cette forme clinique, isolée par Bard du grand groupe des granulies, est caractérisée par des poussées de granulations plus ou moins fugaces, autonomes et *subintrantes*, qui frappent *successivement* plusieurs organes, mais avec une prédilection marquée pour le poumon. La granulie discrète, rappelons-le, est, au contraire, caractérisée par l'explosion *simultanée* et non successive de plusieurs poussées granuliques sur divers organes. Ajoutons, pour distinguer ces deux formes, que, lorsque la granulie devient migratrice, elle a beaucoup moins de chances de guérir que lorsqu'elle envahit plusieurs organes à la fois, avec les caractères d'une granulie discrète.

II. Caractéristique anatomique. — Comme

pour la granulie discrète, la lésion consiste en une éruption de granulations fines qui se fait par poussées successives dans les différents organes. Mais, contrairement à ce que l'on voit dans la granulie discrète, elles n'aboutissent pas à la production de points de sclérose, mais le plus souvent à la résolution complète. A l'autopsie, en effet, on constate le plus souvent la disparition complète, jusqu'à la *restitutio ad integrum*, de toutes les poussées anciennes, et on ne retrouve guère que les poussées ultimes, celles qui ont déterminé l'issue fatale. Il est fort rare que les lésions pulmonaires subissent une évolution plus destructive et puissent aboutir à des ramollissements et à des cavernes.

III. Tableau clinique de la granulie migratrice. — Le rappel sommaire de l'histoire

d'un des trois malades atteints de granulie migratrice qu'il nous a été donné d'observer fixera bien l'une des façons habituelles de la granulie migratrice de se présenter en clinique.

Il s'agissait d'un homme de trente ans, qui, depuis quinze jours avant son entrée à l'hôpital, avait été pris de faiblesse générale, avec anorexie, amaigrissement, lesquels l'avaient obligé à cesser son travail et finalement à réclamer son hospitalisation.

A l'examen, on était frappé déjà par la pâleur du malade, qui présentait une température à 38°,8 le matin et au-dessus de 39° le soir; il précisait difficilement les raisons de son entrée à l'hôpital, ne se plaignant que d'un peu de céphalée, d'insomnie. — Le pouls était à 110, la respiration à 40, et pourtant pas de râles bronchiques, peut-être un peu d'obscurité et de submatité au sommet. L'abdomen était un peu météorisé, avec une rate perceptible à la percussion. La constipation, la langue nettement saburrale, donnaient à penser, ici encore, soit à un embarras gastrique, soit à une fièvre typhoïde, soit enfin, à cause du facies, à une granulie discrète.

On fait faire le séro-diagnostic typhique; mais voici qu'avant le retour même de la réponse annonçant un résultat négatif, le malade accusait un point de côté droit avec quelques frissons; on ausculte, et on trouve de l'obscurité à la base avec un petit souffle léger sus-jacent, et une zone de matité sur une hauteur de quatre travers de doigt : c'est une pleurésie avec petit épanchement. Mais alors, l'état qui a précédé quel pouvait-il être? Car on est bien sûr que, la veille et les jours précédents, les bases, minutieusement explorées, étaient indemnes.

Les jours suivants, l'épanchement, stationnaire trois ou quatre jours, se met à décroître et avec lui la fièvre, qui tombe au voisinage de 38°. Le malade va donc entrer en convalescence.

Nullement : voici qu'un matin, à la visite, le malade se plaint de douleurs testiculaires qui ont apparu la nuit précédente. Ces douleurs s'irradient le long du cordon ; le scrotum est tuméfié, la peau un peu rouge, et l'on note une fluctuation douteuse au niveau de la vaginale ; de plus, on observe que le gonflement porte surtout sur l'épididyme dur, résistant, à surface unie. Nul doute, il s'agit d'une orchite. Et cependant l'interrogatoire du malade, l'examen du canal, la « traite de la goutte », l'examen des urines sont négatifs sur tout autant de points. D'ailleurs, ces symptômes sont de courte durée : vers le quatrième ou le cinquième jour, les souffrances diminuent, le scrotum devient moins tendu, et finalement toute tuméfaction testiculaire disparaît. Cette nouvelle poussée épididymaire avait été d'ailleurs soulignée par une élévation de la courbe thermique, qui, le premier et le deuxième jour, avait atteint 39° le soir.

A nouveau on escompte la convalescence prochaine ; mais la température, fait anormal, après la disparition complète de l'épididymite, se maintient entre 38° et 38°,5. Un matin, à nouveau, dix jours après le début de l'orchite, le malade se plaint de souffrir du genou, au niveau duquel, dit-il d'ailleurs lui-même, « le mal s'est porté, » et effectivement nous notons une tuméfaction de l'articulation dont tous les méplats sont effacés ; il existe un peu de choc rotulien, la douleur est exaspérée par le moindre mouvement. Cette poussée articulaire est relativement tenace : salicylate de soude, salicylate de méthyle, antipyrine restent à peu près sans effet durant une douzaine de jours ; puis brusquement il se fait une détente, et en quarante-huit heures l'articulation se trouve libérée.

Le malade va donc enfin guérir. Mais non : la

température reste toujours encore, en effet, à 38°; averti, cette fois, on explore le malade en tous sens, on interroge le péricarde, l'abdomen, le foie, et on ne perçoit rien d'anormal. Mais brusquement, un matin, le malade annonce qu'il a subi un « coup d'air » à l'œil. On regarde : on aperçoit une rougeur de la conjonctive oculaire avec, au centre de la zone enflammée, un petit tubercule blanchâtre fort net. C'est le signe révélateur, le fil d'Ariane qui nous ramène aisément au point de départ en nous montrant bien la signification des étapes que venait de parcourir sous nos yeux la maladie. Huit jours, la granulation oculaire s'offrit à notre examen, puis bientôt s'estompa et disparut. La fièvre tombait, et le malade commençait une convalescence qui fut très longue, et ne nous permit pas, à la sortie du malade, d'affirmer la guérison définitive.

Telle est l'histoire rapide d'un de ces cas assez complets de granulie migratrice.

A un point de vue général, maintenant, on peut dire que dans cette forme, comme dans toutes les granulies, les lésions pulmonaires sont toujours plus ou moins latentes, sauf dans les cas où la poussée granulique a été précédé, depuis plus ou moins longtemps, par des lésions qui ont présenté elles-mêmes une évolution fibreuse, et qui se révèlent par leurs caractères habituels. La fièvre, l'amaigrissement, la faiblesse générale, la dyspnée, sont presque seules à révéler les lésions pulmonaires ; mais bientôt apparaissent sur divers organes des poussées tuberculeuses qui se manisfestent par leurs signes propres : péritonites, péricardites, rhumatisme articulaire aigu, poussées séreuses, voire même des plaques de méningite corticale localisée, des épididymites, ou bien encore des poussées myocardiques, hépatiques ou rénales. Parfois aussi on rencontre des localisations encore plus rares ; trois fois Bard a constaté des granulations tuberculeuses de la conjonctive oculaire, notamment dans le cas topique précédent que nous eûmes, nous aussi, l'occasion d'observer.

IV. Évolution. Terminaison. Pronostic. — Toutes ces poussées, dont la succession caractérise la granulie migratrice, sont autonomes, d'une durée limitée à trois ou quatre semaines le plus souvent ; chacune se résout d'ordinaire complètement, mais elles sont *subintrantes*, et leur répétition entraîne la mort après quelques mois d'évolution [1].

La granulie migratrice s'observe assez souvent, et, bien que l'évolution en soit plus longue, son pronostic est à peine moins sombre, en somme, que celui de la granulie généralisée ou celui de la granulie suppurée (Bard).

V. Diagnostic de la granulie migratrice. — Chacune des poussées granuliques, prise en elle-même, n'est nullement caractéristique. En face de chacune d'elles, se présenteront toujours les difficultés diagnostiques de même ordre que pour l'identification de la granulie discrète.

C'est la *répétition* même des poussées granuliques et leur *subintrance* qui caractérisent généralement la granulie migratrice.

---

[1] Le dernier cas par nous observé s'est terminé toutefois par une guérison qui se maintient depuis un an.

Nulle autre affection, à part la *tuberculose septicémique*, que nous allons étudier, n'est capable
de réaliser un pareil tableau clinique.

La *tuberculose inflammatoire*, telle que l'a décrite
Poncet, y touche par certaines de ses formes les
plus aiguës; toutefois, dans les cas que cet auteur
a eus plus particulièrement en vue, il s'agit, le plus
souvent, de déterminations successives, il est vrai,
mais à intervalles le plus souvent fort éloignés.

§ 3. — *La granulie suppurée.*

I. Sa caractéristique anatomique. —
Nous entendons par *granulie suppurée* une forme
de granulie pulmonaire assez rare, mais très particulière dont Bard a observé quelques exemples
nets et qui mérite d'être mise à part.

Elle se caractérise, *à l'autopsie*, par une grande
quantité de granulations tuberculeuses, assez régulièrement réparties dans toute l'étendue des deux
poumons, comme il arrive aussi dans la granulie
vulgaire; mais ces granulations sont un peu plus
volumineuses que d'ordinaire; de plus, elles sont
toutes *suppurées* au lieu d'être caséeuses; c'est-à-
à-dire que le contenu est mou, que la pression
fait sourdre de chacune d'elles une gouttelette de
pus (Bard).

II. Pathogénie. — Il nous paraît légitime
de considérer, avec Bard, en pareil cas, le processus comme relevant d'une infection mixte d'emblée, à la fois tuberculeuse et suppuratrice; cette

interprétation rend un compte très net et très satisfaisant de l'évolution et des symptômes observés.

III. Symptômes.

— Le tableau clinique est celui d'une tuberculose aiguë restant longtemps sans signes stéthoscopiques, dont la principale caractéristique se trouve dans le type fébrile.

La fièvre rappelle le type pyohémique ; elle est à grandes oscillations diurnes : normale le matin, elle dépasse 39° ou 40° chaque soir ; les accès quotidiens sont ressentis par le malade, toujours suivis de sueurs, quelquefois précédés de frissons.

La mort est fatale au bout de quelques semaines. Par la gravité de son pronostic, plus encore que la granulie migratrice, la granulie suppurée rejoint la granulie commune.

IV. Diagnostic de la granulie suppurée.

— La *pyohémie*, — sans porte d'entrée apparente, — un grand nombre d'*affections viscérales suppuratives* : *dilatation bronchique*, *angiocholite*, *pyléphlébite*, *hépatite*, *néphrite*, *encéphalite*, *ostéomyélite* présentent un ensemble de symptômes qui ressemblent à ceux de la granulie suppurée : état fébrile prolongé avec grandes oscillations de la courbe thermique, stupeur, accidents thoraciques, etc.

Le diagnostic se fera en prenant en considération surtout les notions étiologiques et la recherche minutieuse des localisations suppuratives.

Le diagnostic n'est pas moins délicat avec l'*endocardite infectieuse* qui, dans sa forme *pyohémique*, rappelle trait pour trait le tableau symptomatique de l'infection purulente. L'existence, l'intensité et la variabilité des signes orificiels cardiaques permettent seuls ici le diagnostic.

Les médecins des pays chauds ont insisté sur la difficulté du diagnostic de la *fièvre paludéenne* avec la granulie classique. Cette difficulté est au maximum avec la forme *suppurée* même. Seul l'examen du sang tranchera le diagnostic, car le moyen préconisé par Moncorvo pour le diagnostic de la granulie en général : le gaïacol en badigeonnage, ne peut être utilisé pour le diagnostic de la granulie suppurée ; très actif, nous l'avons dit déjà, contre la fièvre tuberculeuse proprement dite, dans la granulie discrète notamment, le gaïacol est sans action ici sur la fièvre pyohémique de la granulie suppurée, de même que sur la fièvre paludéenne.

Enfin, récemment, Pic et Bonnamour ont décrit une forme de *septicémie pneumococcique* qui se distinguera de la granulie suppurée par la présence du pneumocoque révélé par l'hémoculture. C'est encore ce procédé *qu'on emploiera* pour diagnostiquer les autres *septicémies* (à *tétragènes*, etc.).

§ 4. — *Tuberculose septicémique.*

La tuberculose septicémique constitue, pour l'instant du moins, un chapitre d'attente dont les grandes lignes, toutefois, ont été magistralement esquissées par Poncet, qui en a publié la première observation. Plus récemment, Landouzy et Lœderich ont rapporté à leur tour une belle observation de forme subaiguë de la phtisie septicémique, et Sabrazès, Eckenstein et Muratet, trois observations avec présence du bacille dans le sang circulant.

I. Pathogénie et caractéristique anatomo-pathologique.

— La tuberculose, à la manière de toutes les infections, peut, dans des formes très variées allant comme infection générale depuis une symptomatologie bénigne jusqu'à une symptomatologie très maligne, donner lieu à des états pathologiques très mal définis et connus dans leur nature.

Au point de vue anatomo-pathologique, ce qui la caractérise, comme dans tous les processus septicémiques, c'est l'absence de localisation et de modification apparente des tissus, tout au moins à l'œil nu, et il est permis de croire qu'il en est encore de même histologiquement parlant. Dans tous les cas, les lésions cellulaires ou autres n'ont pas de signature anatomique, et quelques recherches expérimentales récentes de S. Arloing et Thévenot, après des injections vasculaires de bacilles atténués, viennent, pour le foie en particulier, témoigner de la banalité d'un processus inflammatoire appréciable seulement histologiquement.

II. Étude clinique.

— La conception d'une tuberculose septicémique, depuis ses formes les plus atténuées jusqu'aux formes les plus graves, est une notion de pathologie générale qu'il suffit d'énoncer pour en reconnaître, *à priori*, le bien fondé. Cette notion prend corps, comme du reste beaucoup d'autres formes de tuberculose, en particulier la variété inflammatoire, par, et avant tout, l'observation clinique.

Ce n'est point à dire pour cela que les procédés de laboratoire aujourd'hui usuels pour la recherche

de la tuberculose : séro-réaction, ophtalmo réaction, etc., doivent être négligés; nous sommes
d'avis qu'en pareil cas il faut toujours y recourir,
mais il ne faut pas leur demander plus qu'ils ne
peuvent donner, et nous savons avec tous les observateurs que, positifs, ils ont une valeur incontestable; mais, négatifs, ils sont loin d'ébranler un
diagnostic clinique bien établi sur d'autres signes.
Un fait est également certain : c'est que l'examen
du sang et des humeurs, d'après l'avis des bacté-
riologistes les plus expérimentés, ne peut avoir
la valeur désirable. Il en résulte que les symptômes
observés, que leur évolution, que l'enchaînement
des faits entre eux, que les antécédents et l'hérédité, etc., sont ici encore des facteurs étiologiques
de tout premier ordre. Dans tous les cas, ils
doivent éveiller l'attention du côté d'une tuberculose possible, et, souvent alors, le clinicien ainsi
aiguillé reconnaît plus ou moins nettement la
valeur d'une hypothèse que confirmera volontiers
l'analyse pathologique du malade.

Voici, par exemple, un enfant, une jeune fille de
dix, quinze ans, dont la nutrition générale laisse à
désirer, qui maigrit, qui pâlit, qui devient, comme
on dit, anémique sans rime ni raison bien nettes,
qui a des céphalées rebelles, une lassitude générale,
volontiers de l'albuminurie intermittente, orthosta-
tique, etc., etc., qui a enfin, de temps à autre, en
particulier le soir, et, entre parenthèses, après la
plus légère fatigue, une élévation de température
de $37°,9\text{-}38°$, souvent même au delà, et qui,
l'expérience clinique l'établit, et cela avec une
hérédité quelquefois chargée, se trouve non pas

seulement une candidate à la tuberculose, une pré-tuberculeuse, suivant une expression erronée, mais déjà une bacillaire, une septicémique tuberculeuse, mais restant toujours pour un certain temps sans lésion apparente. Eh bien! voilà une forme de tuberculose, fruste, atypique, classiquement parlant, et qui n'est pour nous qu'une forme précisément de septicémie bacillaire atténuée. De là à des formes plus graves, à une typho-bacillose, par exemple, se terminant par la mort, il n'y a que des étapes, à coup sûr plus ou moins différentes d'aspect, mais reconnaissant, cependant, à tout prendre, une seule et même cause : le virus tuberculeux. Ici encore, comme dans toute infection, c'est la chaîne ininterrompue dont les derniers et volumineux anneaux ne doivent pas faire perdre de vue les anneaux premiers qui, pour continuer cette comparaison un peu vulgaire, ne se différencient, somme toute, des autres que par leurs moindres dimensions.

Nous pourrions multiplier les exemples de fièvre éphémère, de fièvre de croissance, de synoque, de grippe, de fièvre ganglionnaire, etc., qui se terminent, la plupart du temps, par une guérison rapide et qui ne sont cependant, à y regarder de près, que des imprégnations bacillaires plus ou moins frustes. Il est en chirurgie, suivant la remarque de Poncet, des états généraux infectieux, chez les tuberculeux avérés, qui ne reconnaissent certainement qu'un empoisonnement de ce genre, après, par exemple, des interventions chirurgicales tout à fait aseptiques, et qui ont, en quelque sorte, mis en liberté, sans lésions apparentes, des toxines, des bacilles, peu importe du reste, et qui sont seuls capables d'expliquer des accidents septicémiques parfois d'une gravité redoutable.

Il n'est pas rare de voir succomber de tels malades avec des accidents nerveux qui empruntent le masque de la méningite, de la méningo-encéphalite, etc.; et cependant, à l'autopsie, on ne trouve aucune édification pathologique, mais une simple vascularisation anormale, certains exsudats normaux ou pathologiques plus ou moins abondants. en un mot, des signes bien connus d'une septicémie qui, encore une fois, n'a pas donné sa signature anatomique.

Nous pourrions citer des observations de ce genre [1]; mais nous croyons qu'ici encore il suffit. pour le moment. d'avoir évoqué l'idée de tels processus pour que de nouveaux observateurs sachent les dépister et leur donner leur véritable étiquette.

Entre les formes septicémiques légères et la granulie discrète, il y a une différence anatomique peut-être sensible. moins nette évidemment en clinique, mais que la même infection rattache entre elles. Il en est de même de la granulie généralisée et de la septicémie aiguë.

---

[1] Dans les trois observations de Sabrazès, Eckenstein et Muratet, avec un état septicémique grave rappelant la typhobacillose, apparurent simultanément ou successivement : des nodules cutanés, des gommes, des periostites torpides, une mycropolyadénopathie généralisée, une orchite, de la pyurie, des symptômes méningo-encéphaliques.

CHAPITRE V

LA FAMILLE TUBERCULEUSE
RAPPORTS DE LA PHTISIE AVEC LES AUTRES TUBERCULOSES PARENTÉS MORBIDES

> « Chez un sujet aux prises dès
> l'enfance avec l'infection tuber-
> culeuse, on sait que les diverses
> localisations inflammatoires spon-
> tanées qui se succèdent au cours
> de son existence et guérissent ou
> non, dépendent ordinairement de
> la même cause et qu'il est irra-
> tionnel d'aller en imaginer une
> autre ».
>
> (R. Thirien, *Études anatomo-
> cliniques,* 1909.)

SOMMAIRE

I. *Carrière pathologique accidentée de certains tuberculeux.* — Se limite à une phtisie aiguë ou subaiguë chez
les grands tuberculeux. Mais, chez les petits tuberculeux,
la manifestation pulmonaire est encadrée de phénomènes
pathologiques multiples, constituant plusieurs types cliniques : type tuberculose abortive, chlorose, rhumatisme
tuberculeux, goitre, rétrécissement mitral; type phtisie
fibreuse dense, éruptions herpétiques, artério-sclérose,
mal de Bright; type tuberculose discrète avec emphysème,
asthme, obésité, diabète, albuminurie, goutte.

II. *Histoire pathologique des ascendants, collatéraux et
descendants des tuberculeux.* — Elle répète sur l'espèce
les mêmes phénomènes pathologiques que sur l'individu.
Fréquence de la scrofule, de l'herpétisme, de l'arthritisme,
du rhumatisme, de la goutte, du diabète, de la gravelle,

de l'asthme chez les ascendants des tuberculeux. La descendance des tuberculeux.

III. *La famille tuberculeuse.* — Interprétations variées des
auteurs expliquant l'enchaînement pathologique précédent. Diathèse herpétique, diathèse arthritique, etc. Le
lien commun habituel est l'infection tuberculeuse avec
ses formes variées. Argument clinique de la succession
des divers états pathologiques chez le même individu et
dans sa famille. Démonstration récente de la fréquence
de la nature tuberculeuse de la plupart des états pathologiques qui frappent le tuberculeux. Argument des phénomènes dits de substitution; intérêt pratique de leur
connaissance.

<h3 align="center">§ I. — Carrière pathologique de certains
tuberculeux.</h3>

« L'histoire d'un tuberculeux n'est pas réductible à la phtisie pulmonaire qui l'emporte, » ont
dit excellemment Poncet et Leriche. La tuberculose,
en effet, qui frappe le poumon, est loin de se limiter à cet organe : nous venons de le voir pour la
tuberculose septicémique et les granulies; nous
l'avons vu déjà également pour certaines tuberculoses pulmonaires chroniques, en particulier pour
les tuberculoses fibreuses et abortives. Ce sont ces
rapports de la tuberculose pulmonaire avec les
autres localisations du virus bacillaire, soit chez
l'*individu*, soit dans l'*espèce*, que nous voudrions
présenter d'une façon plus complète ici. La tuberculose pulmonaire, qui a été l'objet exclusif de
notre étude, apparaîtra alors avec une signification
pathologique mieux précisée, vraiment « située »
alors au milieu des déterminations variées de la
tuberculose, — nous dirions presque de la *diathèse*
tuberculeuse, — lorsque les anneaux divers de la

chaîne à laquelle elle appartient auront été ainsi décrits.

Beaucoup de phtisiques, il faut bien le dire, ont une histoire pathologique limitée à la tuberculose pulmonaire qui les emporte, en un temps plus ou moins court. Ces tuberculeux à formes sévères plus ou moins rapidement mortelles, ce sont les *grands tuberculeux*. Mais les *petits tuberculeux*, suivant l'heureuse expression de Poncet et Leriche, ceux qui présentent des formes bénignes surtout fibreuses, — les *formes arthritiques* des auteurs. — ce sont ces tuberculeux-là, qui durent parfois indéfiniment, et qui présentent parfois tout un passé pathologique lorsque leurs poumons viennent à être touchés; mais, parfois aussi, la détermination pulmonaire a pu être initiale, et c'est ultérieurement que leurs différents tissus ou organes sont frappés à leur tour.

C'est cette *carrière pathologique* du *petit tuberculeux*, du tuberculeux arthritique, que nous voudrions esquisser ici, notre attention ayant été, depuis de nombreuses années déjà, attirée sur cette filiation des déterminations successives de la bacillose, aussi bien chez l'individu que dans sa lignée, par les travaux initiateurs de Poncet.

D'après les faits assez nombreux (car les tuberculeux ne font pas défaut et il suffit de les interroger) qu'il nous a été donné d'observer, cette filiation d'accidents pathologiques, qui comprennent à un moment donné une détermination tuberculeuse avérée, se présente en des groupements cliniques variés.

Trois d'entre eux nous paraissent à retenir, sans que pour cela nous voulions affirmer ici que parfois ils ne puissent se confondre et que d'autres groupements cliniques, tout aussi solides, ne puissent être décrits. En fait, répétons-le, nous ne parlons que de ce que nous avons observé.

I. Type tuberculose abortive, chlorose, albuminurie intermittente, rhumatisme tuberculeux, goitre, rétrécissement mitral, etc. — C'est ainsi qu'un premier type clinique peut être observé chez un sujet qui, au cours de son existence, présentera quelques-unes des manifestations pathologiques suivantes. Quelques années après sa naissance, l'enfant apparaît un peu *infantile*, avec son thorax peu développé ; il est pâle, d'aspect lymphatique. Dès la seconde enfance, il présente l'obstruction nasale caractéristique des végétations adénoïdes accompagnées de grosses amygdales. C'est à ce moment que surviennent ces « grippes », ces « embarras gastriques fébriles » sur lesquels a insisté Landouzy, et qui ne sont que des *granulies discrètes*, capables d'ailleurs de déterminer un *syndrome méningitique* curable, et qu'on refuse d'attribuer à la tuberculose, sous le prétexte qu'il guérit. Souvent aussi, au voisinage de la puberté, survient une première attaque de *rhumatisme articulaire aigu ou subaigu*. Consécutivement à ces divers accidents aigus, survient souvent une *chorée*, qui guérit vers la fin de la puberté. Mais alors, immédiatement ou à quelques années d'intervalle, surtout s'il s'agit d'une fille, apparaissent les crises convulsives soit d'une *hystérie*, soit d'un *mal comitial*. Quoi qu'il en soit, à l'examen de ces adolescents, on note de l'anémie, le plus souvent sous la forme d'une *chlorose vraie*, quelques ganglions cervicaux indurés, souvent de l'*hypertrophie thyroïdienne*, de la *thyroïdite*, un petit *goitre* et une *albuminurie intermittente*.

Vient-on à ausculter attentivement les sommets, l'on y trouve la signature de la tuberculose, sous sa forme d'ailleurs la plus discrète : une respiration soufflante, une expiration prolongée ou saccadée, traduisant la *tuberculose abortive* d'un sommet.

A ce moment déjà, pour peu qu'une ou plusieurs poussées rhumatismales aient eu lieu, mais même sans cela, on note les signes d'un *rétrécissement mitral* souvent pur.

La carrière pathologique de ces malades, passé la trentaine, se restreint plutôt. Toutefois on note encore des localisations multiples, considérées comme d'ordre rhumatismal par les auteurs. Une *pleurésie aiguë séro-fibrineuse*, une *sciatique*, une *névralgie faciale*, une *iritis* à type rhumatismal, une *orchite*, un *érythème noueux*, un *purpura rhumatoïde*, peuvent apparaître successivement à titre généralement épisodique et avec un caractère fluxionnaire relativement transitoire. Enfin ce sont ces mêmes malades qui font du *goitre exophtalmique,* et présentent soit de la *camptodactylie*, soit de la *rétraction de l'aponévrose palmaire*, parfois des lipomes, etc., le tout d'origine tuberculeuse (Poncet et Leriche).

Enfin, à l'âge mûr, à la vieillesse même, — car ils y parviennent généralement, — ces malades sont les perpétuels valétudinaires, courbés par une spondylose plus ou moins accentuée, enkylosés aussi par du rhumatisme déformant; sans cesse

en lutte contre le froid, leur ennemi, et finissant
par mourir de leur tare viscérale prédominante.

II. Type phtisie fibreuse dense, éruptions herpétiques, artério-sclérose, mal de Bright, etc.

— Un second type clinique, que
nous avons vu réaliser plus ou moins complètement par divers malades, réunit les diverses affections suivantes, qui sont précisément celles que
Lancereaux avait déjà considérées comme réalisant le type de « l'herpétisme ». Dès la première
enfance déjà, à propos de refroidissement ou d'in-
digestion, ils sont atteints d'*affections spasmodiques*
diverses : accès de faux croup, convulsions passa
gères. Parfois, nourrissons, ils ont cet *eczéma
généralisé* du cuir chevelu, dont la guérison trop
brusque est souvent, avec juste raison, la terreur
des mères. De fait, des convulsions et des conges
tions pulmonaires succèdent fréquemment à la disparition de l'exanthème cutané. Ce sont ces
mêmes enfants qui ont aussi de l'*incontinence des
urines* et des terreurs nocturnes.

A la puberté, comme dans le type précédent,
apparaît la *chlorose* avec pâleur, épistaxis fréquentes
et parfois *hémoptysies* menstruelles dites de suppléance ou arthritiques. Vers la vingtième année,
des *accidents névralgiques* commencent à se faire
sentir, sous la forme de migraines, névralgies sciatique ou faciale et viscéralgies diverses, caractérisées
par leur intermittence. Des *éruptions* diverses
apparaissent : l'urticaire, l'eczéma, le lichen, le
psoriasis. Un peu plus tôt ou un peu plus tard, ils
présentent aussi de la sécheresse de la gorge, de

la *pharyngite granuleuse*. puis des *varices* et des *hémorroïdes*.

Au fur et à mesure qu'il avance dans la vie. ainsi que l'a noté Lancereaux, les traits de la physionomie du sujet s'accusent : il est ordinairement sec, nerveux, alerte, remuant. actif, s'il ne tombe pas dans l'*hypochondrie;* une calvitie précoce. apparue dès l'âge de vingt ans. complète l'habitus extérieur.

L'âge adulte voit éclore où se poursuivre les *migraines*, les *spasmes vésicaux*, les *hémorroïdes externes*, la *gravelle*, l'*asthme*, avec sa *bronchite sibilante*, parfois de l'aortite, des dilatations anévrysmales, etc. (Poncet et Chalier).

C'est vers la quarantaine qu'apparaît la *phtisie herpétique* de Lancereaux, la *phtisis arthritica* de Morton, qui se rapproche sans se confondre de la *phtisie fibreuse dense*. Elle débute souvent par une pleurésie (Lancereaux). parfois par une hémoptysie, par de l'asthme. Bientôt d'ailleurs. le malade prend le thorax et l'aspect d'un phtisique. Les hémoptysies sont fréquentes, cessant souvent sous l'influence d'un flux hemorroïdaire. La fièvre est fréquente, procédant par crises de courte durée. La dyspnée est notable, réalisant très souvent un *asthme* vrai (*phtisie asthmatique* de G. Sée). Les signes physiques sont ceux de la phtisie fibreuse dense; à l'auscultation dominent les bruits secs : râles sonores, craquements secs, frottements pleuraux. La *phtisie fibreuse post-pleurétique*, avec sa localisation unilatérale, s'observe dans les mêmes conditions.

C'est également de quarante à cinquante ans,

qu'isolément ou en alternance avec la phtisie arthritique, apparaissent les *rhumatismes chroniques* avec poussées aiguës intercurrentes. Les artères deviennent flexueuses et rigides, le cœur s'hypertrophie; l'*albuminurie* apparaît avec les symptômes insidieux d'un *mal de Bright*, d'abord légers, sur lesquels nous avons insisté (V. p. 483), puis caractéristiques d'une néphrite interstitielle chronique. La mort survient alors du fait, soit de la phtisie avec ses complications asystoliques et pulmonaires, soit d'*urémie*, soit encore par *hémorragie*[1] ou *ramollissement cérébral*.

III. Type tuberculose discrète avec emphysème, asthme, obésité, diabète, albuminurie, goutte, etc.

— Voisin encore, se confondant sur plusieurs points avec le type clinique précédent, un *troisième type* réalisant un complexus morbide dont les caractéristiques les plus saillantes sont : l'asthme, la tuberculose discrète avec emphysème et l'obésité. Le plus fréquemment ici, c'est l'*asthme* qui ouvre la série, non pas, comme dans le type précédent, un asthme un peu tardif et secondaire à lésions plus ou moins discrètes de tuberculose pulmonaire, mais un asthme du type « essentiel », simplement accompagné de son fidèle satellite, la bronchite sibilante. Mais déjà, dans l'enfance, ces asthmatiques, ainsi que le remarque Moncorgé, sont souvent de caractère instable, parfois méchant. Les convulsions, les terreurs nocturnes, la chorée de Syden-

[1] *Hémorragie cérébrale* dont Payiot et L. Nevé-Josserand viennent de démontrer la *nature inflammatoire*.

ham, la maladie des tics ne sont point rares non plus.

Adultes, leur aspect surtout les différencie des deux types cliniques précédents; ils sont gros vultueux, vrais *obèses*, gros mangeurs et gros buveurs, migraineux, avec *gros foie*. Et leur carrière pathologique sera désormais occupée par l'alternance de crises asthmatiques, de *coliques hépatiques*, de *coliques néphrétiques*. Les femmes sont atteintes d'aménorrhée, de dysménorrhée (vraisemblablement symptomatiques des lésions tuberculeuses plus ou moins frustes de l'ovaire, et dont le dernier terme est la transformation scléro-hystique), de prurit vulvaire, d'entéro-névrose.

A partir de la quarantaine, alors que l'emphysème va s'accentuant, sous l'influence des poussées récidivantes de bronchite sibilante ou humide, on voit apparaître simultanément ou successivement le *diabète* sous sa forme légère, dite arthritique, et l'*albuminurie*, la *goutte*.

Il arrive enfin un moment où les déterminations pulmonaires, hépatiques et rénales s'ajoutent à la fatigue cardiaque, et ce sont ces malades qui meurent en *asystolie cardio-hépato-rénale*.

Telles sont les manifestations pathologiques multiples qui peuvent atteindre, durant son existence, un tuberculeux, pourvu que la virulence atténuée de sa maladie lui permette toutefois assez longue survie.

Mais, de plus, le lien entre les multiples manifestations pathologiques n'existe pas seulement chez l'individu lui-même; il existe encore, — fait plus curieux encore, — dans son ascendance et dans sa descendance : il existe dans la *lignée* elle-même.

§ 2. — *Histoire pathologique des ascendants, descendants et collatéraux des tuberculeux.*

Les manifestations pathologiques multiples que nous avons énumérées plus haut n'existent pas seulement rassemblées plus ou moins nombreuses chez le même individu, elles se rencontrent, en effet, les mêmes, chez leurs ascendants ou descendants, constituant, répétons-le, de véritables maladies de famille.

L'étude de l'hérédité des tuberculeux, l'hérédité de ce qu'on a appelé les maladies diathésiques, semble être tombée à l'heure actuelle en désuétude complète. Et force est de remonter aux vieux cliniciens, observateurs sagaces et patients, du milieu du siècle passé pour retrouver les éléments de cette difficile étude, qu'au surplus seul un médecin à fin de carrière pourrait entreprendre avec ses propres forces.

C'est chez Peter que nous retrouvons les documents les plus importants, recueillis avec le sens clinique large et perspicace qui caractérise ce clinicien doublé d'un phtisiologue.

C'est ainsi qu'il montre d'abord, observations en mains, la fréquence de la scrofule, de l'arthritisme, de l'herpétisme chez les parents d'enfants tuberculeux. Ces enfants se tuberculisent plus souvent et plus facilement que leurs parents. « Ainsi, dit-il, vous verrez des scrofuleux placés dans de bonnes conditions d'hygiène vivre avec leur scrofule soixante-dix ans et davantage, ayant engendré des enfants qui meurent tuberculeux à vingt ans. Ainsi des goutteux, ainsi des rhumatisants, ainsi des herpétiques. »

Il importe de distinguer l'hérédité *uniparentale* de l'hérédité *biparentale*, celle-ci étant bien autrement active que celle-là. L'un des géniteurs est scrofuleux, l'autre rhumatisant; alors l'enfant, déjà plus taré, a des chances morbides plus nombreuses et plus complexes : il aura, par exemple, des arthrites qui deviennent des tumeurs blanches. L'un des époux est scrofuleux, herpétique ou goutteux, ou bien le mari est scrofuleux et la femme hystérique, dyspeptique et valétudinaire; dans tous ces cas, le descendant finit sa vie et sa race en se tuberculisant (Peter).

I. Scrofule des ascendants. — La *scrofule* est la maladie des ascendants qui y conduit le plus volontiers. C'est ainsi que Peter a vu mourir à vingt-deux ans, de phtisie fébrile, un jeune homme fils de deux scrofuleux qui ne l'étaient qu'au minimum. Intéressante aussi est l'observation de ce jeune homme de seize ans, fils de deux consanguins, le père étant un lymphatique nerveux, la mère de même, avec en plus un catarrhe bronchique chaque hiver; ce jeune homme est atteint de tuberculose pulmonaire abortive avec hémoptysies, et de plus il présente un vrai type de l'*infantilisme tuberculeux* de Lorain.

II. Herpétisme des ascendants. — « Comme la scrofule, l'*herpétisme* prédispose à la tuberculisation, et, comme l'enfant du scrofuleux, celui de l'herpétique peut se tuberculiser » (Peter).

« Plusieurs descendants d'herpétiques, dit encore Lancereaux, sont naturellement prédisposés à la phtisie, et particulièrement ceux qui sont peu développés, presque imberbes et dont le thorax est manifestement aplati. » Au surplus, les faits rapportés par Hirtz (cité par Peter), qui a suivi longuement tous les membres d'une famille, ne laissent aucun doute à cet égard. Ses observations et ses conclusions sont intéressantes à signaler. C'est ainsi qu'il a vu des personnes issues d'une famille tuberculeuse et préservées de l'hérédité en devenant herpétiques; ou bien atteintes déjà sérieusement d'un commencement de phtisie, laquelle s'arrête par la survenue de l'affection cutanée; ou enfin une personne née d'une famille tuberculeuse et *préservée personnellement* par l'eczéma, mais transmettant à ses descendants, non sa maladie de peau, mais la maladie pulmonaire qu'elle n'a pas.

III. Arthritisme, rhumatisme, goutte, gravelle, asthme des ascendants.

— Se tuberculise aussi très aisément, pour Peter, le fils du rhumatisant, du goutteux, de l'arthritique; témoin ce jeune homme dont il rapporte l'observation, né d'un père rhumatisant et d'une mère goutteuse, et qu'il a vu mourir de tuberculose pulmonaire à marche rapide. Bennet, l'illustre phtisiologue, né d'un père goutteux, fut atteint d'une tuberculose pulmonaire qui guérit.

Les goutteux, graveleux, migraineux, eczémateux, engendrent des asthmatiques (Moncorgé), qui sont si souvent des tuberculeux inflammatoires. Des asthmatiques engendrent également des tuberculeux (Moncorgé). Il en est de même pour les diabétiques dont la descendance, au dire de très bons observateurs, serait fatalement vouée à la tuberculose.

IV. Épilepsie et hystérie des ascendants. — *Épileptiques* et surtout *hystériques* sont aussi fréquemment les parents d'enfants tuberculeux, ainsi que l'a indiqué Grasset avec une autorité qu'on ne saurait contester. Il le fait dans les termes suivants, qui apportent un sérieux appui à la constitution de la *famille tuberculeuse* dont nous tentons d'ébaucher l'histoire. « En envisageant, dit-il, cette maladie de la tuberculose à travers les diverses générations des familles où elle est établie, on voit clairement l'hystérie, l'hypochondrie, l'aliénation mentale et d'autres névroses manifester la diathèse pendant un certain temps de la vie d'un sujet ou chez les divers membres d'une génération ; les lésions phtisiques reparaissent avant et après les névroses de la chaîne héréditaire et rétablissent ainsi la filiation de la parenté de tous ces accidents aux yeux des moins clairvoyants. » Et plus loin ces lignes, encore si nettes, affirmant la parenté héréditaire de l'hystérie et de la tuberculose : « On a prétendu qu'il y avait antagonisme entre l'hystérie et la tuberculose : c'est une erreur d'interprétation, mais qui a un point de départ clinique assez exact. On voit souvent des enfants de race tuberculeuse échapper à la phtisie pulmonaire parce qu'ils sont hystériques; leurs enfants sont phtisiques à leur tour, ou eux-mêmes le deviennent quand l'hystérie cède. Ce n'est pas qu'il y ait anta-

gonisme entre l'hystérie et la phtisie. C'est simplement que l'hystérie est, chez certains, la manifestation de la diathèse, et alors la manifestation pulmonaire ne se produit pas, tant que la manifestation névrosique évolue. »

V. Collatéraux des tuberculeux. — Les

collatéraux des tuberculeux pulmonaires, frères ou
sœurs, oncles ou tantes, etc., ne seraient pas
moins intéressants à connaître; mais on possède
bien peu de renseignements sur ce point. Ce que
nous avons vu personnellement, ainsi que Moncorgé, ce sont, dans une même famille, des frères
tuberculeux, des sœurs asthmatiques, ou inversement. Cet auteur signale encore l'association colla-
térale suivante : tantes, oncles tuberculeux; nièces,
neveux asthmatiques, ou inversement.

IV. La descendance des tuberculeux. —

Quant aux *descendants* des tuberculeux pulmonaires, nous croyons que l'hérédité tuberculeuse
se manifeste de façon moins simpliste que ne le
disent les auteurs. A propos du pronostic, nous
exposons les faits par nous observés. Disons simplement ici qu'à côté de ces familles où le père et
la mère, ou bien l'un d'eux seulement, sont
entachés de tuberculose, et où l'on voit plusieurs
enfants, parfois tous, mourir entre seize et vingt-
quatre ans, il en est d'autres à hérédité plus complexe. C'est ainsi que, sur plusieurs enfants, les
uns restent indemnes, d'autres meurent de méningite dans l'enfance, d'autres, les filles surtout,
présentent une tuberculose pulmonaire abortive,

ou bien encore les stigmates de l'infantilisme tuberculeux de Lorain, qui se confondent, en fait, avec ceux de la tuberculose latente. Elles réalisent principalement le premier des types cliniques que nous avons décrit.

Mais, à côté de ces modifications physiques tangibles, il en est d'autres qui atteignent les viscères. « On a signalé, disent J. Grancher et H. Barbier, l'*emphysème pulmonaire* congénital (Hanrot), l'*atrophie*, la *petitesse du cœur* (Brœmer, Beneke), les *malformations du cœur*, l'*aplasie artérielle*. Avec Trousseau et Hanot, on peut y ranger la *chlorose...*, la sclérose hépatique donnant la figure du *foie lobulé* (Hanot). Enfin Ricochon, Torkamion, Wolff ont signalé dans les familles de tuberculeux des *dégénérescences diverses*, parmi lesquelles il faut citer : la *polymortalité infantile*, la *fréquence des tumeurs malignes*, des *psychoses*, des *dégénérescences mentales*, des *paralysies*, etc. »

Un phtisique engendre donc souvent un enfant qui sera à son tour tuberculeux, mais non toujours, il s'en faut. D'après Pidoux, en effet, la phtisie descend moins souvent de la phtisie que de beaucoup d'autres maladies constitutionnelles ou héréditaires, telles que celles que nous avons citées. Plus fréquemment donc c'est le scrofuleux, l'herpétique qui engendre des enfants tuberculeux, et à son tour ce tuberculeux engendrera, à côté d'enfants qui mourront de phtisie commune ou de granulie, des enfants atteints d'infantilisme, de chlorose, d'épilepsie, d'hystérie, de manifestations cutanées herpétiques, etc.; à leur tour, ces derniers engendreront des tuberculeux, et ainsi se trouvera constituée la chaîne qu'interrompt de temps à autre la mort où la parfaite santé des membres de cette famille pathologique [1].

§ 3. — *La famille tuberculeuse.*

Tels sont les rapports cliniques, chez l'*individu* et dans la *lignée* de la tuberculose pulmonaire, avec les diverses manifestations pathologiques auxquelles elle semble unie comme par un lien de parenté. En voyant toute la série des modifications morbides précédentes se succéder, non seulement dans le cours de la vie d'un même individu, mais encore et surtout chez les ascendants ou descendants, on est ainsi amené à constater que ce lien de parenté qui les unit les rattache du même coup à une même condition pathologique générale, de façon à former une seule et unique maladie. Mais quelle est-elle, cette maladie ?

I. Interprétations variées des auteurs expliquant l'enchaînement pathologique précédent. — Ces faits et leur enchaînement n'avaient pas échappé à l'observation des cliniciens du siècle passé. Ils avaient également cherché

---

[1] Le Dʳ Guillou (de la Tremblade) nous communique la très remarquable histoire pathologique d'une famille dont il a pu observer les quatre générations vivant ensemble : 1° la bisaïeule atteinte de tuberculose pulmonaire, avec nombreuses cavernes fibreuses; 2° l'aïeule, avec tumeurs fibreuses multiples, disséminées dans les seins, l'abdomen, la région fessière; 3° la fille, présentant une scrofule des plus caractérisées; 4° enfin, le fils de cette dernière « venu au monde avec les orbites vides de leur globe oculaire et pleins de pus sanieux ».

à les interpréter. Pour la plupart, il s'agit d'une *diathèse*, état morbide apparent ou latent : c'est *l'arthritisme* pour Bazin, *l'état nerveux* pour Sandras, la *neurataxie* pour Huchard. *l'herpétisme* pour Lancereaux.

II. L'infection tuberculeuse est le lien commun habituel.

— Pour nous, nous n'hésitons pas à le dire, ces diverses manifestations pathologiques nous paraissent constituer une grande famille morbide : la *famille tuberculeuse*[1]. Et c'est à rassembler les membres épars de cette famille que nous nous sommes efforcés dans l'étude clinique précédente.

III. Argument clinique de la succession des divers états pathologiques en cause chez le même individu et dans sa famille.

— De fait, c'est surtout la succession clinique, chez l'individu et dans sa lignée, des divers accidents précédents, se succédant et alternant avec la tuberculose pulmonaire ou toute autre localisation évidemment tuberculeuse, qui nous paraît l'argument essentiel de l'idée que nous soutenons, et qui se relie directement à la grande doctrine de la tuberculose inflammatoire de Poncet. La tuberculose, cette diathèse par excellence, dirions-nous si nous ne craignions de ressusciter un mot bien vieilli, ne se manifeste pas en effet seulement par des déterminations à signature folliculaire. mais, prothée qui va se démasquant chaque jour,

---

[1] Ainsi que Lancereaux pour la *famille herpétique*, nous faisons ici usage du terme de *famille* dans une acception analogue à celle des botanistes.

par des déterminations larvées et sans signature anatomique. L'unité de la phtisie, a dit Grasset, il y a longtemps déjà, est une question de clinique et non d'anatomie pathologique. « Bien plus, ajoute-t-il, cette diathèse est si peu caractérisée par sa lésion qu'elle peut se manifester sans lésion connue appréciable. »

IV. Démonstration récente de la fréquence de la nature tuberculeuse de la plupart des états pathologiques qui frappent le tuberculeux.

— De plus, pour ceux qui pourraient juger notre argumentation clinique insuffisante, nous rappellerons que, pour la plupart des manifestations pathologiques que nous avons rattachées à la famille tuberculeuse, la démonstration expérimentale a été déjà en partie fournie. Déjà, au cours de cet ouvrage, nous avons eu à citer maints accidents pathologiques dont l'origine tuberculeuse possible a été récemment démontrée.

C'est ainsi que l'*arthritisme* a été démembré, qu'il a été rattaché, pour nombre de ses manifestations, à la tuberculose (Poncet et Leriche, L. Bernard). Nombre de *rhumatismes aigus* ou *chroniques* (50 % des rhumatismes subaigus ou chroniques) (Teissier et Roque) ont la tuberculose (Poncet et Leriche) à leur origine. L'*obésité* tuberculeuse a été expérimentalement démontrée par P. Carnot.

La nature tuberculeuse de certains *diabètes* a été soutenue par Daremberg, par Poncet et Chalier. Mousseaux (de Vittel), Marcou, Dieulafé, Villemin, viennent d'attirer l'attention sur la *lithiase rénale* chez les tuberculeux. Paulrier également a fait le bilan de toutes les *tuberculoses cutanées atypiques*, qu'il fallait à l'heure actuelle distraire de l'arthritisme et de l'herpétisme, pour les rattacher à la tuberculose. La *camptodactylie* (Poncet et Leriche), le *rétrécissement mitral pur* (Tripier, P. Teissier), l'*asthme* (Landouzy, Piéry), l'*emphysème* (Bard), la *sciatique* (Poncet, P. Courmont), l'*ulcère de l'estomac* (Tripier et F. Arloing), les *albuminuries intermittentes de l'adolescence* (Poncet, J. Teissier), la *chlorose* (Landouzy et M. Labbé), le *mal de Bright* (Josserand, Tripier), la *néphrite scléreuse* (Devic et Rieux), l'*artério-sclérose* (Josserand, Pic et Bonnamour), etc., etc., comptent désormais la tuberculose au nombre de leurs causes les plus fréquentes.

V. Argument des phénomènes dits de substitution.

— Un dernier argument, enfin, et non des moindres, en faveur de la parenté morbide des divers phénomènes pathologiques qui incidentent la carrière d'un tuberculeux pulmonaire, c'est celui des *phénomènes de substitution*. Nous voulons parler de ces incidents morbides qui, survenant chez un phtisique, suspendent ou même arrêtent définitivement l'évolution de l'affection pulmonaire, en se substituant en quelque sorte à elle dans l'organisme du malade. Ce sont ces faits qui, bien connus des cliniciens de la première moitié du dernier siècle, sont tombés en désuétude dans la médecine contemporaine; imbue d'expérimentation et incapable de trouver dans cette dernière l'interprétation de ces curieux phénomènes, elle les a niés ou a fait purement et simplement sur eux le silence.

« Les phénomènes *de substitution*, qui s'opèrent vers la périphérie, dit Peter, sont des éruptions tutélaires, sorte de dérivation spontanée : la fistule à l'anus, la leucorrhée, les hémorroïdes médiocrement fluentes, etc., toutes choses que le médecin intelligent respecte, et dont Trousseau me disait : « qu'elles sont des maladies qu'il ne faut pas guérir. »

Plus nombreuses encore sont les déterminations morbides capables de jouer le rôle, bienfaisant presque toujours en l'espèce, de phénomènes de substitution. Dans le travail déjà signalé, où Hertz établit la parenté morbide entre l'herpétisme et la tuberculose, à l'aide d'observations ayant trait à des phtisies pulmonaires chez des enfants d'herpétiques, il y a encore la démonstration de l'utilité préservatrice de ces phénomènes. « Ainsi la fistule à l'anus, dit Peter, à qui nous empruntons l'analyse de ces faits, chez l'un de ces enfants et sa guérison, suivie bientôt après de manifestations tuberculeuses ; ainsi l'herpétisme tutélaire chez un de ces descendants d'herpétiques, le seul qui échappe à la mort par la phtisie, après avoir présenté d'abord des manifestations tuberculeuses, contre-balancées, puis finalement neutralisées par le développement de la maladie herpétique héréditaire. »

Nous avons, d'autre part, signalé également, dans le cours de cet ouvrage, ces cas de *granulie migratrice*, où des localisations successives se substituent les unes aux autres ; il en est de même souvent des manifestations de la *tuberculose septicémique*.

Nous avons également observé la cessation de

crises d'*asthme tuberculeux* devant la survenue,
soit d'une poussée d'eczéma, soit d'une poussée
de rhumatisme articulaire aigu ou subaigu. Nous
avons vu une pleurésie aiguë séro-fibrineuse légère
disparaître pour faire place aux accidents d'une
méningite aiguë qui guérit, chez un individu ayant
eu antérieurement une hydartrose. Chez un de
nos malades une sciatique, chez une jeune femme
une albuminurie intermittente firent place à une
phtisie évolutive. Signalons enfin ce malade qui,
traité autrefois avec succès par Ollier, à l'aide de
cautères, pour un mal de Pott transitoire qui
avait disparu devant des poussées congestives pulmonaires avec hémoptysies, venait nous demander l'application d'un nouveau cautère pour des
symptômes d'une hyperchlorhydrie confinant au
syndrome de Reichmann, qui avait apparu « depuis,
disait-il, que ses poumons étaient libres », et qui
guérit à son tour par l'application d'une pastille
de potasse au creux épigastrique.

VI. Intérêt pratique de la connaissance des phénomènes de substitution. — La

connaissance de l'existence de ces phénomènes de
substitution, principalement au cours des tuberculoses pulmonaires fibreuses ou abortives, des
granulies discrètes ou migratrices, a, on le conçoit,
un haut intérêt pratique pour le clinicien, qui
évitera d'attribuer à l'intervention d'une cause
étrangère perturbatrice des phénomènes relevant
de la même cause pathogène; et souvent, en ce cas,
de commettre l'erreur que son malade ne commet
jamais, lui, que nous avons toujours vu faire

remonter à la même cause la crise d'asthme, de congestion pulmonaire, comme la poussée articulaire ou la sciatique, qui successivement viennent l'atteindre. « C'est ma maladie qui a changé de place, » répète-t-il avec assurance.

Une autre conséquence pratique de la connaissance de ces phénomènes de substitution a trait à la conduite thérapeutique. Elle justifie le respect, ou en tout cas l'intervention modérée, à l'égard de ces phénomènes de substitution généralement tutélaire chez un phtisique. Elle conduit, d'autre part, à la reproduction expérimentale, en quelque sorte, des phénomènes de substitution, par l'emploi de la révulsion sous sa forme des cautères et des sétons, chers à nos pères.

Tels sont les arguments qui nous font considérer les divers phénomènes pathologiques précédents, intercurrents dans la vie d'un tuberculeux, chez ses parents ou ses enfants, comme reliés par un *lien commun : l'infection tuberculeuse.*

Ce n'est pas à dire que la tuberculose est la seule infection ou intoxication capable de réaliser la plupart des manifestations précédemment décrites. Toute infection ou intoxication larvée pourra engendrer partie de la série pathologique précédente. Mais la tuberculose, croyons-nous, est l'infection qui, le plus souvent, réalisera la condition pathologique générale, cause et lien tout à la fois des diverses manifestations morbides précédentes, unies chez l'individu ou dans sa lignée pour constituer ce que nous avons appelé la *famille tuberculeuse.*

LIVRE VI

DIAGNOSTIC ET PRONOSTIC

Nous étudierons successivement, dans les dernières pages de cet ouvrage :

1° Le *diagnostic de l'infection tuberculeuse* et de la *tuberculose pulmonaire* ;

2° Le *diagnostic du début* ou *diagnostic précoce de la tuberculose pulmonaire;*

3° Le *pronostic général;*

4° Les *éléments du pronostic de la tuberculose pulmonaire* et les diverses *influences modificatrices.*

CHAPITRE I

DIAGNOSTIC DE L'INFECTION TUBERCULEUSE
ET DE LA TUBERCULOSE PULMONAIRE

SOMMAIRE

I. *Diagnostic de l'infection tuberculeuse.* — Stigmates de l'hérédo-tuberculose, stigmates de l'imprégnation tuberculeuse active ou actuelle et de l'imprégnation tuberculeuse antérieure ou stationnaire. Procédés expérimentaux ou de laboratoire.

II. *Diagnostic de la tuberculose pulmonaire.* — Principaux signes. Valeur séméiologique de la séro-agglutination, de l'ophtalmo-réaction, de l'examen morphologique et de la numération du bacille de Koch. Diagnostic différentiel : pseudo-tuberculoses, syphilis et cancer du poumon.

III. *Diagnostic des lésions anatomiques.* — Sclérose pulmonaire. Infiltration caséeuse. Processus pneumonique. Emphysème; obstacle apporté par l'emphysème au diagnostic des lésions de la tuberculose pulmonaire. Adhérences et symphyses pleurales.

Une étude rationnelle et complète du diagnostic de la tuberculose pulmonaire doit envisager les diverses questions suivantes : le diagnostic de *l'infection tuberculeuse*, le diagnostic de la *tuberculose pulmonaire* elle-même, le diagnostic des *lésions anatomiques*, le diagnostic dit *précoce* de cette maladie, la *valeur diagnostique* des *diffé-*

rents *signes fonctionnels, généraux et physiques*, le diagnostic de la *forme clinique*, enfin le diagnostic des *complications*.

De ces multiples questions, les unes ont été déjà abordées : tel le *diagnostic différentiel des diverses formes cliniques* étudié à propos de chacune d'elles, ainsi que la *valeur diagnostique* des principaux symptômes présentée tout au long de la première partie de cet ouvrage consacrée à la séméiologie générale, et à laquelle le lecteur voudra bien se reporter.

Quant au diagnostic des *complications* et à l'étude de ces dernières, ils doivent être exposés ailleurs [1].

Il nous reste donc à étudier ici successivement :

1° Le *diagnostic de l'infection tuberculeuse* ;

2° Le *diagnostic proprement dit et différentiel de la tuberculose pulmonaire* en général ;

3° Le *diagnostic des lésions anatomiques* ;

4° Le *diagnostic précoce ou diagnostic dit du début de la tuberculose*.

§ I. — *Diagnostic de l'infection tuberculeuse.*

Les signes qui révèlent l'*imprégnation de l'organisme par le virus tuberculeux* sont des plus essentiels dans le diagnostic même de la tuberculose pulmonaire. C'est leur reconnaissance qui, chez un tousseur, un anémique, un dyspeptique, feront

---

[1] Voir les différents volumes de la « Bibliothèque de la tuberculose » consacrés aux localisations diverses de la tuberculose.

souvent, en ce qui concerne les signes généraux et fonctionnels tout au moins, reconnaître la tuberculose à première vue ; c'est leur recherche, en ce qui concerne les procédés expérimentaux, qui permettra de reconnaître une tuberculose larvée ou latente, c'est-à-dire insuffisamment révélée par les signes cliniques. Mais cette question devant être traitée dans toute son ampleur par Chantemesse, dans un volume de cette même bibliothèque[1], nous nous bornerons presque à une simple énumération des signes fonctionnels et généraux et des procédés expérimentaux les plus intéressants à connaître pour le clinicien. Au surplus, à propos du diagnostic de la *tuberculose latente*, nous avons déjà signalé les divers signes et les différents procédés de diagnostic de l'infection tuberculeuse (V. p. 512). Répétons-le, le plus grand nombre des signes révélateurs de l'imprégnation tuberculeuse ne sont autres que ceux qui sont décrits, et confondus, d'ailleurs, par les auteurs, soit sous le nom de signes de *tuberculose latente*, soit, plus souvent encore, sous celui de *signes de la pré-tuberculose, signes de début, signes précoces* de la tuberculose. Nous reviendrons sur ce point à propos de la question du *diagnostic précoce*.

Nous nous bornerons à exposer brièvement les stigmates de l'imprégnation tuberculeuse *héritée* et ceux de l'infection *acquise*, les stigmates de cette dernière différant suivant que l'infection bacillaire est elle-même *active* ou *stationnaire*.

---

[1] Voir Chantemesse, *Diagnostic et pronostic de la tuberculose, in* Bibliothèque de la tuberculose.

I. Stigmates de l'hérédo-tuberculose. —
On observe, chez les enfants de tuberculeux pulmonaires, venus au monde souvent avant terme, les signes suivants :

Aspect du thorax : long, plat, étroit, cylindrique, omoplates ailées ;

Aspect général : Peau blanche, molle et fine, transparente, cils longs, pelage prématurément développé, faiblesse de la musculature, faible poids, taille petite, extrémités graciles, aspect malingre (infantilisme) ;

Signes de la scrofule ; engorgements ganglionnaires faciles ;

État psychique (V. p. 215) ;

Rétrécissement mitral ou de l'artère pulmonaire congénital ;

Hypoplasie des organes génitaux ; menstruation retardée ;

Fréquence des caries dentaires.

Les hérédo-tuberculeux sont, pour Landouzy, nés lymphatiques, débiles ; ce sont ces enfants « toujours délicats, qu'on craignait bien de ne pas pouvoir élever ». L'adolescence venue, la santé reste précaire, constamment traversée par des fièvres muqueuses, par des rhumes faciles et interminables, par des arthropathies ou des pleurésies *a frigore*, jusqu'au jour voisin de la puberté où une tuberculose aiguë vient parfois terminer le drame. Mais souvent aussi ces hérédo-tuberculeux, valétudinaires à répétition, parviennent, au prix de localisations viscérales sans nombre et le plus souvent atténuées, à un âge relativement avancé.

II. Stigmates de l'imprégnation tuberculeuse acquise et stationnaire. — Parmi les signes révélateurs d'une imprégnation tuberculeuse antérieure, éteinte, stationnaire, non active, nous signalerons de nombreux signes qui correspondent, pour la plupart, à ceux de la *prétuberculose*. Nombre d'entre eux sont les signes d'une tuberculose folliculaire, mais la plupart représentent aussi l'une des déterminations multiples de la tuberculose inflammatoire de Poncet. Bornons-nous à énumérer ces signes, que nous avons étudiés déjà pour la plupart :

L'amaigrissement persistant ou l'obésité, la chlorose, les dyspepsies, plus spécialement du type hyperchlorhydrique, allant jusqu'à l'ulcus ; la chlorose, la tachycardie, l'instabilité thermique, le rétrécissement mitral acquis, les névralgies sciatique et faciale, les modalités diverses du rhumatisme tuberculeux, la pleurésie, l'asthme, l'albumine surtout intermittente, l'hypertrophie de la thyroïde, enfin les végétations adénoïdes, l'hypertrophie des amygdales et la micro-polyadénite axillaire chez l'enfant, etc.

III. Stigmates de l'imprégnation tuberculeuse active. — Nous répéterons ici qu'il est possible de distinguer, — et l'importance de cette notion clinique s'impose, — l'imprégnation tuberculeuse *active* ou *actuelle* de l'imprégnation tuberculeuse *antérieure* et demeurée *stationnaire*.

L'*amaigrissement*, la *fièvre*, l'*anorexie* et l'*anémie* sont les quatre signes pathognomoniques d'une infection tuberculeuse active. Ce sont, d'ailleurs, les signes de *toute poussée tuberculeuse primitive* ou *secondaire*, quelle qu'en soit la modalité anatomique ou évolutive.

Nous ne nous dissimulons pas que pareille distinction entre stigmates de tuberculose héréditaire et de tuberculose acquise est discutable à l'heure actuelle, et qu'une bonne étude clinique, d'ailleurs bien délicate, est à souhaiter, qui fixerait les stigmates de l'hérédo-tuberculose [1] comme l'ont été ceux de la syphilis héréditaire.

IV. Procédés expérimentaux ou de laboratoire.

— Le diagnostic de l'infection tuberculeuse peut être, de plus, révélé par une série de procédés dits *expérimentaux* ou de *laboratoire*, que nous nous contenterons d'énumérer.

La *recherche du bacille de Koch* par coloration, dans les humeurs, le sang, les exsudats, les produits de sécrétion et d'excrétion ; sa *culture* par l'ensemencement de produits récoltés sur le malade ; l'*inoculation* des produits morbides.

[1] Par *hérédo-tuberculose,* nous ne visons pas tant les faits de tuberculose précoce ou tuberculose congénitale dont Péhu et Chalier viennent d'établir l'extrême rareté, que « ces faits si singuliers de tuberculose familiale, dont parle Landouzy, dans lesquels on voit, par exemple, la tuberculose faire tout à coup son apparition au milieu d'une nombreuse famille, frappant successivement et, parfois après de longs intermèdes, l'un après l'autre, au même âge, le troisième avant-dernier, l'avant-dernier, puis le plus jeune des enfants, ou inversement, respectant absolument les aînés, quoique tout, depuis l'élevage, jusqu'aux ingesta, aux circumfusa, à l'habitat, aux maladies et aux indispositions, ait été commun à chaque membre de la famille ». Ce sont précisément ces hérédo-tuberculeux — tuberculeux latents plus qu'hérédo-dystrophiques — qu'une rougeole, une coqueluche, une grippe transformeront en phtisiques.

L'emploi de la *tuberculine* sous la forme, soit *d'injection sous-cutanée*, soit d'application dans l'œil (*ophtalmo-réaction* de Calmette), soit de scarification de la peau (*cuti-réaction* de von Pirlict), soit d'injection intra-dermique (*intra-dermo-réaction* de Ch. Mantoux), modifiée par Tedeschi (*auriculo-réaction*).

Le procédé de Mérieux (injection des produits tuberculeux à un animal préalablement tuberculisé), la *tuberculine-réaction précoce* de Marmorek, la *tuberculine-réaction indirecte* de Nattan-Larrier, l'*injection d'eau salée* (Hutinel), l'*ingestion d'iodure de potassium*, l'*épreuve du vésicatoire* de Roger et Josué, la *réaction de fixation* de Bordet-Gengou, la *réaction d'activation du venin de cobra* (Calmette), la *mesure de l'indice opsonique du sang* (Wright), la *séro-agglutination* d'Arloing et P. Courmont.

Nous allons revenir sur la valeur de quelques-uns de ces procédés dans le diagnostic de la tuberculose *pulmonaire*.

§ 2. — *Diagnostic de la tuberculose pulmonaire.*

Les signes et procédés précédents ont fait la preuve d'une imprégnation tuberculeuse actuelle ou passée; mais la lésion pulmonaire dont nous poursuivons le diagnostic n'est pas, *ipso facto*, et forcément, de même nature. Mais il est certains caractères revêtus par les signes pulmonaires, certains signes fonctionnels propres à la tuberculose pulmonaire, qui permettront généralement le diagnostic différentiel. Certains des procédés expérimentaux énumérés précédemment présentent généralement des variations intéressantes à connaître pour le diagnostic de la tuberculose pulmonaire elle-même.

Les principaux éléments du diagnostic de la tuberculose pulmonaire sont : les *signes stéthoscopiques*, matité, craquements, signes cavitaires, qui empruntent une grande valeur diagnostique à leur *localisation au sommet* du poumon ; *l'atrophie des muscles* des régions sus et sous-épineuses, sous-claviculaires et scapulo-humérales ; *l'examen radioscopique* montrant de l'obscurité des sommets ou des ganglions pulmonaires.

Parmi les *signes fonctionnels*, rappelons : la *toux*, *l'hémoptysie*, la *fièvre* et les *sueurs nocturnes*. La valeur diagnostique de ces différents signes physiques et fonctionnels a été appréciée ailleurs.

I. Valeur diagnostique des procédés de laboratoire. — Des éléments de diagnostic, plus importants encore peut-être, sont fournis par différents *procédés de laboratoire*, passés, en réalité, à l'heure actuelle, dans la clinique courante.

Parmi eux, la *présence du bacille de Koch dans l'expectoration* est au premier rang ; elle est pathognomonique. Cette recherche peut se faire par différents procédés. Par *coloration*, procédé excellent, quoi qu'on en ait dit, et qui, bien appliqué, laisse rarement passer inaperçu le bacille. Par *l'odeur des crachats :* en mélangeant dans un vase stérilisé 10 centimètres cubes de sérum de cheval avec 3 ou 4 centimètres cubes d'un crachat suspect, et en laissant le tout à l'air ou à l'étuve à une température de 37°,. on perçoit, au bout de trente à trente-six heures, une odeur très forte de spermine : Ferran l'attribue à un bacille saprophytique, le *bacille tuberculogène*, qui toujours accompagne le bacille de Koch [1].

Par l'*inoculation des crachats au cobaye*, on évitera l'erreur qui consiste à prendre un bacille acido-résistant (ne se décolorant pas par les acides), un bacille saprophytique, un bacille pseudo-tuberculeux pour un vrai bacille de Koch : c'est là, d'ailleurs, le seul moyen certain de diagnostic entre ces deux types de bacilles, variétés d'une même espèce.

Mais il peut arriver aussi que des examens microscopiques réitérés n'aient révélé aucun bacille et que l'inoculation au cobaye (tissu cellulaire sous-cutané de la cuisse) détermine la tuberculisation de cet animal. Ce fait a été observé pour la plupart des humeurs ou des tissus, mais sans que les auteurs aient songé à en tirer une signification clinique quelconque. Avec Mandoul, nous avons observé cette discordance de l'inoculation et de l'examen microscopique, au cours de la tuberculose pulmonaire, dans les tuberculoses *bénignes, atténuées*, notamment dans la *tuberculose pulmonaire abortive* et dans les *tuberculoses fibreuses post-pleurétiques* [2].

La *voie sous-cutanée* est préférable, on le sait,

---

[1] Rappelons que le saprophytisme du bacille de Koch, qui est à peu près accepté à l'heure actuelle, a été soutenu par Ferran, puis par Rénon et enfin par nous-même.

[2] Les classiques admettent, pour expliquer cette discor-

à la *voie péritonéale*. La *voie mammaire* (inoculation dans la glande mammaire d'un cobaye en lactation) a été préconisée par Nattan-Larrier et Griffon. Le crachat doit être, au préalable, chauffé à 54° (comme pour l'injection intra-péritonéale), pour éviter les suppurations de la mamelle.

La mise en évidence des bacilles dans les crachats des tuberculeux, par les *cultures,* n'est malheureusement pas un procédé très pratique.

La plupart des autres procédés, dits de laboratoire, seraient fort intéressants à étudier, non plus seulement au point de vue du diagnostic de l'infection tuberculeuse, mais au point de vue du diagnostic de la *tuberculose pulmonaire* et de ses rapports avec l'*évolution* et les *diverses formes cliniques* de cette maladie. Mais malheureusement, sauf en ce qui concerne le *séro-diagnostic* et l'*ophtalmo* et la *cuti-réaction*, les auteurs ne se sont guère préoccupés d'aborder ces intéressants problèmes cliniques.

Valeur diagnostique de la séro-agglutination. — L'étude des *rapports entre la séro-agglutination, la localisation anatomique et l'évolution de la tuberculose pulmonaire* a été, par contre, poursuivie avec beaucoup de sens clinique par Arloing, Bayle et Dumarest sur trois cents

dance, que le nombre très restreint des bacilles a pu échapper aux investigations. Pour Ferran, la tuberculisation expérimentale des animaux, dans ces cas, tient à l'existence d'un bacille *tuberculogène*, qui n'est pas encore acido-résistant. La bénignité des lésions par nous constatées en ces cas plaide en faveur de cette opinion.

tuberculeux pulmonaires du sanatorium d'Hauteville. Ces recherches ont montré, ainsi qu'on pouvait le prévoir, que la séro-agglutination offre certaines *variétés subordonnées à la forme anatomique et à l'évolution de la tuberculose pulmonaire.*

a. *Rapports de la séro agglutination avec les formes anatomiques de la tuberculose pulmonaire.* — Si l'on envisage en . *bloc* les totaux relativement à chaque forme anatomique, on est frappé, *à priori,* de la prédominance des résultats positifs dans les formes *fibreuses* (75,7 pour 100 + contre 2,8 pour 100 —) et *bronchiques* (70 pour 100 + et 13,5 pour 100 —) qui sont, en général, des formes *bénignes,* ainsi que dans les *ulcéreuses localisées non extensives* (70 pour 100 + et 0 —) où l'évolution est très torpide.

Par contre, les infections *pleurales superficielles,* éminemment favorables, ne nous donnent que 36 pour 100 + contre 18 pour 100 —, alors que les *pleurogènes profondes,* relativement plus graves, accusent 60 pour 100 + et 11 pour 100 —.

Dans la forme *fibro-caséeuse* commune, les moyennes générales restent élevées avec 61,8 pour 100 + et 11,8 pour 100 —. Il en est de même dans la *granulie discrète,* qui offre 64 pour 100 + et 7 pour 100 —.

b. *Rapports de la séro-agglutination avec les variétés de formes anatomiques principales.*

1° Dans les *formes* cliniques *parenchymateuses graves,* on voit les cas *assez favorables* atteindre 76 pour 100 des cas positifs contre 0 négatif, tandis que les cas *très bons* et *bons* réunis ne dépassent pas 57 pour 100 + contre 13 pour 100 —.

2° Il en est de même pour les formes *fibreuses*, où l'agglutination est si constante. Le pourcentage, de 67,9 pour 100 + et 3,7 pour 100 — dans les cas *très favorables*, monte à 100 pour 100 + et 0 — dans les cas *stationnaires* ou *assez bons*.

3° Dans les formes *caséeuses*, *subaiguës* ou *très évolutives*, *fébriles*, *graves*, les résultats sont très tranchés : tantôt complètement positifs, tantôt absolument négatifs, ces derniers pourtant en majorité.

4° Enfin, dans toute une série de formes cliniques à *localisations initiales extra-parenchymateuses*, dont le caractère commun est une bénignité relative, le pouvoir d'agglutination est parallèle à la courbe d'évolution.

C'est ainsi que, dans la *granulie discrète*, les cas très bons sont tous positifs, tandis que les assez bons ou stationnaires restent indécis ; dans les *pleurales profondes*, la réaction, très active dans les cas très bons, avec 75 pour 100, descend à 66 pour 100 dans les bons et à 50 pour 100 seulement dans les assez bons. De même, les *formes bronchiques* sont d'autant plus positives que l'évolution est meilleure (87,5 pour 100 des très bons et 50 pour 100 des assez bons).

5° C'est dans les *formes bronchiques* que l'on constate le pouvoir agglutinant le plus remarquable. Chez beaucoup de malades atteints de bronchite suspecte, où les signes manquaient pour poser nettement le diagnostic de tuberculose, le séro-diagnostic s'est montré très affirmatif.

Nous rapporterons ultérieurement, à propos du « Pronostic », les résultats de Arloing, Bayle et

Dumarest touchant les rapports de la séro-agglutination avec *l'évolution* de la tuberculose.

Valeur diagnostique de l'ophtalmo et de la cuti-réaction.

— Wolff-Eisner s'est efforcé, de son côté, d'établir la *valeur séméiologique* de *l'ophtalmo* et de la *cuti réaction*. Voici les résultats obtenus par cet auteur, tels que les a traduits et résumés G. Küss.

Le tableau suivant résume les observations de Wolff-Eisner :

ÉTAT DES SUJETS	PROPORTION CENTÉSIMALE DES RÉSULTATS POSITIFS OBTENUS AVEC	
	la cuti-réaction	l'ophtalmo-réac.
I. Lésions tuberculeuses légères des sommets avec fièvre nulle ou légère	80 %	70 %
II. Infiltration des lobes supérieurs. Fièvre.	70 %	60 %
III. Infiltrations étendues. Cavernes. Fièvre hectique.	17 %	28 %
IV. Sujets suspectés cliniquement de tuberculose.	80 %	60 %

De ces observations, l'auteur déduit les conclusions suivantes :

1° Les tuberculeux réagissent dans un grand nombre de cas, mais non constamment ; l'intensité des réactions n'est nullement proportionnelle à l'étendue et à la gravité des lésions tuberculeuses et des symptômes morbides.

2° La proportion des résultats positifs est d'autant moindre, qu'on s'adresse à des tuberculeux plus avancés (aussi bien pour l'ophtalmo que pour la cuti-réaction). Dans les cas très graves, cette proportion devient minime et l'intensité de la réaction est alors très faible.

Nous avons, de notre côté, avec Garabédian et Gignoux, étudié l'ophtalmo-réaction au cours de quelques-unes des *formes cliniques* de la tuberculose pulmonaire, sur un nombre de malades trop peu considérable à la vérité (vingt malades), pour nous permettre des conclusions formelles. Néanmoins, voici ce que nous avons observé.

Dans les formes *fibro-caséeuses communes*, nous avons obtenu, dans 50 pour 100 des cas, une réaction positive. Dans les fibro-caséeuses *peu extensives*, c'est à-dire à *prédominance fibreuse*, les cas positifs ont atteint 100 pour 100; alors que, dans les formes *fibro-caséeuses extensives*, dont quelques-unes touchaient, par leur allure évolutive, à la phtisie galopante, nous n'avons plus eu que 25 pour 100 + et 75 pour 100 —. Les tuberculoses pulmonaires fibreuses nous ont fourni 66 pour 100 + et 33 pour 100 —, se rapprochant ainsi des phtisies fibro-caséeuses faiblement extensives. Dans la tuberculose pulmonaire abortive comme dans la granulie discrète : 50 pour 100 +. Enfin, deux cas de *phtisie congestive* ont présenté tous deux une réaction négative; l'un d'eux était en pleine poussée de *granulie pulmonaire ultime* dix jours avant sa mort.

Valeur diagnostique de la réaction de fixation. — La réaction de fixation, d'après F. Bezançon et H. de Serbonnes, donne des résultats variables, même avec une technique rigoureuse, à cause des oscillations de la courbe des sensibilisatrices. D'un jour à l'autre, les sensibilisatrices disparaissent du sérum des tuberculeux. Cette disparition ne se fait pas au hasard, mais se voit au début des poussées évolutives aiguës. La réaction de fixation, qui a une grande valeur scientifique, puisqu'elle ne se voit que chez les tuberculeux et manque chez les individus sains, *ne peut, par suite de ces oscillations, servir au diagnostic de la tuberculose.*

Valeur diagnostique de l'examen morphologique et de la numération du bacille de Kock. — Enfin il est un dernier procédé de laboratoire des plus précieux au point de vue du diagnostic de la tuberculose pulmonaire et de ses formes cliniques, et qui permet de plus, et surtout, de suivre pas à pas l'évolution du processus tuberculeux considéré : c'est la recherche des bacilles de Koch, et plus spécialement de leur nombre et de leur morphologie, ainsi que nous l'avons montré avec Mandoul. On voudra bien se reporter à ce que nous en avons déjà dit antérieurement. (V. *Valeur séméiologique du bacille de Koch*, p. 42, et *Évolution de la phtisie commune*, p. 412.)

II. — Diagnostic différentiel de la tuberculose pulmonaire. — Le *diagnostic différentiel de la tuberculose pulmonaire* a été déjà abordé, d'une façon presque complète, à propos de l'étude de chacune des formes cliniques. Nous n'y reviendrons ici que pour séparer, d'une façon générale, la tuberculose pulmonaire des *pseudo-tuberculoses*, de la *syphilis* et du *cancer pulmonaire*.

Le nombre des *pseudo-tuberculoses*, ainsi que le dit Rénon, est très élevé, et la question du saprophytisme du bacille de Koch permet de faire rentrer dans ce groupe toute une série d'affections produites par des bacilles acido-résistants. Au point de vue pratique, nous examinerons seulement ici, à la suite de Rénon, les pseudo-tuberculoses *mycosiques* dont l'étude est complète, c'est-à-dire l'*aspergillose*, l'*actinomycose* et les *mucormycoses*.

L'*aspergillose* est une mycose de forme pseudo-tuberculeuse, due à l'envahissement de l'organisme par un champignon, l'*aspergillus fumigatus*, dont l'action a été découverte en France par Dieulafoy, Chantemesse et Widal, et l'étude clinique complète édifiée par Rénon. Le diagnostic de la tuberculose et de l'aspergillose *pulmonaire* ne peut être fait par la clinique, les signes fonctionnels et physiques des deux affections étant semblables, malgré quelques faibles nuances cliniques. On songera à l'affection quand le malade, par sa profession, aura été exposé à manier souvent les graines ou les farines (gaveurs de pigeons, peigneurs de chevaux, meuniers, grainetiers, etc.); et la probabilité deviendra certitude si, en même temps qu'en l'absence de bacilles de Koch, on trouve du mycélium dans l'expectoration (coloration à la thionine). La culture et l'inoculation seraient indispensables au cas où la coloration serait négative.

L'*actinomycose*, magistralement étudiée en France par Poncet, Bérard et Dor, peut, dans sa localisation pulmonaire (A. Pic), simuler également la tuberculose pulmonaire. Le diagnostic ne peut être fait qu'assez tardivement, au cas d'ouverture du foyer dans les bronches. En ce cas, l'expectoration est couleur chocolat, puriforme, contenant à la fois du pus et du sang. A l'examen microscopique, on trouve les *grains jaunes* pathognomoniques (feutrages mycéliens avec crosses actinomycosiques). Rappelons que les actinomycosiques donnent les réactions à la *tuberculine* les plus caractéristiques et les *séro diagnostics* les plus nettement positifs, — à un pourcentage, pour ces derniers, qui n'est réalisé que par les tuberculoses bénignes [1].

La troisième pseudo-tuberculose, de fréquence et d'importance moindres, d'ailleurs, que les deux précédentes, est la *mucormycose*, provoquée par le *rhizomucor parasiticus* (Lucet et Costantin). L'examen microscopique et l'inoculation des crachats révélera l'existence de ce dernier parasite.

Le diagnostic de la *syphilis du poumon* est des plus difficiles, ainsi que l'a montré Bériel, qui nous servira de guide dans cet exposé.

---

[1] Le rapprochement de ces constatations avec celles de la fréquence de l'association des lésions tuberculeuses et actinomycosiques, précisément sur le terrain pulmonaire (observations de Pic et Naussac), la constatation fréquente d'actinomycose dans des familles de tuberculeux, l'existence des formes actinomycosiques du bacille de Koch (Bataillon et Terre, Arloing), plaident en faveur de l'hypothèse du rapprochement, sinon de l'identification, des deux maladies.

Deux points principaux marquent les étapes du diagnostic de la syphilis pulmonaire. Il faut, en premier lieu, songer à la syphilis, c'est là le point essentiel ; et comme le praticien observe assez rarement des pneumopathies syphilitiques, il lui arrivera fatalement de les oublier au moment utile. La deuxième étape consiste à utiliser cette possibilité de syphilis, à en admettre ou en repousser la certitude en se basant sur des caractères différentiels.

Le premier point ne peut être établi qu'en ayant présents à l'esprit les divers aspects des syphiloses pulmonaires qui peuvent simuler la tuberculose pulmonaire. C'est ainsi que Bériel décrit :

Des *formes bronchitiques - chroniques* qui simulent tout à fait les diverses tuberculoses fibreuses, denses ou disséminées. A noter, pour accroître les difficultés du diagnostic, que la tuberculose, chez les syphilitiques, donne plus particulièrement lieu à des formes fibreuses.

Des *formes pneumoniques* rares, analogues soit à la *pneumonie hyperplasique* tuberculeuse, soit à la *pneumonie chronique pleurogène*.

Des *formes cavitaires*, de beaucoup les plus nombreuses, dues à des bronchectasies associées à des lésions variées, et qui ressemblent beaucoup à la *phtisie chronique commune* à la période cavitaire.

Enfin, les *poussées aiguës* ou les *débuts aigus* simulant la broncho-pneumonie tuberculeuse.

La plupart de ces formes cliniques de la syphilis du poumon ont été distinguées déjà des formes cliniques similaires de la tuberculose pulmonaire ; nous nous bornerons ici à l'exposé des *données générales du diagnostic.* Les points principaux à utiliser pour le diagnostic sont :

1° La notion même d'une syphilis antérieure, héréditaire ou acquise ;

2° La coïncidence de lésions syphilitiques certaines : lésions cutanées ou osseuses, lésions laryngées, etc. ; sans oublier la concomitance d'affections qui doivent être considérées comme des indices de syphilis : tabes, anévrysme de l'aorte, paralysie générale ;

3° La localisation des lésions à la partie moyenne des poumons ;

4° L'essai du traitement spécifique ;

5° La recherche de la réaction de Wasermann pour la syphilis, et, d'autre part, la mise en œuvre des procédés d'exploration qui permettent d'affirmer la tuberculose (bacilles dans les crachats, etc.).

Le *cancer broncho-pulmonaire* n'est pas difficile à distinguer de la tuberculose pulmonaire commune, si l'on trouve réunis chez un malade les symptômes les plus caractéristiques, tels que : l'expectoration gelée de groseille, l'adénopathie indolente et ligneuse du creux sus-claviculaire, les symptômes de la compression des organes du médiastin, les signes physiques d'une induration étendue du poumon qui persiste sans se ramollir, avec des douleurs rebelles à tout traitement et une dyspnée très marquée, l'absence ou la faible élévation de la fièvre, la constatation de cellules cancéreuses dans l'expectoration, enfin et surtout la présence d'une tumeur cancéreuse dans une région quelconque du corps (mamelle, organes génitaux, œil). Mais, à son début, le cancer du poumon peut être difficile à distinguer : une toux sèche et quinteuse, de la dyspnée, un amaigrissement progressif sont souvent, en effet, les premiers signes de l'affection, et ce n'est guère que l'apparition de l'un des signes précédents, en même temps que l'absence des signes de certitude de la tuberculose pulmonaire, qui mettent un jour sur la voie du diagnostic.

§ 3. — *Diagnostic des lésions anatomiques.*

Le diagnostic de tuberculose pulmonaire posé, il y a intérêt, — avant d'aborder le diagnostic plus complexe de la *forme clinique*, et qui résulte du groupement de tous les ordres de symptômes, — il y a intérêt, dis-je, à remonter à la lésion elle-même, à établir le *bilan des lésions*, d'ordre souvent très variable, présentées par un poumon tuberculeux. Ce sont les éléments essentiels et indispensables pour préciser la *modalité évolutive* de la tuberculose pulmonaire considérée, étape ultime du diagnostic phtisiologique.

C'est ainsi qu'il y aura intérêt à savoir reconnaître et à faire la part de lésions variées, telles que la *sclérose*, l'*infiltration caséeuse*, le *processus pneumonique*, l'*emphysème*, les *adhérences pleurales*.

I. Sclérose pulmonaire. — La *sclérose pulmonaire* répond au syndrome physique de condensation pulmonaire caractérisé par : la matité, l'exagération des vibrations vocales, le souffle bronchique, la pectoriloquie aphone, la broncho-phonie, l'opacité aux rayons X.

L'existence d'une sclérose pulmonaire, au voisi-nage ou concomitamment avec d'autres lésions tuberculeuses, peut prêter à quelques erreurs. C'est ainsi qu'une poussée de bronchite au niveau d'un bloc fibreux pourra en imposer soit pour une broncho-pneumonie, à cause du souffle, soit pour une infiltration caséeuse, à cause du caractère métallique des bruits.

II. Infiltration caséeuse. — L'infiltration caséeuse ne peut guère être affirmée qu'à la période de ramollissement. À ce moment, des *cra-quements*, surtout humides, permettront d'affirmer là ce diagnostic anatomique. Nous avons longue-ment insisté déjà sur les caractères différentiels du craquement (V. p. 333), pour ne pas y revenir ici.

III. Processus pneumonique. — Un petit souffle tubaire voilé et doux comme le souffle pleurétique, un foyer de râles sous-crépitants fins ou de râles crépitants, de la bronchophonie et de l'égophonie, dénoncent une poussée de pneumo-nie, sans qu'il soit d'ailleurs possible de prévoir s'il s'agit d'un foyer devant passer à la résolution ou au contraire à la caséification en bloc.

Il faut savoir, d'autre part, qu'au début de toute poussée tuberculeuse aiguë, on peut percevoir, avec plus ou moins de netteté, les signes pneumo-niques précédents; car, ainsi que l'a montré Tri-pier, tout processus tuberculeux prend plus ou moins une allure pneumonique.

IV. Emphysème. — Une respiration rude et bronchique, l'expiration prolongée, une augmentation de la sonorité à la percussion répondent à la *respiration de suppléance* qui caractérise l'emphysème. Nous avons dit déjà, en effet, qu'avec Tripier et Paviot il faut considérer l'expiration prolongée, l'obscurité respiratoire et, dans une certaine mesure, la respiration saccadée, comme dues à des lésions disséminées de sclérose pulmonaire.

Obstacle apporté par l'emphysème au diagnostic des lésions de la tuberculose pulmonaire. — Les lésions d'emphysème, satellite obligé de toutes les lésions tuberculeuses, jouent un rôle clinique important dans le diagnostic lésionnel de la plupart des tuberculoses pulmonaires, ainsi que l'a indiqué récemment Tripier.

L'emphysème, en effet, empêche souvent de découvrir les lésions de la tuberculose; mais, de plus, il ne permet pas d'apprécier exactement leur étendue dans tous les cas et à toutes les périodes de la maladie. « Aussi, du fait de l'emphysème qui les accompagne, les lésions tuberculeuses ne sont pas ou sont peu appréciables au début, — et, dans tout le cours de l'affection les signes qui s'y rapportent indiquent toujours des lésions moins étendues qu'elles sont en réalité, souvent même dans des proportions considérables. » (Tripier.)

C'est ainsi qu'au cours de la *tuberculose abortive*, les signes d'emphysème (expiration prolongée, sonorité augmentée), masquent dans une certaine mesure les signes de la sclérose, d'ailleurs légère.

C'est encore l'emphysème qui, *au début* de la tuberculose pulmonaire, masque la *bilatéralité* des lésions, qui est la règle d'après Tripier.

L'emphysème prédominant d'un côté favorise la cicatrisation des lésions légères qui s'y trouvent, et s'oppose ensuite, pendant un temps plus ou moins long, à l'évolution de poussées nouvelles; ou, si celles-ci se produisent, elles ont plus de tendance à la cicatrisation, et en tout cas à un développement moindre; de plus, elles ont une *localisation plutôt au centre du lobe qu'à la périphérie* : les parties superficielles étant très emphysémateuses, ce sont les portions centrales qui en sont le siège. C'est pourquoi, conclue Tripier, les signes locaux de la tuberculose ne se rencontrent guère, au début, que d'un côté, les *signes de lésions doubles étant déjà un indice de lésions avancées peu susceptibles de guérison.*

C'est encore à l'emphysème que les signes d'auscultation d'une phtisie chronique ou subaiguë doivent d'être peu modifiés, par l'apparition de la *poussée de granulations ultimes* qui emporte habituellement ces malades. Il en est de même pour les *granulies généralisées.*

V. Adhérences et symphyse pleurales.

— Comme l'emphysème, les adhérences symphysaires des plèvres ont un rôle important dans la séméiologie de la tuberculose pulmonaire. En réalité, elles ne correspondent bien manifestement, d'après Tripier, qu'à une *diminution de la respira-*

tion dans la région où elles existent, et les divers bruits anormaux qu'on peut rencontrer à ce niveau doivent être considérés comme produits par des *lésions du tissu pulmonaire correspondant.*

Comme l'emphysème, une symphyse pleurale étendue du sommet à une grande surface du poumon, et parfois à sa totalité, a *tendance à atténuer tous les signes attribuables aux lésions pulmonaires.* C'est ainsi qu'avec une *symphyse pleurale totale* chez un *tuberculeux à la période ultime*, on peut ne percevoir aucun souffle, ni les bruits cavitaires qui se produiraient certainement si les mouvements respiratoires étaient suffisamment libres (Tripier).

Enfin, terminons ce rapide aperçu du *diagnostic des lésions anatomiques* par cette notion générale que nous empruntons encore à Tripier, et qu'on ne saurait trop souvent avoir présente à l'esprit : *Les signes de tuberculose pulmonaire donnent dans tous les cas et à toutes les périodes des indications qui sont au-dessous de la réalité pour ce qui concerne l'importance des lésions.*

CHAPITRE II

DIAGNOSTIC DE DÉBUT OU DIAGNOSTIC PRÉCOCE
DE LA TUBERCULOSE PULMONAIRE

§ I. — *Ce qu'on doit entendre par « début »*
de la tuberculose pulmonaire.

I. Erreur fondamentale des classiques sur la notion du début de la tuberculose pulmonaire. — Depuis fort longtemps, tous les auteurs ont insisté sur la nécessité du dia-

gnostic précoce de la tuberculose pulmonaire. Mais,
alors que Laënnec, Louis, Grisolle, Woillez considéraient ce début comme caractérisé par la toux,
les crachats, la fièvre, la bronchophonie et les
craquements, Grancher montrait que ce début
devait être reporté à une époque bien antérieure.
Rappelant les idées de Bayle, qui décrivait une
période de *phtisie occulte* ou en *germe* précédant
toujours les trois périodes classiques de la tuberculose pulmonaire, cet auteur insistait à son tour
sur l'existence de cette *période de germination* des
tubercules, précurseur de la *conglomération* de ces
derniers. Le diagnostic du *début* de la tuberculose
pulmonaire devait donc remonter jusqu'à la phase
de germination. La notion était fort exacte, et les
recherches anatomiques ultérieures, ainsi que nous
l'avons indiqué, ont toutes montré la fréquence de
cette *tuberculose latente* précédant la tuberculose
pulmonaire. Mais, où l'erreur de Grancher com-
mença, ce fut lorsqu'il voulut assigner des signes
à cette période de germination : la rudesse de la
respiration, sa faiblesse ou son rythme saccadé
perçus à un sommet caractérisèrent, pour cet
auteur, le *début* de la tuberculose pulmonaire.

Acceptant sans discussion sur ce point les
idées de Grancher, nombre d'auteurs, aux signes
purement stéthoscopiques de Grancher, ont ajouté
nombre de signes fonctionnels ou généraux. Nous
nous proposons d'établir que la plupart d'entre
eux, pas plus que les signes de Grancher, ne se
rapportent au début réel, évolutif de la tuberculose pulmonaire, et qu'ils traduisent, pour le dire
de suite, une tuberculose, soit latente, soit abor-

tive ou atténuée, soit encore l'imprégnation tuberculeuse de l'organisme. On trouvera l'énumération
et la discussion de la valeur de ces signes « de
début » de la tuberculose, exposées, suivant les idées
classiques, dans les belles études de Achard,
Mariani et Rénon. Nous en avons nous-même
abordé et discuté plus d'une fois la valeur réelle,
dans le diagnostic précoce de la tuberculose pulmonaire, à propos de l'exposé de la « séméiologie
générale » des tuberculoses abortives et latentes et
du diagnostic de l'infection tuberculeuse. Cela
nous dispensera ici de nombre de détails déjà
exposés. Nous étudierons ensuite les signes réels,
selon nous, du début vrai, évolutif, des principales formes cliniques de la tuberculose pulmonaire.

**II. Les prétendus « signes de début »
de Grancher se rapportent à la tuberculose pulmonaire abortive ou aux reli-
quats des poussées de pleurite tuberculeuse à répétition**. — Le premier, Bard a eu
tout le mérite de montrer le point essentiel de
l'erreur des classiques engagés à la suite de Grancher. « La plupart des signes que Grancher, dit-
il, donne comme appartenant aux lésions de début,
en vue d'un diagnostic précoce, s'appliquent beaucoup plus exactement aux lésions abortives. » « Ces
lésions, dit-il encore, ne méritent à aucun titre
le nom de lésions de début qu'on leur donne
quelquefois, par une confusion plus ou moins
irréfléchie entre les deux données, cependant
différentes, de lésions légères et de lésions de

début. Le plus souvent, l'existence des lésions abortives ne se révèle que quand leur début est déjà très éloigné, et il importe de se mettre en garde contre la confusion de ces deux données. »

Ls discussion soulevée récemment par F. Bezançon, à la Société médicale des hôpitaux de Paris, à propos de la valeur séméiologique de l'un des signes de Grancher, « la diminution du murmure vésiculaire, » a montré que, depuis longtemps déjà, nombre de cliniciens considéraient comme erronées les idées classiques. C'est ainsi que Faisans estime qu'il est assez rare que la diminution du murmure vésiculaire ait la signification d'un signe de début. Barth admet que cet affaiblissement du murmure ne se voit que rarement dans la tuberculose au début, et ne s'observe guère que dans les « formes scléreuses », et qu'enfin et surtout F. Bezançon fait de cette anomalie respiratoire un signe de tuberculose guérie ou arrêtée, de tuberculose latente, de tuberculose atténuée.

Pour nous, l'observation prolongée de nombre de malades porteurs des signes de Grancher nous a conduit, tout d'abord, à la signification suivante de chacun des trois signes en question : la diminution du murmure vésiculaire et la respiration saccadée sont fonction des poussées de pleurite tuberculeuse à répétition (sur la modalité clinique desquelles nous avons déjà insisté), ayant entraîné une symphyse pleurale partielle dans le premier cas, ayant laissé un dépoli pleural dans le second. La rudesse respiratoire est également, cela n'est pas plus douteux, la traduction d'une sclérose discrète avec emphysème d'un sommet.

De plus, à prendre ces trois signes dans leur signification clinique générale, nous pouvons dire que nous les avons toujours observés (à part l'obscurité respiratoire toutefois, dans deux cas isolés) sans signes généraux ou fonctionnels accompagnateurs. Parfois, ces malades ont présenté des hémoptysies violentes, mais les signes stéthoscopiques apexiens n'en subissaient aucune modification : témoin cette malade que nous retrouvâmes, quatre ans plus tard, à la clinique du professeur Bondet, d'où elle était partie pour Hauteville avec des hémoptysies profuses qui l'avaient fait envoyer ultérieurement à Alger, et qui rentrait à l'Hôtel-Dieu pour un rhumatisme tuberculeux ; à travers ces avatars successifs, les signes étaient restés à ce point les mêmes, que les descriptions faites, à quatre années d'intervalle, par un observateur différent étaient calquées l'une sur l'autre.

C'est qu'en effet le second point, non moins démonstratif de la thèse que nous soutenons, c'est que toujours ces signes de Grancher se sont présentés à nous, ainsi qu'à F. Bezançon, comme des symptômes *permanents* et non pas comme des symptômes passagers, transitoires, devant bientôt faire place à des râles humides ou des craquements. Nous possédons même nombre d'observations de jeunes gens, revus dans ces conditions après leur *service militaire;* de jeunes femmes après *une grossesse*, avec les mêmes immuables signes de Grancher ; et personne ne niera l'influence aggravante, essentiellement, de l'une et l'autre de ces conditions extrinsèques auxquelles peut être soumis un tuberculeux.

Les signes de Grancher sont donc, en conclusion, les signes, soit d'une tuberculose abortive, soit d'une pleurite tuberculeuse à répétition ; ils sont donc en rapport, presque toujours, non pas avec un début de tuberculose, mais avec une lésion tuberculeuse presque toujours guérie, ou qui ne va pas tarder à l'être.

III. Les signes fonctionnels ou généraux de « début » des auteurs sont, la plupart, soit des signes de tuberculose latente, soit ceux des localisations diverses d'une tuberculose atténuée (tuberculose inflammatoire). — Les signes fonctionnels ou généraux « de début » des auteurs sont, la plupart, soit des signes de tuberculose latente, soit ceux des localisations diverses d'une tuberculose atténuée (tuberculose inflammatoire). Il en va à peu près de même des signes fonctionnels ou généraux signalés par les classiques comme signes « de début de la tuberculose pulmonaire », et qui presque tous répondent à des signes de tuberculose latente ou atténuée.

Ce sont bien des signes de tuberculose latente, d'imprégnation tuberculeuse, d'hérédo-tuberculose parfois aussi que : l'habitus dit prétuberculeux, au facies et au thorax si souvent décrits; l'instabilité thermique; l'abaissement de la pression artérielle, la chloro-anémie, etc. Comme les signes de Grancher, ils persisteront des années, toute la vie du malade, sans même aboutir forcément à la phtisie.

Tous les procédés expérimentaux ou de laboratoire, nous l'avons dit, traduisent, malgré l'illusion des auteurs, non pas un début évolutif de la tuberculose, mais seulement une infection tuberculeuse latente. Cette infection est-elle stationnaire ou active? Aucun d'eux ne permet pas même, non plus, de l'affirmer.

Enfin, des signes tels que l'albuminurie prétuberculeuse de J. Teissier, les différentes modalités du rhumatisme tuberculeux, la névralgie sciatique ou faciale, l'hypertrophie thyroïdienne, l'asthme, la pleurésie, etc., traduisent les localisations diverses du virus tuberculeux. La plupart d'entre eux sont d'ailleurs les manifestations d'une tuberculose atténuée, migratrice souvent : la tuberculose inflammatoire de Poncet.

§ 2. — Les signes de « début » vrai.

I. Les signes « de début » vrai sont uniquement ceux d'un début évolutif. — Les signes donnés par les auteurs comme « signes de début », aux fins du diagnostic précoce, ne se rapportent donc pas au début réel de la tuberculose pulmonaire. Il faut réserver ce terme, en effet, au début de l'*évolution* d'une lésion tuberculeuse, au *début évolutif* de la tuberculose pulmonaire. Mais, dira-t-on, souvent cette dernière est précédée de lésions latentes, ganglionnaires, par exemple, qui sont bien, en réalité, le début de l'invasion tuberculeuse de l'organisme. Le qualificatif de « signes de début » appliqué ici serait encore des plus mal choisis; il aurait l'inconvénient de faire naître l'idée, justement, d'une évolution ultérieure du processus tuberculeux, qui souvent n'a pas lieu. Le terme de tuberculose « latente », qui ne préjuge en rien de l'avenir, est, par contre, le terme de choix. Mais, dans certains cas, dans ceux où les signes de la tuberculose latente auront immédiatement précédé les signes d'une tuberculose pulmonaire évolutive, comme, par exemple, la tachycardie, signe avant-coureur fréquent des phtisies subaiguës ou aiguës, les signes de tuberculose latente deviennent, mais seulement en ces cas, des signes de début évolutif.

II. Signes de début communs à toute tuberculose pulmonaire évolutive. La triade pathognomonique de Morton. — Le début de toute tuberculose pulmonaire devant évoluer est caractérisé par un ensemble de symptômes *communs* à toutes les formes cliniques, et qui sont surtout des symptômes généraux et fonctionnels. Quelques formes cliniques présentent, en outre, à leur début, certains symptômes, signes physiques surtout, que nous indiquerons ensuite.

Ainsi que le dit Plicque, « les troubles fonctionnels de la phymie commençante étaient, jadis, analysés jusqu'à la minutie par les vieux cliniciens. Pendant des siècles ils constituèrent, en effet, le seul moyen de diagnostic. Leur étude est aujourd'hui beaucoup trop délaissée. » Morton distinguait trois signes pathognomoniques de la phymie commençante : la toux, la fièvre et l'amaigrissement. Après bien des siècles, ce trépied phymique, si simple à reconnaître, garde pour le

clinicien toute sa valeur (Plicque). La constance
et la précocité de ces trois signes sont, en effet,
quoi qu'en pensent nombre de phtisiologues
modernes, remarquables. Nous y ajouterons toutefois les *troubles dyspeptiques* qui doivent, selon
nous, prendre rang au nombre des signes de début
constants.

C'est en raison de leur régularité que nous
séparerons les quatre signes précédents d'un certain nombre d'autres signes fonctionnels non moins
caractéristiques, mais qui peuvent, à la rigueur,
faire défaut au début d'une phtisie. Ce sont :
l'anémie avec irrégularité de la menstruation, les
sueurs nocturnes, les palpitations, la tachycardie,
les signes physiques.

A. SIGNES DE DÉBUT CONSTANTS : 1° *La toux*.
« La toux, écrivait Pidoux, est le premier et le
dernier symptôme de la phtisie pulmonaire. Quand
elle manque, la signification négative de son
absence est presque absolue. » Plus brièvement,
Bœrhaave avait dit : « *Tussis nunquam abest*, » et
Laségue : « Un malade qui ne tousse pas, n'est
pas un phtisique. » Cette toux présente, d'ailleurs,
des caractères variables : le plus souvent quinteuse
(*ad quintam horam*), elle survient le matin, au
réveil. Mais elle peut être aussi atténuée et presque
insignifiante ; c'est alors qu'elle échappe au malade
lui-même, qui l'attribue à une simple irritation,
ou répond, pressé de questions, qu'il « tousse comme
tout le monde ».

Une toux un peu tenace, même très bénigne d'apparence et simulant un simple rhume, constitue
donc un symptôme qui doit donner l'éveil sur

la possibilité d'une tuberculose commençante.
« Malheur, écrivait Laënnec, à l'homme qui
s'enrhume pour la première fois après l'âge de
vingt ans et avant celui de soixante ans. » Louis,
de son côté, attachait une signification particulière,
pour le diagnostic de la toux phymique, à une particularité négative : l'absence du coryza et des
éternuements au début du rhume. Ceux-ci, en
effet, ne font guère défaut, ni dans la bronchite
ordinaire, ni dans la grippe (Plicque).

La toux émétisante de Morton n'est un signe précoce
que dans les formes cliniques nettement évolutives.

2° *La fièvre.* La fièvre ne manque jamais au
début de la tuberculose pulmonaire. Le tout est de
la rechercher systématiquement, car fréquemment
le malade ne s'aperçoit même pas de sa poussée
fébrile. « La fièvre est bien mieux perçue par le
médecin que par le malade, » a dit Pidoux. On
fera prendre la température trois fois par jour : à
neuf heures du matin, à trois heures de l'après-
midi et à dix heures du soir, et cela pendant
plusieurs jours consécutifs. Toujours alors on
notera une élévation thermique atteignant au moins
37°,7-38° le soir ou dans la journée. Mais,
dès ce moment, on notera, de plus, la tendance
hypothermique matutinale de la fièvre tuberculeuse, et de plus, ainsi que l'a fort bien remarqué Daremberg, entre le maximum et le minimum des températures journalières, un écart
atteignant ou dépassant 0°,7, alors que l'écart
normal n'est guère que de 0°,4 à 0°,5.

3° *L'amaigrissement.* L'amaigrissement n'est pas
moins constant au début de la tuberculose pulmo-

naire. Ce troisième et dernier signe pathognomonique de Morton est même, peut-être, le plus caractéristique de tous. L'émaciation porte non seulement sur l'embonpoint apparent, mais aussi, et
plus encore tout au début, sur les muscles, dont la
consistance à la palpation est nettement diminuée
(Plicque).

4° *Troubles dyspeptiques*. Ils ne manquent guère
au début de l'invasion phymique. Ils consistent
essentiellement en une *diminution notable de
l'appétit* qui porte principalement sur les viandes.
Souvent il s'y ajoute des signes d'un embarras
gastro-intestinal léger : langue saburrale, diarrhée
ou constipation.

B. Signes de début inconstants. Pour être moins
constants, leur valeur n'est pas moindre, lorsqu'on
les constate, pour l'affirmation du début d'une
tuberculose pulmonaire.

L'*anémie* est presque un signe aussi fréquent
que les précédents, mais il est d'appréciation plus
difficile. La pâleur du visage surtout, l'*irrégularité
de la menstruation* allant jusqu'à l'*aménorrhée* en
sont les manifestations les plus tangibles.

Les *sueurs nocturnes*, lorsqu'elles accompagnent
la fièvre, achèvent de caractériser cette dernière.

Les *palpitations*, mais surtout la *tachycardie*,
sont, eux aussi, de bons signes de début. Après
Lasègue, Faisans a insisté sur la valeur de la
tachycardie comme signe particulièrement précoce, — symptôme prémonitoire même, dit-il. —
de la tuberculose pulmonaire. Mais presque toujours les formes de tuberculose qui s'annoncent
ainsi comportent un pronostic très sévère (Faisans).

Sur les deux cas de tachycardies précoces observés par nous, l'un aboutit à une pneumonie caséeuse et l'autre à une granulie.

Et les *signes stéthoscopiques*, dira-t-on, n'existent-ils donc pas au début de la tuberculose pulmonaire? Ils existent, en effet, mais bien moins précoces que les signes fonctionnels ou généraux. Ce ne sont pas, d'ailleurs, ceux signalés par les classiques, la triade de Grancher, ainsi que nous l'avons dit. Au risque de soulever maintes contradictions, nous dirions que les seuls signes stéthoscopiques précoces d'un début évolutif ce sont les *craquements*. Chez une malade contaminée par son mari, il nous fut donné d'assister au début de sa tuberculose pulmonaire, dont elle devait mourir un an plus tard ; averti par l'ensemble des signes précédents, et surtout l'élévation constante d'une température au voisinage de 38°,5, un mois durant, nous auscultâmes avec la plus grande attention les sommets, précisément avec l'idée d'observer les premiers signes stéthoscopiques ; après avoir varié à plusieurs reprises sur le sommet à incriminer, au hasard d'une respiration qui nous paraissait tantôt obscure, tantôt rude, à l'un, puis à l'autre sommet, nous ne fûmes définitivement fixé sur le sommet frappé qu'à l'apparition de petits craquements, secs d'abord, puis rapidement humides.

Enfin il est un mode d'examen, trop négligé depuis que la triade de Grancher s'est imposée comme signe de début : c'est la recherche du bacille de Koch dans l'expectoration. Avec la notion du début évolutif, on pourra facilement se convaincre que la présence du bacille, bien que ne se produisant qu'au moment du ramollissement du premier foyer caséeux, n'est pas un signe aussi tardif qu'on l'a dit. Il constitue de plus un signe de certitude qui n'est pas à négliger au début de la phtisie. On pourra d'ailleurs s'aider de l'*inoculation au cobaye*, et, de plus, au cas d'expectoration nulle ou insignifiante, user du procédé en usage dans les sanatoria allemands. C'est ainsi que Mœller propose de faciliter l'expectoration, soit par l'administration interne d'iodure de potassium, soit par l'application, le soir, d'un enveloppement hydrothérapique (drap mouillé froid) laissé en place toute la nuit.

III. Signes de début particuliers à quelques formes cliniques de la tuberculose pulmonaire.

— Les signes précédents sont communs, avons-nous dit, à toutes les formes de la tuberculose pulmonaire. Ils traduisent la survenue de la poussée tuberculeuse en territoire pulmonaire, que cette dernière même constitue la poussée initiale ou même qu'il s'agisse d'une poussée secondaire au cours d'une phtisie déjà constituée. Ce sont, en effet, des signes à peu près semblables que nous avons signalés à propos de l'étude de l'évolution de la phtisie commune.

Mais, de plus, il faut signaler que certaines formes cliniques présentent, en outre, quelques symptômes particuliers qui permettent, dans une certaine mesure, d'en faire le diagnostic précoce.

C'est ainsi que la *forme congestive* débute, le plus souvent, par une hémoptysie avec foyer conco-

mitant de pneumonie hémorragipare appréciable
à une auscultation un peu méthodique.

La *pneumonie tuberculeuse* débute par les mêmes
signes qu'une pneumonie franche, mais avec justement, en plus, les signes de l'imprégnation tuberculeuse que nous venons d'indiquer. C'est là
également le début de la pneumonie hyperplasique tuberculeuse.

La *phtisie galopante* débute parfois comme une
bronchite ordinaire, avec râles sibilants et ronflants
d'abord généralisés. Puis les jours suivants, alors
que l'un des poumons se dégage, l'autre paraît se
prendre davantage : les râles y deviennent plus fins,
plus nombreux, se conglomérant progressivement
en foyer.

Ce début, qui n'est pas fréquent dans la phtisie
galopante, est, au contraire, la règle dans la *broncho-pneumonie tuberculeuse,* et l'on comprend que
le diagnostic soit alors impossible entre ces deux
formes, à une période trop rapprochée du début.

Quant à la *granulie,* elle présente, à son début,
les seuls signes généraux que nous avons signalés
comme communs à toutes les formes de tuberculose au début : amaigrissement précoce, fièvre, tachycardie, etc., à un degré seulement plus notable.

Tels sont quelques-uns des signes qui pourront
permettre un diagnostic différentiel à l'origine,
entre les diverses formes cliniques de tuberculose
pulmonaire. Mais souvent il n'en est pas ainsi : le
mode de début ne peut permettre de prévoir l'évolution, et il faut laisser à la lésion de début le
temps d'évoluer un peu, de développer son type
pour permettre d'en fixer la modalité évolutive.

IV. Importance pratique des données précédentes.

— Les données précédentes acceptées, — c'est-à-dire la notion d'un début évolutif fondée à peu près sur les seuls symptômes fonctionnels ou généraux, à l'exclusion de la triade de Grancher, — ont des conséquences pratiques que nous tenons à préciser, car l'erreur classique nous paraît entacher, pour une part importante, toute la phtisiologie actuelle.

L'erreur de ces quelque trente dernières années, en effet, a consisté à attribuer à un début de tuberculose ce qui, en réalité, ressortissait à une tuberculose ancienne, guérie, atténuée, une tuberculose abortive. On a confondu ces deux données, pourtant différentes, de lésions *légères* et de lésions *de début*.

Il en est résulté, sur le terrain pratique, plusieurs conséquences éminemment fâcheuses. La première, c'est la propension des médecins, à la seule perception des signes de Grancher, à jeter l'alarme dans les familles et à imposer au malade des traitements difficiles ou des résolutions graves, telles que l'abandon d'une situation pour un exode méridional. Le second, c'est de fausser, dès l'origine, toutes les statistiques faites en vue d'apprécier la valeur de toute thérapeutique dirigée contre la tuberculose pulmonaire. Qu'y voyons-nous, en effet, même dans les plus sérieuses ? C'est que, dans la colonne des tuberculoses dites au début, les succès se comptent avec des pourcentages de 90 à 100 pour 100 ; ce qui veut dire que presque tous les tuberculeux traités au début, dit-on, n'ont pas poussé plus avant leur évolution, et l'on

en conclut naturellement à l'efficacité grande de la
médication employée qui a enrayé presque toutes
les tuberculoses pulmonaires contre lesquelles elle
a été dirigée. Et qui ne voit que toute médication,
que l'abstention elle-même eût produit des résultats
les mêmes, puisqu'on ne luttait guère que contre
des tuberculoses avortées, guéries en quelque sorte
avant d'avoir entrepris une évolution réelle.

Enfin, la troisième conséquence fâcheuse, c'est
d'entretenir, parmi les médecins et dans le public,
de grandes illusions quant à la curabilité de la
phtisie. Ne voit-on pas tous les auteurs qui ont
traité du « diagnostic précoce » de la tuberculose insister sur l'importance de ce dernier,
puisque, disent-ils, en soignant le malade au
début de son affection, on a les plus grandes
chances de le guérir. Comme en l'espèce, nous
l'avons démontré, diagnostic précoce veut dire
diagnostic d'une tuberculose abortive, atténuée,
bénigne, on comprend que l'optimisme classique
apparaît comme fort entamé, au moins dans une
de ses bases essentielles.

CHAPITRE III

LE PRONOSTIC GÉNÉRAL DE LA TUBERCULOSE PULMONAIRE

CURABILITÉ ET MORTALITÉ
ASSURANCES SUR LA VIE ET ACCIDENTS DU TRAVAIL

SOMMAIRE

I. *Curabilité de la tuberculose pulmonaire.* — Quelques opinions historiques. Nécessité de la distinction de la curabilité suivant les diverses formes cliniques. Tuberculoses pulmonaires curables. Phtisies rapidement mortelles. Phtisies à curabilité incertaine. Phtisies mortelles à longue échéance.

II. *Guérison apparente et guérison réelle.* — Les critériums de la guérison d'un phtisique. Critérium social et statistiques des compagnies d'assurance-invalidité allemandes. Durée moyenne de la survie des tuberculeux.

III. *Mortalité de la tuberculose pulmonaire.* — Sa fréquence aux différents âges. Statistiques diverses.

IV. *Tuberculose pulmonaire et assurance sur la vie.* — Veto trop absolu des compagnies d'assurances.

V. *Tuberculose pulmonaire et accidents du travail.* — Interprétation pathogénique du rôle des traumatismes thoraciques dans la tuberculose pulmonaire. État de la législation et de la jurisprudence françaises.

Il semble bien, à lire nombre de publications, même récentes, écrites dans les idées classiques, que la préoccupation presque exclusive du clinicien soit de poser un diagnostic précoce, en vue d'une thérapeutique que l'on proclame toujours devoir être alors efficace, si précoce elle est aussi. Mais il importe également de porter un pronostic sur le cas considéré, de pouvoir en prédire et en fixer l'évolution.

De ce pronostic, les classiques parlent fort peu, les uns parce qu'ils sont restés immuablement attachés à l'évolution fatale et simpliste de la tuberculose pulmonaire en trois degrés de Laënnec, les autres, plus observateurs, parce qu'ils ont été frappés du polymorphisme de la maladie, et, partant, de la diversité *des phtisiques*, qu'avec les seules idées classiques ils ne peuvent arriver à classifier aux fins du pronostic. Et cela est si vrai, que l'on voit de vieux cliniciens porter, en matière de tuberculose pulmonaire, des pronostics fort exacts, alors qu'ils sont incapables de *discuter* ces pronostics eux-mêmes, de faire apparaître clairement les raisons de leur appréciation, fondée, cependant, sur l'expérience.

Nous croyons qu'il est possible, à l'heure actuelle, de présenter les choses d'une manière plus encourageante, et cela justement grâce à la méthode d'analyse clinique qui a établi sur des bases désormais inébranlables la *multiplicité des formes cliniques* de la tuberculose pulmonaire. Au point même qu'il nous paraît plus facile, à la lumière des données précises qui en découlent, de se prononcer avec quelque probabilité sérieuse sur l'avenir d'un phtisique que sur celui d'un syphilitique ou d'un diabétique.

Envisageons successivement :

1° Le *pronostic général* de la tuberculose pulmonaire, c'est-à-dire sa *curabilité* et sa *mortalité*.

2° Les *éléments mêmes* de ce pronostic.

A la question du pronostic général, nous joindrons l'étude pratique des rapports de ce dernier avec l'*assurance sur la vie*, ainsi que celle, toute récente, des rapports de la tuberculose pulmonaire avec les *accidents du travail*.

§ I. — *Curabilité de la tuberculose pulmonaire.*

I. Quelques opinions historiques. — La tuberculose pulmonaire est-elle curable? et si oui, quel est son degré de curabilité? Telles sont les premières questions qui dominent le pronostic général de la tuberculose pulmonaire.

Bien des opinions ont été émises sur la curabilité de la phtisie, et A. Plicque a fixé les principales étapes historiques du débat, déjà plusieurs fois séculaire.

Au XVII° siècle, dès 1646, Morton proclame que, pour guérir la tuberculose, il faut la soigner tôt. Une phtisie confirmée, certaine, comporte rarement une guérison parfaite.

Au début du XIX° siècle, le *fatalisme de Laënnec* triomphe. Pour cet auteur, la tuberculose suit, quoi qu'on fasse, son évolution nécessaire, régulière et fatale. « L'idée de la possibilité de guérir les phtisiques au premier degré est une illusion. Les tubercules tendent essentiellement à grossir et à se ramollir. » Au troisième degré, la guérison devient, au contraire, après le ramollissement, relativement fréquente. « La destruction d'une partie du tissu pulmonaire n'est point un cas mortel de sa nature, » assertion vraie qui a passé dans le domaine populaire : « On peut très bien vivre avec un seul poumon. » Mais la thérapeutique n'a qu'une action bien faible pour favoriser cette guérison. « La guérison de la phtisie est possible pour la nature, elle ne l'est point encore pour la médecine. » Et à ceux qui, de tous temps, n'ont pu se défendre d'arguments sentimentaux et lui objectaient la tristesse décourageante de pareille assertion, Laënnec répondait : « Il ne s'agit pas de savoir si cela est triste, il s'agit de savoir si cela est vrai. »

En 1839, une réaction se fait avec Fournet qui soutient une *curabilité restreinte*. Pour lui comme pour Morton, la tuberculose est curable; mais elle l'est seulement au premier degré.

Peu à peu, dans la suite, le pronostic devient de plus en plus encourageant, pour aboutir à l'*optimisme* de Brehmer. Véritable apôtre, le fondateur du premier sanatorium en Allemagne arrive à l'optimisme absolu. Pour lui, la phtisie pulmonaire est très guérissable, elle l'est toujours au début, elle l'est moins souvent aux périodes avancées; les cas les plus désespérés d'apparence réservent encore des surprises favorables. Les deux grandes causes de mort dans la tuberculose ne sont pas la maladie même; elles sont : l'indocilité du malade ou l'incurie de son médecin. Après bien des luttes, la doctrine de Brehmer devint et paraît être restée triomphante en Allemagne. Le titre de sa thèse inaugurale : *Phtisis primis in stadiis sit semper curabilis*, devint, en Allemagne, désormais un dogme (Plicque).

Dans ces dernières années, en France notamment, il semble qu'après avoir accepté, avec Jaccoud, le dogme de la curabilité de la tuberculose pulmonaire traitée dès son début, il semble, dis-je, que les illusions se dissipent. La tuberculose, ainsi que le dit Plicque, apparaît mieux comme ce qu'elle est réellement : une maladie très sérieuse dès le premier début, parfois même incurable d'emblée, comme l'enseignait Laënnec. « Les médecins croient trop facilement à la guérison de la tuberculose, dont on a, à mon avis, dit Rénon, exagéré beaucoup la curabilité. »

II. Curabilité et formes cliniques de la tuberculose pulmonaire. — Ici encore et surtout, comme pour la plupart des problèmes cliniques soulevés par la tuberculose pulmonaire, c'est à la lumière de la notion de la multiplicité des formes cliniques qu'il faut envisager le problème de la curabilité de la phtisie. Les auteurs ont bien essayé de distinguer et d'apprécier la curabilité à ses diverses périodes, à ses divers degrés ; mais, nous l'avons répété maintes fois, il n'est possible, à aucun point de vue, de maintenir cette division classique, dont l'insuffisance éclate aux yeux de l'observateur même le plus docile aux enseignements reçus, dès qu'il a eu quelques fréquentations cliniques avec des tuberculeux de types variés.

La variété des évolutions de la phtisie, telle qu'elle découle de l'étude de ses formes cliniques multiples, nous permettra de constater que les contradictions des auteurs que nous signalons sont peut-être plus apparentes que réelles, et que leurs assertions opposées, limitées et adaptées à certaines formes cliniques, se trouvent alors parfaitement justifiées.

La phtisie est curable : nous ne perdrons pas notre temps à cette démonstration refaite journellement à l'amphithéâtre par la découverte de petits foyers pulmonaires ou ganglionnaires crétacés ou fibreux. encore qu'il soit possible d'objecter que ce groupe de faits a trait plutôt à des guérisons *anatomiques* que cliniques. Quoi qu'il en soit, la clinique nous fournit journellement des cas guéris ; mais il importe essentiellement de savoir quels sont précisément les tuberculeux pulmonaires curables. La question est plus importante pour le clinicien, on l'avouera, de savoir distinguer ces cas curables de ceux qui sont mortels, ou de ceux encore qui ne sont que très difficilement ou incomplètement curables, que de savoir, par exemple, le pourcentage en bloc des phtisies mortelles ou curables par rapport à l'ensemble de tous les cas de phtisie. La question est, avant tout, une question d'espèce, et les résultats pris en bloc d'une statistique ne sont que bien secondaires. Pour poser un pronostic, juger sainement de l'effet d'une thérapeutique, faire choix d'un traitement (envoi au sanatorium par exemple), un médecin ne réalisera cette triple tâche, on le conçoit, que par la connaissance précise des diverses formes cliniques et de leurs pronostics respectifs.

III. Tuberculoses pulmonaires curables.

— C'est ainsi qu'il est tout un premier groupe de

tuberculoses pulmonaires *curables :* la tuberculose abortive, la pleurite à répétition, en premier lieu; puis, à un degré déjà moindre, les formes bronchiques, la phtisie fibreuse discrète avec emphysème, la granulie discrète. Ce sont tout autant de formes *primitivement* et *exclusivement fibreuses ;* elles n'entraînent aucune désorganisation notable du parenchyme; elles sont souvent méconnues et peuvent guérir spontanément. Elles répondent à la « petite tuberculose » d'Arledetti.

Ce sont encore les *tuberculeux proprement dits,* par opposition aux *phtisiques,* qui comprennent tous les groupes suivants. Mais la forme sur laquelle nous voulons insister à nouveau, parce qu'elle explique nombre d'erreurs classiques, c'est la *tuberculose abortive,* à cause de sa méprise constante avec une lésion de *début.* Entraînés par cette confusion, à laquelle Grancher a tant contribué, les auteurs sont conduits à des erreurs d'appréciation pronostique qui vicient par sa base toute statistique thérapeutique, pour peu qu'elle renferme un certain nombre de ces cas de tuberculoses dites au *début.* Ce sont précisément ces cas qu'a en vue Marfan, lorsqu'avec un grand sens clinique il s'exprime de la façon suivante : « Il y a des phtisies toujours bénignes, quel que soit le traitement que l'on emploie; dans ces formes, on peut essayer n'importe quel remède, on réussit toujours, surtout si le malade est dans de bonnes conditions d'hygiène; puis on annonce au monde savant ou au monde tout court, que l'on a découvert le remède de la phtisie, et l'on fait passer ses propres illusions dans l'esprit des médecins et des malades. »

Cette notion de la forme abortive, dont la lésion causale est frappée d'emblée, en quelque sorte, de débilité congénitale, ainsi que le dit Bard, nous explique, d'autre part, à merveille l'illusion des auteurs, à commencer par Morton, Fournel, pour continuer par Brehmer, Jaccoud et la plupart des classiques à leur suite, qui vont proclamant la curabilité de la phtisie, pourvu qu'elle soit soignée à son début. L'observation est ici des plus justes, mais l'interprétation erronée : la tuberculose qu'ils ont en vue est bien, en effet, une tuberculose bénigne et curable par essence ; mais ce n'est pas, en réalité, une tuberculose au début, dont on pourra proclamer l'arrêt ou l'évolution sous une influence thérapeutique quelconque. On touche ainsi du doigt l'importance de l'erreur qui a été la cause essentielle de l'optimisme classique.

On dira peut-être que nombre des auteurs qui se servent du terme de tuberculose *au début* en font, de par devers eux, le synonyme de tuberculose bénigne ; mais nous ne saurions alors trop protester contre pareille confusion, estimant avec Dumarest que chaque forme porte en elle le germe de son évolution ultérieure, et que la curabilité est liée à la forme de tuberculose bien plus qu'au degré. Ne sont-ils pas légion, les cas ou le caractère peu avancé et le début récent des lésions n'excluent pas l'incurabilité?

IV. Phtisies rapidement mortelles. — Aux formes essentiellement curables, nous opposerons de suite les formes *rapidement mortelles* : les granulies généralisées, la pneumonie caséeuse, la phtisie galopante, la broncho-pneumonie et la pleuro-pneumonie tuberculeuses. A part les granulies, toutes les autres formes à marche rapide sont des formes *caséeuses* franchement ulcératives.

Mais, entre ces deux groupes opposés : tuberculoses pulmonaires *curables* et phtisies *rapidement mortelles*, il y a place pour toute une série de formes cliniques, chaînons fort nombreux reliant les deux extrémités de la chaîne. Parmi eux, nous distinguerons deux nouveaux groupes : des phtisies encore *curables*, mais avec difficultés et soins prolongés, et des phtisies *incurables*, mais capables d'amélioration et de véritables trêves dans leur marche fatale.

V. Phtisies à curabilité incertaine. —

Parmi les *phtisies difficilement curables* ou à *curabilité incertaine*, nous rangerons :

1° La *phtisie fibreuse dense*, susceptible d'une certaine évolution avec hémoptysie, fièvre, et pouvant, dans certains cas, qui font la transition avec les formes fibro-caséeuses et qui répondent plus spécialement, nous l'avons vu, à la *phtisie fibreuse des Allemands*, présenter quelques lésions discrètes fibro-caséeuses elles-mêmes ; mais le plus souvent, ici, toutefois, l'aggravation se fait par des poussées de *granulie* discrète.

2° La *tuberculose pulmonaire fibreuse progressive post-pleurétique, avec ou sans pneumonie chronique pleurogène*, qui aboutit plutôt à l'asystolie, avec ou sans l'intermédiaire de congestions pulmonaires plus ou moins œdémateuses, au niveau même des régions symphysées.

3° La *forme cavitaire stationnaire*, que l'on pourrait décrire sous le nom de phtisie secondairement fibreuse, et qui se comporte, en effet, comme une forme fibreuse proprement dite. Elles ne sont, toutefois pas complètement à l'abri de petites poussées subaiguës, d'ailleurs bénignes. Ce sont probablement des cas répondant à cette forme clinique qu'avait en vue Laënnec lorsqu'il parlait de la facilité plus grande de la guérison de la phtisie parvenue au troisième degré, et de la possibilité de la survie consécutivement à la destruction d'une partie du tissu pulmonaire. Ce sont ces cas qui répondent aux *guérisons des périodes tardives* des auteurs, si discutées d'ailleurs.

Sur le terrain anatomique, Tripier a démontré, contrairement à Laënnec, à Cruveilhier et à la plupart des auteurs, *qu'il n'existe pas de caverne tuberculeuse en communication avec les bronches à l'état de guérison de ses parois*.

4° La *phtisie fibro-caséeuse corticale post-pleurétique*, dont les poussées intercurrentes, congestives et caséeuses, étendues en apparence, sont superficielles et cicatrisables, pour peu qu'un traitement énergique et prolongé intervienne lors de chaque poussée.

5° Il en est un peu de même de la *forme fibro-caséeuse congestive*, qui établit la transition avec les phtisies incurables suivantes. Cette forme comporte toujours une longue évolution, et tantôt elle guérit, tantôt elle rentre dans la forme fibro-caséeuse extensive, au gré, peut-on dire, de l'hygiène et de la thérapeutique appliquées.

Ce sont là tout autant de malades qui peuvent

guérir s'ils sont soignés à temps et d'une façon suffisamment prolongée; mais surtout si, après la guérison de chaque poussée intercurrente, ils peuvent observer une vie suffisamment paisible, une vie de « rentier tuberculeux », comme dit Plicque.

Ce sont les plus sévères de ces diverses formes cliniques que Dumarest et Guetschell ont en vue lorsqu'ils disent, eux aussi : « Si à ce degré les lésions tuberculeuses, par suite de leur étendue ou de leur tendance évolutive, ne sont pas curables, elles peuvent néanmoins être compatibles avec un état général excellent et le retour à une vie quasi normale, à cela près qu'elle doit être oisive.

« C'est dans ce groupe que rentre presque toute la catégorie des vieux clients des sanatoriums, toujours traités, jamais guéris, et poursuivant, à travers des alternatives d'amélioration et d'aggravation, une existence fort acceptable, jusqu'au jour où survient une complication : cardiopathie, pneumothorax, etc., qui les emporte, comme si la tuberculose avait besoin d'un auxiliaire ».

VI. Phtisies mortelles à échéance éloignée. — Mais, à côté, il est tout un groupe pour qui les améliorations ne sont que transitoires. Chez eux, à force de soins, on obtient des « trêves »; mais elles ne sont qu'incomplètes et bien courtes. Ce sont les phtisies *incurables,* mais *mortelles à échéance éloignée* seulement.

La *phtisie fibro-caséeuse extensive,* qui répond à la phtisie commune, rentre dans cette catégorie pour l'immense majorité de ses cas. Néanmoins, pour quelques cas qui constituent la transition avec les formes fibreuses pures, et chez lesquels les lésions sont à prédominance fibreuse, l'évolution peut prendre, à un moment donné, le type plus ou moins nettement fibreux, se rapprochant des formes cavitaires stationnaires. Mais, tôt ou tard, au bout de huit, dix, douze ans, la mort survient, au cours d'une dernière poussée caséeuse ou granulique.

A côté, nous placerons la *forme cavitaire ulcéreuse localisée*, qui comporte un processus de suppuration qui cachectise le malade. Par cachexie également survient la mort des tuberculeux atteints de la *forme ulcéro-fibreuse cachectisante*. Enfin la *granulie migratrice*, la *pneumonie tuberculeuse hyperplasique*, formes plus rares encore, se terminent, elles aussi, par une mort à échéance plus rapide qui les rapproche de certains cas du groupe des *phtisies rapidement mortelles*.

§ 2. — *Guérison apparente et guérison réelle.*

I. Les critériums de la guérison d'un phtisique. — Ainsi donc, tous les degrés de curabilité peuvent s'observer au cours des diverses formes cliniques de la tuberculose pulmonaire. Mais, en dehors du premier groupe des tuberculoses éminemment curables, et dont la guérison est le plus souvent facilement appréciable, il faudra toujours être très prudent avant d'affirmer la *guérison* du malade, et ne pas prendre une simple *trêve* pour une guérison définitive.

C'est plus spécialement pour tout ce groupe,

qui répond à ce que nous avons dénommé les *phtisies à curabilité difficile ou incertaine*, que les auteurs ne s'entendent pas pour l'affirmation de la guérison. Le critérium de chacun d'eux est variable : les uns se montrent facilement satisfaits; les autres, au contraire, plus exigeants.

C'est ainsi que Sabourin se contente du critérium de la guérison apparente suivant : « Le malade, depuis un certain temps, trois mois si l'on veut, n'a plus ni expectoration, ni toux pulmonaire; il a repris tous les dehors de la belle santé; il ne présente aucune trace de réaction à la suite d'un exercice ordinaire, à la suite de toutes les causes banales qui réveillent cette réaction chez le tuberculeux en activité de lésions. »

Nous préférons, pour notre part, le critérium plus sévère de Daremberg et Chuquet : « La guérison *réelle* existe, disent ces auteurs, quand depuis une dizaine d'années la fièvre a cessé, aussi bien la fièvre spontanée que la fièvre provoquée par les fatigues de toute sorte, quand il n'y a plus de processus tuberculeux en évolution, ni d'expectoration bacillaire, quand la nutrition est redevenue normale, ce qui est prouvé par le maintien d'un poids suffisant. Les femmes tuberculeuses guéries depuis une dizaine d'années peuvent, sans accidents, être mères et avoir des enfants sains.

« Chez les tuberculeux réellement guéris, l'auscultation, la percussion et l'inspection du thorax dénotent encore le passage de la maladie par des râles, par des frottements plus ou moins étendus, une respiration rude et saccadée, de la matité dans les cas de sclérose, de la sonorité exagérée s'il y a de l'emphysème, des rétractions au niveau des points du poumon anciennement touchés. » Chartier a insisté également aussi sur la persistance de certains signes physiques chez les tuberculeux pulmonaires guéris, et la nécessité de fonder l'appréciation de la guérison bien plutôt sur l'observation des symptômes généraux ou fonctionnels. Parmi ces derniers, disons, en matière de conclusion, que l'absence du bacille, constatée à de longs intervalles et à de fréquentes reprises, nous paraît être le critérium indispensable, mais non suffisant d'ailleurs, de la guérison *clinique*, nous ne disons pas *réelle*, d'un phtisique.

II. Critériums et statistiques des compagnies d'assurance-invalidité allemandes.

— Il est un autre critérium particulier, *social* plutôt que *médical*, adopté par les compagnies allemandes d'assurances contre l'invalidité; ce critérium c'est la *capacité de travail*. Les résultats du traitement des sanatoria de ces compagnies sont tous, en effet, classés de façon à répondre à la question : la cure a-t-elle écarté ou non une incapacité au travail justifiant un droit à la rente-invalidité[1].

C'est ainsi que les établissements d'assurance allemands ont établi avec beaucoup de méthode,

---

[1] D'après le § 5, alinéa 4 de la loi allemande d'assurance contre l'invalidité, il y a *incapacité de travail* si les assurés ne se trouvent plus en état de gagner le tiers de ce qu'une personne, saine de corps et d'esprit, du même degré d'instruction et de la même contrée, a coutume de gagner ordinairement.

à ce point de vue, des statistiques dont le résultat en bloc de la cure sanatoriale a été le suivant.

3o pour 100 des *tuberculeux traités* [1] sont encore, *cinq ans* après leur sortie du sanatorium, dans un état de rétablissement tel qu'il n'y a pas lieu de prévoir l'*incapacité de travail* dans un temps rapproché. Ils sont donc guéris au point de vue social.

« Mais, ainsi que le dit B. Fraënkel, on peut admettre qu'un phtisique qui a conservé toute sa capacité de travail au bout de cinq ans après sa sortie du sanatorium, et chez lequel il n'y a pas lieu de prévoir l'invalidité dans un temps rapproché, peut être considéré également comme guéri au point de vue clinique. » A noter que, pour les *hommes*, la durée du succès n'est, en général, pas si favorable que pour les femmes.

En *résumé*, la curabilité vraie de la tuberculose pulmonaire est limitée à un petit nombre de formes cliniques. Pour le plus grand nombre, elle est mortelle à brève ou à lointaine échéance. Enfin il est tout un groupe de phtisiques chez lesquels la guérison ne se maintient qu'au prix de précautions incessantes et d'une existence oisive; peut-on alors vraiment parler de guérison?

III. La durée moyenne de la survie des tuberculeux. — La Société médicale de Norvège s'étant proposé de rechercher, par une enquête auprès des médecins du pays, la durée moyenne de la survie chez les sujets atteints de tuberculose

---

[1] A noter que la plupart de ces tuberculeux sont, d'après les règles qui président au recrutement du sanatorium allemand des tuberculeux dits « au début », c'est-à-dire des tuberculeux *abortifs*.

pulmonaire, après l'éclosion de l'affection, Holst, Nicolaysen et Ustvedt viennent de publier les résultats de cette enquête. Leur conclusion, c'est qu'il est légitime d'admettre que, pour un tuberculeux dont la maladie peut être diagnostiquée par les moyens cliniques usuels, la durée moyenne de la survie varie de *trente-six* à *cinquante-neuf mois* dans les deux sexes.

L'étude de la survie aux différents âges montre en outre qu'entre quinze et soixante ans la survie moyenne des phtisiques se prolonge quelque peu; à partir de cet âge, elle diminue de nouveau.

§ 3. — *Mortalité de la tuberculose pulmonaire. Sa fréquence aux différents âges.*

Naegeli, dans ses remarquables recherches sur « la fréquence, la localisation et la guérison de la tuberculose », a établi la courbe de la fréquence de la tuberculose *mortelle* aux différents âges, calculée suivant le pourcentage des cas mortels par rapport au nombre total des tuberculoses constatées au même âge. Cette courbe (fig. 56. Courbe II) montre que ce nombre, atteignant son maximum dans l'enfance (100 pour 100), baisse rapidement vers la vingtième année (29 pour 100), et se relève lentement dans la troisième période décennale jusqu'à 38 pour 100, aux environs de la trentième année, puis redescend tout à fait régulièrement et lentement jusqu'à la vieillesse, où elle disparaît totalement.

Nous avons vu qu'au point de la fréquence anatomique de la tuberculose aux différents âges, cette dernière, d'après Naegeli (fig. 56. Courbe I), nulle ou à peu près dans la première année, subit une progression constante mais lente jusqu'à dix-huit ans, puis une rapide augmentation de dix-huit à trente ans, époque à laquelle la courbe atteint 100 pour 100.

On peut donc dire que, d'après les autopsies, la

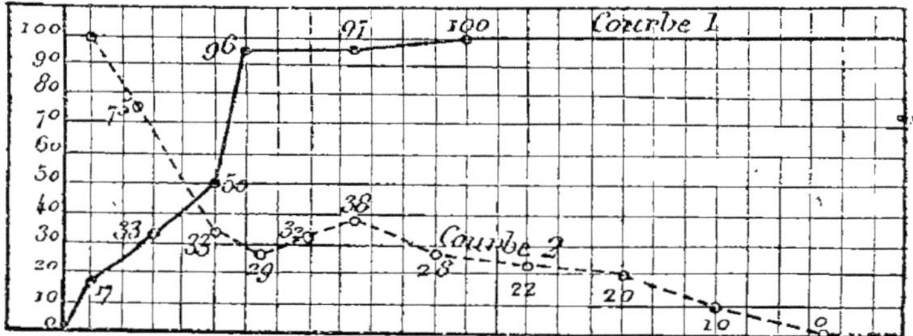

Fig. 56. — Fréquence de la tuberculose et de la tuberculose mortelle aux différents âges.

Courbe I. — Fréquence de la tuberculose d'après les autopsies, calculées sur 100 autopsies de la même période d'âge.

Courbe II. — Fréquence de la tuberculose *mortelle* comparée avec les tuberculoses totales constatées (d'après Naegeli, *in* Thèse de Balme).

tuberculose est rare, mais la plupart du temps *mortelle* dans l'enfance. Elle existe presque régulièrement dans l'âge moyen et dans la vieillesse, mais elle n'est, la plupart du temps, pas mortelle. Dans les âges compris entre dix et trente ans, la proportion tient le milieu. Il est remarquable qu'un maximum secondaire de mortalité apparaît à la fin de la vingtième année. Cela concorde bien avec l'opinion vulgaire que la maladie fait beaucoup de victimes à cet âge.

A noter, d'après Naegeli, que, parmi ces cas mortels, ce sont les tuberculoses miliaires qui occupent le rang le plus élevé, avec une proportion de 20 pour 100; même dans la vieillesse, elles ne sont pas rares.

Les statistiques touchant la fréquence de la mortalité de la tuberculose aux différents âges ne sont pas concordantes. C'est que la statistique de Naegeli est une statistique de la fréquence anatomique; les statistiques suivantes sont plutôt cliniques. D'autre part et surtout, la statistique de la mortalité de Naegeli se rapporte au pourcentage de la mortalité *relative* par rapport au nombre total des cas de tuberculose constatés aux différents âges. C'est ainsi que le nombre des cas de tuberculose mortels à un âge avancé apparaît minime pour le nombre des cas de tuberculose anatomiquement constatés (100 cas sur 100). Par contre, les auteurs suivants ont eu en vue la fréquence *absolue* de la mortalité par tuberculose aux différents âges, et, étant donnée la fréquence si grande de cette dernière aux âges avancés, par exemple, ils ont forcément été conduits à constater que la mortalité de la tuberculose est plus fréquente dans l'âge mûr. Boudin, puis Durand, Fardel et Lehman montrent que la mortalité par phtisie atteint son maximum entre quarante et soixante ans, en France, en Angleterre et en Danemark. Würzbourg, utilisant la statistique de la Prusse pendant la période quinquennale de 1875 à 1879, a constaté que le maximum de la mortalité tuberculeuse se manifeste de soixante à soixante-dix ans. Bertillon, étudiant la période quinquennale de 1886 à 1890, a trouvé que le maximum de la mortalité tuberculeuse, à Paris, se manifeste entre trente et quarante-cinq ans, et qu'elle est encore très forte de cinquante à soixante ans. A Helsingfors, Holte a vu également que le maximum était atteint entre trente et un an et quarante ans, et se maintient pour l'homme jusqu'à soixante ans, tandis qu'il décroît rapidement pour la femme.

Peter, dont l'opinion est toujours à prendre en considération en matière de phtisiologie, soutient qu'il y a autant de poitrinaires (c'est-à-dire tuberculoses pulmonaires mortelles) jeunes que vieux : sur 100 individus de soixante-dix ans, il y a presque autant de poitrinaires que sur 100 individus de quinze ans.

§ 4. — *Tuberculose pulmonaire et assurance sur la vie.*

Les développements précédents nous prouvent la curabilité *non seulement possible, mais habituelle* de certaines formes cliniques de la tuberculose pulmonaire. A ce propos, il est une question qu'il est intéressant d'envisager, c'est de fixer dans quelles proportions, dans quelle mesure les sujets atteints de ces formes éminement curables peuvent être admis à l'assurance sur la vie.

La question a été officiellement abordée au Congrès des médecins des compagnies d'assurances, réunis à Bruxelles en 1899. Nous exposerons d'abord les conclusions de leur rapporteur Meyer (de Metz), qui résume bien la conduite adoptée à l'heure actuelle par les compagnies d'assurances sur la vie à l'égard des tuberculeux.

L'admission doit être refusée non seulement aux sujets atteints d'une tuberculose quelconque, mais à tout proposant issu de tuberculeux qui présente ou a présenté une pleurésie, des hémoptysies d'origine non traumatique, une bronchite récidivante, de la scrofulose, une déviation de la colonne vertébrale, ou une dyspepsie rebelle.

Doivent également être refusés les postulants issus de deux parents tuberculeux s'ils n'ont pas atteint trente-cinq ans, s'ils ne sont pas absolument vigoureux, ainsi que ceux qui, par leurs antécédents ou leur constitution, sont des candidats à la tuberculose, et, enfin, tout proposant issu de tuberculeux et marié avec un phtisique. Si, le conjoint tuberculeux étant décédé depuis deux à trois ans, le postulant est bien portant, il peut être admis sans nul risque.

Au cours de la discussion, Salomonsen a insisté sur l'importance de l'examen du poids du corps pour reconnaître la prédisposition à la tuberculose. Pour Weill-Mantou, les hémoptysies traumamatiques, qui ne sont pas considérées par le rapporteur comme un motif de refus, appellent souvent cependant la tuberculose, et la fistule à l'anus doit entraîner un refus systématique. Moritz, à son tour, se prononce pour l'ajournement des candidats porteurs de fistules à l'anus ou ayant été atteints de pleurésie.

On ne peut que souscrire à la plupart des conclusions prudentes qui précèdent. Il nous paraît toutefois qu'un veto absolu, opposé en bloc à toute tuberculose, est exagéré et injuste. Les statistiques et les travaux sur la tuberculose, en matière de survie comme en beaucoup d'autres, ont généralement le tort, — nous avons déjà bien des fois insisté sur ce point, — d'englober sous une rubrique unique des cas disparates et de pronostic varié.

Les faits montrent cependant que toute une catégorie de tuberculeux pulmonaires sont, pour ainsi dire, guéris au moment où on fait le diagnostic ; nous voulons parler de ceux qui sont atteints soit de tuberculose abortive, soit de pleurite à répétition. Et cela est si vrai que, pour nombre de ces malades, nous possédons le contrôle d'une épreuve dont on ne déniera pas la valeur : l'accomplissement du service militaire pour les hommes, la maternité et l'allaitement pour les femmes. Aucun de nos malades n'a été aggravé par l'une ou l'autre de ces deux influences, considérées, d'un accord unanime, comme les deux conditions essentiellement aggravantes d'une tuberculose pulmonaire.

Nous ne pouvons, il est vrai, apporter à l'appui de ces faits une statistique établissant la survie de pareils malades. Mais c'est là un fait connu de tous les phtisiologues : Andral, Polloch, Peter ont insisté sur ces cas de tuberculeux, vivant indéfiniment avec et malgré leurs tubercules. Ce sont ces tuberculoses, vaccinées en quelque sorte contre une tuberculose évolutive, nous n'hésitons pas à le dire, qu'a en vue Daremberg lorsqu'il écrit : « Quand on n'en guérit pas, on vit avec elles jusqu'à quatre-vingts ans. Dans une soixantaine d'années, presque tous les centenaires seront des anciens tuberculeux guéris. »

D'autre part, on ne peut plus objecter l'impossibilité de reconnaître de pareils faits : nous avons montré qu'en fait le diagnostic peut en être établi d'une façon très certaine.

Ainsi donc, en attendant qu'une statistique fondée sur la distinction des formes cliniques de la tuberculose ait tranché la question en nous fixant sur la survie de pareils tuberculeux, nous croyons qu'ils pourraient être admis au bénéfice de l'assurance sur la vie, avec la restriction soit d'une fixation de leur prime à un taux correspondant à un âge supérieur au leur, soit en limitant la durée du risque à un âge qui n'excéderait pas soixante ans, par exemple.

§ 5. — *Tuberculose pulmonaire et accidents du travail.*

Nous voudrions enfin dire quelques mots de la tuberculose pulmonaire dans ses rapports avec les accidents du travail, bien que la question ne se rapporte que partiellement au pronostic de cette maladie. Néanmoins, au point de vue du lien pathogénique à établir entre un traumatisme et une tuberculose pulmonaire, au point de vue surtout de la responsabilité clinique et médico-légale de l'accident, il est bon que le médecin appelé à se prononcer soit fixé sur l'état actuel de la question. Avec Forgue et Jeanbrau, nous étudierons successivement : 1° *L'interprétation pathogénique* du rôle des traumatismes dans la tuberculose pulmonaire ; 2° *l'état de la législation et de la jurisprudence françaises.*

I. Rôle des traumatismes thoraciques chez les tuberculeux avérés ou latents et

chez les individus sains. — Un traumatisme thoracique, — avec ou sans fracture de côte, — peut, chez un homme en apparence bien portant, *démasquer* une tuberculose latente, et à plus forte raison *aggraver* la tuberculose d'un phtisique et en *accélérer* la marche. L'accident a donc joué simplement un rôle *révélateur* ou *aggravateur*.

L'hémoptysie est, en ces cas, le signal habituel qui trahit la poussée aiguë provoquée par le traumatisme révélateur. Mosny, a fait, avec juste raison, justice de ces pneumonies traumatiques sur lesquelles, disait-on, venait se greffer la tuberculose. Hémoptysies, pneumonies, broncho pneumonies et pleurésie traumatiques, se révélant ultérieurement comme tuberculeuses, sont en réalité, d'emblée, des manifestations de l'infection bacillaire.

Chez un individu sain placé dans des conditions d'hygiène défectueuse et exposé à la contamination, très exceptionnellement un traumatisme violent, avec fracture de côte et lésion du poumon, peut *amorcer* une phtisie dont il est totalement responsable (Forgue et Jeanbrau).

II. État de la législation et de la jurisprudence françaises.

— Au début de l'application de la loi de 1898 sur les accidents du travail, médecins experts et juges s'attachèrent à distinguer la part qui revenait à l'état antérieur du blessé dans l'apparition des accidents pulmonaires consécutifs, et réduisirent dans une certaine proportion les indemnités accordées à des tuberculeux chez qui le traumatisme n'avait joué qu'un rôle aggravateur.

Mais la Cour de cassation a tranché la question

en sens contraire, et la jurisprudence a dû s'incliner. Elle a décidé que les *juges ne doivent pas distinguer, dans les suites d'accidents, la part qui revient à une maladie préexistante et celle qui est la conséquence directe du traumatisme.* Par suite, tout accident qui a joué un rôle nettement constaté dans l'éclosion, l'aggravation et la localisation d'une tuberculose est intégralement et exclusivement responsable. Dans ces conditions, le tuberculeux a droit à la même rente que si la tuberculose avait été créée de toutes pièces par l'accident. S'il succombe aux progrès de la maladie, ses ayants droits sont indemnisés comme si la victime était morte d'une tuberculose par inoculation (Forgue et Jeanbrau).

CHAPITRE IV

LES
ÉLÉMENTS DU PRONOSTIC DE LA TUBERCULOSE
PULMONAIRE

FORMES CLINIQUES, SYMPTOMES,
PROCÉDÉS DE LABORATOIRE. ÉTATS PHYSIOLOGIQUES
CONCOMITANTS

SOMMAIRE

I. *Pronostic d'après les formes cliniques.* — C'est là l'élément capital.

II. *Pronostic d'après les symptômes.*

III. *Pronostic d'après les procédés expérimentaux ou de laboratoire.* — Virulence du bacille de Koch. Séro-pronostic. Injection de tuberculine. Ophtalmo et cuti-réaction. Méthode opsonique de Wright.

IV. *Pronostic et états physiologiques concomitants. Influence de l'âge.* — Phtisie dans l'enfance. Phtisie des adolescents et des jeunes gens. Tuberculose de la quarantaine. Phtisie des vieillards.

V. *Influence du sexe.* Tuberculose pulmonaire de la puberté. La période menstruelle chez les tuberculeux. Tuberculose de la ménopause.

VI. *Grossesse, accouchement et allaitement.* Variations des auteurs et distinction de la forme clinique. Les phtisies aggravées et les tuberculoses pulmonaires non influencées. Effet de la tuberculose maternelle sur le nouveau-né. Le caractère du malade.

Nous connaissons l'évolution générale de la tuberculose pulmonaire, ou plutôt la multiplicité de ses évolutions. Mais comment, en présence d'un cas clinique examiné, fixer sa modalité évolutive, établir son degré de curabilité ou sa gravité, préciser, en un mot, pour le malade et l'entourage, pour la médication à instituer, l'avenir du malade.

Principaux éléments du pronostic. —

Les éléments du pronostic sont d'ordre multiple.

En premier lieu, les acquisitions cliniques récentes ont permis de dresser une classification des *formes cliniques* de la maladie, fondée précisément sur les différences de leur évolution, destructive ou réparatrice; et chacune d'elles possède évolution et pronostic spéciaux. Le diagnostic de la forme clinique, en tuberculose pulmonaire, fournit donc, *ipso facto*, l'élément essentiel et primordial du pronostic.

Mais, de plus, pour toute tuberculose pulmonaire, pour chacune des multiples formes cliniques, des *influences modificatrices* interviennent pour accélérer ou ralentir l'évolution du mal, pour atténuer ou aggraver les phénomènes généraux, sans parvenir pour cela, cependant, à modifier le type général de la maladie, sans faire changer la forme clinique. C'est ainsi qu'interviennent : les *conditions individuelles* (états physiologiques ou pathologiques concomitants), les *conditions de milieu.*

Les caractères de certains *symptômes* dominants, phénomènes généraux ou associés, signes physiques, fournissent eux aussi des éléments importants de pronostic.

Enfin, depuis quelques années, les auteurs des

divers *procédés de laboratoire* employés au diagnostic de la tuberculose ont essayé, sans grande méthode clinique pour la plupart, et sans succès définitif d'ailleurs, d'utiliser ces méthodes à l'étude du pronostic de la tuberculose pulmonaire.

§ I. — *Le pronostic d'après les formes cliniques et les symptômes.*

I. Le pronostic d'après les formes cliniques. — C'est là, répétons-le, l'élément essentiel et fondamental du pronostic de tout cas clinique examiné. Au chapitre précédent, mais surtout à propos de l'étude particulière de chacune des formes cliniques que nous avons individualisées, nous nous sommes efforcé de fixer le pronostic respectif de chacune d'elles. On voudra bien s'y reporter. Nous rappellerons seulement que nous refusons, pour ce qui est de la phtisie commune, à faire de la *division en degrés* un élément sérieux de pronostic. La notion, par exemple, de l'existence d'une caverne (troisième degré) chez un tuberculeux ne peut être un élément important de pronostic, lorsqu'on sait que pareille constatation peut avoir lieu chez des phtisiques guéris définitivement, ou, en tout cas, en apparence pour de nombreuses années, et que, d'autre part, chez des phtisiques caséeux extensifs on peut voir évoluer, avec des symptômes de la plus haute gravité, des lésions pulmonaires demeurées plusieurs mois au deuxième degré anatomique.

Par contre, pour montrer l'importance pronostique de la reconnaissance même de la forme clinique, on peut prendre l'exemple suivant : voici un tuberculeux fébricitant qui, sur toute la hauteur de l'un de ses poumons, présente des râles sibilants avec, par place, de petits foyers de râles fins. S'agit-il d'une phtisie galopante ou bien d'une phtisie fibro-caséeuse corticale post-pleurétique? Le pronostic est essentiellement différent, suivant que l'on rangera le cas considéré dans l'une ou l'autre de ces formes cliniques. Seule ici la connaissance des formes cliniques préservera d'une erreur retentissante.

II. Le pronostic d'après les symptômes.

— Nous ne reviendrons pas non plus ici sur la valeur pronostique des principaux symptômes de la phtisie, y ayant insisté longuement à l'étude de la séméiologie. Symptômes généraux, signes fonctionnels, signes physiques seront envisagés tour à tour, en évitant toujours l'écueil de fonder son opinion sur un symptôme unique.

De plus, c'est en suivant minutieusement, à l'aide de tous les moyens que la clinique et le laboratoire mettent à notre disposition, *l'évolution d'une poussée tuberculeuse initiale ou secondaire*, que l'on acquerra des notions plus précises sur l'avenir de la maladie, et notamment sur la *valeur évolutive des poussées à venir*. Il faut, en effet, bien savoir que la tuberculose a *tendance à se répéter* au cours de ses déterminations successives chez un même sujet, ainsi que nous l'avons montré avec Arbez. Une restriction, toutefois, doit être, au point de vue du pronostic pratique de la tuber-

culose pulmonaire, apportée ici. Si chaque
poussée nouvelle, en effet, répète la précédente
avec une ressemblance grande, il n'en est pas
moins qu'elle le fait. généralement avec une
nuance d'aggravation, qui va s'accentuant au fur et
à mesure des poussées successives.

§ 2. — *Pronostic d'après les procédés de laboratoire ou expérimentaux.*

Nous ne reviendrons pas ici non plus sur les
éléments de pronostic, offerts par la *radioscopie,
l'examen bactériologique des crachats*, la *pneumographie* et la *spirométrie*, le *chimisme respiratoire
et urinaire*, déjà étudiés ailleurs.

Nous n'apporterons que les résultats fournis
par l'étude de la virulence du bacille de Koch,
la séro-agglutination, l'injection de tuberculine,
l'ophtalmo et la cuti-réaction, la méthode opsonique de Wright.

**I. L'Étude de la virulence du bacille de
Koch**. — La méthode préconisée par Arloing pour
apprécier la virulence du bacille de Koch, par
l'inoculation comparative au lapin et au cobaye,
a été appliquée par J. Courmont et Denis à l'appréciation du pronostic de la tuberculose pulmonaire (inoculation des crachats). Les résultats
publiés dans la thèse de Denis sont trop peu nombreux pour l'appréciation de la valeur pratique de
cette intéressante méthode. Ils viennent toutefois
d'être confirmés par les recherches récentes de
Rodet et Delanoe.

II. Séro-pronostic. — Le sérum des tuberculeux n'acquiert pas de propriétés agglutinantes lorsque la maladie est très virulente ou lorsqu'elle a donné lieu à des lésions très étendues (Arloing et P. Courmont). Aussi a-t-on essayé d'établir un rapport entre le taux de l'agglutination et le pronostic de la tuberculose pulmonaire.

Arloing, Bayle et Dumarest, dans leur intéressante étude, sur les *rapports entre la séro-agglutination, la localisation anatomique et l'évolution de la tuberculose chez l'homme*, arrivent aux conclusions suivantes :

1° La séro-agglutination est plus fréquente et plus complète :

a. Dans la plupart des formes bénignes et dans la tuberculose extra-pulmonaire;

b. Dans les cas où les périodes d'évolution sont favorables, quelle que soit la localisation anatomique.

2° Chez le même malade, elle est, en général, renforcée parallèlement à l'amélioration clinique, et diminuée parallèlement à l'aggravation.

3° Dans la tuberculose parenchymateuse commune, fibreuse ou fibro-caséeuse, l'intensité de l'agglutination, tout en respectant la règle générale énoncée à la conclusion 1, semble proportionnelle plutôt à l'*activité de la défense organique* qu'à son succès; elle est sensiblement plus marquée dans les cas moyens que dans les cas les meilleurs.

Descos, de son côté, a constaté sur de jeunes enfants que les fortes agglutinations appartiennent aux tuberculoses bénignes, que les formes graves se caractérisent par une agglutination très faible ou nulle, et que, chez un même malade, enfin, le taux de l'agglutination s'abaisse à mesure que les lésions s'accentuent. Mais les exceptions à ces règles sont nombreuses. « Nous avons vu, dit Descos, un ou deux cas très graves présenter des agglutinations assez fortes, même peu de temps avant la mort ; nous avons vu, d'autre part, des agglutinations faibles, très faibles même, dans des cas évidemment bénins, en particulier dans des tuberculoses chirurgicales, et nous pensons qu'une séro-réaction peu élevée indique aussi bien une forme grave qu'un processus bénin, à réaction essentiellement locale. »

III. Valeur pronostique de l'injection de tuberculine. — Il n'existe pas, à notre connaissance du moins, d'étude clinique d'ensemble sur les rapports entre les réactions à l'injection de tuberculine et le pronostic de la tuberculose pulmonaire. Aussi ne pouvons-nous citer que des appréciations générales d'auteurs.

Petit pense que la réaction indique toujours un foyer de tuberculose virulent. Moller et Kayserlnig, Turban, Kremser, Wolff admettent que plus l'infection est jeune et les lésions peu étendues, plus la réaction se produit vite et violemment ; au contraire, plus l'infection est invétérée et grave, plus la réaction est tardive et modérée (M. Labbé).

IV. Valeur pronostique de l'ophtalmo et de la cuti-réaction. — Voici, d'après Küss, les conclusions récentes de l'un des fondateurs de l'ophtalmo-réaction et du clinicien qui a certainement l'expérience la plus étendue de la méthode, de Wolff-Eissner.

La réaction *normale* typique, étudiée surtout pour la cuti-réaction, débute quatre à six heures après l'inoculation, atteint son acmé au bout de vingt à vingt-quatre heures, s'y montrant pendant un jour, puis s'atténue le troisième, au plus tard le quatrième jour. C'est la réaction qu'on observe dans la grande majorité des cas de tuberculose au début et dans les tuberculoses plus avancées qui ont une évolution favorable.

Les réactions *écourtées et faibles* se trouvent surtout dans les cas à évolution défavorable et sont d'un très mauvais pronostic.

Les réactions *ébauchées* ou *nulles* sont d'un pronostic encore plus sombre.

Inversement, les réactions *tardives ou prolongées* ne se rencontrent que dans les tuberculoses tout à fait inactives.

V. Valeur pronostique de la méthode opsonique de Wright (phagocytose). —

D'après G. Küss, dans son intéressant rapport sur la méthode de Wright, c'est elle qui, de tous les procédés de laboratoire, approche le plus de la vérité pronostique.

Lorsqu'on voudra tirer une indication pronostique de l'examen d'une courbe opsonique, on devra considérer la forme et la hauteur de celle-ci, la stabilité de l'index opsonique et son élévation[1].

[1] On sait que le principe de la *méthode opsonique de Wright* consiste dans l'observation *in vitro* de l'influence exercée par le sérum sanguin sur l'absorption des microbes par les leucocytes, permettant surtout de mesurer la force

La stabilité de l'index, quelle qu'en soit la valeur, indique un arrêt dans la marche de la tuberculose, sa tendance à la localisation, à l'enkystement. Les variations de la courbe opsonique annoncent, au contraire, une tuberculose en pleine activité, et, partant, un pronostic détestable.

Un phtisique qui marche vers la guérison stabilise son index au voisinage de l'unité (0,8).

En fin de compte, un index stable, supérieur à l'unité, comporte un excellent pronostic; un index stable, inférieur à l'unité, un pronostic adéquat à la tuberculose locale qu'il représente, et généralement proportionné à sa valeur numérique; un index oscillant, un mauvais pronostic, dont la gravité se mesure à l'amplitude des oscillations (G. Küss).

Comme *conclusion pratique* à cette étude des applications des diverses méthodes de laboratoire au pronostic de la tuberculose pulmonaire, nous dirons qu'aucune d'elles ne permet encore aujour-

---

de cet englobement. La technique appliquée à la tuberculose consiste à mettre en contact des globules blancs, une émulsion de bacilles de Koch, le sérum du sujet à examiner. Le tout est mélangé, et, après séjour de vingt minutes à l'étuve, à 37°, examiné sur préparations sèches colorées. Une numération effectuée sous le microscope indique la proportion *moyenne* de bacilles englobés par chaque leucocyte ou *coefficient phagocytaire*. On compare ce coefficient phagocytaire à un coefficient normal pris comme unité et obtenu par une opération similaire sur le sérum d'un sujet normal. Le rapport de ces deux coefficients constitue ce qu'on appelle l'*index opsonique*. Par la juxtaposition de plusieurs index on construit de véritables courbes. La valeur opsonique de l'index de l'homme sain varie entre 0,8 et 1,2. Au point de vue diagnostic, un faible pouvoir opsonique (0,3 à 0,8) signifie tuberculose.

d'hui d'appuyer sur une base scientifique le pronostic de la tuberculose pulmonaire : ce dernier est fonction d'éléments trop multiples. Mais, tout en laissant le pas à la clinique, il sera toujours intéressant de demander l'appréciation de l'un de ces divers procédés expérimentaux. Nul doute, d'ailleurs, que des recherches nouvelles entreprises dans un esprit vraiment plus clinique n'apportent à l'avenir des éléments plus précis au pronostic de la tuberculose pulmonaire.

§ 4. — *Le pronostic d'après les influences modificatrices.*

Influences modificatrices. — Ces influences modificatrices, capables d'intervenir comme facteurs de gravité ou de bénignité sur l'évolution de la tuberculose pulmonaire, répondent, nous l'avons dit déjà, les unes à des *conditions individuelles*, les autres à des *conditions de milieu*.

De ces *conditions individuelles* qui influent sur la marche et les symptômes de la tuberculose pulmonaire, les unes se rapportent à certains *états physiologiques*, les autres aux *états pathologiques concomitants*.

Pronostic et états physiologiques. — Nous avons, à ce point de vue, à étudier successivement l'influence de l'*âge*, du *sexe*, de la *grossesse* et de la *lactation*.

Influence de l'âge. — Suivant l'âge varient et la gravité globale de la maladie et la fréquence respective des diverses formes cliniques.

I. Phtisie dans l'enfance. — D'après les autopsies de Naegeli, nous l'avons vu, la tuberculose est, la plupart du temps, *mortelle* dans l'enfance. D'après ce même auteur, les ganglions trachéo-bronchiques sont toujours atteints, parfois même en l'absence de toute lésion pulmonaire.

« Ce qui caractérise la tuberculose infantile, c'est sa marche progressivement envahissante, sa tendance à se généraliser à tous les organes... Cette tendance à la diffusion est d'autant plus marquée que l'enfant est plus jeune; elle s'atténue à mesure qu'il grandit. » (**Marfan**).

De toutes les formes de la tuberculose, la plus commune dans le premier âge, c'est la *tuberculose généralisée, chronique et apyrétique*, appelée par Aviragnet tuberculose diffuse (type morbide remarquable et absolument propre à la première enfance) (Marfan). La mort est fatale, parfois cependant après une durée assez longue.

A partir de la seconde dentition, la tuberculose infantile se modèle de plus en plus sur celle de l'adulte. Si l'on considère les formes lentes de l'infection, dit Weill, « on remarque que, dans les premières années, ce sont les manifestations *ganglionnaires* qui dominent, dans la seconde enfance, les manifestations sur les séreuses, et ce n'est que chez les grands enfants qu'on voit apparaître communément les localisations viscérales. »

Dans sa forme chronique, commune, la tuberculose pulmonaire, chez l'enfant, se voit surtout à partir de six ou huit ans. Elle est généralement mieux tolérée que chez l'adulte (Weill). Nous avons observé une forme *cavitaire stationnaire* des plus nettes chez une fillette de douze ans. A noter la fréquence des signes concomitants de l'*adénopathie trachéo-bronchique*.

Jusqu'à quinze ans, toutefois, la tuberculose infantile garde encore sa tendance à prendre la marche subaiguë sous l'aspect d'une broncho-pneumonie tuberculeuse. La méningite n'est pas rare : c'est un accident toujours à redouter, même dans les formes les plus lentes en apparence (Grancher et Barbier).

II. Phtisie des adolescents et des jeunes gens.

— La phtisie des *adolescents* est souvent une phtisie galopante (Marfan). De même, dans les années suivantes, la tuberculose pulmonaire est grave. C'est l'avis d'Hippocrate : « L'âge le plus dangereux pour la phtisie est depuis dix-huit ans jusqu'à trente-cinq ans. » « Puberté et virilité, dit encore excellemment Peter, telle est bien, en effet, la période de la vie où la phtisie se montre le plus fréquente, et les notions hippocratiques sont si bien connues des gens du monde, qu'ils ne croient guère à cette maladie passé cet âge, et que même beaucoup de médecins sont gens du monde sur ce point. Il s'en faut qu'il en soit ainsi. Ce qui est vrai, c'est que la période hippocratique de la phtisie est celle de la tuberculisation, à laquelle on arrive par prédisposition constitutionnelle ou héréditaire ; les débiles, les lymphatiques ou les enfants de tuberculeux sont « poitrinaires » à ces âges, à la première ou à la dernière partie de cette période, suivant l'intensité de la prédisposition et celle des causes auxiliaires ». La statistique de Naegeli nous montre, de son côté, une poussée ascensionnelle de la courbe de mortalité de la tuberculose (fréquence de la mortalité par rapport au nombre de cas de tuberculose observés) à la fin de la vingtième année.

III. Tuberculose de la quarantaine. —

Bien que toutes les formes cliniques de tuberculose pulmonaire s'observent à tous les âges, il est cer tain que leur fréquence respective est variable. C'est ainsi que, de quarante à cinquante ans, on observe plus spécialement la *phtisie fibreuse dense.*

Pour les individus qui se tuberculisent effectivement à cet âge, Peter fait remarquer qu'ils ont ainsi résisté à cause de leur vigueur primitive, et qu'ils résistent, en général, davantage par ce qui leur reste de vigueur originelle aux·atteintes de la tuberculisation réalisée ; « de sorte que, tuberculeux, ils mettent un plus long temps à devenir phtisiques et à en mourir. »

Mais souvent aussi leur tuberculose n'est pas une première atteinte de la maladie ; c'est une rechute de ce mal guéri ou éteint pendant la jeunesse, et qui ne s'est plus guère manifesté que par quelques bronchites hibernales. On peut voir alors, entre quarante et cinquante ans, la tuberculose se réveiller sous la forme d'une bronchite plus violente, d'une poussée pneumonique ou granulique légère ; mais plus souvent peut-être, ainsi que l'a si bien montré Daremberg (V. phtisies fibreuses, p. 483), ce sont les symptômes d'une artério-sclérose commençante, les petits signes du brightisme, voire même quelquefois les symptômes d'une véritable néphrite interstitielle qui occupent la scène. « Ces tuberculeux, qui créent facilement de la sclérose cicatricielle autour de leurs lésions pulmonaires, créeront aussi facilement de la sclérose dans leurs autres organes quand l'âge rendra leur nutrition moins active... Cette disposition a pour eux de grands avantages immédiats et de graves inconvénients ultérieurs. » (Daremberg.)

IV. Phtisie des vieillards. — La phtisie est fréquente dans la vieillesse, même avancée, ainsi que l'avait déjà affirmé Laënnec, et elle se manifeste sous toutes ses formes chroniques, subaiguës ou aiguës. Néanmoins, ainsi que l'a établi Naegeli, pour un même nombre de tuberculeux décelés par l'autopsie, les formes mortelles sont plus rares que chez les adultes jeunes.

Les formes cliniques les plus fréquemment rencontrées à partir de soixante ans sont : toutes les tuberculoses fibreuses, les formes cavitaires, stationnaires ou ulcéreuses et la forme ulcéro-cachectisante. Cette dernière forme est même l'apanage exclusif de la vieillesse.

Toute phtisie survenant chez le vieillard revêt, de plus, certains caractères. Ce qu'on observe généralement, c'est la marche lente de l'affection, son peu de réaction locale et son peu de retentissement général. Ainsi, la toux est très peu fréquente et l'expectoration rare ; l'une et l'autre peuvent même faire complètement défaut; il n'y a pas de sueurs et la fièvre est peu fréquemment continue ; de sorte que, chez ces vieillards, la phtisie est bien le « dessèchement ». A côté de cette cachexie, de cette latence des symptômes fonctionnels et généraux, il faut aussi signaler le caractère larvé des signes physiques. C'est ainsi qu'il n'est pas rare, en présence, notamment, d'une *forme cavitaire stationnaire*, de rencontrer de véritables cavernes muettes : on ne constate ni souffle, ni gargouillement, mais parfois seulement un peu d'éclat de la toux, et l'on diagnostique un simple catarrhe pulmonaire. La *granulie généralisée* est également une fréquente trouvaille d'autopsie chez le vieillard ; il en est de même de la *pneumonie caséeuse.*

Daremberg a insisté sur ces *tuberculeux tardifs,* qui vivent très vieux et enterrent souvent tous leurs enfants, emportés par la tuberculose. « Ainsi, quand un enfant est ou a été tuberculeux dans une famille d'apparence saine, craignez la tuberculose tardive chez l'un des parents. » Dans ces cas, ce ne sont pas les enfants qui ont contagionné les parents, ce sont les enfants qui ont hérité de leurs parents d'une tuberculose latente que les descendants supportent moins bien que les ascendants, ou qui ont été contagionnés par ces parents pendant le cours d'une bronchite tuberculeuse méconnue.

§ 5. — *Influence du sexe sur le pronostic.*

Les *femmes* se tuberculisent plus souvent que les hommes, le fait est incontestable ; mais leur sexe n'y intervient véritablement que dans une part assez restreinte à l'occasion de la *puberté*, de la *vie génitale active*, et de la *ménopause*, d'une part ; à l'occasion de la *maternité* et de son complément, l'*allaitement*, d'autre part.

I. Tuberculose pulmonaire de la puberté.

— La tuberculose pulmonaire de la *puberté* se manifeste souvent par un symptôme unique : l'*hémoptysie*, qui éclate à l'époque où les règles vont apparaître ; parfois aussi l'hémoptysie apparaît plus tardivement, dans la première année qui suit l'établissement des règles, au début de la période menstruelle. Une auscultation minutieuse, qui ne se bornera pas à l'investigation des sommets seuls, mais explorera aussi le trajet des scissures, permettra, le plus souvent, de retrouver le foyer originel. En pratique, en tout cas, toute hémoptysie, apparaissant chez une jeune fille à l'époque de la puberté, devra être considérée comme de nature tuberculeuse. « La menstruation, dit fort justement Daremberg, peut être l'occasion de l'instauration de la phtisie. » Ajoutons, toutefois, que la tuberculose qui se dévoile à cette occasion est, le plus souvent, une *tuberculose pulmonaire abortive*.

II. La période menstruelle chez les tuberculeux.

— La menstruation joue, dans l'évolution de la tuberculose, un rôle important que Sabourin a eu le mérite de bien mettre en lumière. Déjà, à propos de l'étude séméiologique de la fièvre et de l'hémoptysie, nous avons insisté sur ce fait.

Le molimen utérin élève généralement la température des tuberculeuses pendant plusieurs jours. La lésion pulmonaire suppure davantage. Le crachement de sang est ponctuel chez certaines femmes ; ou bien des congestions pleurales ou pleuro-pulmonaires se montrent brusquement : elles présentent tous les signes de la pneumonie hémorragique de Tripier. Des femmes tuberculeuses sont détraquées quinze jours par mois par leurs règles.

Certaines femmes tuberculeuses, qui se présentent dans des conditions de curabilité probable, sont tuées par leurs règles.

Des femmes, et plutôt des jeunes filles, ne sont plus réglées après l'éclosion de leur tuberculose. Alors, à chaque époque manquée, il se produit une poussée congestive dans l'ancienne lésion. L'orage passé, le foyer tuberculeux reprend son calme accoutumé, mais ne guérit pas. (Sabourin.)

La conservation intégrale des fonctions menstruelles, chez une femme phtisique, est d'un pronostic favorable (Marfan). Les *rapports sexuels*, surtout exagérés, ont, chez quelques femmes, la même influence funeste que la menstruation (élévation de la température, production d'hémoptysies). On note les mêmes effets chez l'homme (Moncorgé, Goudard).

III. Tuberculose de la ménopause. —

C'est surtout pour la tuberculose que la ménopause représente, si l'on peut dire, un cap à doubler. « Toutes les tuberculeuses, dit Daremberg, qui vivent avec leur tuberculose depuis leur adolescence et qui ont pu atteindre cet âge critique, ont généralement des accidents assez variés et redoutés pendant deux ou trois ans. Elles sont souvent atteintes de fréquents crachements de sang dont le repos absolu ne peut calmer l'extrême fréquence. »

Ces hémoptysies tendent à remplacer les règles et se produisent souvent à l'époque présumée de ces dernières. Elles donnent souvent un coup de fouet à la tuberculose pulmonaire, et l'aggravation de la maladie résume trop souvent l'influence de la ménopause.

§ 6. — *Grossesse, allaitement et tuberculose pulmonaire.*

I. Opinions diverses des auteurs. — L'influence exercée par la grossesse et l'allaitement sur la tuberculose pulmonaire et les modifications pronostiques qui en résultent, ont été des plus diversement appréciées par les auteurs. C'est ainsi que deux opinions, diamétralement opposées, sont soutenues par des auteurs également autorisés au. sujet de l'influence de la *grossesse*. Pour les uns, la grossesse s'oppose au développement de la tuberculose pulmonaire et en arrête l'évolution (Hippocrate, Bordeu, Lasègue, Gubler, Andral). Tout récemment, Bonnaire insistait sur la rareté de l'apparition de la tuberculose au cours de la grossesse.

Pour les autres, la grossesse accélère la marche de la tuberculose, et, par conséquent, doit être considérée comme un accident aggravant, au premier chef, la maladie (Mauriceau, Louis, Gaulard, Grisolle, Hergott, Bizouard, Maygrier et Proust).

Par contre, sur l'influence de l'*accouchement* et de l'*allaitement*, les auteurs sont généralement d'accord ; dans les jours qui suivent, on note l'aggravation rapide des symptômes, et l'allaitement favorise encore cette aggravation. Commandeur et Magnette, étudiant plus spécialement l'évolution de la tuberculose pulmonaire après l'accouchement, ont noté, dans une proportion élevée (quarante-trois cas sur cinquante), l'aggravation indiscutable dans la marche de la maladie. Cette aggravation s'est dessinée nettement dès le lendemain du travail, sous la forme d'une tuberculose aiguë (dans un quart des cas : granulie généralisée, broncho-pneumonie caséeuse, pneumonie caséeuse), soit sous celle d'une extension des lésions plus rapide qu'à l'état normal (trois quarts des cas).

Mais quelques auteurs admettent une opinion éclectique : pour eux, tantôt la grossesse arrête et suspend la marche de la maladie; tantôt, au contraire, elle l'accélère et l'aggrave (Hérard et Cornil, Vinay, Pinard, Grancher, Ribemont-Dessaignes et Lepage, Bonnaire et Audebert). Mais, cette loi étant posée, les raisons de ces différences d'évolution sont diversement interprétées par eux. C'est ainsi que, pour Grancher, il faut tenir compte de conditions multiples : de la forme, du degré de l'ancienneté et surtout de l'évolution de la maladie. Hérard et Cornil pensent, de leur côté, que l'état stationnaire, l'amélioration ou l'aggravation de la tuberculose dépend surtout des formes de la maladie et de l'évolution de l'état puerpéral.

II. Nécessité de la distinction des formes cliniques. — Nous nous rangeons dans ce groupe des éclectiques : quant à nous, la solution du problème et l'accord des auteurs doivent être recherchés, ici encore, dans la *distinction des multiples formes* *cliniques* de la tuberculose pulmonaire. Et cela, nous n'hésitons pas à l'affirmer, bien que nous n'ayons eu l'occasion d'étudier l'influence de la grossesse que sur trois des formes cliniques de la tuberculose pulmonaire, mais de valeur clinique heureusement tout à fait différente, et, par suite, fort significative comme on le va voir.

III. Les phtisies aggravées. — Pour ce qui est de la *phtisie commune,* d'après les cas assez nombreux observés surtout dans la clientèle hospitalière, nous partageons entièrement l'opinion de Rénon, résumée dans les deux propositions suivantes : souvent on observe un arrêt de la tuberculose pendant la grossesse ; toujours on observe la déchéance et la fin rapide après l'accouchement [1].

Le pronostic est grave, dit aussi A. von Resthorn, dans une bonne étude clinique, quand l'affection a une forme en quelque sorte exubérante, qu'elle s'accompagne de fonte rapide des poumons et de fièvre continue ; il en est de même lorsque, avec un état local peu accentué, il existe de la fièvre, même légère, et que celle-ci résiste à tout traitement et aux conditions hygiéniques les meilleures.

IV. Les tuberculoses pulmonaires non influencées. — Mais il est tout un groupe de tuberculeuses, qui nous ont paru échapper com-

---

[1] Les intéressantes recherches de Bard (de Paris) sur la *nutrition pendant la grossesse* fournissent, en l'espèce, une interprétation satisfaisante : les humeurs de la femme enceinte sont *hyperminéralisées* et surtout très calciques ; après l'accouchement, la surminéralisation disparaît et la femme reste déminéralisée, décalcifiée.

plètement aux formules précédentes : ce sont celles qui sont atteintes de *tuberculose abortive* ou de *pleurite tuberculeuse récidivante*. Dans une dizaine de cas, observés tant en ville qu'à l'hôpital, nous avons vu ces malades, déjà atteintes avant leur grossesse, devenir enceintes, accoucher à terme, et la plupart allaiter sans qu'on ait pu noter une aggravation de leur tuberculose ou même de leur état général. Nous sommes convaincu, mais sans pouvoir apporter de faits probants à l'appui, que cette absence de toute influence fâcheuse de la grossesse et de l'allaitement doit s'étendre à quelques autres formes faiblement évolutives de la tuberculose pulmonaire, témoins les cas cités par Grancher, de tuberculeuses mariées malgré sa défense et supportant fort bien une ou plusieurs grossesses, et les trois cas d'état stationnaire de Burchardt, se rapportant « à des cas avancés du troisième degré ». Pour Resthorn, l'influence de la gestation semble à peu près nulle chez les tuberculeuses dont l'affection est stationnaire, ou qui, à un moment donné, ont pu être considérées comme guéries, que leur expectoration contienne ou non des bacilles; mais à la condition qu'elles n'aient pas de fièvre depuis au moins un an et qu'elles ne soient pas sujettes aux hémoptysies. La grossesse paraît également peu dangereuse chez celles qui ont des symptômes bien localisés ou récents au niveau des sommets ; toutefois, il faut que la malade soit afébrile et que l'état général se maintienne bon, aussi bien avant que pendant la gestation.

Signalons enfin les cas observés par Pinard et son élève Kania, et qui se rapportent à des femmes prédisposées héréditairement à la tuberculose, mais ne présentant pas, au début de leur grossesse, de lésions bacillaires : dans ces cas, d'après Pinard, la puerpéralité ne provoque jamais par elle-même l'apparition de la tuberculose.

Nous conclurons donc, au point de vue de l'influence de la maternité et de l'allaitement sur l'évolution de la tuberculose pulmonaire, que la maternité représente une des conditions les plus puissamment aggravantes de la tuberculose pulmonaire dans l'immense majorité des cas ; cette influence se fait généralement sentir dès après l'accouchement, et est encore accentuée par l'allaitement. Quelques formes cliniques bénignes de tuberculose pulmonaire, telles que la tuberculose abortive et la pleurite à répétition, échappent complètement à cette action néfaste.

V. Effet de la tuberculose pulmonaire maternelle sur le nouveau-né. — La tuberculose pulmonaire peut provoquer l'accouchement et l'avortement prématurés. Les statistiques de Grisolle, Dubreuille, Bourges, Ortéga, qui portent sur 254 accouchements, mentionnent 58 avortements et 37 accouchements prématurés. Donc, proportion de 30 pour 100 d'interruptions de grossesse. Le chiffre nous paraît élevé, mais il est vraisemblable que les statistiques précédentes ne renferment guère que des phtisies avérées, et que les tuberculoses atténuées ou bénignes en sont, pour la plupart, exclues. Les chances d'interruption de la grossesse dépendent surtout, en effet, de la gravité de la tuberculose.

Mais quel est l'*état de vitalité et de développement du nourrisson* né de mère tuberculeuse ? Cet état semble lié, pour une grande part, à la gravité de la tuberculose de la mère, et, là encore, une bonne statistique, avec classification par formes cliniques, fait encore toutefois défaut.

Citons, toutefois, la statistique de Faure-Thomas : sur 14 enfants nés de mères tuberculeuses au premier degré, 2 seulement sont morts, tandis que sur 6 enfants de mères tuberculeuses au troisième degré, la moitié, soit 3, succombent quelques jours après la naissance.

Dans une récente et fort intéressante étude portant exclusivement sur le nourrisson *prématuré* né de mère tuberculeuse, Plauchu et Gardère apportent une opinion optimiste qui ne cadre pas avec l'opinion classique. Forts de l'observation de onze prématurés nourris et suivis à la nourricerie Rémond (de Lyon), ces auteurs concluent que, dans les premiers mois de l'allaitement, les enfants prématurés nés de mères tuberculeuses, et vraisemblablement aussi les enfants nés à terme, ont autant ou presque autant de chances de se développer que tout autre prématuré de même poids né sans aucune tare héréditaire (à condition, toutefois, qu'ils aient à la naissance un poids supérieur à 1 700 ou 1 800 grammes).

Quant à *l'avenir et aux chances que les enfants nés de mères ou de parents tuberculeux ont de devenir tuberculeux*, c'est toute la question si passionnante de l'hérédité tuberculeuse mise en cause; nous ne saurions l'aborder ici. Bornons-nous à signaler la conclusion d'un travail récent de Pissavy sur la fréquence comparée de la tuberculose chez les descendants de tuberculeux et chez les descendants de non-tuberculeux : la tuberculose des parents quadruple à peu près les chances de tuberculisation de leurs descendants.

§ 7. — *Pronostic et caractère du malade.*

Parmi les conditions individuelles qui influent sur le pronostic de la tuberculose pulmonaire, nous devons enfin, avant d'aborder l'étude des influences pathologiques, signaler l'importance du caractère du tuberculeux. S'il est léger et peu soucieux de sa santé, le pronostic sera plus réservé ; s'il veut, s'il sait se soigner, s'il apparaît capable de persévérance, il y aura là, au contraire, dans cette constatation, un élément d'appréciation favorable. « Le pronostic de la phtisie pulmonaire commune, a dit Grancher, dépend, en effet, du malade autant et plus que de la maladie. » D'une façon générale, les tuberculeux jeunes rentrent plutôt dans la première catégorie, tandis que les tuberculeux de la quarantaine ont une grande volonté, généralement, de se bien soigner.

CHAPITRE III

LES
ÉLÉMENTS DU PRONOSTIC DE LA TUBERCULOSE
PULMONAIRE (*Suite*)
ÉTATS PATHOLOGIQUES CONCOMITANTS ET CONDITIONS
DE MILIEU

SOMMAIRE

I. *Pronostic et états pathologiques concomitants.* — Tuberculoses extra-pulmonaires et phtisie : parallélisme d'évolution des tuberculoses multiples. — Immunité et vaccination par une atteinte tuberculeuse antérieure. — Influence d'une ascendance tuberculeuse. — Maladies antagonistes : sont, la plupart, des manifestations d'une tuberculose atténuée. — Tuberculose pulmonaire des diabétiques. — Tuberculose pulmonaire des syphilitiques. — Tuberculose pulmonaire des paludéens. — Maladies infectieuses et tuberculose pulmonaire : grippe, rougeole, coqueluche, fièvre typhoïde. — Tuberculose pulmonaire des alcooliques, des saturnins. — Influence atténuante de l'érysipèle.

II. *Pronostic et conditions de milieu.* — Conditions du milieu physique : climats, altitude, ville et campagne. — Conditions de vie sociale : richesse et pauvreté; professions.

§ 1. — *Pronostic et états pathologiques concomitants.*

Parmi les conditions individuelles capables d'influencer l'évolution de la tuberculose pulmonaire, tout à côté des états physiologiques, prennent place les *états pathologiques concomitants*. Ils modifient le pronostic dans un sens et dans une proportion qu'il est, à l'heure actuelle, possible de préciser, grâce à d'intéressants et récents travaux.

Ces états pathologiques se rattachent à l'infection tuberculeuse elle-même dans ses localisations extra-pulmonaires; les autres, à toute une série d'affections diverses : intoxications, infections, etc.

I. Tuberculoses extra-pulmonaires et phtisie. — De même que les poussées pulmonaires successives chez un même malade ont tendance *à se répéter*, on peut dire, d'une façon générale, qu'il en est de même des localisations simultanées ou successives de la tuberculose sur des tissus ou des organes différents. L'évolution de ces diverses manifestations est généralement *parallèle*, ainsi que nous l'avons démontré avec Arbez par l'observation d'un grand nombre de ces cas de *tuberculoses multiples* (tuberculoses chirurgicales, viscérales ou cutanées, etc.), contemporaines, antérieures ou consécutives à la tuberculose pulmonaire. C'est ainsi que, pour ce qui est du rapport de la *tuberculose laryngée* avec la tuberculose pulmonaire, nous avons montré qu'à côté des cas si nombreux et qui sont presque la règle, de la concomitance ou de la succession d'une phtisie laryngée et d'une phtisie pulmonaire, à la fois ulcéreuses et évolutives, l'une et l'autre, il existait d'autres cas, infiniment plus rares d'ailleurs, de localisations tuberculeuses *bénignes* pulmonaires et laryngées chez le même malade.

La conséquence pratique de ces constatations,

pour le point qui nous occupe, c'est-à-dire le pronostic de la tuberculose pulmonaire, c'est qu'on *s'appuiera toujours avec fruit sur la notion de l'évolution connue des manifestations extra-pulmonaires antérieures* pour établir le pronostic de la localisation pulmonaire.

C'est ainsi, pour prendre un exemple, qu'un examen laryngoscopique révélant une localisation laryngée nettement bénigne (pachydermie, papillomes laryngés), devra rassurer sur l'évolution ultérieure de la tuberculose pulmonaire concomitante : le passé de la tuberculose laryngée répond ici, peut-on dire, de l'avenir de la tuberculose pulmonaire. Inversement, d'ailleurs, une tuberculose laryngée, survenant chez un tuberculeux abortif ou fibreux, ne devra pas faire porter le pronostic habituellement si grave de la phtisie laryngée compliquant la tuberculose pulmonaire.

Semblablement encore une tuberculose chirurgicale à prédominance fibreuse, une tuberculose cutanée telle que le lupus, seront caution de l'évolution bénigne d'une tuberculose pulmonaire apparaissant chez le même sujet. Un bossu par mal de Pott guéri du jeune âge ne présentera jamais non plus, ainsi que l'a montré Tripier, qu'une tuberculose fibreuse discrète avec emphysème.

II. Immunité et vaccination par une atteinte tuberculeuse antérieure. — Ce parallélisme d'évolution des tuberculoses multiples dans leurs diverses localisations ne peut s'expliquer, ainsi que nous l'avons montré, pour ce qui est des tuberculoses *bénignes*, que par la notion d'une *vaccination* avec immunité relative consécutive produite par la guérison d'une première manifestation locale.

Cette notion de l'immunisation par une première atteinte tuberculeuse va à l'encontre des notions expérimentales et classiques. Mais l'observation des faits cliniques nous a conduit toutefois, ainsi que Marfan, à l'admettre. Disons à ce propos que nous ne croyons guère, par contre, aux réinfections successives d'un phtisique, se réinoculant, par exemple, par la déglutition de ses crachats.

III. Influence d'une ascendance tuberculeuse sur le pronostic de la tuberculose pulmonaire.

— Nous préférons parler d'ascendance tuberculeuse plutôt que d'hérédité tuberculeuse, la preuve de cette dernière, pour chaque cas particulier, n'étant pas toujours aisée à faire, et les partisans de la contagion infantile pouvant toujours invoquer cette dernière.

La phtisie héréditaire est généralement grave et incurable : *Phtisis hereditaria omnium pessima* (Bœrhaave). Telle est la doctrine classique.

Dans ces dernières années, cette manière de voir a été attaquée sérieusement. Certains auteurs ont admis, en effet, que, tout en acceptant la doctrine de l'hérédité, cette cause ne diminuait pas les chances de guérison. Au Congrès de la tuberculose de 1905, Bouchard et J. Teissier ont parlé de l'immunité transmise en certains cas par la mère tuberculeuse à son enfant; d'autres, et particulièrement Reibmayr, ont même affirmé que la tuberculose des ascendants était un facteur favorable pour le pronostic, car elle créait pour les descendants une véritable immunité acquise, d'autant plus prononcée que la tuberculisation des générations antérieures a été plus complète.

K. von Ruck a dressé à cet égard une statistique portant sur 1514 cas de tuberculose pulmonaire traités au « Winyah Sanatorium » d'Asheville. Sur ce nombre, 1327 phtisiques ont été améliorés ou guéris. Or, de ceux-ci, 434 ou 32,63 pour 100 présentaient des antécédents héréditaires, tandis que, dans les 187 cas non améliorés, la proportion des malades ayant des ascendants tuberculeux ne dépassait pas 25,13 pour 100; en d'autres termes, il existait une différence de 7,50 pour 100 en faveur d'une influence propre favorable exercée par l'ascendance tuberculeuse sur la tuberculose des descendants.

Sans doute, cette différence n'est pas assez considérable pour que l'on puisse partager l'opinion extrême de Reibmayr. Il n'en reste pas moins que la statistique en question, tout comme les données analogues recueillies par Turban, Weicker, Hamel, King, tend à prouver que la tuberculose des ascendants n'est pas de nature à assombrir, dans tous les cas, le pronostic de la phtisie.

Nous avons tenu à donner les deux opinions opposées. Pour notre part, ayant essayé de nous faire une opinion sur la question, mais n'ayant pas conservé nos matériaux statistiques (d'ailleurs insuffisants en nombre pour nous permettre des conclusions fermes), voici ce que nous avons observé.

Et, d'abord, il est certain que la difficulté est

grande de ne pas laisser passer nombre de cas de tuberculose pulmonaire chez les ascendants, notamment les cas de tuberculose fibreuse discrète avec emphysème, tous les cas de tuberculose plus ou moins larvée qui répondent à la tuberculose inflammatoire de Poncet et Leriche, et notamment ces maladies diathésiques, telles que scrofule, herpétisme (qui héréditairement engendrent si souvent la tuberculose, nous l'avons vu), dont la nature tuberculeuse, — pour maints de leurs accidents tout au moins, — va s'affirmant de jour en jour. Or, précisément, ce sont ces parents-là, vieux tuberculeux, dont parle Daremberg, qui souvent voient mourir leurs enfants de tuberculose pulmonaire.

Dans plusieurs familles où le père ou la mère, ou bien tous deux, étaient entachés de tuberculose, on voit plusieurs enfants, parfois tous, mourir, entre seize et vingt-quatre ans, de phtisie subaiguë ou chronique. Ce sont ces cas qu'ont surtout en vue Grancher et Barbier, parlant des tuberculeux héréditaires. « Dans ces cas, la tuberculose a toujours une marche grave : non seulement les lésions caséeuses locales évoluent rapidement, mais de bonne heure les stigmates d'imprégnation tuberculeuse sont très accusés. La phtisie est précoce, les accidents de généralisation bacillaires fréquents. C'est chez ces malades surtout que l'on peut assister à l'évolution des phtisies latentes à marche rapide. »

Autres groupes de faits : dans de nombreuses familles à ascendants tuberculeux, nous avons plus souvent encore observé les groupements de faits suivants : sur plusieurs enfants, les uns restent

indemnes, d'autres meurent de méningite dans
l'enfance, d'autres, les filles surtout, présentent
une tuberculose pulmonaire abortive, ou bien
encore les stigmates de l'infantilisme physique, qui
ne sont autres que ceux que nous considérons
comme des stigmates d'une hérédo-tuberculose
(V. Diagnostic p. 653).

Les uns restent indemnes, disons-nous : c'est là
un fait qu'admettait N. Guéneau de Mussy, pourtant partisan de l'influence considérable de l'hérédité. « On voit, dit-il, des enfants de tuberculeux
parvenir à un âge avancé. »

D'autres meurent de méningite dans l'enfance;
c'est là un fait admis de tous. Quant à ceux qui
présentent les stigmates de l'infantilisme tuberculeux de Lorain ou de l'hérédo-tuberculose, ils sont
particulièrement sujets à ces fièvres muqueuses de
l'enfance, typho-bacillose ou granulie atténuées en
réalité; et ils meurent aussi souvent, non pas de
phtisie, mais de méningite, à leur tour. Notre
observation est confirmée sur ce point par Daremberg. « Ils sont restés, dit-il, dans un état d'*infantilisme physique* qui contraste tristement avec
leur développement intellectuel souvent extraordinaire. Et cette tête, qui travaille intensivement, sera
atteinte par l'envahissement bacillaire... On peut,
presque à coup sûr, établir le diagnostic précoce de
la méningite tuberculeuse terminale, quand on est
en présence d'un tuberculeux dont les organes
génitaux externes sont atrophiés, ou d'une tuberculeuse dont les mamelons sont rétractés et non
saillants. » Nous ajouterons que si ces enfants
atteints d'infantilisme, de rétrécissement mitral

pur, de chlorose, de tuberculose abortive, peuvent succomber à la méningite, souvent aussi ils parviennent à un âge avancé; en tout cas, il nous ont paru à l'abri des phtisies fibro-caséeuse ou caséeuses, comme s'ils étaient vaccinés contre ces formes parenchymateuses de la tuberculose pulmonaire.

Telles sont les principales modalités de l'hérédité tuberculeuse qu'il nous a été donné d'observer : certaines familles aux géniteurs tuberculeux sont décimées par des phtisies fibro-caséeuses évolutives, alors que d'autres familles voient une même lignée composée d'enfants les uns indemnes, les autres mourant de méningite; d'autres enfin, immunisés en quelque sorte contre les formes évolutives parenchymateuses, ne présentent jamais que les stigmates de la prétuberculose des auteurs, ou des manifestations d'une tuberculose atténuée : la méningite seule les menace.

Quelle est la raison de pareils groupements? L'étude minutieuse seule de la tuberculose des pères et mères, que nous n'avons pu faire d'ailleurs, donnerait probablement la réponse.

IV. Maladies antagonistes. — A ces questions d'immunité acquise ou héréditaire, se rattache l'intéressante question des *maladies réputées antagonistes de la tuberculose*. Il fut en effet une époque, qui remonte à la première moitié du siècle passé, pendant laquelle l'asthme, l'emphysème, la scrofule, l'arthritisme, la chlorose, les lésions mitrales, etc. furent considérés comme des maladies *antagonistes* de la tuberculose pulmonaire, c'est-à-dire s'opposant au développement de cette dernière.

En réalité, il semble bien à l'heure actuelle que c'est la notion diamétralement opposée qui doit prévaloir (Poncet) : ces prétendues maladies antagonistes de la tuberculose sont de plus en plus considérées comme reliées à cette dernière par des liens de cause à effet. Les écrouelles, l'emphysème, certains rhumatismes ne sont-ils pas considérés de plus en plus, chaque jour, comme des modalités particulières de la tuberculose (tuberculose atténuée, fibreuse, inflammatoire)?

Pour notre part également, nous nous sommes efforcé, avec Mlle Epchtein, de démontrer, d'une part, que l'*asthme* en apparence le plus essentiel était, le plus souvent, de nature tuberculeuse ; d'autre part, les observations que nous avons recueillies nous ont montré la tuberculose inflammatoire, la tuberculose fibreuse diffuse ou dense avec emphysème, comme sa cause habituelle, à l'exclusion de toute phtisie commune évolutive. De même, pour le rétrécissement mitral pur, nous avons montré, observations en mains, avec Malmonté, que cette lésion cardiaque était la détermination endocarditique d'une tuberculose atténuée, de même que les lésions pulmonaires concomitantes qui revêtent toujours soit le type abortif, soit le type de pleurite, soit celui de tuberculose fibreuse ou à prédominance fibreuse.

L'*arthritisme* est, pour le plus grand nombre de ses déterminations, fonction de tuberculose inflammatoire, en tout cas atténuée, ainsi que l'ont démontré récemment Poncet et Leriche, L. Bernard. Pour la *scrofule*, pareille démonstration est plus ancienne encore. La *chlorose*, elle aussi, n'est-elle pas le plus souvent, ainsi que l'ont démontré Landouzy et M. Labbé, une manifestation de la tuberculose atténuée, coïncidant le plus souvent, nous l'avons dit déjà, avec une tuberculose pulmonaire abortive.

De tout ceci résulte donc, au point de vue pratique, que si l'antagonisme, tel que le formulaient les anciens auteurs, était une erreur au sens strict, sur le terrain clinique, il n'en est pas moins vrai que l'antagonisme existe entre ces maladies diverses et une *phtisie évolutive* : c'est un *antagonisme d'évolution*. Ainsi que nous l'avons dit, la tuberculose se *répète* dans ses manifestations; et, atténuée, bénigne, lorsque, dans sa première atteinte, elle a créé un asthme ou un rétrécissement mitral, dans ses localisations ultérieures, sur le poumon, par exemple, elle conservera habituellement, là encore, toutes conditions égales d'ailleurs, son caractère bénin et atténué. C'est pourquoi, en conclusion dernière, nous dirons que la constatation de l'une quelconque de ces maladies, dites autrefois antagonistes de la tuberculose pulmonaire, plaidera, lors de l'apparition simultanée ou ultérieure d'une tuberculose pulmonaire, *en faveur de la bénignité relative de cette dernière*. Et voici, du même coup, l'explication de cette singulière et contradictoire assertion de Pidoux, à savoir que les maladies diathésiques sont à la fois, par rapport à la tuberculisation, *prédisposantes* et *antagonistes*.

De plus, Peter a montré comment les enfants de diathésiques, de goutteux, de syphilitiques, d'herpétiques, mais surtout de scrofuleux, se tuberculisent encore plus souvent et plus facilement qu'eux. « On pourrait citer, dit-il, telle race royale, aux géniteurs à « beauté (!) scrofuleuse », qui s'éteint dans la phtisie. » Et il cite les intéressantes observations de deux jeunes gens mourant de phtisie à marche fébrile, issus, l'un d'un père rhumatisant et d'une mère goutteuse, l'autre de deux scrofuleux qui ne l'étaient qu'au minimum.

V. Tuberculose pulmonaire des diabétiques. — La phtisie des scrofuleux, celle des arthritiques, sont, nous venons de le voir, des phtisies généralemeut bénignes et à tendance fibreuse. Il n'en est généralement pas de même pour une maladie rangée, par les classiques, à côté de l'arthritisme, de la goutte, etc., dans les maladies dites de la nutrition.

On sait la fréquence de la tuberculose pulmonaire au cours du diabète. Dans les milieux hospitaliers, la proportion, en réunissant les statistiques de Freerichs, Seegen, Williamson, est de 43 tuberculeux sur 100 diabétiques. Les diabétiques de clientèle sont, par contre, frappés beaucoup plus rarement par la tuberculose. Pour Lépine, la tuberculose pulmonaire amène la mort chez la moitié environ des diabétiques des hôpitaux, et chez le quart au moins des diabétiques qui jouissent de l'aisance.

Le diabète survient plus rarement au cours de la tuberculose pulmonaire.

La tuberculose s'observe dans toutes les formes du diabète, mais elle est plus fréquente et plus grave dans le diabète maigre que dans le diabète gras (P. Bernheim). C'est ainsi que les diabètes pancréatiques se terminent habituellement par la tuberculose (Lancereaux).

La tuberculose pulmonaire est susceptible de revêtir, chez les diabétiques, des formes diverses, au nombre desquelles dominent les formes aiguës et subaiguës. La phtisie caséeuse extensive, ou phtisie galopante, qui évolue en quelques mois le plus souvent, et la phtisie fibro-caséeuse extensive, qui évolue en un an tout au plus, sont les formes le plus fréquemment observées.

Le début, dans tous ces cas, est généralement insidieux. « Vous soignez un malade atteint de diabète sucré, dit Rénon, en l'examinant seulement tous les deux ou trois mois. Il vient vous revoir parce que, depuis votre dernière consultation, il a été pris d'une petite toux sèche, insignifiante ; mais il a maigri un peu. « Ce n'est rien, dit-il, c'est insignifiant. » Vous l'auscultez, et vous trouvez le ramollissement de tout un sommet, et parfois même une caverne ». Et l'évolution continue, rapide, avec une fièvre généralement modérée et sans sueurs profuses, une expectoration peu abondante et rarement hémoptoïque : c'est une tuberculose sèche, froide et sans réaction, selon l'expression de Pidoux.

La granulie généralisée a été signalée par Letulle.

Le pronostic est donc, dans tous les cas précédents, d'une gravité exceptionnelle.

Mais il s'en faut cependant, ainsi que le dit M. Labbé, que la tuberculose soit toujours aussi fatalement et rapidement progressive. Les faits publiés par Lecorché, Bouchardat, Griesinger, Trousseau, montrent en effet que la tuberculose est susceptible de s'arrêter, et peut-être même de guérir. Lépine a insisté plus récemment sur la bénignité de certains cas. Nous avons, pour notre part, observé et suivi trois diabètes *arthritiques* (comme ceux de Lépine), et qui étaient atteints de tuberculose fibreuse discrète avec emphysème depuis de nombreuses années.

L'action du glucose favorisant le développement du bacille de Koch ne nous paraît pas suffisante pour expliquer la prédisposition si curieuse des diabétiques à la tuberculose. Avec Daremberg, Poncet et Chalier, nous croyons que le plus souvent alors c'est la *tuberculose qui crée le diabète*. Les expériences de Gougerot, de Salomon, qui ont réalisé des scléroses hépatiques et pancréatiques avec un virus atténué, nous montrent la voie à suivre pour la vérification expérimentale de cette donnée féconde.

VI. Tuberculose pulmonaire des syphilitiques. — Une association très répandue est celle de la tuberculose et de la syphilis. Elle a été bien étudiée au point de vue clinique par E. Sergent.

Deux cas peuvent se présenter, suivant qu'il s'agit d'un tuberculeux syphilisé ou d'un syphilitique tuberculisé.

A. LA SYPHILIS SURVIENT CHEZ UN TUBERCULEUX. — C'est la forme la plus rare. La tuberculose n'est vraiment aggravée et la vie du malade fatalement sacrifiée que s'il s'agit d'une tuberculose avancée ou hypertoxique, ou bien encore d'une syphilis très virulente. Lorsqu'au contraire les deux maladies sont d'intensité moyenne, il est assez rare de voir la tuberculose s'aggraver : le seul moment dangereux est celui où les deux affections prennent, en quelque sorte, contact. Il est même assez fréquent, pour Sergent, de constater que la syphilis semble favoriser la guérison de la tuberculose en provoquant un processus de sclérose et de calcification.

B. LA TUBERCULOSE SURVIENT CHEZ UN SYPHILITIQUE. — La tuberculose des syphilitiques peut être *précoce* ou *tardive*.

1° *Tuberculisation précoce.* — La tuberculisation précoce peut survenir, soit dès le début de la syphilisation, soit au déclin de la période secondaire.

Au *début de la syphilisation*, le pronostic est souvent grave, les sujets peuvent succomber en quelques semaines à la phtisie galopante.

Au *déclin de la période secondaire*, la tuberculose qui survient est également sérieuse, mais n'est point fatalement mortelle ; il n'est même pas rare de voir, sous l'influence du traitement, une pareille tuberculose s'arrêter dans son évolution et guérir.

2° *Tuberculisation tardive.* — En ce cas, d'après Sergent, la tuberculose pulmonaire revêt la forme d'une *tuberculose fibreuse*. La syphilis est, pour lui, une cause fréquente de tuberculose fibreuse, et la tuberculose fibreuse doit inviter le médecin à rechercher méthodiquement les stigmates et les indices révélateurs de la syphilis.

En résumé, le pronostic est moins constamment grave qu'on ne le dit. En présence de chaque cas, on s'appuiera donc sur les notions précédentes, au milieu desquelles domine toujours, à notre avis, la notion de la forme clinique de la tuberculose pulmonaire. La syphilis bien traitée favorise aussi la guérison de la tuberculose.

VII. Tuberculose pulmonaire des paludéens.

— Lorsque les Français pénétrèrent en Algérie (1830), ils trouvèrent un pays tout entier à l'abri de la tuberculose. Boudin crut que les indigènes algériens n'avaient pas la tuberculose parce qu'ils étaient des paludéens, et il proclama (1843) sous forme de loi l'antagonisme du *paludisme et de la tuberculose.* D'après Martin, d'après Crespin (d'Alger), il n'y a pas, en réalité, d'antagonisme vrai, étiologique entre le paludisme et la tuberculose.

La tuberculose pulmonaire survenant chez les paludéens, — chez les paludéens chroniques, — peut se comporter de deux façons d'après Crespin :

1° Dans la majorité des cas, elle peut marcher plus vite. La granulie est fréquente chez les paludéens (observations de Marchiafava et Ferraren). Martin note, de plus, que les accès de fièvre paludéenne peuvent déterminer des hémoptysies chez ces malades. Enfin, au point de vue de l'évolution des symptômes thermiques de la paludo-tuberculose, il se produit une sorte de balancement : si l'un des mouvements fébriles se produit, l'autre est absent.

2° D'autres fois, au contraire, chez les paludéens chroniques, la tuberculose prend la marche lente, torpide de la tuberculose fibreuse. Ce sont ces cas qui, comme pour l'emphysème, l'asthme, l'arthritisme, ont fait croire à un antagonisme

VIII. Maladies infectieuses aiguës et

tuberculose pulmonaire. — Un certain nombre de *maladies infectieuses aiguës* survenant chez un tuberculeux peuvent en modifier l'évolution. La plupart ont une influence aggravante : ce sont surtout : la *grippe*, la *rougeole*, la *coqueluche*, la *fièvre typhoïde*.

A. Grippe et tuberculose pulmonaire. —

La grippe est naturellement la plus perfide de toutes les maladies. Elle l'est particulièrement pour le tuberculeux, auquel elle est apportée souvent par l'entourage, voire même le médecin, sous la forme d'un coryza ou d'une laryngotrachéite. « Quand on apporte un rhume à un tuberculeux, dit Daremberg, on lui apporte une maladie. » Et un tuberculeux « perdra, en vingt-cinq jours d'une grippe qui paraît insignifiante, le bénéfice de plusieurs mois ou de plusieurs années de traitement, heureux encore si une tuberculose chronique n'est pas transformée en une tuberculose aiguë par la grippe. » (Rénon.) Ajoutons, toutefois, que fréquemment on qualifie de grippe une poussée de tuberculose plus ou moins discrète.

B. Rougeole, coqueluche. —

Survenant chez un tuberculeux pulmonaire, elles aggravent considérablement l'état du malade et donnent souvent, la coqueluche surtout, une allure aiguë à la bacillose. Rougeole et coqueluche sont les deux maladies qui, dans l'enfance, réveillent une tuberculose latente pour la transformer soit en une méningite, soit en une phtisie évolutive.

C. Fièvre typhoïde. — L'antagonisme entre la fièvre typhoïde et la tuberculose, soutenu jadis par Forget, Thirial, Rilliet et Barthez, Pidoux, C. Paul, Perraud, en France, Rockitanscky, Erchorst, à l'étranger, ne semble plus aujourd'hui avoir de partisan qu'en la personne de Revilliod.

L'association de la fièvre typhoïde et de la tuberculose peut, au point de vue qui nous occupe, se présenter dans les deux groupes de cas suivants :

1° Dans le premier, la *fièvre typhoïde survient chez un tuberculeux*. Et elle peut se montrer dans toutes les formes de la tuberculose. Dans ces faits, la marche de la fièvre typhoïde semble être très peu influencée; quant à la tuberculose, s'il est des cas où elle reçoit un véritable coup de fouet, où, suivant l'expression de Widal, « la maladie prend le malade tuberculeux et le laisse phtisique, » il faut reconnaître que, *la plupart du temps*, son évolution n'est nullement modifiée; on cite même des faits où elle aurait subi une rétrocession (Rilliet et Barthez, Pidoux, Revilliod. Descos). Ce sont ces faits qui justifient en partie la conception de l'antagonisme.

2° Dans un second groupe de cas, la *tuberculose est consécutive à la fièvre typhoïde*. Pour Lesieur et Joubert, qui ont étudié les *formes cliniques des localisations respiratoires de la tuberculose post-typhique*, cette tuberculose post-typhique n'est que cliniquement post-typhique; la dothiénentérie a, en réalité, réveillé une tuberculose latente. Le pronostic, fait curieux à signaler, est ici généralement sérieux ou grave, alors que la même dothiénentérie, nous venons de le voir, est assez souvent d'une neutralité bienveillante pour des tuberculoses même en pleine évolution.

La tuberculose pulmonaire post-typhique doit être, au point de vue plus spécial du pronostic, distinguée en *tuberculoses précoces* apparaissant pendant les premiers jours de la convalescence, et en *tuberculoses tardives* apparaissant au déclin de la convalescence.

Les *tuberculoses pulmonaires post-typhiques précoces* sont surtout la granulie et la broncho pneumonie. Elles comportent toujours un pronostic grave et une évolution rapide.

Les *tuberculoses pulmonaires post typhiques tardives* répondent surtout à la phtisie commune, la forme granulique étant exceptionnelle et caractérisant plutôt les tuberculoses précoces. L'évolution est habituellement lente et susceptible d'amélioration. Leur pronostic est, par suite, beaucoup plus favorable que celui des tuberculoses précoces.

En résumé, une *tuberculose post-typhique est d'autant plus bénigne qu'elle survient plus tardivement.*

IX. Tuberculose pulmonaire des alcooliques.

— Pour la majorité des auteurs, la tuberculose pulmonaire des alcooliques est toujours grave. Il s'agit généralement d'une phtisie caséeuse : pneumonie ou phtisie galopante, et d'une phtisie fibro-caséeuse à marche rapide, et la durée de la maladie ne dépasse pas quelques mois. L'amaigrissement et la perte des forces sont particulièrement rapides ; la cachexie avec atrophie musculaire généralisée précoce. La tuberculose intestinale, la cirrhose hypertrophique du foie sont également fréquentes; de plus, l'on note souvent du tremblement, de la douleur des mollets, avec parfois tous les signes de la polynévrite des membres inférieurs et même ainsi le syndrome de Korsakow.

Mais si ces formes graves sont fréquentes chez les alcooliques avérés, en pleine misère physiologique, il n'en est pas moins que nombre de travailleurs fréquentant les hôpitaux, alcooliques eux aussi, sont atteints de tuberculose fibreuse, avec souvent artério-sclérose concomitante. Dans le milieu hospitalier, la fréquence considérable de cette forme clinique chez l'homme, en opposition avec sa rareté chez la femme, pourrait peut-être s'expliquer par l'influence sclérosante de l'alcool.

X. Tuberculose pulmonaire des saturnins. — Le saturnisme était considéré par Beau comme l'antagoniste de la tuberculose ; les vieux saturnins, pour lui, deviennent très rarement phtisiques; aussi traitait-il la tuberculose en administrant les sels de plomb, médication longtemps abandonnée, puis plus récemment reprise (Destot). L'observation d'un assez grand nombre de saturnins nous a montré à la fois la fréquence de la tuberculose chez ces derniers et le caractère anatomique fibreux, et par suite bénin, de leur lésion. Une fois de plus, l'antagonisme des vieux auteurs, qui savaient observer, est justifié sur le terrain de l'évolution; ne parlaient-ils pas d'ailleurs de *phtisie* et non pas de *tuberculose ?*

XI. Atténuation de la phtisie par un érysipèle intercurrent. — Un érysipèle contracté pendant le cours de la phtisie peut améliorer et même guérir la tuberculose pulmonaire, dit Marfan. Et il rapporte les intéressantes observations confirmatives de Schäffer, Salles, Chelmonski.

§ 2. — *Le pronostic d'après les conditions de milieu.*

Aucune maladie n'est influencée au même degré que la tuberculose pulmonaire par des conditions tenant au *milieu* dans lequel est appelé à vivre le malade. Ces conditions de milieu se rapportent non seulement aux conditions *physiques*, telles que celles qui résultent de la vie urbaine ou campagnarde, du climat, de l'altitude, etc., mais aussi aux conditions *sociales* de vie, d'alimentation, de profession, etc.

I. Conditions relevant du milieu physique. — L'influence des *climats* est complexe, et, de plus, n'est pas univoque. De sorte qu'il est difficile de dire quels sont les climats qui aggraveront une tuberculose pulmonaire. Peut-on citer au moins ceux qui l'amélioreront? Là encore il s'agit d'une question d'espèces que nous ne pouvons discuter ici. Et, pour parler en général, nous dirons avec Rénon qu'il n'existe pas de climat spécifique de la tuberculose.

La *vie au grand air*, la cure d'air, élément commun aux différentes cures de climat, exerce, par contre, une influence indiscutable sur l'évolution de la tuberculose pulmonaire ; et, du fait qu'un tuberculeux pourra désormais *vivre à la campagne*, le pronostic de sa maladie en sera amélioré.

De même, si l'on oppose les *villes* et les *campagnes*, on peut dire, avec Grancher et Barbier, que la tuberculose frappe partout les agglomérations humaines, épargnant les nomades et celles qui vivent au grand air. Que des individualités de celles-ci changent de milieu, elles sont frappées à leur tour. C'est ainsi que G. Bourgeois, étudiant l'*Exode rural et la tuberculose*, a constaté qu'à l'hôpital Tenon, de 1879 à 1903, on a inscrit 16 224 morts par tuberculose sur 34 738 décès. Parmi ces 16 224 tuberculeux, 4 974 étaient nés à Paris, 11 250 étaient des immigrés. En 1901, sur 49 970 décès parisiens, on a compté 12 419 tuberculeux, dont 7 483 étaient provinciaux.

« Dans les campagnes non encore encombrées, dit Daremberg, dans les montagnes surtout, on constate l'existence d'un grand nombre de vieux tuberculeux bien portants. Quand, dans un pays, vous rencontrez un grand nombre de bossus valides et ayant dépassé la trentaine, vous pouvez dire que ce pays est sain, parce que ces bossus, paysans ou ouvriers, ont pu guérir, sans grands soins particuliers, leur ancienne carie vertébrale. »

Mais on voit des paysans, et ils sont nombreux à l'heure actuelle, présenter des phtisies aussi nettement évolutives que les citadins. C'est qu'aussi interviennent les conditions sociales de la vie, qu'il nous faut maintenant envisager.

II. Conditions de vie sociale. — Un élément capital de pronostic est l'*état social* du tuberculeux. La tuberculose du riche est, toutes choses égales, toujours plus bénigne que celle du pauvre. Cette condition est essentielle, parce que d'elle dépendent plusieurs autres, non moins essentielles dans la cure de la turberculose.

Pour guérir, un phtisique fibreux ou fibro-caséeux a besoin, en effet, pendant de longs mois, de *repos* physique et moral, de suralimentation et de vie au grand air. C'est ce qu'ont admirablement compris les Assurances allemandes contre l'invalidité, qui donnent tout cela à leur malade, y compris les secours nécessaires pour faire vivre la famille que le tuberculeux laisse en entrant au sanatorium.

Mais, à côté des tuberculeux qui ne *peuvent* pas se soigner, il y a ceux qui ne *veulent* pas ; il y a ceux notamment qui ne veulent renoncer ni à leur vie mondaine, ni aux soirées, ni aux nuits passées au jeu ou ailleurs.

Certaines *professions* ont une influence non douteuse sur la phtisie. Toutes les professions qui exigent une sédentarité forcée, dans une atmosphère confinée, sont au premier chef tuberculisantes. C'est ainsi que les anciens « canuts » de la Croix-Rousse, à Lyon, étaient décimés par la tuberculose.

Par contre, certaines professions semblent conférer une certaine immunité. Halter a signalé l'immunité des chaufourniers, confirmée par Rénon, qui l'attribue à l'absorption de la chaux. Michaud a remarqué que, dans les ateliers de gravure sur verre de la cristallerie de Baccarat, la tuberculose était très rare, par suite des inhalations d'acide fluorhydrique.

Enfin certaines professions, telles que celles des *mineurs* et des *porcelainiers*, ont pour apanage la tuberculose pulmonaire avec *pneumokoniose*, qui est toujours une *phtisie fibreuse*.

Tels sont les éléments multiples qui permettront au clinicien des précisions suffisantes, dans l'immense majorité des cas, sur le pronostic de la tuberculose pulmonaire. Il n'en reste pas moins que cette appréciation clinique reste toujours délicate, ainsi que l'a dit Peter. « Le diagnostic! il est si facile aujourd'hui qu'il suffit des sens pour le faire : l'intelligence n'intervient pas. Pour le pronostic. c'est tout autre chose : il faut comparer, induire et juger, de sorte que tant vaut l'intelligence des médecins, tant vaut le pronostic porté. »

INDEX BIBLIOGRAPHIQUE

A. — SÉMÉIOLOGIE GÉNÉRALE

I. — Toux.

A. Balvay, De la toux dans la tuberculose pulmonaire chronique (*Thèse de Lyon*, 1903, n° 146).

Erni (de Gersau), Le « signe du tapotage » dans la phtisie pulmonaire avec cavernes (*Semaine méd.*, p. 75, 1904).

Marfan, Troubles et lésions gastriques de la phtisie pulmonaire (*Thèse de Paris*, 1887).

Molle, Le « signe du tapotage » dans la phtisie pulmonaire; sa signification (*Lyon méd.*, 7 février 1909).

Peter, *Leçons de clinique médicale*, t. I, 26° Leçon, et t. II, 54° Leçon.

A.-F. Plicque, *Les symptômes fonctionnels et le diagnostic de la tuberculose au début*. Paris, 1907.

L. Revol, La toux gastrique (*Revue génér. Gazette des hôp.*, 8 août 1903).

Yhitz, Séméiologie, physiologie pathologique et traitement de la toux dans la tuberculose pulmonaire (*Thèse de Paris*, 1876).

II. — Expectoration.

F. Bezançon et S.-I. de Jong, Étude histo-chimique et cytologique du crachat des tuberculeux (*Congrès international de Washington*, 1908, et *Bull. méd.*, 28 novembre 1908, p. 1056).

Deguy et Guillaumin, *Traité de microscopie clinique*. Masson et Cie.

S.-Israels de Jong, Étude histo-chimique et cytologique des crachats (*Thèse de Paris*, 1907).

G. Hunter Mackenzie (d'Édimbourg), *Le Crachat,* traduct. de Léon Petit. O. Doin, 1888.

Roger et Valensi, L'albumino-diagnostic de la tuberculose (*Assoc. franç. pour l'Avanc. des sc.,* Lille, août 1909).

R. Sufino, La recherche des fibres élastiques dans l'expectoration des tuberculeux (*La Clin. méd. ital.,* sept. 1901).

III. — Bacille de Koch dans l'expectoration et sa valeur séméiologique.

Balmer et Fraentzel, Ueber das Verhalten der Tuberkulbacillen im Auswurf während des Verlaufs der Lungenschwindsucht (*Berl. Klin. Wochenschr.,* 1882, p. 45).

Berthier, Valeur pronostique de l'expectoration bacillaire (*Revue de la Tub.,* sept. 1902; *Congrès de méd. de Toulouse,* 1902).

L. Chauvain, Morphologie du bacille de Koch dans les formes et les degrés de la tuberculose pulmonaire (*Congr. int. Tub.,* Paris, 1905, p. 407).

A. Chiesi, *Gazzetta degli ospedali delle clinische* n° 97 (cité par la *Gaz. des Hôpit.*).

G. Land, De beteckenis van de Verschillende vormen der Tuberkulbacillen in het sputum woor de prognese (*Thèse de Leyde,* 1906).

Lawrason Brown, La valeur pronostique du bacille de la tuberculose dans l'expectoration (Chicago, 1903, et *Journal of the American Medic. Association,* 1903, n° 8).

A. Mandoul, Bacille de Koch et séméiologie de la tuberculose pulmonaire (*Thèse Lyon,* 1904).

Mircoli, Modificazioni morphologische streptoccocirformi del bacillo di Koch, lore probabile significato pronostico (*Gaz. pop. Milano,* 1900, XXI, 433-435).

Ortal, Hémoptysie et bacille de Koch (*Thèse Lyon,* 1904).

Piéry et Mandoul, Polymorphisme du bacille de Koch dans les produits de l'expectoration des phtisiques (*Soc. de Biol.,* 17 déc. 1904).

Piéry et Mandoul, Les variations morphologiques et numériques du bacille de Koch et la séméiologie de la tuberculose pulmonaire (*Soc. de Biol.,* 24 déc. 1904).

Piéry, Mandoul et Ortal, Bacille de Koch et hémoptysies (*Soc. de Biol.,* 21 janvier 1905).

Piéry et Mandoul, Les variations morphologiques et numériques du bacille de Koch et la séméiologie de la tuberculose pulmonaire (*Arch. gén. de méd.,* 1905).

Piéry et Mandoul, Valeur pratique de la recherche des

variations morphologiques et numériques du bacille de Koch dans le diagnostic, le pronostic et le traitement de la tuberculose pulmonaire (*Congr. internat. Tub.*, Paris, 1905, p. 405).

IV. — Hémoptysie.

Avril, Des dangers de la suralimentation chez les tuberculeux (*Thèse de Lyon*, 1903-1904).

F. Barbary, La tension artérielle chez les tuberculeux; Interprétation nouvelle du mécanisme de l'hémoptysie (*Congrès internat. de la tuberc.*, 1905; *Compte rendu*, p. 567, t. I, et *La grande Faucheuse*, 2ᵉ édition, 1907 (F. R. de Rudeval).

F. Bezançon et S.-I. de Jong, Formes cliniques des hémoptysies tuberculeuses (*Rapport à la Société d'Etudes scientifiques sur la tuberculose*, 14 mai 1908).

F. Bouyer, Des hémoptysies avec accidents gastro-intestinaux chez les tuberculeux arthritiques (*Thèse de Montpellier*, 1906).

Boschi, La pression sanguine chez les tuberculeux (*Gazz. degli Osped.*, 9 déc. 1906; *Anal. in Bullet. med.*).

Chauffard, Traitement des hémoptysies (*Journal de méd. int.*, 1909).

Darembeng, Fonction menstruelle, phtisie pulmonaire (*Arch. gén. de méd.*, nov. et déc. 1880).

Dumarest, Étiologie clinique des hémoptysies tuberculeuses (*Bulletin méd.*, 27 avril 1907).

Gélibert, De l'hémosialémèse (*Thèse de Lyon*, 1898).

Josserand, Sur une variété d'hématémèse nerveuse (hémosialémèse hystérique) (*Lyon méd.*, 1893).

Lemoine, Hémoptysies chez les tuberculeux (*Nord méd.*, 15 janv. 1905, p. 13).

Marfan, La tension artérielle dans la tuberculose pulmonaire chronique (*Revue de méd.*, 10 nov. 1907).

A. Martinet, L'hémoptysie essentielle supplémentaire des règles existe-t-elle? (*Presse Med.*, 14 août 1909).

Moncongé, Hémoptysie et rapports sexuels (*Médec. mod.*, 1899).

Mouisset, Dangers de la suralimentation chez les tuberculeux (*Congrès intern. de la tuberculose*, Paris, 1905, t. I, p. 668).

Noncher, Contribution à l'étude de l'influence de la menstruation sur la tuberculose pulmonaire (*Thèse de Paris*, 1906).

ORTAL, *loc. cit.*

ORTEGA MOREJEN, Quelques cas d'hémoptysie (*Congrés internat. de la tuberculose*, Paris, octobre 1905, t. I, p. 776).

PETER, *Leçons de clinique médicale*, 1879, t. II, 50e, 52e et 57e leçon.

PIÉRY, ORTAL et MANDOUL, *loc. cit.*

A.-F. PLICQUE, *Traitement de la tuberculose*, 2e édit., 1908, p. 396.

POUJADE, Valeur pronostique de l'hémoptysie chez les tuberculeux à la période de germination (*Thèse de Paris*, 1905).

SABOURIN, Les exutoires tuberculeux du poumon (*Revue de médecine*, n° 3, 1903).

SABOURIN, La fièvre menstruelle des phtisiques (*Revue de médecine*, n° 3, 1905).

SABRAZÈS, Les hémoptysies matutinales (*Bulletin méd.*, n° 81, 1906).

P. TEISSIER, La pression artérielle dans la tuberculose (*Congrès internal. de la tubercul.*, 1905, t. I, p. 554).

R. TRIPIER, *Traité d'anatomie pathologique générale*, 1904, p. 558-567. — Du processus pneumonique dans la tuberculose (*Gong. int. Washington*, 1908).

YERSIN, Considérations sur les hémoptysies (*Thèse de Genève*, 1904).

V. — Dyspnée.

F. DUMAREST, Des névroses et névrites du pneumogastrique chez les tuberculeux, et particulièrement de l'asthme tuberculeux (*Bulletin méd.*, n° 6, 20 janvier 1906).

EPCHTEIN (Mlle), De l'asthme tuberculeux essentiel (*Thèse de Lyon*, 1906).

FAISANS, De la dyspnée dans la phtisie chronique (*Semaine méd.*, 1893, p. 268).

PIÉRY, De l'asthme tuberculeux (*Lyon médical*, 4 mars 1906).

A.-F. PLICQUE, *Traitement de la tuberculose*, 2e édit., 1908, p. 473-483.

VI. — Point de côté.

H. DE BRUN, Le point épigastrique dans l'emphysème et dans les cardiopathies (*Revue de méd.*, 1905, p. 981).

Th.-J. Mays (*New-York med. Journ.*, 3 sept. 1901, anal. par L.-Ch. *in Sem. méd.*, 21 sept. 1904).

Peter, *Leçons de clinique médicale*, 1873, t. I, 25e leçon, p. 494, et t. II, 54e leçon, p. 326.

Th. Sabourin, Le point de côté scissural (*Revue de médecine*, 1907, et *Les Embolies bronchiques tuberculeuses*, Paris, 1906).

VII. — Réactions thermiques.

Aviragnet, De la tuberculose chez les enfants (*Thèse, Paris*, 1892).

H. Barbier, Recherches sur la fièvre tuberculeuse étudiée par l'exploration thermométrique toutes les deux heures (*Bull. Soc. méd. Hôp.*, Paris, 1899, p. 844-856, et 1902, p. 947-948).

N. Bilhaut, Étude sur la température dans la phtisie pulmonaire (*Thèse, Paris*, 1872).

M. Brelet, Des résultats fournis par l'étude de la température pour le diagnostic précoce de la tuberculose (*Gaz. des hôp.*, 2 mars 1909).

Ed. Chrétien, Essai clinique et expérimental sur la fièvre des tuberculeux (toxicité des crachats, toxicité des urines) (*Thèse, Paris*, 1896).

E. Clément, De la valeur séméiologique des températures inverses (*Lyon méd.*, 1905, t. I, p. 150).

Cuffer, Recherches cliniques sur la période d'incubation des maladies infectieuses en général, et, en particulier, sur la période d'incubation (période prégranulique) de la tuberculose (*Revue de médecine*, juin 1892).

G. Daremberg, *Les différentes formes cliniques et sociales de la tuberculose pulmonaire* (Paris, Masson, 1905).

L. Dauvergne, De l'apyrexie dans la tuberculose de l'enfance (*Thèse de Lyon*, 1903-1904, no 182).

Fiessinger, De l'hyperthermie au début de la tuberculose aiguë (*Gaz. méd. de Paris*, 14 novembre 1891).

J. Grasset, De la fièvre initiale des tuberculeux et de son traitement (*Montpellier médical*, déc. 1890).

Hanot, Début de la phtisie pulmonaire (*Sem. méd.*, 9 oct. 1905).

Hutinel, Les effets des injections sous-cutanées chez les enfants tuberculeux (*Sem. méd.*, 1895, p. 117).

S. Jaccoud, De la fièvre dans la phtisie *in Curabilité et traitement de la tuberculose pulmonaire*. Paris, 1881, p. 490.

Jeannel, Fièvre typhoïde et fièvre tuberculeuse infectieuse aiguë (*Congrès de la tuberculose*, 1888).

Kohler et Behn, La suggestion de la fièvre chez les tuberculeux (*Münchener medicinischer Wochenschrift*, 1905, p. 610).

Krantz, De l'étude de la température dans le diagnostic de la tuberculose ganglio-pulmonaire de l'enfant (*Thèse de Paris*, 1908).

Landouzy, Fièvre infectieuse tuberculeuse aiguë (*Gaz. des hôpit.*, 14 janvier 1886).

Landouzy, De la fièvre bacillaire prétuberculeuse à forme typhoïde; typho-bacillose (*Sem. méd.*, 3 juin 1891).

Ledent, Sur les variations de la température organique dans le cours de la tuberculose (*Deutsch. Arch. für klin. Medic.*, 1872).

Le Noir et Camus, De la fièvre chez les tuberculeux (*Congrès internat. tubercul.*, Paris, 1905).

G. Lemoine, La fièvre tuberculeuse à la période de ramollissement et son traitement (*Nord méd.*, 1er mars 1908.).

Ch. Mantoux, L'hypothermie migraineuse chez les tuberculeux (*Sem. méd.*, 1906, p. 286).

Ch. Mantoux, La congestion froide variable des tuberculeux pulmonaires (*Soc. de l'Internat.*, 27 juin 1907).

Ch. Mantoux, Les réactions thermiques chez les tuberculeux pulmonaires et leur interprétation clinique (*Revue de la tuberculose*, oct. 1907).

Ch. Mantoux, La fièvre à type périodique des tuberculeux pulmonaires (*Tribune médicale*, 4 juillet 1908).

Mangin-Bocquet, De la fièvre dans la tuberculose et principalement de la fièvre hectique (*Thèse de Paris*, 1896, t. XXIII).

Merklen, De la fièvre dans le pneumothorax tuberculeux (*Presse méd.*, 29 mai 1897, 1er semestre, p. 245).

J. Noncher, Contribution à l'étude de l'influence de la menstruation sur la tuberculose pulmonaire (*Thèse, Paris*, 1906).

Gustav. Fischer, *Handb. d. Ther. inn. Krankh.* Penzoldt u. Stintzing. Iena, Bd III, p. 300.

Peter, Températures morbides locales dans la tuberculose pulmonaire (61e leçon, in *Leçons de clinique méd.*, t. II, p. 427).

Petruschky, *Tuberk. u. Septik. D. m. W.*, 1893. Nr 14, p. 317.

A.-F. Plicque, *loc. cit.*

L. Puy, De la fièvre chez les tuberculeux (*Thèse, Paris,* 1905, n° 44).

Roland, Recherches expérimentales sur la fièvre de résorption des phtisiques (*Thèse, Lyon,* 1884).

Romme, La température axillaire chez les tuberculeux (*Presse médicale,* 24 oct. 1908).

Roussy, Étude clinique de la température chez les tuberculeux (*Thèse, Lyon,* 1891, n° 589).

Sabourin, La fièvre menstruelle des phtisiques (*Revue de Méd.,* n° 3, 1905, p. 175).

Sabourin, *Les Embolies bronchiques tuberculeuses.* Paris, 1906.

Sabourin, Influence des hypnotiques sur la température matinale de certains phtisiques (*Journal des praticiens,* 27 oct. 1906).

A. Schabad, Mischinfekt. f. Lungentuberk. (*Z. f. kl. Med.,* Bd XXXIII, p. 476-527).

G. Schröder, Ueber d. fieber b. d. chroniq. Lungentuberk. (*Sonderabdr. a. d. deutsch. Medicinalztg.* Berlin, 1897).

Schröder u. Mennes, *Ueb. d. Mischinfekt. f. d. chron. Lungentuberk.* Bonn, 1898.

Strümpell, Ueber das fieber bei der Lungentuberculose und seine prognostische Bedeutung (*Münchener mediz. Wochenschrift.,* 1892, p. 905 et 932).

Traube, Neue Beitr. z. Fieberlehre. Ges. (*Beitr. z. a. Path. Physiol.,* Bd II, p. 631).

N. Vogel, *München. med. Wochenschrift,* 1908, n° 39, p. 2041).

L. Voillemot, L'hyperthermie et ses rapports avec le diagnostic de la tuberculose au début; étude critique (*Thèse, Paris,* 1908).

Weill, De la fièvre intermittente bénigne tuberculeuse (*Province méd.,* 7 février 1891, p. 61).

Weill et Dauvergne, Sur un cas de tuberculose apyrétique avec hémoptysie mortelle (*Société sciences méd.,* Lyon, 1903).

Wunderlich, *De la température dans les maladies,* traduct. de Labadie-Lagrave, 1872.

VIII. — Troubles de l'appareil digestif.

Décalcification dentaire, dyspepsies gastrique et intestinale, état du foie et du pancréas.

J. Borrel, Rhumatisme tuberculeux abarticulaire, entérocolite d'origine tuberculeuse (*Thèse, Lyon,* 1903).

Bouveret, *Traité des maladies de l'estomac.* Paris, 1893.

O. Brieger, Ueber d. Funkt. d. Magens bei Phtis. pulm. (*D. m. W.*, 1889, Nr. 14, p. 269).

V. Carletti, La recherche minime de traces de sang dans les fèces des tuberculeux (*Gazz. degli Osped.*, 28 avril 1907).

C. Dluski et E. Majewicz, Les tuberculeux et leur estomac (*Presse méd.*, 23 mars 1901).

Dodd, Lésions dentaires et tuberculose (*Transact. Odontal. Soc.*, 1906, p. 360).

Du Pasquier, Les troubles gastriques de la tuberculose pulmonaire chronique (*Thèse, Paris*, 1903, t. XIII).

P. Ferrier, Relations de nutrition entre le squelette et les dents, odontocie, ostéocie (*Thèse, Paris*, 1900).

P. Ferrier, *La guérison de la tuberculose basée sur l'étude des cas de guérison spontanée, Traitement et prophylaxie*. Paris, Vigot frères, 1906.

R. Gaultier, Les troubles de l'intestin chez les tuberculeux étudiés à l'aide des méthodes nouvelles de coprologie clinique (*Congrès internat. tuberc.*, 1905, p. 318, t. I).

C.-H. Hildebrand, Zur Kenntn. d. Magenverdauung bei Phtisik. (*D. m. W.*, 1889, Nr. 15, p. 292).

G. Klemperer, Ueb. d. Dyspepsie d. Phtis. (*B. kl. W.*, 1899, Nr. 42, p. 221).

G. Léven, Des dyspeptiques considérés à tort comme tuberculeux (*Rev. tub.*, juin 1908).

M. Lœper, Les diarrhées non tuberculeuses des tuberculeux (*Trib. méd.*, 23 janv. 1909).

G. Lyon, L'estomac chez les tuberculeux (*Gaz. des hôp.*, 1892, p. 949).

G. Lyon, *Diagnostic et traitement des maladies de l'estomac*. Paris, Masson, 1909.

Marchand, Entéro-côlite muco-membraneuse et tuberculose pulmonaire (*Congrès intern. tub.*, 1905, p. 610, t. I).

Marfan, Troubles et lésions gastriques de la phtisie pulmonaire (*Thèse, Paris*, 1887).

Marfan, Nouvelles recherches sur les troubles et lésions gastriques de la phtisie (*Congrès tub.*, 1891, p. 636).

Mguisset et Bannamoun, Du foie des tuberculeux (*Rev. de Med.*, 10 mai 1904).

Paschal, Rapports entre l'état des dents et le pronostic de la tuberculose (*Congrès internat.*, Washington, 1908).

Peter, *Clinique médic.*, 1879, t. II, leçons 38e et 54e.

A. Poncet et R. Leriche, Rhumatisme tuberculeux (*Bibl. tuberc.* O. Doin, 1909).

A. Robin et Du Pasquier, Troubles de la sécrétion gastrique dans la phtisie pulmonaire (*Soc. de biol.*, 13 juin 1903).

A. Robin, La dyspepsie des tuberculeux (*Journal des praticiens*, n° 41, 1903).

IX. — Variations du poids. Amaigrissement et obésité.

P. Carnot et Amet, Sur l'obésité toxique (*Bull. Soc. biol.*, 6 mai 1905, p. 762).

P. Carnot, L'obésité, *Bul . méd.*, 1906, n°ˢ 25 et 27.

Catrin, Les tuberculeux gras (*Congrès internat. tub.*, Paris, 1905, p. 520).

Cosset, Considérations sur le poids des tuberculeux curables (*Thèse*, Paris, juillet 1901).

A. Darmezin, Des variations de poids dans la tuberculose pulmonaire chronique (*Thèse, Lyon*, 1901-1902, n° 38).

Grancher et Barbier, Tuberculose pulmonaire (*Traité de méd.*, Brouardel-Gilbert, p. 613).

Guetschell, La guérison de la tuberculose (*Thèse, Lyon*, 1902).

Hirtz, Essai sur une méthode de pesée systématique des soldats avec fiches individuelles (*Arch. de méd. et pharm. milit.*, p. 1-23, janvier 1905).

J. Labrevoit, Tuberculose et adipose (*Thèse, Paris*, 1906).

G. Lemoine, Les phtisiques gras (*Sem. méd.*, 1900, p. 103).

C.-F. Martin, Les phtisiques gras (*Thèse, Lille*, 1899).

Montenegro, Sur une particularité observée dans la marche du poids chez les tuberculeux (*Congrès internat. tub.*, Paris, 1905, p. 597).

A.-F. Plicque, Les symptômes fonctionnels et le diagnostic de la tuberculose au début (*L'OEuvre méd.-thér.*, janvier 1907, p. 3).

J. Wolf, Les modifications du poids dans la tuberculose pulmonaire en voie de guérison (*Presse méd.*, 1898).

X. — Sang.

A. — *Recherches physiques, chimiques et hématologiques.*

Achard et Loeper, Les globules blancs dans la tuberculose (*Soc. de biol.*, 15 déc. 1900, p. 1066; *id.*, 1901, p. 221).

Barbier et Ravry, Note sur la reconstitution du sang

chez les enfants tuberculeux du sanatorium de l'hôpital Hérold; considérations sur l'anémie de ces malades (*Soc. méd. hôpil.*, 15 juin 1906, p. 615).

F. Bezançon et M. Labbé, *Traité d'hématologie.* Paris, Steinheil, 1904.

F. Bezançon, I. de Jong et de Serbonnes, Formule hémo-leucocytaire de la tuberculose dans ses rapports avec les poussées évolutives de la maladie (*Assoc. fr. pour l'Av. des Sc.*, Lille, août 1909).

A. Cade, A. Morel, Ch. Roudier, Quelques observations sur le sang des tuberculeux et des cancéreux (résistance globulaire, dosage des albumines coagulables du sérum) (*Communic. 37e session Congr. Assoc. franç. pour l'avancement des sciences*, Clermont, août, 1908).

H. Claude et Aly Zaky, Recherches sur les modifications du sang dans la tuberculose et particulièrement dans la tuberculose expérimentale (*Revue de la tub.*, juillet 1902, p. 117).

Feliziani, Sull'importanza del reperto dei leucociti ecsinofili nell'escreato dei tuberculosi. (Soc. Lancisiana degli osped. di Roma, 4 juillet 1909).

Grawitz, *Klinische Pathologie des Blutes.* Berlin, 1896, p. 270.

Halbron, Le sang dans la tuberculose (*Revue génér., Revue de la tuberc.*, 1903; y voir la bibliographie jusqu'à cette date).

Hayem, *Du sang et de ses altérations anatomiques.* Paris, 1889.

M. Labbé, Chlorose tuberculeuse (*Soc. méd. hôp.*, 28 oct. 1904).

M. Labbé, Les anémies des tuberculeux (*Revue de méd.*, 1906, p. 225).

M. Labbé, Formes diverses de l'anémie des tuberculeux chroniques (*Soc. méd. hôpil.*, 6 juillet 1906, p. 734).

M. Labbé et Agasse Lafont, Anémie pernicieuse progressive et tuberculose (*Bull. Soc. méd. hôp.*, Paris, 19 juin 1908, p. 989).

L. Landouzy et M. Labbé, Tuberculose à forme chlorotique (*Congrès internat. tuberc.*, Paris, 1905, p. 506).

H. Mallet, Des variations de qualité de l'hémoglobine et de leur valeur clinique (*Thèse de Genève*, 1901, n° 10).

Michel d'Œsinitz, La leucocytose dans la tuberculose et spécialement dans plusieurs formes de tuberculose infantile (*Thèse, Paris*, 1903).

Monaczewski bei Ott, *Die chem. Path. d. Tub.* Berlin, 1903, p. 153.

Papillon, Diagnostic précoce de la tuberculose pulmonaire, en particulier chez les chlorotiques (*Thèse de Paris,* 1897).

Pavillard, Recherches sur la leucocytose dans la tuberculose pulmonaire (*Thèse de Paris,* 1900).

G. Richard, Le sang des tuberculeux; recherches hématologiques (*Province méd.,* 2 mai 1908).

Simon et Spillmann, Les éléments figurés du sang dans la tuberculose pulmonaire (*Congrès internat. de la tuberc.,* 1905, p. 432).

A. Sokolowski, Ueb. d. larvierte Form d. Lungentuberk. (*Schnitzlers klin. Zeit. u. Streitfragen,* 1890, Bd IV, II. 4).

B. — *Recherches bactériologiques.*

Béclère, Nouveaux résultats obtenus par l'inoscopie (*Bull. Soc. méd. hôp.,* Paris, 1903, p. 35).

R. Bergeron, La présence du bacille de Koch dans le sang (*Thèse de Paris,* 1903-1904).

F. Besançon, V. Griffon et Philibert, Recherche du bacille de la tuberculose dans le sang par homogénisation du caillot (*C. R. Soc. biol.,* 1903, p. 35; *Presse méd.,* 1903, p. 56).

Carles (Jacques), Les bacillémies (*Journ. de méd. de Bordeaux,* 1 et 8 août 1909).

Ehrardt, *Ueber d. Mischinfekt. f. Lungentub.* Dissert. Königsberg, 1897.

P. Forsyth, *British. Med. Journ.,* etc. in *Sem. medo.,* 8 sept. 1909.

A. Fraenkel, *Spezielle Pathologie und Therapie der Lungenkrankeiten.* Berlin, 1904, p. 743.

A. Gary, Bacille de Koch dans le sang (*Thèse de Lyon,* 1904-1905).

A. Jousset, Nouvelle méthode de recherche des bacilles tuberculeux (*Bull. Soc. méd. hôp.,* Paris, 1903, p. 23; *Sem. méd.,* 1903, p. 14). — L'inoscopie (*Sem. méd.,* 1903, p. 22; *Arch. de méd. expér.,* 1903, p. 289). — Des septicémies tuberculeuses (*Bull. Soc. méd. hôp.,* Paris, 1903, p. 519). — Bacillémie tuberculeuse (*Congrès internat. tuberc.,* 1905, p. 428).

Lafforgue, Recherche sur la bacillémie tuberculeuse (*Soc. de Biol.,* 10 juillet 1909).

J. Masselin, Recherche du bacille de Koch dans les produits pathologiques (*Presse méd.*, 1903, p. 665).

Ch. Lesieur, Recherche directe des microbes dans le sang (du bacille de Koch en particulier) par le procédé de la sangsue (*Journal de physiol.*, 1904, p. 875).

Loeper et Louste, *Société de biologie*, avril 1904, et *Arch. de méd. expér.*, mai 1905.

Nattan-Larrier et Bergeron, L'hydrohémolyse (*Presse méd.*, 14 juin 1905).

Nattan-Larrier, Diagnostic de la tuberculose par les nouveaux procédés de laboratoire (*OEuvre médico-chirurg. Critzman*, Paris, 1905).

Petruschky, Tuberk. u. Septik. (*D. m. W.*, 1893, Nr. 14, p. 317).

F.-M. Pottenger et C. Browning, A clinical study of mixed infection in tuberculosis (*Congr. int. tub.*, 1905, t. I, p. 591).

P. Ravenel et J. Willoughby Irwin, Studies of mixed infection in tuberculosis (*Congr. intern. tuberc.*, t. I, p. 586).

Rosenberger, Nouvelles recherches sur la présence du bacille de la tuberculose dans le torrent circulatoire (*New-York Med. Journ.*, 19 juin 1909).

A. Schabad, Mischinfcht. f. Lungentuberk. (*Z. f. kl. Med.*, Bd XXXIII, p. 476-527).

Schröder und Mennes, *Ueb. d. Mischinfekt. f. d. chron. Lungentuberk.* Bonn, 1898.

Simon, Spillmann et Richard, Bactéries saprophytes dans le sang des tuberculeux (*Soc. biol.*, 3 mai 1907).

C. Spengler, Ueber Lungentuberk. u. bei ihr verkum Mischinfekt. (*Z. f. Hyg. u. Inf.*, Bd XVIII, p. 343-410).

Straus, *La tuberculose et son bacille*. Paris, 1895, p. 695.

XI. — Appareil cardio-vasculaire.

Cœur. — Pouls. — Tension artérielle.

F. Ancelin, Les formes de l'aire de projection du cœur pathologique (*Thèse, Lyon*, 1905-1906, n° 108).

F. Barbary, *Interprétation nouvelle du mécanisme de l'hémoptysie tuberculeuse; Thérapeutique préventive de l'hémoptysie.* Paris, Rudeval, édit.

Bard, De la phtisie fibreuse chronique (*Thèse de Lyon*, 1879).

Banné, Les palpitations chez les tuberculeux (*Revue gén. de chir. et de thér.*, 16 mai 1894). — Volume du cœur chez les tuberculeux (*IXe Congr. méd. franç.*, octobre 1907).

P. Battistessa, Contribution clinique à l'étude de la pression artérielle dans la tuberculose pulmonaire (*Gaz. med. italian.*, 1907, mars, n°s 10-11, p. 91-101).

J. Bauer und O. Bollinger, *Ueber idiopath. Herzvergrösserung*. Münschen, 1893, p. 77.

J. Bertier, Tachycardie paroxystique au cours de la tuberculose pulmonaire (*Lyon méd.*, 1905, p. 653).

Bezançon, De la tachycardie dans le cours de la tuberculose (*Soc. biol.*, 11 mars 1893). — Le cœur chez les tuberculeux (*Ann. de méd.*, 28 juin 1893); et Contribution à l'étude de la tachycardie symptomatique de la tuberculose; Tachycardie avec asystolie, essai de pathogénie de cette tachycardie (*Rev. de méd.*, 1904, p. 38).

Boschi, La pression sanguine chez les tuberculeux (*Gaz. degli osped. e delle clin. q.*, décembre 1906).

Bouchard et Balthazard, Le cœur des tuberculeux (*Congr. internat. tub.*, 1905, p. 550).

Bouilly, Contribution à l'étude de la tachycardie tuberculeuse (*Thèse, Paris*, 11 juillet 1907).

M. Burckhardt, Unters. ueber Bluter. u. Puls. b. tuberk. Daves. (*D. A. f. klin. M.*, Bd LXX, p. 236-279).

H. Chon, Indications pronostiques des variations du pouls chez les tuberculeux (*Thèse, Lyon*, 1904).

Destot, Diagnostic de la tuberculose au début et des cardiopathies par la radioscopie orthogonale (*Lyon méd.*, 5 et 19 juin 1904).

Faisans, De la tachycardie chez les tuberculeux (*Sem. méd.*, 13 juillet 1898, p. 305).

Fourneaux, Valeur pronostique des variations de la tension sanguine dans la tuberculose pulmonaire chronique (*Congrès internat. tub.*, 1905, p. 564).

Gignier, Le cœur pathologique étudié par la radioscopie orthogonale (*Thèse, Lyon*, 1903-1904, n° 185).

M. Grosset, De l'éréthisme cardiaque, particulièrement étudié au cours de la tuberculose pulmonaire chronique (*Thèse, Paris*, 1904).

H. Guilleminot, L'orthodiagraphie et le diagnostic de la tuberculose (*Revue de la tub.*, juin, 1905).

Jacquerod, Influence de l'altitude sur la tension artérielle chez les tuberculeux (*2e Congr. franç. de climat. et d'hyg. urb.*, Arcachon, 1905).

774   INDEX BIBLIOGRAPHIQUE

JOHN, Ueber. d. arter. Blutdruck der Phtis. (*Z. f. diät. u. physik. Ther.*, Bd V, p. 275-278).

JOUANNEAU, Tachycardie des tuberculeux (*Thèse de Paris*, 1890).

JUMELAIS, Contribution à l'étude de la tension artérielle dans la tuberculose pulmonaire (*Thèse de Toulouse*, 1906-1907).

S.-A. LEDOUX, Contribution à l'étude du pouls dans la tuberculose pulmonaire (*Thèse, Paris*, 1901).

J. LÉQUYER, Le pouls chez les tuberculeux (*Gaz. méd. de Nantes*, 7 mars 1908, p. 181-185).

A.-B. MARFAN, De l'abaissement de la tension artérielle dans la phtisie pulmonaire (*C. R. Soc. biol.*, 16 mai 1891, p. 346). — La tension artérielle dans la tuberculose pulmonaire chronique et son importance pour le pronostic (*Revue de méd.*, 1907, p. 1005-1022).

MONCORGÉ, Un cas de tachycardie paroxystique périodique chez un tuberculeux (*Loire médic.*, 1895, n° 5).

PALHIER, Contribution à l'étude anatomo-pathologique du cœur dans la phtisie chronique (*Thèse de Paris*, 1890).

G.-E. PAPILLON, Diagnostic précoce de la tuberculose pulmonaire, en particulier chez les chlorotiques (*Thèse, Paris*, 1897-1898, n° 54).

POTAIN, Tuberculisation pulmonaire, accidents néphrétiques, hypertrophie du cœur (*Gaz. des hôp.*, p. 818, 1883). — Emphysème et tuberculose (*Union méd.*, 10 juin 1890). — Le cœur des phtisiques (*Méd. mod.*, 31 déc. 1892). — *Cliniques de la Charité*, 1895. — *La pression artérielle de l'homme à l'état normal et pathologique.* Paris, 1902.

L. POULIOT, Sur un syndrome d'hyposystolie hépatique chez les tuberculeux pulmonaires (*Gaz. des hôp.*, 11 déc. 1906).

E. REGNAULT, Le cœur chez les tuberculeux (*Thèse de Lyon*, 1899).

RENAUD, Tachycardie et asystolie dans les compressions du pneumogastrique (*Thèse, Paris*, 1893).

E. REUTER, Ueb. d. Grössenverhältn. d. Herz. b. Lungentuberk. (*Inaug. Diss. Münschen*, 1884).

J. SEQUEN, Le cœur des tuberculeux (*Thèse, Paris*, 1903-1904).

SMOT, Valeur séméiologique et pronostique de la tachycardie dans la tuberculose pulmonaire (*Sem. méd.*, 8 juin 1898, et *Congr. tub.*, 30 juillet 1898).

Sterling, La fréquence du pouls dans la phtisie (*München. Med. Wochenschr.*, 19 janvier 1901).

J. Teissier, *Discussion des rapports sur la pression arté-rielle au Congrès français de méd. internat.*, Paris, 1904, t. II, p. 28.

P. Teissier, La pression artérielle dans la tuberculose (*Congrès internat. tub.*, 1905, p. 554).

Wateau, De la tachycardie chez les tuberculeux (*Thèse, Paris, 1899-1900*).

XII. — Troubles du système nerveux.

M. Béraud, Essai sur la psychologie du tuberculeux (*Thèse de Lyon*, 1902, nº 85).

M. Campana, Hérédité tuberculeuse et névropathies (*Thèse, Lyon*, 1903).

Carrière, Des troubles nerveux périphériques qui sur-viennent dans le cours de la tuberculose pulmonaire (*Thèse de Bordeaux*, 1894).

J.-C. Cathala, La céphalée dans la tuberculose (*Thèse, Lyon*, 1905).

V. Cellerier, De la tuberculose dans l'étiologie de la scia-tique (*Thèse, Lyon*, 1904).

Chartier, De la phtisie et en particulier de la phtisie latente dans ses rapports avec les psychoses (*Thèse, Paris*, 1899).

Daremberg, L'esprit des tuberculeux (*Journal des Débats*, 31 août 1899). — Le cœur des tuberculeux (*ibid.*, 7 sept. 1899). — *Les différentes formes cliniques et sociales de la tuberculose pulmonaire.* Paris, Masson, 1905, p. 91.

Dupré, *Traité de Pathol. mentale de G. Ballet, et Congrès*, Paris, 1904.

Favre-Gilly, Du syndrome de Weill chez les enfants (*Thèse, Lyon*, 1900).

Anatole France, *La vie littéraire*, t. I. *Marie Bashkirtseff*, p. 165.

Heinzelmann, Zur Psyche der Tuberkulösen (*München-klin. Woch.*, 1891, et *Deutsche med. Zeit.*, nº 48, 1895).

Lafforgue, Sciatique radiculaire d'origine tuberculeuse (*Presse Méd.*, 15 sept. 1909).

Laignel-Lavastine, La psychologie des tuberculeux (*Revue de méd.*, 1907, p. 237).

P. Landret, De l'excitation génitale chez les tuberculeux (*Thèse, Lyon*, 1903-1904, nº 105).

Letulle, Essai sur la psychologie du phtisique (*Arch. gén. de méd.*, sept. 1900, t. II, p. 257).

Lhote, Étiologie de l'épilepsie dite essentielle (*Thèse, Lyon*, 1899-1900).

Malibran, La psychologie du tuberculeux (*Revue critique de méd. et de chir.*, 1902).

Moncongé, Hémoptysies tuberculeuses et rapports sexuels (*Méd. mod.*, 1899, p. 289).

Papillon, La neurasthénie prétuberculeuse (*Arch. gén. des sc. méd.*, Paris, 1900; et *Bull. des soc. méd. d'arrond. de Paris*, 1900).

Péguirier, Les facultés affectives chez les phtisiques (*Chron. méd.*, Paris, 1902, p. 709).

Piéry et Briffault, Maladie de Landry tuberculeuse (*Lyon Méd.*, 18 févr. 1906).

Pitres et Vaillard, Des névrites périphériques chez les tuberculeux (*Rev. de méd.*, 1885, p. 193).

Ferrand, De quelques phénomènes survenant dans le cours de la phtisie pulmonaire (*Lyon méd.*, 1872).

Plicque, Les tuberculeuses célèbres (*Chron. méd.*, Paris, 1901, p. 161).

J. Vaissade, De la névralgie faciale tuberculeuse (*Thèse, Lyon*, 1902, n° 160).

Villedibu, Sciatique d'origine tuberculeuse (*Thèse, Lyon*, 1902).

Weill, Des troubles nerveux chez les tuberculeux (*Revue de méd.*, 1893).

XIII. — Troubles de l'élimination urinaire.

Arloing, Dumarest et Maignon, De l'élimination urinaire des tuberculeux (*Congr. internat. tub.*, oct. 1905, et *Rev. tub.*, août 1907, p. 247).

L. Bernard et Salomon, Bacillurie tuberculeuse chez les phtisiques pulmonaires (*Rapport à la Soc. d'études scient. sur la tub.*, 13 février 1908; *Bull. méd.*, 7 mars 1908).

F. Bezançon et A. Philibert, Recherche du bacille de Koch dans les urines par l'examen direct (*Soc. d'ét. scient. sur la tub.*, 1908; *Bull. méd.*, 7 mars 1908).

Ch. Canter, Tuberculose pulmonaire; pathogénie, évolution; acidose sanguine (*Revue de méd.*, avril 1904).

G. Capitain, Variation de la densité, de l'acide phosphorique et des substances dissoutes dans les urines au cours des diverses formes cliniques de la tuberculose pulmonaire (*Thèse, Lyon*, 1902).

M. Claret, Le métabolisme des chlorures chez les tuberculeux (*Thèse, Paris*, 1908).

J. Chalier, Rôle de la tuberculose dans la pathogénie du diabète sucré (*Progrès méd.*, 28 déc. 1907).

A. Desgrey et Mlle B.-C. Guenin, Élaboration sulfurée dans la tuberculose (*Congr. internat. tub.*, Paris, 1905).

Desgrey et Adler, Influence de la tuberculose expérimentale sur les processus synthétiques et sur la déminéralisation de l'organisme (*Congrès internat. tub.*, Paris, 1905). — Mesure de l'énergie de la synthèse cellulaire dans la tuberculose (*id.*).

Étiennet, Tuberculose et chlorurie (*Thèse, Lyon*, décembre 1905).

Gaube, De la chaux et de la magnésie chez les descendants des tuberculeux (*Soc. biol.*, 1894).

Gauthelet, Le terrain tuberculeux (*Revue des maladies nutrit.*, août 1904).

Gouraud, Des échanges phosphorés dans la tuberculose (*Revue de la tub.*, 1903).

Grasset, La cryoscopie et son application chez les tuberculeux (*Thèse, Paris*, 1901).

Hamant et Goris, La diazoréaction d'Ehrlih dans la tuberculose pulmonaire chronique (*Presse méd.*, 10 oct. 1903).

A. Jousset, Valeur de l'albuminurie comme symptôme d'infection du sang par le bacille de Koch (*Arch. méd. exp. et anat. path.*, sept. 1904).

M. Letulle et Mlle Pompilian, La nutrition des tuberculeux; méthodes de recherches; échanges azotés et phosphorés (*Congrès intern. tub.*, Paris, 1905).

L. Lucet, Contribution à l'étude des échanges nutritifs dans la tuberculose (*Thèse, Paris*, 1905).

A. Labbé et G. Vitry, Échanges azotés chez les tuberculeux (*Congr. intern. tub.*, Paris, 1905).

Malméjac, Sur une réaction de l'urine susceptible de servir au diagnostic précoce de la tuberculose (*Congrès intern. tub.*, Paris, 1905 et *Presse méd.*, 22 sept. 1909, p. 665).

J.-B.-A. Nicaudie, De la valeur diagnostique et pronostique de la diazoréaction dans la tuberculose (*Thèse, Bordeaux*, 1905-1906, n° 37).

Jacques Nicolas, *Arch. gén. de méd.*, 26 déc. 1905.

Ch. Nordmann, Étude critique de la diazoréaction d'Erlich (*Thèse de Lyon*, 1907).

A. Ott, *Path. Chemie der Tuberk.* Berlin, 1903, et Z. Kenntniss d. Kalk. u. Magnesiataffn. f. Phtisik. (*D. A. f. klin. M.*, Bd LXX, p. 582-589).

PELLOUX, Diazoréaction et tuberculose pulmonaire (*Thèse, Paris*, 1903).

G. PETIT et A. THEZARD, Urologie et tuberculose (*Rev. tub.*, juin 1904).

M. PIÉRY et JACQUES NICOLAS, Valeur pronostique du syndrome urinaire de la pleurésie tuberculeuse (*Arch. gén. de méd.*, 1905, p. 3201 et 3278).

PIÉRY et ÉTIENNEY, De l'élimination des chlorures dans les différentes formes cliniques de la tuberculose pulmonaire (*Congrès internat. tub.*, Paris, 1905, et *Lyon médical*, 31 déc. 1905).

RABASSE, Éliminations provoquées et cryoscopie urinaire chez les tuberculeux (*Thèse, Paris*, 1906, n° 438).

G. RIBAUT, Cryoscopie des urines dans les diverses formes cliniques de la tuberculose pulmonaire (*Thèse, Lyon*, 1902-1903, n° 62).

A. ROBIN, Études cliniques sur la nutrition dans la tuberculose pulmonaire (*Arch. gén. de méd.*, mai et juin 1894). — Le terrain du tuberculeux et son amendement (*Congrès internat. tub.*, Paris, 1905). — Les variations du résidu fixe de l'urine et les indications cliniques qui en résultent (*Arch. gén. méd.*, avril 1895).

J. TEISSIER, Recherches comparées sur l'élimination des phosphates dans la chlorose vraie et la phtisie commençante (*Association franç. pour l'avancement des sc.*, Nantes, 1875). — Le diabète phosphaturique (*Thèse, Paris*, 1876). — Des albuminuries intermittentes de l'adolescence comme indice d'infection tuberculeuse héréditaire ou comme signe prémonitoire d'infection (*Congrès internat. tub.*, Paris, 1905). — Albuminurie prétuberculeuse et albuminurie paratuberculeuse (*Sem. méd.*, 1 déc. 1909).

L. THÉVENOT et G. BATHER, De la bacillurie tuberculeuse (*Prov. méd.*, 9 février 1907, p. 57).

MORIZ WEIZZ, La diazo-réaction d'Ehrlich dans la tuberculose pulmonaire (*Wien. Klin. Wochenschr.*, 1er nov. 1906).

XIV. — Aspect extérieur des tuberculeux.

Habitus, système pileux, peau, os et articulations, organes génitaux, corps thyroïde.

H. ALAMARTINE, Ostéo-arthropathie hypertrophiante d'origine tuberculeuse (*Revue de chirurg.*, 10 juin 1907).

H. ALAMARTINE, Goitre exophtalmique d'origine tuberculeuse (*Bull. méd.*, 2 sept. 1909, p. 803).

L.-L. Bertrand, Le pityriasis versicolor du thorax, signe indirect de la tuberculose pulmonaire au début (*Sem. méd.*, 12 avril 1905).

F. Bezançon et Israels de Jong, Du doigt hippocratique dans ses rapports avec les formes de la tuberculose pulmonaire (*Bull. Soc. hôp.*, Paris, 24 juin 1904). — Doigt hippocratique et ostéo-arthropathie hypertrophiante pneumonique (*Revue crit., Arch. gén. de méd.*, 1904, p. 3100).

De Bovis, De l'hypoplasie utérine (*Sem. méd.*, 23 sept. 1908).

A. Delpeuch, De l'habitus tuberculeux et, en particulier, de la prédisposition des roux à la phtisie, selon Hippocrate (*Presse méd.*, 19 juillet 1899).

Landouzy, Prédispositions tuberculeuses (*Congrès Berlin*, 1899; *Revue de Méd.*, 10 juin 1899, p. 422).

Landouzy, Prédispositions tuberculeuses (*Revue de Méd.*, 10 juin 1899, p. 422).

Mouisset et Rome, Mélanodermie chez une tuberculeuse (*Soc. sc. méd. Lyon, in Lyon méd.*, 1905, p. 513).

Morin, Tuberculose et glande thyroïde (*Presse méd.*, 29 sept. 1906).

Piéry, De l'œdème et de la congestion dans leurs rapports avec la production de la sclérose (*Thèse, Lyon*, 1899).

Piéry et Renoux, Le pityriasis versicolor, dermato-mycose tuberculeuse (*Soc. sc. méd., Lyon méd.*, 21 janvier 1906).

Poncet et Leriche, Tuberculose inflammatoire et ses localisations ostéo-articulaires (*Lyon méd.*, 18 et 25 mars 1906).

Poncet et Leriche, Tuberculose inflammatoire et rachitisme tardif (*Bull. de l'Acad. de Méd.*, 8 oct. 1907).

L. Traube, *Sympt. der Kromlih. des Resp. u. Zirk.* App. p. 63.

XV. — Signes physiques. Ouvrages généraux.

H. Barth, Séméiologie de l'appareil respiratoire (*in Nouv. traité de méd. et thérapeut.*, 1908).

Eichorst, *Traité de diagnostic médical*, trad. de Marfan, Paris, 1890.

Fraenkel, *Spezielle, Pathologie und thérapie der Lungenkrankheiten.* Berlin, 1904.

E. Cassaet, *Précis d'auscultation et de percussion.* Paris, 1906. O. Doin.

Faisans, Maladies des organes respiratoires, Méthodes d'exploration, Signes physiques (3e édit., *Encyclop. Léauté*).

Grancher, *Maladies de l'appareil respiratoire.* Paris, 1890.

G. Küss, Représentation graphique des signes de percussion et d'auscultation dans la tuberculose pulmonaire (*La lutte antituberculeuse*).

Laennec, *Traité de l'auscultation médiate.* Paris, 1879.

M. Letulle, Examen du sommet du poumon (*Presse méd.*, nos 94, 96, 100 et 102, 1905).

J.-M. Paviot, *Précis de diagnostic médical et de séméiologie*, Collect. Testut. 1908. O. Doin.

Michel Peter, *Leçons de clinique médicale*, 1879, t. II.

K. Turban, *Physikalische Untersuchung bei Lungentuberkulose.* Wiesbaden, 1899.

Woillez, *Traité théorique et clinique de percussion et d'auscultation.* Paris, 1879.

XVI. — Inspection du thorax.

Alaux, Contribution à l'étude clinique et anatomo-pathologique des dextrocardies sans hétérotaxie (*Thèse, Lyon*, 1901-1902).

R. Belbèze, Le signe de la douleur provoquée et les réflexes thoraciques dans les affections pleuro-pulmonaires et particulièrement dans la tuberculose (*Thèse, Lyon*, 1902, no 131).

A. Bezançon, Conformations thoraciques chez les tuberculeux (*Thèse, Paris*, 1906).

Carcassonne, Amyotrophie scapulo-thoracique au cours de la tuberculose pulmonaire (*Thèse, Paris,* janvier 1900 et *Arch. gén. méd.*, 1900, p. 226, t. I).

Gibson, Signification diagnostique de certaines dilatations veineuses superficielles (*The Lancet*, 1906, no 4338).

Carl Hart, *Berl. klin. Wochenschr.*, 1907, no 27, p. 842.

Max Lissauer, *Berl. klin. Wochenschr.*, 1907, no 27, p. 845.

Louis, Étude clinique sur les adhérences pleurales (*Thèse de Lyon*, 1902).

R. Romme, L'angle sternal et la prédisposition à la tuberculose pulmonaire (*Presse méd.*, 27 juillet 1907, p. 476).

D. Rotschild, *Berl. klin. Wochenschr.*, 1907, no 27, p. 837.

XVII. — Mensuration. Spirométrie. Stéthographie.

Biet, Capacité pulmonaire et mesures spirométriques chez les tuberculeux (*Thèse, Paris*, 1905).

Bourgilles, Mensurations de poitrines saines et tuberculeuses, au repos et en activité (*Congrès internat. tub.,* Paris, oct. 1905).

CHARLIER, La capacité pulmonaire chez les tuberculeux; Applications à la clinique (*Congr. internat. tub.,* oct. 1905, Paris).

CORCELLE, Indices de robusticité (*Thèse, Bordeaux,* 1905).

GILBERT et ROGER, Essai de stéthographie bilatérale (*Revue de méd.,* janvier 1897).

HIRTZ, De l'emphysème pulmonaire chez les tuberculeux (*Thèse, Paris,* 1878, et *Congr. méd. d'assur.,* 1900).

HIRTZ et G. BROUARDEL, Pneumographie clinique (*Presse méd.,* 19 mai 1906, p. 245).

JOFFRES et MAUREL, Du thorax des tuberculeux et des prétuberculeux (*Congr. internat. tub.,* Paris, oct. 1905).

LETULLE et Mlle POMPILIAN, Étude graphique des mouvements respiratoires (*Presse méd.,* 1902, p. 831).

Mme NAGEOTTE-WILBOUCHEWITCH, Périmètre thoracique et amplitude respiratoire chez l'enfant (*Soc. de pédiatrie,* 17 oct. 1905).

A. MUSY, Contribution à l'étude du périmètre thoracique et de sa figuration exacte à l'aide du conformateur thoracique (*Thèse, Lyon,* 1906, n° 22).

TRUC, Modifications du thorax (*Lyon médical,* 1884). — Du thorax de l'homme tuberculeux (*Lyon méd.,* 1885).

VON ZIEMSSEN, *Zur Diagnostik der Tuberkulose.* Leipzig, 1888.

XVIII. — Palpation et percussion du thorax.

S. CHAUVET, Séméiotique de la fosse sus-épineuse; zone d'alarme dans la tuberculose (*Presse méd.,* 4 nov. 1908, p. 706-708).

EBSTEIN, Ueber die Bestimmung der Herzresistenz bem Menschen. (*Berl. klin. Woschenschr.,* 1894, n°s 26, 27).

KRÖING, Zur Topographie der Lungenspitzen und ihrer Percussion (*Berl. klin. Woschenschr.,* 1889, n° 37, p. 809; *Ibid.,* 1900, K. 20, p. 442).

M. LANDOLFI, Le diagnostic précoce de la tuberculose pulmonaire par la recherche des points de submatité des sommets (*Sem. méd.,* 14 mars 1906).

LANDOLFI et SALVATORE, L'augmentation de sonorité à la percussion de la poignée du sternum en tant que signe de caverne pulmonaire (*Chron. med. italiana,* fév. 1906).

H. LEROUX et TRANNOY, De la matité claviculaire, signe précoce d'induration du sommet (*Bull. méd.,* 22 fév. 1908).

OESTREICH, Die Percussion der Lungenspitzen. (*Zeitschr. f. klin. Med.*, XXXV Bd, 5 u. 6 Heft).

F. M. POTTENGER, Spasmes des muscles thoraciques, en particulier des muscles intercostaux en tant que signes physiques d'une affection pulmonaire (*Amer. Journ. of. the Med. scienc.*, mai 1909).

A. RUAULT, Exploration comparative de l'expansion des sommets dans la tuberculose pulmonaire (*Presse médic.*, 5 sept. 1903, p. 632).

WEIL, Handbuch und Atlas der topographischen Percussion (2 *Auff.*, Leipzig, 1880).

WOILLEZ, Étude sur les bruits de percussion thoracique (*Arch. gén. de méd.*, 1853 et 1856).

VON ZIEMSSEN, *Zur Diagnostik der Tuberkulose*. Leipzig, 1888. *Klin. Vortr.*

XIX. — Auscultation.

ALBERT ABRAMS, Les signes physiques de la tuberculose pulmonaire au début (*Medical Record*, n° 8, 22 février 1908).

L. ADLER, Du pneumothorax silencieux (*Thèse, Lyon*, 1908).

F. BEZANÇON, De la diminution du murmure vésiculaire aux sommets, et en particulier au sommet droit; sa valeur séméiologique (*Soc. méd. des hôpit.*, 20 déc. 1907, et séances suivantes, et Discussion par Labbé, Sacquepée, Queyrat, Pissavy, G.-H. Lemoine, Dufour, Rénon, Hirtz, Letulle, Rist, Barth, Claisse, Fernet, Barré, Faisans, Le Gendre, Guinon).

G. BŒRI, L'auscultation après massage du sommet pulmonaire et de la sensibilité correspondante dans le diagnostic physique de la tuberculose au début (*Nuova rivista clinico-thérap.*, juin 1906).

DUCROUX, Craquements et frottements sous-scapulaires par bursite de nature tuberculeuse (*Thèse, Lyon*, 1905).

L. GENAIRON, Contribution à l'étude de l'auscultation buccale (*Thèse, Lyon*, 1905, n° 163).

GRANCHER, *Première étape de la tuberculose pulmonaire, Diagnostic précoce par l'auscultation*, 1905.

KOLL, Ueb. Sinuspleuritis (*D. A. f. kl. Med.*, Bd LVII, p. 597-605).

G.-H. LEMOINE, Auscultation du sommet du poumon chez les jeunes soldats; anomalies respiratoires (*Presse méd.*, 2 février 1907, p. 73).

MENDEL, De la diminution du murmure vésiculaire aux sommets du poumon; séméiologie; traitement (*Bull. de la Soc. de l'Internat des hôp. de Paris*, mars 1908, p. 105-109).

MONCORGÉ, Le murmure sous-claviculaire chez les tuberculeux (*Lyon Médical*, 1892).

MONCORGÉ, De la respiration faible, physiologique à droite (*Lyon Méd.*, 1894).

MONCORGÉ, Séméiologie de certains râles unilatéraux (*Lyon Méd.*, 1896).

MONTELLI et CORNILLOT, De la diminution du murmure vésiculaire au sommet droit (*Gazette hebd. des sc. méd. de Bordeaux*, p. 206-207, 3 mai 1908).

PONCET, Frottements et craquements sous-scapulaires (*Lyon Méd.*, 7 févr. 1909, p. 302).

L. QUEYRAT, La valeur séméiologique de la diminution du murmure vésiculaire au sommet (*Bull. méd.*, 22 février 1908, p. 67-69).

F. RAMOND, L'auscultation du sommet du poumon (*Progr. Méd.*, 3 juillet 1909).

RÉNON et MONCANY, Valeur clinique des frottements et craquements sous-scapulaires dans le diagnostic de la tuberculose pulmonaire (*Soc. d'Ét. scient. sur la Tub.*, 14 janv. 1909).

CH. SABOURIN, Le bruit œsophagien dans l'auscultation des phtisiques (*Journal des Praticiens*, p. 342, 30 mai 1908).

E. SEITZ, Ueber ein neues Höhlengeraüsch (*D. A. f. kl. M.*, Bd I, p. 292).

TURBAN, *Ueber beginnende Lungentuberkulose.* Wiesbaden, 1899.

XX. — Examen radiologique.

ACHARD, Diagnostic précoce de la tuberculose par les nouvelles méthodes (*Congr. tub.*, 1905).

BARRET, L'examen radioscopique du thorax chez l'enfant au point de vue du diagnostic de la tuberculose et particulièrement de l'adénopathie trachéo-bronchique (*Congr. tub.*, 1905).

BÉCLÈRE, Les rayons de Röntgen et le diagnostic de la tuberculose (*Rapport au IVe Congr. tub.*, 1898, et collection *Actualités médic.*). — Les rayons de Röntgen et le diagnostic des maladies internes (*Rapport au IIe Congr. intern. électrol. et radiol. méd.*, Berne, 1-6 sept. 1902, et *Actualités méd.*, 1904).

BÉCLÈRE, OUDIN et BARTHÉLEMY, Application de la méthode

de Röntgen au diagnostic des affections thoraciques et en particulier au diagnostic des lésions de l'appareil respiratoire (*Comm. Soc. méd. hôp. de Paris*, 25 juin 1897).

BÉCLÈRE, HENNECART, GUILLEMINOT, Des rayons X pour le diagnostic de la tuberculose (*Discuss. Congr. tub.*, 1905).

BOUCHARD, *Traité de radiologie médicale*, p. 819, 822, 833ʼ 871. — Les rayons de Röntgen appliqués au diagnostic de la tuberculose (*C. R. Acad. sciences*, t. CXXIII, p. 1042, 14 déc. 1896). — Nouvelle note sur l'application de la radiographie au diagnostic des maladies du thorax (*C. R. Acad. sciences*, t. CXXIII, p. 1234, 28 déc. 1896). — Quatrième note sur l'application de la radioscopie au diagnostic des maladies du thorax (*C. R. Acad. sciences*, t. CXXIV, p. 1068, 17 mai 1897).

BOUCHARD et CLAUDE, Les rayons de Röntgen et le diagnostic de la tuberculose (*Congr. tub.*, Paris, 1898).

DESTOT, La tuberculose au début et la radioscopie orthogonale (*Bull. méd.*, p. 96, 1903). — De la radioscopie (*Soc. de méd. de Lyon*, 19 déc. 1904, *in Lyon méd.*, 15 janv. 1905).

GRUNMACH, Ueber die bedeutung der Röntgenstrahlen für die innere Medicin (*Therap. Monastchr.*, 1897 u. 1). — Sur les progrès réalisés dans les sciences médicales à l'aide de la radioscopie et de la radiographie (1ᵉʳ *Congr. int. d'électr. et radiol. méd.*, Paris, 1900). — La radioscopie et la radiographie des organes intra-thoraciques (*Rapp. Congr.*, Berne, 1902, *in Arch. d'électr. méd.*, p. 717, 1902). — L'emploi médical des rayons de Röntgen dans le diagnostic des affections internes (*Congr. Röntgen*, Berlin, avril-mai 1905).

H. GUILLEMINOT, Sciagrammes orthogonaux (*C. R. Acad. sc.*, 3-4 juin 1892). — L'orthodiographie et le diagnostic de la tuberculose (*Rev. de méd.*, juin 1905, nᵒ 3). — Application de la radioscopie de précision au diagnostic de la tuberculose (*Congr. tub.*, Paris, 1905, p. 402).

A. JACQUES, Les adénopathies pulmonaires, étude anatomo-clinique et radioscopique (*Thèse, Lyon*, 1905).

JAWORSKI, Beitrag zur diagnostischen X-Durschstrahlung der Respirationsorgane (*Wien. klin. Woschenschr.*, 1897, nᵒ 30).

KELSCH et BOISSON, Note sur le diagnostic précoce des affections tuberculeuses du thorax par le radioscope (*Acad. de méd.*, 21 déc. 1897).

KELSCH, Diagnostic précoce des affections tuberculeuses du thorax par la radioscopie (*Sem. méd.*, 1897, p. 471).

G. KÜSS, Radioscopie et auscultation des poumons; Radiographies comparatives de tuberculoses caséeuses et de scléroses pulmonaires ou ganglionnaires (*Bull. méd.,* 21 nov. 1908).

Lévy-Dorn, Verwerthbarkeit der Rœntgenstrahlen in der practischen Medicin (*Deustche med. Woschenschr.,* 1897, nº 8).

Maragliano, Ansvendung der Rœntgenstrahlen bei der Untersuchung der Brustorgane (8ᵉ *Congr. der ital. Gesselsch. f. inn Med.* Neapel., 1897).

M. Piéry et Jacques. Les adénopathies pulmonaires. Étude anatomique, radioscopique et clinique (*Rev. de méd.,* 10 août 1906).

E. Rist, Étude sur les renseignements fournis par la radiologie chez les sujets atteints de la tuberculose pulmonaire (*Bull. méd.,* 21 nov. 1908).

Rocaz, Diagnostic de l'adénopatie trachéo-bronchique par l'exploration radiographique (*Congr. tub.,* 1905).

Rosenfeld, *Die Diagnostik innerer Krankheiten mittels Röntgenstrahlen.* Wiesbaden, 1897.

Roux et Jossenand (de Cannes), Radioscopie et diagnostic de la tuberculose et de l'adénopathie trachéo-bronchique chez l'enfant (*Congr. tub.,* 1905).

Sciallero, Radioscopie des adénopathies de la trachée et des bronches (*XIᵉ Congr. Soc. ital. de méd. int.,* Pise, 27-31 oct. 1901; analyse *in Sem. méd.,* 13 nov. 1901).

Sognies, *Diagnostic précoce de la tuberculose par les nouvelles méthodes « du signe de Williams »,* p. 396.

L. Vannier, Étude radioscopique de la fonction respiratoire (*Thèse, Paris,* 1905).

Vierhoff, Recherches radiographiques sur la tuberculose du sommet des poumons (*Deut. med. Woschenschrift.,* nº 14, 4 avril 1907).

Williams, Les rayons de Röntgen dans les maladies thoraciques (*Congr. méd. amér.,* 5 mai 1897; *in the Amer. Journ. of the méd. sc.,* Philadelphie, déc. 1897, p. 665).

B. — FORMES CLINIQUES

I. — Études cliniques générales sur la tuberculose pulmonaire.

Cornet, *Die Tuberkul. in Nothnagel Handb. d. spez. Path. und Ther.*

Danaschino, *Leçons sur la tuberculose.* Paris, 1891.

Ferrand, *Leçons cliniques sur les formes et le traitement de la phtisie pulmonaire.* Paris, 1880.

786   INDEX BIBLIOGRAPHIQUE

A. FRAENKEL, *Spezielle Pathologie und Therapie der Lungenkrankheiten*. Berlin, 1904.

GRANCHER, *Maladies des organes respiratoires*. Paris, 1890.

GRANCHER et HUTINEL, art. Phtisie *in Dictionnaire encyclopédique des sciences médicales de Dechambre.* — Art. Tuberculose pulmonaire *in Traité méd. et Thér.*, Brouardel-Gilbert, 1901.

A. GUÉNEAU DE MUSSY, *Clinique médicale*. Paris, 1874, t. I.

HANOT, Art. Phtisie du *Nouveau Dictionnaire de méd. et clin. prat.*, t. XXVIII.

HÉRARD, CORNIL et HANOT, *La phtisie pulmonaire*. 2e édit., Paris, 1888.

LAENNEC, *Traité de l'auscultation médiate*. Paris, 1819.

LOUIS, *Recherches anatomiques, pathologiques et thérapeutiques sur la phtisie*. 1843, 2e édit.

MORTON, *Phtisiologia, seu exercitationes de phtisi tribuo libris comprehense*. Londres, 1689.

N. PETER, *Leçons de clinique médicale*. 1879, t. II.

PIDOUX, *Études générales et pratiques sur la phtisie*. 1873.

PORTAL, *Observations sur la nature et le traitement de la phtisie pulmonaire*. 1792.

ROZIÈRE DE LA CHASSAGNE, *Manuel des pulmoniques ou Traité complet des maladies de poitrine*. 1770.

G. SÉE, *De la phtisie bacillaire*. Paris, 1884.

II. — Formes cliniques et classification.

L. BARD, *Formes cliniques de la tuberculose pulmonaire; classification et description sommaire*. Genève, 1901. — *Précis d'anatomie pathologique*. 2o édit., 1899.

BAYLE, *Recherches sur la phtisie pulmonaire*. 1810.

DAMASCHINO, *Leçons sur la tuberculose*. 1891.

DREYFUS-BRISAC et BRÜHL, *Phtisie aiguë*. 1892.

DUMAREST, Exposé critique des résultats obtenus au sanatorium lyonnais d'Hauteville (*Presse méd.*, no 60, 29 juillet 1903).

FERRAND, *Leçons cliniques sur les formes et le traitement de la phtisie pulmonaire*. 1880.

A. FRAENKEL, *loc. cital.*

GABRILOWITSCH, Les formes cliniques de la tuberculose pulmonaire (*Zeitschr. f. Tub.*, XI, 1907, *in Rev. Tub.*, p. 238, juin 1907).

HOFFMANN, *in Encyclop. de Nothnagel.*

Küss, Classification des diverses formes de tuberculose pulmonaire chronique apyrétique (*Bull. méd.*, 1904, n° 42, p. 489-493).

Laennec, *Traité de l'auscultation médiate* (Édition de la Faculté, p. 459).

Maragliano, Klinische Formen den Lungentuberkulose (*Berl. klin. Wochenschr.*, 1892).

Marfan, Phtisie pulmonaire, *in Traité de méd.* de Bouchard et Brissaud, 1893, vol. IV.

J.-M. Mariani, Formes curables de la tuberculose pulmonaire (*Rev. intern. tub.*, juin 1903, n° 6, p. 410-416).

Morin, La nouvelle classification des cas de tuberculose pulmonaire (*Rev. méd. de Suisse romande*, 20 févr. 1908, n° 2, p. 130-134).

Pégurier, Des formes cliniques de la tuberculose pulmonaire, leurs indications thérapeutiques (*Congr. intern.*, Madrid, 23 avril 1903).

Pidoux, *Études générales et pratiques sur la phtisie.* 1874.

Plicque, Les formes avérées de la phtisie pulmonaire chronique (*Presse méd.*, 1895). — Les influences individuelles et les formes cliniques de la tuberculose pulmonaire (*Presse méd.*, 1896).

Portal, *Observations sur la nature et le traitement de la phtisie pulmonaire.* 1792.

Turban, *Beitrager zur Kenntniss der Lungentuberkulose.* Bergmann, Wiesbaden, 1899.

Van Ryn, Une classification uniforme des cas de tuberculose pulmonaire (*Journ. méd. de Bruxelles*, 15 oct. 1903, p. 643, 644).

Vengely, Les formes cliniques de la tuberculose pulmonaire (*Congr. de Montpellier*, 1898).

III. — Phtisies fibro-caséeuses.

L. Bard, *Formes cliniques de la tuberculose pulmonaire, classification et description sommaire.* Genève, 1901.

Bériel, *Syphilis du poumon chez l'enfant et chez l'adulte.* Paris, Steinheil, 1907, p. 300.

E. de Batz, Existe-t-il une localisation préférentielle de la tuberculose pulmonaire à l'un des sommets (*Congr. intern. tub.*, Paris, 1905, *in C. R.*, p. 582, t. I).

Bax, *Soc. méd. des hôpit.*, 26 déc. 1900.

Fowler, *De la localisation des lésions de la phtisie*, traduit par Tussau. Paris, 1882. — *Arrested pulmonary tuberculosis.* London, 1892.

A. Fraenkel, *loc. cit.*

Grancher, *Maladies des organes respiratoires.* 1890.

E. Pallasse, Recherche et valeur pronostique de la quantité de l'épanchement dans les pleurésies séro-fibrineuses tuberculeuses (Thèse, Lyon, 1905).

Sabourin, *Les embolies bronchiques tuberculeuses.* 1906.

Saliorraphos, Les œdèmes cachectiques des phtisiques (*Soc. méd. des hôp.*, Paris, 19 févr. 1909).

R. Tripier, *Traité d'anatomie pathologique générale.* 1904.
— Le processus pneumonique dans la tuberculose pulmonaire (*Congr. tub.*, Washington, 1908).

IV. — Phtisies fibreuses.

P. Ameuille, Recherches sur l'anatomie pathologique de l'emphysème pulmonaire (*Thèse, Paris*, 1908).

G. Arthaud, Étude sur les scléroses pulmonaires d'origine parasitaire (*Progrès méd.*, 20 juillet 1901). — Etude séméiologique des scléroses pulmonaires parasitaires (*Progrès méd.*, 5 et 12 oct. 1901).

Barbier et Laroche, Nature tuberculeuse de certaines scléroses pulmonaires avec dilatations bronchiques chez les petits enfants (*Soc. d'Et. scient. sur la tuberc.*, 12 nov. 1909).

L. Baird, De la phtisie fibreuse chronique, ses rapports avec l'emphysème pulmonaire et la dilatation du cœur droit (*Thèse de Lyon*, 1879).

L. Braillon, Tuberculose fibreuse du poumon droit, sténose mitrale pure avec symphyse tuberculeuse du péricarde, mort par granulie (*Gaz. des hôp.*, 1905, p. 243).

L. Bériel, La sclérose pulmonaire discrète d'origine tuberculeuse; ses rapports avec la bronchite et l'emphysème *Thèse, Lyon*, 1905).

Bernheim, De la tuberculose emphysémateuse (*Bull. méd*, 1903, n° 67, p. 733).

J. Bret, Essai de différenciation de la pneumonie aiguë hyperplasique avec les diverses formes de pneumonies chroniques (*Thèse, Lyon*, 31 juillet 1891).

Catrin, Les tuberculeux gras (*Congr. intern. tub.*, 1905, p. 520).

P. Chalbert, Valeur séméiologique de la tuberculose pulmonaire fibreuse dans la recherche de la syphilis (*Thèse, Paris*, 1908).

Cornil, Sur quelques points d'histologie pathologique relatifs à la pneumonie interstitielle des phtisiques (*Bull. Soc. anat.*, Paris, 1899).

Desmareux, De la longévité dans la phtisie pulmonaire (*Thèse de Paris*, 1875).

Hirtz, De l'emphysème chez les tuberculeux (*Thèse doct.*, Paris, 1878).

Josserand, L'artério-sclérose à l'hôpital de la Croix-Rousse (*Lyon médical*, 1893, vol. LXXII, p. 439-450).

E. Quinquaud, De la scrofule dans ses rapports avec la phtisie pulmonaire (*Thèse d'agrégation*, 1883).

Lacassagne et Martin, Des adhérences pleurales tuberculeuses et leur rôle dans la mort subite (*Congr. intern.*, Washington, 1908).

G. Lemoine, Les phtisiques gras (*Sem. méd.*, p. 103, 1900).

Louis, Étude clinique sur les adhérences pleurales (*Thèse*, Lyon, 1898).

C.-F. Martin, Les phtisiques gras (*Thèse de Lille*, 1899).

P.-E. Martin, De la manifestation emphysémateuse de la tuberculose pulmonaire (*Thèse de Paris*, 1901).

Niclot et Marland, Dextrocardie pseudo-congénitale par sclérose pulmonaire pleurogène droite de l'enfance (*Gaz. des hôp.*, 1907, p. 437).

M. Piéry et Étienney, Chlorures urinaires et formes cliniques de la tuberculose pulmonaire (*Lyon médic.*, 31 déc. 1905).

J. Renaut, Note sur la tuberculose en général et sur ses formes fibreuses pneumoniques en particulier (*Société des sciences méd.*, Lyon, 1879).

Rueff, *De la tuberculose emphysémateuse* (emphysème généralisé au cours de la tuberculose pulmonaire). Nancy, 1903.

Sarda et Vires, Trêves et guérisons de la tuberculose chez les arthritiques; essai de pathogénie (*Nouv. Montpellier méd.*, 1er nov. 1894).

Sokolowsky, Sur les formes larvées de la tuberculose pulmonaire (*in* Discussions cliniques de Schnitzler, 1890). — Des formes fibreuses de la phtisie pulmonaire (*Arch. für klin. médic.*, Bd XXXVII).

R. Tripier, *Études anatomo-chimiques*, p. 329. Steinheil, 1909.

IV. — Tuberculoses pulmonaires bénignes.

*Tuberculose abortive; pleurite tuberculeuse à répétition;
bronchite chronique tuberculeuse; tuberculose
pulmonaire latente.*

P. Balme, Étude sur la fréquence de la tuberculose latente
(*Thèse, Lyon*, 1901).

L. Bard, *loc. cit.*

Berger, De la pleurésie interlobaire d'origine tuberculeuse
et particulièrement de la forme sèche (*Thèse, Paris,*
4 mars 1908).

L. Bériel, *loc. cit.*

Bernard, Sur une forme de pleurésie adhésive d'emblée au
début de la tuberculose pulmonaire (*Lyon méd.*, 30 juin
1901, p. 933).

F. Bezançon, Tuberculose pulmonaire latente et tuberculose pulmonaire atténuée (*Bull. Soc. intern. hôp.*, Paris,
1907, p. 28-39).

J. Billard, Sur la forme de tuberculose pulmonaire hémoptoïque à étapes éloignées (*Thèse, Paris*, 1903).

Choux, Tuberculoses pulmonaires latentes (*Thèse, Paris*,
1904).

P. Claisse, Diagnostic des tuberculoses latentes ou masquées; l'épreuve de la tuberculine (*La Clinique*, 27 juillet
1906).

P. Courmont et Revel, Tuberculose latente et séro-diagnostic (*Bull. Soc. méd. des hôp. de Lyon*, 22 avril 1904,
p. 137).

II. Decour, De l'infection tuberculeuse latente (étudiée
spécialement dans les ganglions lymphatiques) (*Thèse,
Lyon*, 1907).

Ch. Fernet, Combinaison spéciale de signes trouvés au
début de la tuberculose (*The Lancet*, 12 août 1899).

Fowler, *Arrested pulmonary tuberculosis.* London. Churchill, 1892.

Grancher, Des dilatations bronchiques chez les tuberculeux (*France méd.*, 1878).

Héricourt, Tuberculose latente et tuberculoses atténuées
(*Revue scient.*, 5 déc. 1903).

Hoffmann, Tuberculose des bronches (*in Encyclop. de
Nothnagel*).

Jacques, *loc. cit.*

Kelsch, La tuberculose dans l'armée (*Communic. Acad. méd.*, 5 avril 1904).

Kelsch et Boisson, Note sur le diagnostic précoce des affections tuberculeuses du thorax par la radioscopie (*Acad. de méd.*, 21 déc. 1897).

G. Kuss, L'opinion de Wolff-Eisner sur la valeur séméiologique de l'ophtalmo et de la cuti-réaction (*Bull. méd.*, 12 février 1908).

Landouzy et Labbé, Tuberculose à forme chlorotique (*Congr. intern. tub.*, Paris, 1905).

E. Malmonté, Tuberculose pulmonaire et rétrécissement mitral pur (*Thèse, Lyon*, 1905).

Maragliano, Latente und Iarvite Tuberculose (*Berlin. klin. Wochenschr.*, 11 et 18 mai 1896).

Murat, La tuberculose pulmonaire bénigne (*Thèse de Montpellier*, 29 juillet 1908).

Naegeli, Ueber Haüfgliat, Lokalisation und Ausheilung der Tuberkulose, nach 500 Sektionen des Zürherischen pathologischen Institutes (*Wirchow's Archiv*, 1900, Bd CLX, Heft 2, S. 426, 46 pages).

M. Peter, *loc. cit.*

Piéry et Jacques, *loc. cit.*

Rendu, De la pleurésie diaphragmatique tuberculeuse (*Leçons de clin. méd.*, Paris, 1890).

Roux et Josserand (de Cannes), Radioscopie et diagnostic de la tuberculose et de l'adénopathie trachéo-bronchique chez l'enfant (*Congr. intern. tub.*, Paris, 1905).

Salle, Note sur l'emploi des rayons de Röntgen chez les jeunes soldats pour déceler les lésions ignorées du cœur ou des poumons (en particulier la tuberculose) (*Soc. méd. hôp. Paris*, 14 mars 1902).

E. Solly, Bronchectasie dans la tuberculose pulmonaire (*Medical News*, 17 octobre 1903).

Terrile Eugenio, Sulla tuberculosi latente (*Arch. st. di clinica med.*, XXXV, 1897).

V. — Phtisies aiguës ou caséeuses.

L. Bard, *loc. cit.*

Baumler, Sur une forme spéciale de broncho-pneumonie tuberculeuse aiguë produite par l'aspiration du contenu des cavernes (*Deutsche med. Wochenschrift.*, n° 1, p. 1, 1893).

Chatin et Collet, Deux cas de grippes à forme pseudo-physique (*Lyon méd.*, 1894, p. 202-211).

DEBOVE, La pneumonie caséeuse (*Gaz. des hôp.*, 1906, p. 903). — Phtisie galopante, bacillémie, méningite (*Gaz. des hôp.*, 1906, p. 3).

EGGER, Étude clinique sur les formes pseudo-phymiques de la grippe (*Thèse, Lyon*, 1894).

A. FRAENKEL et TROJE, Ueber d. pneum. Form. d. akut. Lungentuberk. (*Z. f. kl. M.*, Bd XXIV, H. 1-4).

GRANCHER, *loc. cit.*, p. 268, 269.

J. GRANCHER et H. BARBIER, Tuberculose pulmonaire (*in Traité Brouardel-Gilbert*, t. VII, p. 721, 724).

G. MOURIQUAND, Recherches sur le diagnostic de la broncho-pneumonie tuberculeuse infantile (*Thèse, Lyon*, 1906).

PIÉRY et MANDOUL, *loc. cit.*

PIÉRY et ÉTIENNEY, *loc. cit.*

PIÉRY et JACQUES, *loc. cit.*

J. RENAUT, Un mot sur les formes pneumoniques de la tuberculose (*Études expér. et clin. sur la tuberc.*, t. II, p. 189, 1888). — Diagnostic de la fausse pneumonie franche tuberculeuse (*Prov. méd.*, 11 juin 1887). — Pleurésie tuberculeuse phtisiogène d'emblée (*Gaz. méd. de Paris*, 1884).

RIEL, De la pneumonie tuberculeuse lobaire (*Thèse de Lyon*, 1888).

J. TEISSIER, *La Grippe-influenza*, 1893, p. 90.

VI. — Granulies et septicémies tuberculeuses.

L. BARD, *loc. cit.* — De l'action antipyrétique des badigeonnages de gaïacol (*Lyon méd.*, 1893). — De l'utilité et des dangers des badigeonnages de gaïacol (*Congrès de Bordeaux*, 1895).

L. BARD et HUMBERT, Le séro-diagnostic de la tuberculose à Genève (*Congr. intern. tub.*, Paris, 1905).

BILLET, Étude sur l'infection tuberculeuse; la tuberculose abortive (*Arch. gén. de méd.*, 1892).

BRAILLON et JOUSSET, Septicémie et endocardite tuberculeuses (*Soc. méd. hôp.*, 3 juillet 1903).

CUFFER, Recherches cliniques sur la période d'incubation (fièvre prégranulique) de l'infection tuberculeuse (*Rev. de méd.*, 1891).

A. DESCOS, Le séro-diagnostic de la tuberculose chez les enfants (*Thèse, Lyon*, 1902, p. 93).

DREYFUS-BRISAC et BRÜHL, La phtisie aiguë (Biblioth. Charcot-Debove, Paris, 1892).

G.-S. Empis, *De la granulie ou maladie granuleuse connue sous les noms de fièvre cérébrale, de méningite granuleuse, d'hydrocéphalie aiguë, de phtisie galopante, de tuberculisation aiguë, etc.*, 1865.

A. Fraenkel, *loc. cit.*

Gougerot, La typho-bacillose de Landouzy, diagnostic bactériologique à la période d'état (*La Presse méd.*, août 1908). — Reproduction expérimentale de la typho-bacillose (*Rev. de méd.*, 10 juillet 1908).

Grancher et Barbier, *loc. cit.*

Jaccoud, Granulie aiguë à forme suffocante (*Gaz. méd.*, Paris, 1887, p. 37).

Jeannel, De la fièvre infectieuse tuberculeuse aiguë (*Congr. de la tub.*, 1888).

J. Joseph, Zur Kenntniss d. fieberlosen Verl. d. akut. allg. Miliartuberkul. (*D. m. W.*, 1891, p. 872, Nr. 28).

A. Jousset, Diagnostic de la granulie (*La Clinique*, 3 mai 1907). — La bacillémie tuberculeuse (*Sem. méd.*, 14 sept. 1901). — Septicémies tuberculeuses et expérimentales (*Journ. de Phys. et de Path. gén.*, 15 sept. 1904, p. 894). — Des septicémies tuberculeuses (*Soc. méd. des hôp.*, 8 mai 1903).

Jurgensen (von). Zur Diagn. d. akut. Miliartuberk. (*D. m. W.*, 1872, Nr. 5, p. 53).

Kletchetov, Contribution au diagnostic de la tuberculose miliaire généralisée (*Voiénno méd. Journ.*, avril 1904).

L. Landouzy, *Cliniques de la Charité, 1883, 1884, 1885, 1886.* — Leçons résumées, *in Journal de médecine et de chirurgie pratiques*, 1885; *in Praticien*, 1885; *in Gazette des hôpitaux*, 1886. — La fièvre bacillaire à forme typhoïde, typho-bacillose (*Chronique de l'hôpital Laënnec*, in *Sem. méd.*, 3 juin 1891; *Congr. de la tub.*, 1891).

Landouzy et Lœderich, Sur une forme subaiguë de phtisie septicémique (*Rev. de méd.*, 10 sept. 1908, n° 9). — La typho-bacillose (*IIe Congr. intern. tub.*, Washington, 1908; in *Presse méd.*, n° 86, 24 oct. 1908).

O. Leichtenstern, Bemerk. z. sufebr. u. afebr. Form. d. akut. allg. Miliartuberk. (*Ibid.*, Nr. 32, p. 979). — Akute Miliartuberk. d. Hart bei allg. akut. Miliartuberk. (*Neh. m. W.*, 1897, Nr. 1, p. 1).

M. Litten, Ueber akute Miliartuberk. Vokmanns (*Samml. klin. Verti.*, Nr. 119).

Marfan, La tuberculose miliaire (*Rev. gén.*, Gazette des hôp., Paris, p. 729, 1887).

Marmorek, Contribution à l'étude de la septicémie tuberculeuse (*Berlin. Wochenschr.*, n° 1, 1907).

Moncorvo, Valeur des badigeonnages de gaïacol synthétique (*Acad. de méd.*, 19 nov. 1899).

J. Pallard, De la granulie discrète (*Thèse, Genève*, nᵒ 8, 1901).

Petruschky, Tuberculose und Septicemie (*Deutsche med. Wochenschr.*, 1893).

Pic et Mouriquand, Granulie, pneumonie grise terminale (*Soc. des sc. méd.*, 1906. *in Lyon méd.*, 1906, p. 106).

Reinhald, Klin. Beitr. z. Kenntniss d. akut. Miliartuberk. und tuberk. Meningitis (*D. A. f. kl. M.*, Bd XLVII, p. 423-424).

Sabrazès, Eckenstein et Muratet, Septico-pyohémie tuberculeuse (*Bull. méd.*, nᵒ 44, 1909).

H. Senator, Ueber ein Fall von akuter Miliartuberk. mit d. ausgeprächt. Bilde d. Abdominaltyph. (*B. kl. W.*, 1881, Nr. 25, pag. 349-352). — Zur Diagnose d. Abdomtyph. u. der Miliartuberk. (*Charité-Annal. XVII.* Jahrg. 1892, p. 272-282).

E. Trémolières, Contribution à l'étude de la granulie à forme hémorragique (*Thèse, Paris*, 26 mars 1903, 68 pages).

R. Thipier, Sur la non-cicatrisation des cavernes tuberculeuses du poumon avec persistance de leur cavité et sur une disposition de ces lésions qui favorise la généralisation hâtive de la tuberculose (*Congr. tub.*, 1898).

C. Weigert, *Bemerkungen über die Entstehung der acuten Miliartuberkulose.* Leipzig, 1897.

Weill et G. Mouriquand, Typho-bacillose de Landouzy et localisations tardives de l'infection tuberculeuse aiguë chez l'enfant (*Presse méd.*, 27 nov. 1909).

Werchselbaum, Ueber Tuberkelbaz. im Blute bei allg. akuter Miliartuberk. (*Wiener med. Wochenschr.*, Jahrg. 34, Nr. 12 u. 13).

VII. — La famille tuberculeuse.

*Rapports de la tuberculose pulmonaire
avec les autres tuberculoses.*

L. Bernard, Tuberculose et arthritisme (*Congr. int. tub.*, Paris 1905, p. 527).

Bouchard, *Maladies par ralentissement de la nutrition*, Paris, 2ᵉ édit.

P. Carnot, L'obésité (*Bullet. méd.*, 1906, nᵒˢ 25 et 27).

P. Chatin, Les causes et les aboutissants de l'arthritisme (*Rapp. au Congr. pour l'avanc. des sc.*, Cherbourg, août 1905).

P. Courmont, Tuberculose et arthritisme (*Soc. méd. des hôp. de Lyon*, 26 juin 1906).

Grasset, Art. Diathèse, *in* Dictionnaire Dechambre

Lancereaux, *Traité de l'herpétisme*. Paris, 1883.

Mousseaux, La lithiase rénale chez les tuberculeux suralimentés (*Arch. gén. de méd.*, 15 mai 1906).

M. Peter, Leçons de clinique médicale 1879, t. II. — Diathèses et tuberculisation, p. 144.

M. Piéry et E. Arbez, Les tuberculoses multiples et le parallélisme d'évolution de leurs diverses localisations (*Congr. int. tub.*, Paris, 1905, p. 608).

M. Piéry, Tuberculose pulmonaire et tuberculose laryngée, fréquence du parallélisme de leur évolution chez le même sujet (*Lyon méd.*, 10 déc. 1905).

M. Piéry, De l'asthme tuberculeux (*Lyon méd.*, 4 mars 1906).

Poncet et Leriche, Tuberculose inflammatoire et arthritisme. Les arthritiques ou prétendus tels ne sont souvent que des tuberculeux (*Acad. de méd.*, 8 janv. 1907, et *Lyon méd.*, 8 janv. 1907).

Poncet et Leriche, La maladie de Calvin (*Soc. méd. des hôpit. de Paris*, 3 avril 1908, et *Lyon méd.*, 5 avril 1908).

Poncet et Leriche, *Le rhumatisme tuberculeux*, *in* Bibliothèque de la tuberculose, Paris, 1909, Doin, édit.

C. — DIAGNOSTIC ET PRONOSTIC

I. — Diagnostic par les procédés expérimentaux ou de laboratoires[1].

Aptekmant, Intra-dermo-réaction à la tuberculine (*Thèse, Paris*, 1er avril 1909).

S. Arloing et P. Courmont, Sur la valeur de la séro-réaction pour le diagnostic précoce de la tuberculose (*Presse méd.*, 1er septembre 1900).

Arloing, Bayle et Dumarest, Essai sur les rapports entre la séro-agglutination, la localisation anatomique et l'évolution de la tuberculose chez l'homme (*Congr. intern. tub.*, Paris, 1905).

S. Arloing et L. Thévenot, L'infection tuberculeuse et le

---

[1] On trouvera surtout ici les indications des travaux concernant plus particulièrement la tuberculose *pulmonaire*.

diagnostic de la tuberculose par les moyens révélateurs (*Acad. des sc.*, 1908).

F. Arloing, Ophtalmo-réaction (*Congr. intern.*, Washington, 1908).

J. Auclair, L'acido-alcoolo, résistance dans ses relations avec l'identité du bacille de Kock (*Presse méd.*, 8 juillet 1908).

Ausset, Étude clinique de 300 cas d'ophtalmo-réaction à la tuberculine (*Rev. de méd.*, avril 1908).

Bard et Humbert, Le séro-diagnostic de la tuberculose à Genève (*Congr. intern. tub.*, Paris, 1905).

M. Beck et L. Rubinowitsch, La valeur de la séro-réaction de Courmont pour le diagnostic précoce de la tuberculose (*Deut. med. Wochens.*, 1900, n° 25, p. 400).

Berthelon, Le séro-diagnostic chez les tuberculeux pulmonaires (*Congr. intern. tub.*, Paris, 1905).

Bertherand, Le diagnostic de la tuberculose pulmonaire (*Thèse de Paris*, 1899).

Bezançon et Philibert, Recherches du bacille de Koch dans les urines par l'examen direct (*Soc. d'ét. scientif. sur la tub.*, 1907).

Bezançon, Griffon et Philibert, Séro-diagnostic de la tuberculose (*Congr. intern. de la tub.*, p. 368, 1905).

J. Baur, L'ophtalmo-diagnostic de la tuberculose; contribution à son étude clinique, à sa valeur diagnostique chez l'adulte (*Rev. tub.*, juin 1908, p. 216-226).

L. Brieger u. F. Neufeld, Zur Diagn. beginn. Tuberk. u. d. Sput. (*D. m. W.*, 1900, Nr. 6, p. 93).

G. Calmette. Un nouveau procédé de diagnostic de la tuberculose chez l'homme, l'ophtalmo-réaction à la tuberculine (*Presse méd.*, n° 49, 1907).

A. Calmette, N. Breton, Painblan et G. Petit, Utilisation pratique de l'ophtalmo-réaction pour le diagnostic de la tuberculose chez l'homme (*Presse méd.*, 13 juillet 1907). — Les réactions cutanées et conjonctivales à la tuberculine dans le diagnostic de la tuberculose (*Congr. int.*, Washington, 1908). — Les nouveaux procédés de diagnostic précoce de l'infection tuberculeuse (*Conférence à Philadelphie*, 25 sept. 1908; *Bull. méd.*, n° 84, 24 oct. 1908).

Campos (Juan), Botado actual del diagnostico de la tuberculosis por los distintos procedimientos de laboraderio (*Revista iberica de tuberc.*, avril 1909).

P. Claisse, Diagnostic des tuberculoses latentes ou masquées; l'épreuve de la tuberculine (*La Clinique*, 27 juill. 1906).

Combemale et Mouton, Le sérum artificiel, moyen de diagnostic précoce de la tuberculose pulmonaire (*Gaz. hebd. de méd. et de chir.*, 25 janvier 1900).

Cornillon, L'intra-dermo-réaction à la tuberculine (*Thèse, Paris*, 5 mai 1909).

P. Courmont, Séro-diagnostic de la tuberculose (*Prov. méd.*, 4 août 1906; *Rapport au Congr. pour l'avancement des sciences*, Lyon, 1906).

P. Courmont, Séro-diagnostic et séro-pronostic de la tuberculose (*Congr. intern. tub.*, Washington, 1908).

P. Courmont, F. Arloing et Bérard, Séro-réaction et ophtalmo-réaction chez le vieillard (*Lyon méd.*, 20 juin 1909).

Denis, Ophtalmo-réaction et cuti-réaction à la tuberculine (*Soc. clin. des hôp. de Bruxelles*, 13 juillet 1907).

Dumarest et F. Arloing, L'ophtalmo-réaction à la tuberculine (*Prov. méd.*, n° 41, 12 oct. 1907).

J. Ferran, Le saprophytisme des bacilles tuberculogènes (*Arch. gén. de méd.*, 21 nov. 1905, p. 2960).

Ferré, Séro-diagnostic de la tuberculose (*Rapport au Congr. pour l'avancement des sciences*, Lyon, 1906).

B. Fraenkel, Das Tuberkulin. und d. Frühdiagn. d. Tuberk. (*B. kl. W.*, 1900, Nr. 12, p. 255).

Froment, Séro-diagnostic de la tuberculose chez le vieillard (*Congr. intern. tub.*, Paris, 1905).

J. Grasset et Rimbaud, L'ophtalmo-réaction à la tuberculine (*Prov. méd.*, n° 28, 13 juillet 1907).

Guinard, Küss, F. Bezançon, Petit, Vallée (*Bull. méd.*, 1er août 1906, n° 60; *Discussion à la Soc. d'études scient, sur la tuberc.*). — Valeur pratique de la tuberculine dans le diagnostic et le traitement des lésions tuberculeuses.

Hashings, L'index opsonique dans la tuberculose (*Congr. intern. tub.*, Washington, 1908).

Hutinel, Les effets des injections sous-cutanées chez les enfants tuberculeux (*Sem. méd.*, 1895, p. 117, et *Congr. de la tub.*, août 1898).

A. Jousset, La méthode « opsinique » de Wright (phagocytose), ses applications au diagnostic, au pronostic et au traitement de la tuberculose (*Rapport à la Soc. d'études scient. de la tuberc.*, *Bull. méd.*, 1997, n° 37, p. 425).

R. Koch, Ueber d. Agglutin. d. Tuberkelbaz. u. über d. Vorwert dieses Agglutin. (*D. m. W.*, 1901, Nr. 48, p. 832).

Lautier, Ophtalmo-diagnostic de la tuberculose en clinique (*Thèse de Bordeaux*, 20 mai 1908).

J. Lemoine, Recherches sur la cuti-réaction à la tuberculine (*Rev. tub.*, juin 1908).

P. Lereboulet, Les réactions cutanées à la tuberculine (*Progr. méd.*, 13 févr. 1909).

C. Levaditi, Les opsonines et le traitement des maladies infectieuses par la méthode de Wright (*Presse méd.*, 7 sept. 1907).

Mantoux, L'intra-dermo-réaction à la tuberculine (*Acad. de méd.*, 27 oct. 1908. XVIe *Congr. int. de méd.* Budapest, août 1909).

A. Marmorek, Diagnostic de la tuberculose par la méthode du complément (*Presse méd.*, 6 janv. 1909).

M. Mérieux, Diagnostic de la tuberculose (*Rev. de méd.*, 10 févr. 1906).

A. Moeller, E. Löwenstein, E. Ostrovsky, Une nouvelle méthode de diagnostic de la tuberculose pulmonaire par la tuberculine de Koch, sa valeur clinique (*Congr. intern. tub.*, Paris, 1905).

Nattan-Larrier, Méthode de la mamelle (*Soc. de biol.*, 1er déc. 1900).

Nattan-Larrier et Griffon, *Soc. de biol.*, 1903; *Presse méd.*, janv. 1904; Diagnostic de la tuberculose par les nouveaux procédés de laboratoire (*in Œuvre méd. chir.*, Masson, 1905).

Olmer et Terras, Cuti-réaction à la tuberculine chez l'adulte, ophtalmo-réaction (*Presse méd.*, nº 75, 18 sept. 1907).

Petruschky, *Die experim. Frühediagn. d. Tuberk.*, *Gesundheil*, 1900, Nr. 8.

Von Pirket, Die frühzeitsge Reaktion bei der Schutzpockenimpfung (*Wien. klin. Woch.*, t. XIX, 12 juillet 1906, p. 855). — Un nouveau procédé de diagnostic de l'infection tuberculeuse (*Munich. med. Woch.*, 14 mai 1907).

Serbource, Méthode de diagnostic précoce de la tuberculose par les injections de tuberculine (*Thèse de Paris*, 13 févr. 1908).

M. Solis-Cohen, L'examen bactériologique des fèces comme moyen de diagnostic précoce de la tuberculose (*New-York Med. Journ.*, 31 août 1907).

Souques, Cawadias et Claisse, Sicard, Descamps, Camby, F. Bezançon, Milian, H. Labbé, Discussion sur la réaction à la tuberculine; l'emploi de la tuberculine pour le diagnostic de la tuberculose (*Soc. méd. des hôp.*, 7, 14, 21 et 28 juin 1907).

E. WEIGERT, Les tuberculines (*Thèse, Lyon*, 1902).

II. — Diagnostic précoce.

ACHARD, Diagnostic précoce de la tuberculose par les nouvelles méthodes (*Congr. tub.*, 1905, vol. des Rapports, p. 37).

ANDERS, Sur la valeur de l'hémoptysie comme symptôme de début (*Congr. intern. tub.*, Washington, 1908).

BARET, La tuberculose primitive pré-pulmonaire, définition et diagnostic précoce (*Arch. méd. d'Angers*, 21 juin 1907, p. 329-352).

F. BEZANÇON, Diminution du murmure vésiculaire au sommet droit, sa valeur séméiologique (*Soc. méd. des hôp.*, déc. 1907, janv. et févr. 1908, et Discussion : Sacquépée, Queyrat, Pissavy, Lemoine, Dufour, Rénon, Hirtz, Letulle, Rist, Barth, Claisse, Fernet, Faisans, Gouvion).

BLUME, Diagnostic précoce de la tuberculose pulmonaire (*Berliner klin. Medicin.*, 1905, n° 34).

BRELET, Des résultats fournis par l'étude de la température pour le diagnostic précoce de la tuberculose (*Gaz. des hôp.*, p. 301-302, n° 25, 2 mars 1909).

P. CLAISSE, Le diagnostic précoce de la tuberculose pulmonaire par l'auscultation (*La Clinique*, p. 725-728, 13 nov. 1908).

D'ESPINE, Le diagnostic précoce de la tuberculose (*IVe Congr. pour l'ét. tub.*, Paris, 1898). — Diagnostic précoce de la tuberculose pulmonaire (*Congr. tub.*, Paris, 1905).

DIEUDONNÉ, Contribution au diagnostic précoce de la tuberculose (*Deutsche Militärarzt-Zeitschrift*, oct. 1900, p. 526).

ÉDHEM, La prétuberculose (*Arch. gén. de méd.*, 11 avril 1909).

FLICH, Diagnostic et traitement de la tuberculose à son stade précoce (*Congr. intern. tub.*, Washington, 1908).

GRANCHER, Diagnostic précoce de la tuberculose pulmonaire (*Journ. de méd. et de chir. prat.*, 10 avril 1903). — Première étape de la tuberculose pulmonaire (*Congr. intern. tub.*, 1905).

M. HENKEL, Ein Beitr. zur Frühdiagn. der Lungentuberk. (*Msch. m. W.*, 1900, Nr. 13, p. 419).

KELSCH et BOISSON, Note sur le diagnostic précoce des

affections tuberculeuses du thorax par la radioscopie (*Acad. de méd.*, 21 déc. 1897).

Laure, Diagnostic précoce de la tuberculose pulmonaire chronique (*Thèse, Paris*, 1900-1901).

F. Mariani, Le diagnostic précoce de la tuberculose (volume des *Rapports au Congr. de la tub.* Masson, 1905, p. 56).

Landouzy, Hérédité tuberculeuse, hérédité de graine et d'état diathésique, tuberculose héréditaire typique et atypique, hérédo-tuberculose (*Rev. de méd.*, 1891, p. 410). — Opportunités tuberculeuses envisagées dans leurs rapports avec le diagnostic précoce et la prophylaxie de la tuberculose humaine (*Congr. de la tub.*, 1888). — Les éléments du diagnostic précoce de la tuberculose (*Congr. tub.*, Naples, avril 1900).

E. Lévy u. H. Bruns, Ueber d. Frühdiagn. d. Lungentuberk. (*D. m. W.*, 1900, Nr. 9, p. 141).

Pamart et Parsavant, Du diagnostic précoce et du traitement de la tuberculose pulmonaire et des affections prétuberculeuses.

G.-E. Papillon, Réaction du système nerveux sympathique à l'intoxication bacillaire, application clinique au diagnostic précoce des formes larvées de la prétuberculose (*Congr. tub.*, Naples, avril 1900).

Pégurier, Les nouveaux éléments du diagnostic précoce de la tuberculose pulmonaire (*Rev. intern. tub.*, mars 1902, n° 5).

Peter, *Clin. méd.*, t. II.

J. Petruschky, La spinalgie en tant que symptôme précoce de l'infection tuberculeuse (*Münch. méd. Wochenschr.*, 3 mars 1903).

A.-F. Plicque, Importance thérapeutique du diagnostic de la tuberculose à son début (*L'Œuvre médico-thérap.*, 1906).

F.-M. Pattenger, Étude sur le diagnostic précoce de la tuberculose pulmonaire (*Southern California Practitioner.*, sept.-oct. 1902).

M. Poenaro-Caplesco, Sur un nouveau signe clinique précoce dans le diagnostic de la tuberculose : signe orbito-palpébral ou de la paupière supérieure (*Bull. Soc. sc. méd.*, Bucarest, juin 1908).

L. Rénon, *Le diagnostic précoce de la tuberculose pulmonaire chronique.* Paris, J. Rousset, 1906. — *Conférences pratiques sur les maladies du cœur et des poumons.* Paris, Masson, 1906.

J. Songe et E. Suess, Sur un stigmate anatomique de prédisposition congénitale à la tuberculose (*Wien. klin. Wochenschr.*, 30 nov. 1905).

E. Stubbert, Notes sur le diagnostic précoce et le traitement de la tuberculose pulmonaire (*The New-York med. Journ.*, 1er mars 1902).

R. Tripier, *Études anatomo-cliniques*, Steinheil, 1909.

K. Turban, *Ueber beginnende Lungentuberkulose und über die Eintheilung der Krankheit in Stadien.* Wiesbaden, 1899.

Vincent, De la métrite hémorragique envisagée comme signe prémonitoire de la tuberculose pulmonaire ou comme symptôme de lésion cardiaque (*Soc. de méd. de Lyon*, 11 févr. 1901).

Vires, Diagnostic précoce de la tuberculose (*Montpellier méd.*, 14 et 12 avril, 12 mai, 25 août, 1, 8, 15 et 22 sept. 1907).

C.-Th. Williams, Report on the early diagnosis of tuberculosis by new methods (vol. des *Rapports au Congr. intern. tub.*, Masson, Paris, 1905, p. 77).

III. — Curabilité et mortalité de la tuberculose pulmonaire.

Aimard, De la curabilité de la tuberculose pulmonaire (*Thèse de Montpellier*, 1893).

Ed. Aronsohn, Quelques considérations sur la curabilité de la tuberculose pulmonaire (*Thèse de Lyon*, 1895).

Aupinel, Sur le processus curatif spontané de la tuberculose (*Thèse de Paris*, 1895).

Brehmer, *Therapie des chron. Lungenschwindtsucht.* Wiesbaden, 1887, p. 24 et Introduction.

Chartier, De la persistance de certains signes physiques chez les tuberculeux guéris (*Thèse de Paris*, 1905).

Coste de Lagrave, Pourquoi les tuberculeux meurent-ils? (*Rev. intern. tub.*, n° 11, nov. 1903).

Cronen, Die bedeut. der Lungenschwinds. f. d. Lebens-Versicherungsgesellsch. (*Inaug. Dissert.*, Berlin, 1899).

Darembrg, *La tuberculose pulmonaire.* Masson, 1905.

Daremberg et Chrquet, Histoire de tuberculeux guéris (*Congr. intern. tub.*, 1905, p. 803).

Dupasquier, De la phtisie pulmonaire, dans quelle proportion elle peut guérir (*Thèse. Lyon.* 1880, n° 49).

J. Ferran, Évolution de la tuberculose (*Arch. gén. de méd.*, 6 janvier 1903).

P. Ferrier, *La guérison de la tuberculose basée sur l'étude des cas de guérison spontanée; traitement et prophylaxie.* Paris, Vigot, 1906.

Fournet, *Recherches cliniques sur l'auscultation et sur la première période de la phtisie pulmonaire*. Paris, 1832, p. 394.

J.-K. Fowler, *Arrested pulmonary tuberculosis*. London, Churchill, 1892.

B. Fraenkel, L'état de la lutte contre la tuberculose en Allemagne (*Mémoire présenté au Congr. intern. tub. 1908 par le Comité central allemand pour la création de sanatoriums pour tuberculeux, n° X*).

Guetschell, De la guérison de la tuberculose; sa possibilité; ses facteurs (*Thèse de Lyon*, 1902).

Guinard, Curabilité et traitement de la tuberculose (*Thèse, Lyon*, 1900).

P.-F. Holst, Nicoclaysen, Ustvedt, La durée moyenne de la survie des tuberculeux (*Nirsk Magazin for Lægevidenskaben.*, avril 1908).

Jaccoud, *Curabilité et traitement de la phtisie pulmonaire*. Paris, 1888.

Jacquerod, L'auto-réinfection des tuberculeux (*Rev. méd. Suisse romande*, 20 oct. 1908).

Jacquet, Les tuberculoses pulmonaires guéries (*Thèse de Paris*, 1906).

Laennec, *Traité de l'auscultation médiate*. Édit. de la Faculté, Paris 1819.

Leudet, La tuberculose pulmonaire dans la famille (*Bull. de l'Acad. de méd. de Paris*, 1885, t. II).

Morton, *Phtisiologia*. Genève, 1646, p. 29.

A.-F. Plicque. Importance thérapeutique du diagnostic de la tuberculose à son début (*L'Œuvre méd. thérapeut.*, mai 1906). — Les trêves de la tuberculose (*Congr. intern. tub.*, 1905).

Price, Diagnostic et traitement de la tuberculose pulmonaire au début (*Leçon clinique analysée, in Arch. gén. de méd.*, 19 sept. 1905).

K. Ranke, Statistique de la morbidité de la tuberculose pulmonaire (*Zeitschr. f. Tub.*, Bd X, H. 1 et 2, p. 61 et 136, 1906; analys. in *Rev. tub.*, avril 1907).

Reiche, Die Dauererfolge der Heilstättenbehandl. Lungenschwindsüchtiger (*Mch. m. W.*, 1902, Nr. 33).

L. Rénon, *Le traitement pratique de la tuberculose pulmonaire*. Masson, 1907.

Ribard, *La tuberculose est curable*. Paris, 1900.

Karl von Ruck, L'influence d'une ascendance tuberculeuse sur le pronostic de la tuberculose pulmonaire (*Amer. Journ. of the med. scienc.*, août 1907).

Sabourin, Les exutoires tuberculeux du poumon (*Journ. de méd. et de chir. prat.*, 25 avril 1903).

E. Sergent, La tuberculose chez les syphilitiques (*Presse méd.*, 14 oct. 1908).

Stadler, Der Einfluss d. Lungentuberk. auf Lebensdauer u. Erwerbsfähigk. u. d. Wert. d. Volksheilstättenbehandl. (*D. A. f. kl. M.*, Bd LXXV, p. 412-440).

G. Trouvé, Fréquence des tuberculoses de guérison; étude statistique (*Congr. intern. tub.*, Paris, 1905, p. 607).

IV. — Accidents du travail; assurances sur la vie et tuberculose pulmonaire.

Forgue et Jeanbrau, *Guide pratique du médecin dans les accidents du travail.* 2ᵉ édition. Masson, 1909.

Franchomme, *Journ. des sciences méd. de Lille*, 28 mars 1903.

Jeanbrau, Traumatisme et tuberculose (*Rapp. au XXᵉ Congr. de chir.*, oct. 1907).

V. — Les éléments du pronostic de la tuberculose pulmonaire.

Procédés de laboratoire. — États physiologiques et pathologiques concomitants. — Conditions de milieu.

S. Arloing et Dumarest, Antagonisme de la fièvre typhoïde et de la tuberculose (*Soc. de biol.*, 1899).

Arloing, Bayle et Dumarest, *loc. cit.*

Bagen, La tuberculose pulmonaire dans le diabète sucré (*Thèse de Paris*, 1888).

Barthélemy, Syphilis et tuberculose (*Congr. intern. tub.*, Paris, 1905, p. 533).

Benoit, Contribution à l'étude de la tuberculose en Algérie (*Rev. de la tub.*, avril 1909).

Samuel Bernheim, Du pronostic de la tuberculose (*Rev. intern. de la tub.*, août 1902). — Tuberculose et diabète (*Rev. intern. de la tub.*, 1903, p. 91).

Bertoul, Étude sur la phtisie diabétique (*Thèse de Paris*, 1873).

Burchardt, Le pronostic de la tuberculose pulmonaire compliquée de grossesse (*Congr. intern. tub.*, Paris, 1905, p. 626).

J. Chalier, Rôle de la tuberculose dans la pathogénie du diabète sucré (*Progrès méd.*, 28 déc. 1907).

804 INDEX BIBLIOGRAPHIQUE

Chiara, Tuberculosi commune et granulosi a cuta in Gravidanza (*Annali di ostettricia*, 1886. t. VIII).

Crespin, Paludisme et tuberculose (*Congr. intern. tub.*, Paris, 1905, p. 539).

Denis, Tuberculose pulmonaire à bacilles atténués (*Thèse de Lyon*, 1891).

A. Descos, Fièvre typhoïde et granulie (*Lyon méd.*, 1902). — Le séro-diagnostic de la tuberculose chez les enfants (*Thèse de Lyon*, 1902, et *Journal de physiol. et path. gén.*, nº 1, janvier 1903).

Dieulafoy, Diabète sucré et tuberculose pulmonaire (*Clin. méd. de l'Hôtel-Dieu*, t. IV, 1901-1902).

Dodero, Contribution à l'étude des rapports de la tuberculose pulmonaire et de la fièvre typhoïde (*Thèse de Lyon*, 1891).

Dominicis, Syphilis et tuberculose (*Congr. intern. tub.*, Paris, 1905, p. 538).

Favre-Thomas, Tuberculose et puerpéralité (*Thèse de Paris*, 1905).

Flick, Prognosis in tuberculosis (*Congr. intern. tub.*, Paris, 1905, p. 599).

Froment, Séro-diagnostic de la tuberculose chez les vieillards (*Soc. de biol.*, 12 déc. 1903, et *Bull. Soc. méd. des hôp. de Lyon*, 15 déc. 1903, p. 517).

Gaulard, Tuberculose et état puerpéral (*Presse méd.*, 8 déc. 1891).

Goudard, Tuberculeux éréthiques et mariage (*Congr. intern. tub.*, Paris, 1905, p. 623).

A. Gougerot, Contribution à l'étude des terrains tuberculisables par prédisposition acquise : varioleux tuberculisés (*Congr. intern. tub.*, Paris, 1905, p. 279).

Grancher, Tuberculose et mariage, 23e Leçon (*in Maladies de l'appareil respiratoire*, O. Doin, 1890).

N. Guerdjikoff, Tuberculose et grossesse (*Rev. méd. Suisse romande*, 20 déc. 1908).

Hergott, Tuberculose et gestation (*Ann. de gynéc.*, 1891).

Jaubert, Tuberculose chez les typhiques (*Thèse de Lyon*, 1906).

Jarhaut, Les porcelainiers tuberculeux à l'hôpital général de Limoges (1900-1904) (*Congr. intern. tub.*, 1905).

Jeanselme et Hist, Répartition des foyers d'endémie tuberculeuse sur la surface du globe (*in Précis de Pathologie exotique*, Masson, Paris, 1909, p. 789).

KERMORGANT, La tuberculose aux colonies françaises et plus particulièrement chez les indigènes (*Congr. intern. tub.*, 1905).

G. KUSS, *loc. cit.*

M. LABBÉ, Diabète et tuberculose (*Gaz. des hôp.*, 30 juillet 1908).

LE GENDRE et PLICQUE, La tuberculose et les influences professionnelles (*Congr. intern. tub.*, Paris, 1905, IV, p. 799).

LE GOFF, Sur la fréquence de la tuberculose chez les diabétiques (*Congr. intern. tub.*, Paris, 1905, p. 632).

R. LÉPINE, Les complications du diabète et leur traitement (*Actualités médicales*, Baillière, 1906, p. 80).

CH. LESIEUR et L. JAUBERT, Formes cliniques des localisations respiratoires de la tuberculose post-typhique (*Presse méd.*, 21 août 1907, p. 529).

L. MAGNETTE, Contribution à l'étude clinique de l'évolution de la tuberculose pulmonaire après l'accouchement et l'avortement spontané ou provoqué (*Thèse, Lyon*, 1908).

A. MARTIN, Contribution à l'étude du paludisme dans ses rapports avec la tuberculose pulmonaire (*Thèse de Lyon*, 1891, p. 606).

P. MÉVAL, Des états scrofuleux dans leurs rapports avec la tuberculose pulmonaire : scrofule des gens de mer (*Bull. méd.*, 1908, p. 664).

CH. MONNIER, Considérations sur les rapports de la tuberculose et de la puerpéralité; erreur de l'anathème de Peter (*Thèse de Paris*, 1908).

MOURETON, Tuberculisation des vieillards (*Thèse de Paris*, 1863).

MOUNT (BLEYER), Le pronostic dans la phtisie (*Med. Record.*, 19 janv. 1907).

NATTAN-LARRIER, *loc. cit.*

NOIRET, Contribution à l'étude de la tuberculose pulmonaire chez les tuberculeux chirurgicaux adultes (Thèse de Lille, 1906-1907).

OGILVIE, Les descendants des tuberculeux : hérédo-prédisposition (*Congr. intern. tub.*, Paris, 1905, p. 271).

PASCHAL, Rapports entre l'état des dents et le pronostic de la tuberculose (*Congr. intern.*, Washington, 1908).

M. PÉHU, Fièvre typhoïde et tuberculose (*Lyon méd.*, 2 nov. 1902).

M. PETER, *Leçons de clinique médicale*, t. II, p. 117-124.

M. Piéry, Tuberculose pulmonaire et tuberculose laryngée; fréquence du parallélisme de leur évolution chez le même sujet (*Lyon méd.*, 10 déc. 1905). — De l'asthme tuberculeux (*Lyon méd.*, 4 mars 1906).

M. Piéry et E. Arbez, Les tuberculoses multiples et le parallélisme d'évolution de leurs diverses localisations (*Congr. intern. tub.*, Paris, 1905, p. 608).

A. Pissavy, Fréquence comparée de la tuberculose chez les descendants de tuberculeux et chez les descendants de non-tuberculeux (*Soc. méd. des hôp. de Paris*, 22 oct. 1909).

Plauchu et Gardère, Le nourrisson prématuré né de mère tuberculeuse (*Prov. méd.*, 26 oct. 1907).

Potain, Pronostic et traitement de la tuberculose au début (*Union méd.*, Paris, 1894).

Ranzier, La tuberculose sénile (*in Maladies des vieillards*. Baillière, 1908).

Rénon, *Conférences pratiques sur les maladies du cœur et des poumons*, Leçons XXI, XXIII, XXIV, XXV. Masson, 1906. — Tuberculose pulmonaire et diabète sucré (*Arch. gén. de méd.*, 1903).

Resthorn (von), Tuberculose et grossesse (*Monats. f. Geburtsh. u. Gynäkol.*, mai 1906).

Revillioo, Formes cliniques de la tuberculose pulmonaire (*Congr. de Montpellier*, 1898).

Rodet et Delanoe, La virulence des bacilles dans ses rapports avec la marche de la tuberculose pulmonaire (*Acad. des sc.*, 11 mars 1908).

Ruck (Karl von), L'influence d'une ascendance tuberculeuse sur le pronostic de la tuberculose pulmonaire (*Amer. Journ. of med. scienc.*, août 1907).

E. Sergent, Évolution et traitement de la tuberculose chez les syphilitiques (*Presse méd.*, 14 oct. 1908, p. 657). — *Syphilis et tuberculose*. Masson, Paris, 1907.

Vergnaud, Fièvre typhoïde et tuberculose (*Thèse de Paris*, 1900-1901).

Vinay, *Traité des maladies de la grossesse*. 1894.

Weill, *Précis de médecine infantile*, 2e édit., art. Tuberculose pulmonaire.

INDEX ALPHABÉTIQUE DES NOMS D'AUTEURS

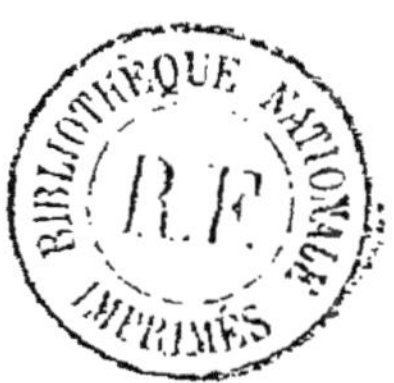

TABLE ALPHABÉTIQUE DES MATIÈRES

"

TABLE ANALYTIQUE DES MATIÈRES

PREMIÈRE PARTIE

SÉMÉIOLOGIE

LIVRE I

Les troubles fonctionnels de la tuberculose pulmonaire.

LIVRE III

Les signes physiques de la tuberculose pulmonaire.

DEUXIÈME PARTIE

FORMES CLINIQUES, DIAGNOSTIC, PRONOSTIC

LIVRE IV

Les formes cliniques de la tuberculose pulmonaire et leur classification. Les phtisies chroniques et subaiguës.

LIVRE V

Les tuberculoses pulmonaires aiguës.
Phtisies caséeuses, granulies et septicémies tuberculeuses.
La famille tuberculeuse.

LIVRE VI

Diagnostic et pronostic.

34007. — Tours, impr. Mame.

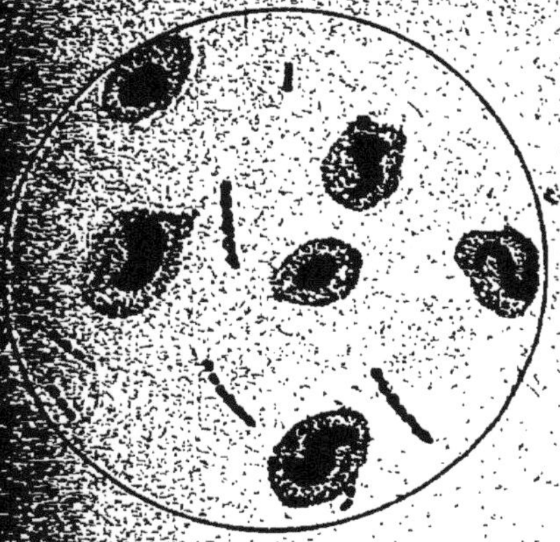

Fig. 8.

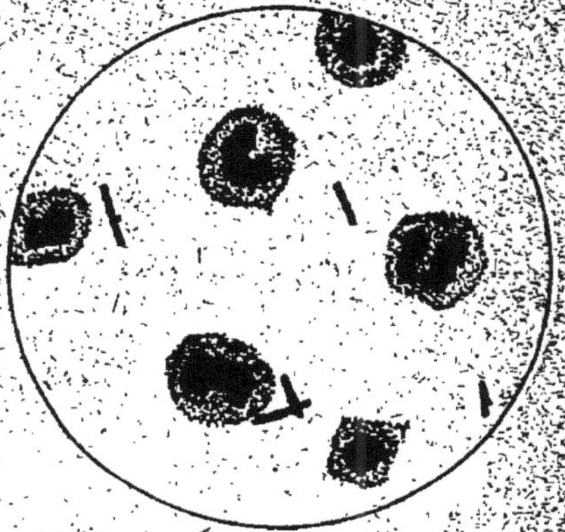

Fig. 9.

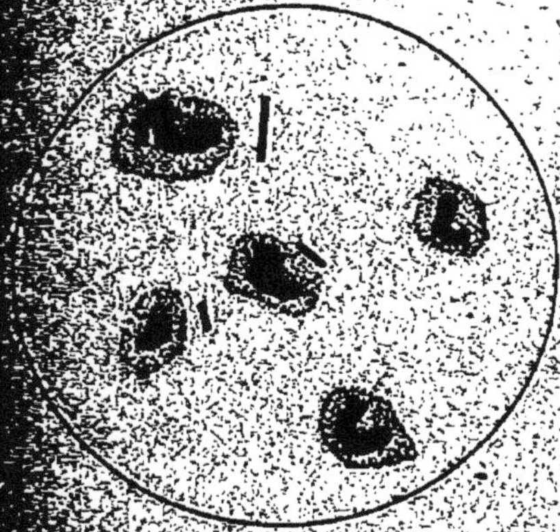

Fig. 10.

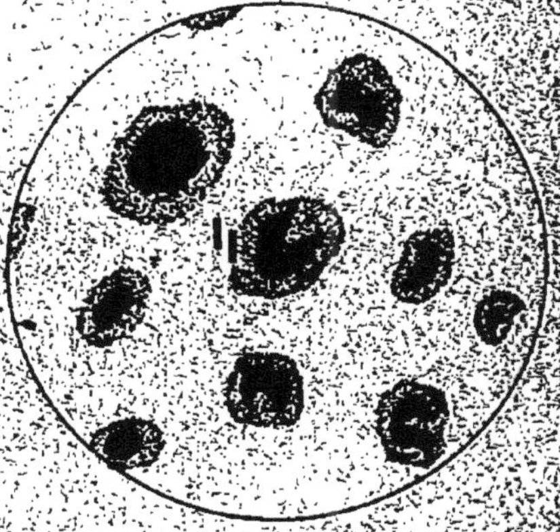

Fig. 11.

PLANCHE III

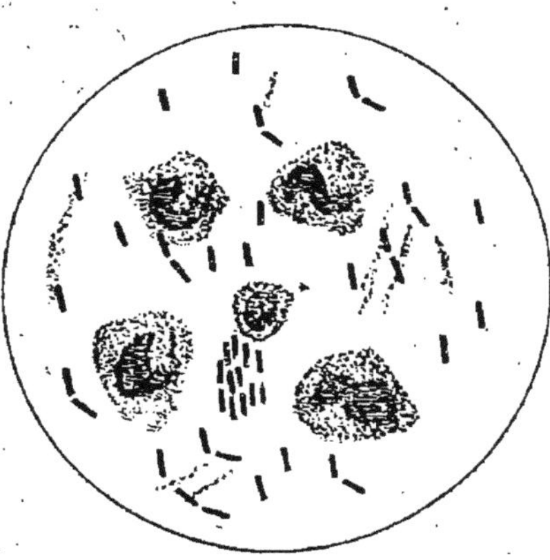

Fig. 5.

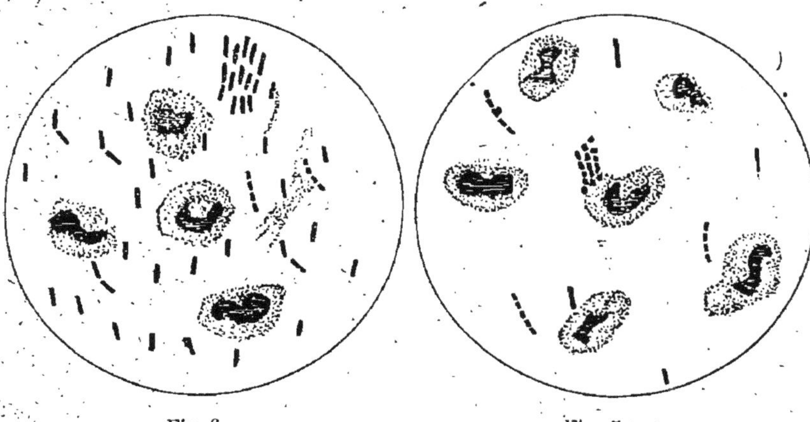

Fig. 6.   Fig. 7.

PLANCHE II

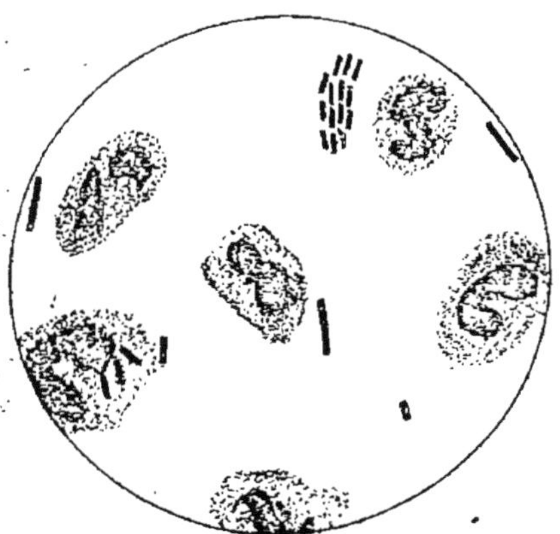

Fig. 1.

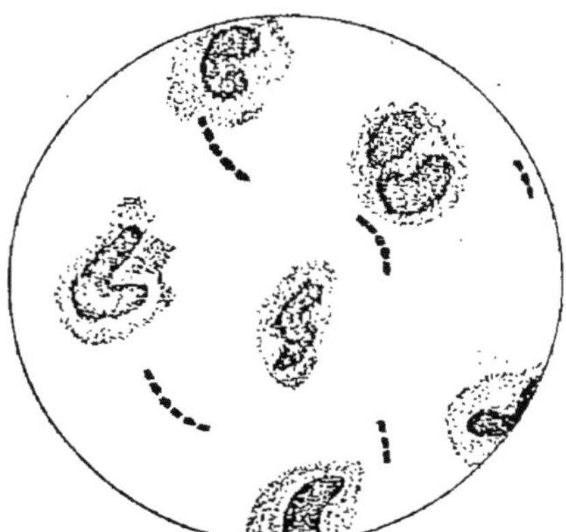

Fig. 2.

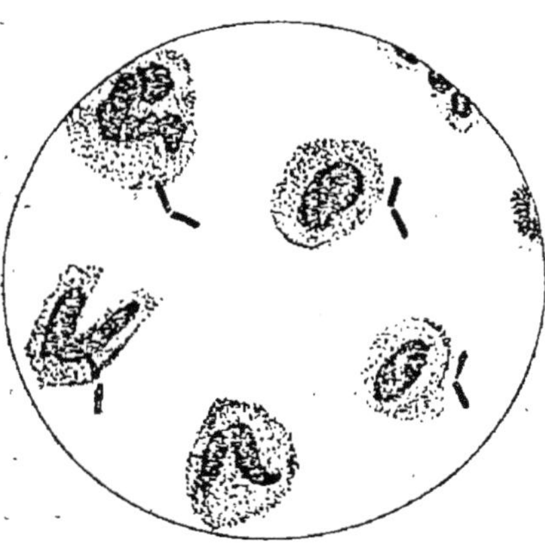

Fig. 3.

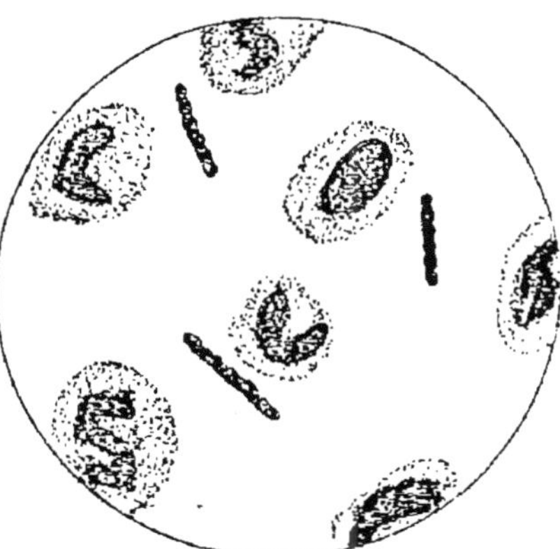

Fig. 4.

PLANCHE 1

Planche II

Fig. 5. — Début (phase d'infiltration) d'une poussée évolutive au cours d'une phtisie commune cavitaire. Bacilles homogènes courts très nombreux. Formule (1) T. N.

Fig. 6. — Phase d'infiltration d'une poussée évolutive au cours d'une phtisie commune cavitaire. Bacilles homogènes courts, très nombreux, et quelques moniliformes longs. Formule (114) T. N.

Fig. 7. — Phase de ramollissement d'une poussée évolutive au cours d'une phtisie commune cavitaire. Nombreux bacilles moniliformes et homogènes avec prédominance des premiers. Formule (44) N.

Fig. 8. — Fin de la phase de ramollissement d'une poussée évolutive au cours d'une phtisie commune cavitaire. Bacilles peu nombreux, moniliformes, courts, longs, paramoniliformes et homogènes courts. Formule (341) P. N.

Fig. 9. — Phase de cicatrisation de la caverne à la fin d'une poussée évolutive au cours d'une phtisie commune cavitaire. Bacilles homogènes longs et courts, peu nombreux. Formule (21) P. N.

Fig. 10. — Début de la période de rémission au cours d'une phtisie commune cavitaire. Bacilles homogènes courts et longs, rares. Formule (12) R.

Fig. 11. — Période de rémission au cours d'une phtisie commune cavitaire et phtisies fibreuses secondaires. Bacilles homogènes courts très rares. Formule (1) T. R.

www.ingramcontent.com/pod-product-compliance
Ingram Content Group UK Ltd.
Pitfield, Milton Keynes, MK11 3LW, UK
UKHW021503090726
13657UKWH00001B/4